Thieme

MRT der Leber

Diagnostik, Differenzialdiagnostik, Therapieansätze

Frank Fischbach
Katharina Fischbach

620 Abbildungen

Georg Thieme Verlag
Stuttgart • New York

Prof. Dr. med. Frank **Fischbach**
Universitätsklinikum Magdeburg A.ö.R
Klinik für Radiologie und Nuklearmedizin
Leipziger Str. 44
39120 Magdeburg
Deutschland

Priv.-Doz. Dr. med. Katharina **Fischbach**
Universitätsklinikum Magdeburg A.ö.R
Klinik für Radiologie und Nuklearmedizin
Leipziger Str. 44
39120 Magdeburg
Deutschland

Bibliografische Information der Deutschen Nationalbibliothek
Die Deutsche Nationalbibliothek verzeichnet diese Publikation in der Deutschen Nationalbibliografie; detaillierte bibliografische Daten sind im Internet über http://dnb.d-nb.de abrufbar.

Wichtiger Hinweis: Wie jede Wissenschaft ist die Medizin ständigen Entwicklungen unterworfen. Forschung und klinische Erfahrung erweitern unsere Erkenntnisse, insbesondere was Behandlung und medikamentöse Therapie anbelangt. Soweit in diesem Werk eine Dosierung oder eine Applikation erwähnt wird, darf der Leser zwar darauf vertrauen, dass Autoren, Herausgeber und Verlag große Sorgfalt darauf verwandt haben, dass diese Angabe **dem Wissensstand bei Fertigstellung des Werkes** entspricht.
Für Angaben über Dosierungsanweisungen und Applikationsformen kann vom Verlag jedoch keine Gewähr übernommen werden. **Jeder Benutzer ist angehalten**, durch sorgfältige Prüfung der Beipackzettel der verwendeten Präparate und gegebenenfalls nach Konsultation eines Spezialisten festzustellen, ob die dort gegebene Empfehlung für Dosierungen oder die Beachtung von Kontraindikationen gegenüber der Angabe in diesem Buch abweicht. Eine solche Prüfung ist besonders wichtig bei selten verwendeten Präparaten oder solchen, die neu auf den Markt gebracht worden sind. **Jede Dosierung oder Applikation erfolgt auf eigene Gefahr des Benutzers.** Autoren und Verlag appellieren an jeden Benutzer, ihm etwa auffallende Ungenauigkeiten dem Verlag mitzuteilen.
Geschützte Warennamen (Warenzeichen ®) werden **nicht** immer besonders kenntlich gemacht. Aus dem Fehlen eines solchen Hinweises kann also nicht geschlossen werden, dass es sich um einen freien Warennamen handelt.

Rüdigerstr. 14
70469 Stuttgart
Deutschland
www.thieme.de

Printed in Germany

Zeichnungen: Heike Hübner, Berlin; Christine Lackner, Ittlingen
Redaktion: Dr. Antje Merz-Schönpflug, Eitelborn
Umschlaggestaltung: Thieme Verlagsgruppe
Umschlaggrafik: Martina Berge, Stadtbergen
Satz: Druckhaus Götz GmbH, Ludwigsburg
Druck: Aprinta Druck GmbH, Wemding

DOI 10.1055/b-003-127 183

ISBN 978-3-13-199441-7 1 2 3 4 5 6

Auch erhältlich als E-Book:
eISBN (PDF) 978-3-13-199451-6
eISBN (epub) 978-3-13-199461-5

Vorwort

Weiterentwicklungen in der Leberchirurgie und der Einsatz neuartiger minimalinvasiver bildgeführter Interventionen rücken die Leber immer mehr in den Fokus der Radiologie. Gleichzeitig ist es für die Therapieplanung und das interventionelle Vorgehen entscheidend, hepatische Raumforderungen verlässlich nachzuweisen und bereits artdiagnostisch zuzuordnen. Hier ist die MRT der Leber heute für viele die radiologische Modalität der Wahl.

Das vorliegende Buch illustriert die MRT der Leber in Kombination mit leberspezifischen Kontrastmitteln, welche die Detektion kleiner Leberraumforderungen verbessern und die Diagnosefindung erleichtern.

Unser zentrales Anliegen ist es, Ihnen die MRT der Leber von der Sequenztechnik über die Patientenvorbereitung bis hin zur Bildinterpretation systematisch und praxisnah zu vermitteln.

Da ein grundlegendes Verständnis der MR-Sequenztechnik die Voraussetzung für eine optimale Untersuchungsplanung und eine gute Bildqualität darstellt, sind die ersten Kapitel dem Sequenzprotokoll gewidmet. Dabei werden für jeden Sequenztyp die Indikation, die theoretischen Grundlagen und die Möglichkeiten der Bildoptimierung diskutiert.

Das vorgestellte Sequenzprotokoll wird dann schematisch genutzt, um die typischen Charakteristika der wichtigsten hepatischen Raumforderungen zu illustrieren. Auch hier folgt jedes Kapitel dem gleichen Aufbau mit einer kurzen Vorstellung der Raumforderung und den bildmorphologischen Eigenschaften in jeder Sequenz. Abgerundet werden die klinischen Kapitel durch ausführliches Bildmaterial, um die typische Bildmorphologie zu festigen und Variationen zu trainieren. Das Buch erhebt explizit keinen Anspruch auf Vollständigkeit, sondern beschränkt sich auf die klinisch wichtigsten, zahlenmäßig relevantesten Leberraumforderungen im Sinne eines Nachschlagewerks und Bildatlasses.

Wir wünschen Ihnen viel Freude beim Lesen und hoffen, dass dieses Buch Ihnen bei der Befundung von MRT-Untersuchungen der Leber in der klinischen Routine eine Hilfe bietet.

Ein großes Dankeschön geht an Dr. Bernhard Schnackenburg (MR-Physiker, Philips GmbH) für die Unterstützung im klinischen „Sequenz-Alltag“, wie auch für die Überarbeitung der technischen Kapitel. Seinen kritischen Anmerkungen und Tipps verdanken wir die exzellente Qualität unserer MRT-Untersuchungen.

Dank gilt auch Prof. Dr. med. Jens Ricke (Direktor der Klinik für Radiologie und Nuklearmedizin der Universität in Magdeburg). Seine Expertise auf dem Gebiet der lokalen Therapie maligner Leberläsionen, wie auch die Passion für eine klinisch fundierte interventionelle Radiologie haben die Erstellung dieses Buchs erst möglich gemacht.

Besonders bedanken möchten wir uns bei unseren Familien, ohne deren Unterstützung und Verständnis für unsere Projekte dieses Buch nie zustande gekommen wäre.

Magdeburg, im Herbst 2016,
Frank Fischbach
Katharina Fischbach

Abkürzungen

A., Aa.	Arteria, Arteriae
ADC	Apparent Diffusion Coefficient
ASSET	Array Spatial Sensitivity Encoding Technique
B-HCA	β-Catenin-aktiviertes hepatozelluläres Adenom
CCC	cholangiozelluläres Karzinom
CLC	cholangiolozelluläres Karzinom
CRC	kolorektales Karzinom
CRP	C-reaktives Protein
CT	Computertomografie, -tomogramm
CTX	Chemotherapie
CUP	Cancer of unknown Primary
2D	zweidimensional
3D	dreidimensional
DN	dysplastischer Knoten
DRIVE	Driven Equilibrium
DWI	Diffusion weighted Imaging, Diffusionsbildgebung
EPI	echoplanare Bildgebung
ETL	Echo Train Length, Echozuglänge
FFE	Fast Field Echo
FID	Free Induction Decay
FLASH	Fast Low Angle Shot
FNH	fokale noduläre Hyperplasie
FOV	Field of View, Messfeldgröße
fs	Fat Saturation, fettgesättigt
Gd	Gadolinium
GIST	gastrointestinale Stromatumoren
GRE-Sequenz	Gradienten-Echo-Sequenz
Gz	Gradientenstärke
HASTE	Half Fourier acquired single Shot Turbo Spin Echo
HCA	hepatozelluläres Adenom
HCC	hepatozelluläres Karzinom
HF	Hochfrequenz
HGDN	High-Grade-dysplastischer Knoten
H-HCA	HNF-1α-inaktiviertes hepatozelluläres Adenom
HNF-1α	Hepatocyte Nuclear Factor 1α
Hz	Hertz
I-HCA	inflammatorisches hepatozelluläres Adenom
IP	in Phase
iPAT	integrated Parallel Acquisition Techniques
IPNB	Intraductal papillary Neoplasm of the Bile Duct, intraduktale papilläre Neoplasien der Gallenwege
IR	Inversion Recovery
KG	Körpergewicht
KM	Kontrastmittel
LAVA	Liver Acquisition with Volume Acceleration
LFABP	Liver Fatty Acid-binding Protein
LGDN	Low-Grade-dysplastischer Knoten
min	minimal
MR	Magnetresonanz
MRP	Multidrug Resistance-associated Protein
MRT	Magnetresonanztomografie, -tomogramm
NAFLD	Nonalcoholic fatty Liver Disease
NET	neuroendokrine Tumoren
NEX	Number of Excitations
NSA	Number of Signal Averages
OATP	Organic Anion-transporting Polypeptide
OP	opposed Phase
PBC	primär biliäre Zirrhose
PSC	primär sklerosierende Cholangitis
R	Beschleunigungsfaktor
RARE	Rapid Acquisition with Relaxation Enhancement
RECIST	Response Evaluation Criteria in Solid Tumors
RN	Regeneratknoten
ROI	Region of Interest
RZ	Relaxationszeit
SAA	Serum-Amyloid A
SENSE	Sensitivity Encoding
SIRT	selektive interne Radiotherapie
SLC	Solute Carrier
SNR	Signal to Noise Ratio, Signal-zu-Rausch-Verhältnis
SPAIR	Spectral attenuated Inversion Recovery
SPGR	Spoiled Gradient Echo
SPIR	Spatial Inversion Recovery
STIR	Short Tau Inversion Recovery
T	Tesla
T1w	T1-gewichtet
T2w	T2-gewichtet
TACE	transarterielle Chemoembolisation
TCF1	T-Cell Factor 1
TE	Echozeit
THID	transiente hepatische Intensitätsdifferenz
THRIVE	T1w High Resolution Isotropic Volume Excitation
TI	Inversion Time, Inversionszeit
TR	Repetitionszeit
TSE	Turbo-Spin-Echo
V., Vv.	Vena, Venae
VEGF	Vascular endothelial Growth Factor
VIBE	Volume Interpolated Breath Hold Examination

Inhaltsverzeichnis

Kapitel 1

Grundlagen der MR-Bildgebung

1 Grundlagen der MR-Bildgebung

1.1 Relaxationszeit und Bildkontrast

▶ **T2- und T1-Relaxationszeit.** Der außerordentliche Weichteilkontrast der MR-Bildgebung beruht überwiegend auf den Relaxationsphänomenen der Wasserstoffatomkerne (*Protonen*). Die Protonen besitzen eine Eigenrotation (*Spin*), die mit dem Aufbau eines Magnetfeldes einhergeht. Im starken Magnetfeld des Scanners orientieren sich diese einzelnen Magnetfelder überwiegend entlang der Hauptachse des Feldes in paralleler (mit dem Magnetfeld) Ausrichtung und drehen sich um die eigene Achse analog einem Kreisel. Dieser Vorgang wird *Präzession* genannt. Dabei ist die Präzessionsfrequenz proportional zur angelegten Feldstärke (*Larmor-Frequenz*). Die individuellen Magnetfelder addieren sich zu einem Nettomagnetfeld, das parallel zum äußeren Magnetfeld orientiert ist und sich mit der Larmor-Frequenz um die eigene Achse dreht. Durch einen zugeführten Hochfrequenzimpuls wird das Nettomagnetfeld nun aus seiner longitudinalen Ausrichtung in den angeregten Zustand der Quermagnetisierung gekippt und induziert dann in einer Empfangsspule ein Signal (▶ Abb. 1.1). Dabei kommt es, bestimmt durch die T2-Relaxationszeit (RZ) des Gewebes, zur Auffächerung der Magnetfelder (*Dephasierung*). Daraus resultiert ein deutlicher Signalabfall (*Free Induction Decay, FID*). Die Schaltung der Gradienten und Magnetfeldinhomogenitäten beschleunigen die Dephasierung zusätzlich (s. Kap. 1.2). Durch einen Umkehrimpuls lassen sich die Spins aber wieder rephasieren, indem die Laufrichtung der Protonen gedreht wird. Es entsteht ein sog. Echo des Signals, das dann ausgelesen wird. Deutlich langsamer als die Dephasierung kehren die Spins in ihren Ausgangszustand der longitudinalen Orientierung zurück. Diese Zeit ist ebenfalls gewebeabhängig und wird als T1-Relaxationszeit (RZ) definiert (▶ Abb. 1.1).

T1- und T2-RZ des Lebergewebes betragen bei einer Feldstärke von 1,5 T 560 ms (±50) und 46 ms (±6). Da die Zeiten von der Feldstärke abhängig sind, steigt die T1-RZ bei einer Feldstärke von 3,0 T auf 800 ms (±75). Die T2-RZ bleibt nahezu unverändert bei 34 ms (±4) [1] [5].

▶ **Repetitionszeit.** Grundsätzlich werden die Protonen im Rahmen einer MRT-Sequenz wiederholt hochfrequenten (HF) Impulsen ausgesetzt: Die Zeit zwischen 2 aufeinanderfolgenden Anregungsimpulsen wird als Repetitionszeit (TR) bezeichnet (▶ Abb. 1.1). Ist diese kürzer als die T1-RZ, kann sich die Magnetisierung des Gewebes nicht vollständig erholen und die maximal mit einem Anregungsimpuls zu erreichende Signalintensität wird niedriger. Daher unterscheiden sich die Signale unterschiedlicher Gewebe abhängig von ihrer T1-Zeit und der eingestellten TR in der T1w Bildgebung. Will man den Effekt von T1 auf das Signal minimieren, muss TR deutlich länger als T1 sein (TR > 3 × T1).

▶ **Echozeit.** Die Zeit zwischen der Anregung und der Signalauslese ist die Echozeit (TE) (▶ Abb. 1.1). Gewebe mit kurzen T2-Zeiten verlieren bei steigender Echozeit durch die beschleunigte Dephasierung der Spins zunehmend an Signal in der T2w Bildgebung.

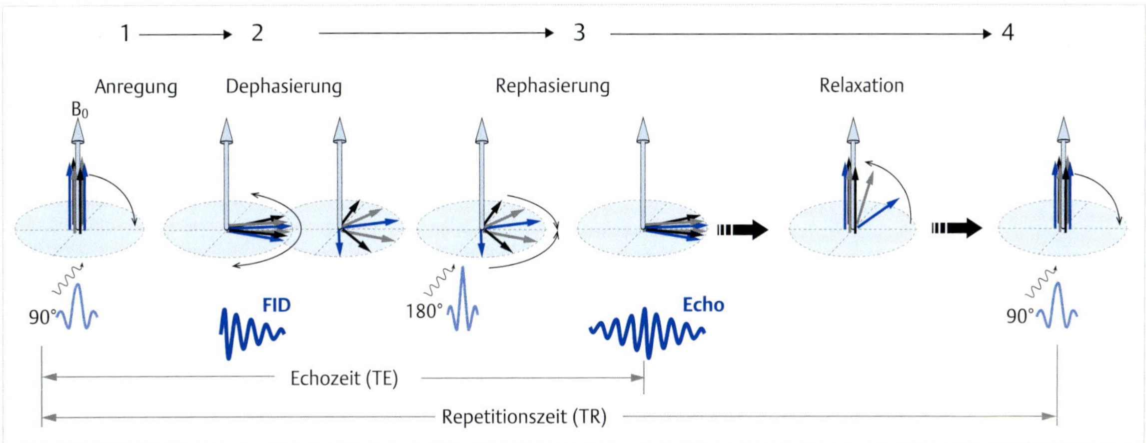

Abb. 1.1 Pulsschema, Anregung und Relaxation.
1: Quermagnetisierung resonanter Protonenspins durch den HF-Anregungsimpuls (90°).
2: Zunehmende Dephasierung und initialer Signalverlust (FID) bestimmt durch die T2-RZ, Gradientenschaltung und Magnetfeldinhomogenitäten.
3: Echosignalauslese nach Rephasierung durch Umkehrimpuls (180°) für Spin-Echo-Technik oder Gradientenumkehr für Gradienten-Echo-Technik.
4: Zunehmende Wiederherstellung der longitudinalen Magnetisierung bestimmt durch die T1-RZ.

1

1.2 Räumliche Zuordnung der Protonenspins

1.2.1 Ortskodierung in der Ebene

► **Phasenkodier- und Auslesegradient.** Während das externe statische Magnetfeld die Präzessionsfrequenz der Spins bestimmt, entsteht durch die Anlage eines Feldstärkegradienten eine lineare Veränderung der Frequenz der Spins entlang des Gradienten (► Abb. 1.2). Vor der Datenakquisition wird nun ein sog. Phasenkodiergradient kurz ein- und wieder ausgeschaltet. Dadurch wird die Drehung der Magnetfelder der Protonen entlang des Gradienten kurz beschleunigt. Nach Abschalten des Phasenkodiergradienten drehen sich alle Spins zwar erneut mit derselben Geschwindigkeit, aber infolge der kurzen intermittierenden Beschleunigung unterscheidet sich ihre Phasenlage. Im Anschluss erfolgt orthogonal der sog. Frequenz- oder Auslesegradient, der dazu führt, dass das Signal verschiedene Frequenzkomponenten enthält. Dieser Gradient bleibt geschaltet, bis die Signalauslese der Spins abgeschlossen ist. Somit lassen sich die Spins durch eine unterschiedliche Phasenlage und Frequenzkomponenten voneinander unterscheiden (► Abb. 1.2).

► **k-Raum.** Die gesammelten Rohdaten der MR-Bildgebung werden in eine abstrakte Matrix – den k-Raum – transformiert. Den k-Raum kann man sich als viereckigen Datenraum vorstellen, in dem die Frequenzinformationen der Signale gesammelt werden. Die Amplituden der Frequenzkomponenten bestimmen dabei entsprechend ihrer räumlichen Zuordnung die Helligkeit des Bildpunktes.

Der k-Raum wird unterteilt durch 2 senkrecht zueinander stehende Achsen. Die Frequenzachse bildet horizontale Linien oder Zeilen. Die Phasenachse ist vertikal dazu orientiert. Die Anzahl der Linien, die den k-Raum unterteilen, entspricht seiner Phasenmatrix. Diese Linien werden in weitere Datenpunkte unterteilt, welche die Frequenzmatrix des Bildes darstellen. Die Linien in der oberen Hälfte des k-Raumes werden als positive, die in der unteren Hälfte als negative Linien bezeichnet (► Abb. 1.2).

Die Lokalisation der Linien hat einen entscheidenden Einfluss auf das MR-Bild. Der Kontrast des Bildes wird durch die zentralen Linien repräsentiert. Die äußeren Linien zeichnen die Kanten des Bildes – also dessen Schärfe – auf.

Der Gradient wird für die Auslese jeder k-Raum-Linie (Phasenkodiergradient) mit einer zu- oder abnehmenden Amplitude erneut geschaltet. Mit der Steigung des Phasenkodiergradienten können so die verschiedenen Linien ausgewählt werden. Dabei wählen steile Gradienten die äußeren und Gradienten mit einer leichten Steigung die zentralen Linien aus. Die Anzahl der Phasenkodierschritte bestimmt so die Matrix des Bildes in Phasenkodierrichtung, und die repetitive Schaltung ist verantwortlich für die Messdauer der Sequenz.

1.2.2 Schichtabgrenzung im 2D-Verfahren

► **Anregungsimpuls.** Die Selektion der Schicht wird bei dem planaren, zweidimensionalen (2D) Verfahren durch den Anregungsimpuls bestimmt. Dabei definiert der schichtkodierende Gradient die Position der Schicht, indem er die Drehfrequenz der Spins linear über das gesamte Volumen leicht ansteigen bzw. abfallen lässt. Da der eingestrahlte Anregungsimpuls eine bestimmte Breite an Frequenzen (*Bandbreite*) besitzt und die longitudinale Magnetisierung nur beeinflusst wird, wenn die Frequenz des eingestrahlten Impulses mit der Präzessionsfrequenz der Protonen übereinstimmt (*Resonanz*), lässt sich über die Breite des abgegebenen Frequenzspektrums als auch über die Steilheit des Gradienten die Position und Dicke der geplanten Schicht definieren (► Abb. 1.3). Die Magnetisierung außerhalb des Frequenzbandes bleibt unbeeinflusst. Phasen- und Frequenzkodiergradienten werden im Anschluss geschaltet und führen zu einer Trennung der Phasenlage der so vorher angeregten Spins.

► **Schichtabstand.** Da die Frequenzbreite technisch bedingt nicht exakt eingehalten werden kann, entsprechen die Anregungsimpulse keinem idealen Rechteck. Um den Kontrast der Nachbarschicht nicht zu beeinflussen, wird beim 2D-Verfahren deshalb ein Abstand zwischen den Schichten eingehalten (ca. 10 % der Schichtdicke).

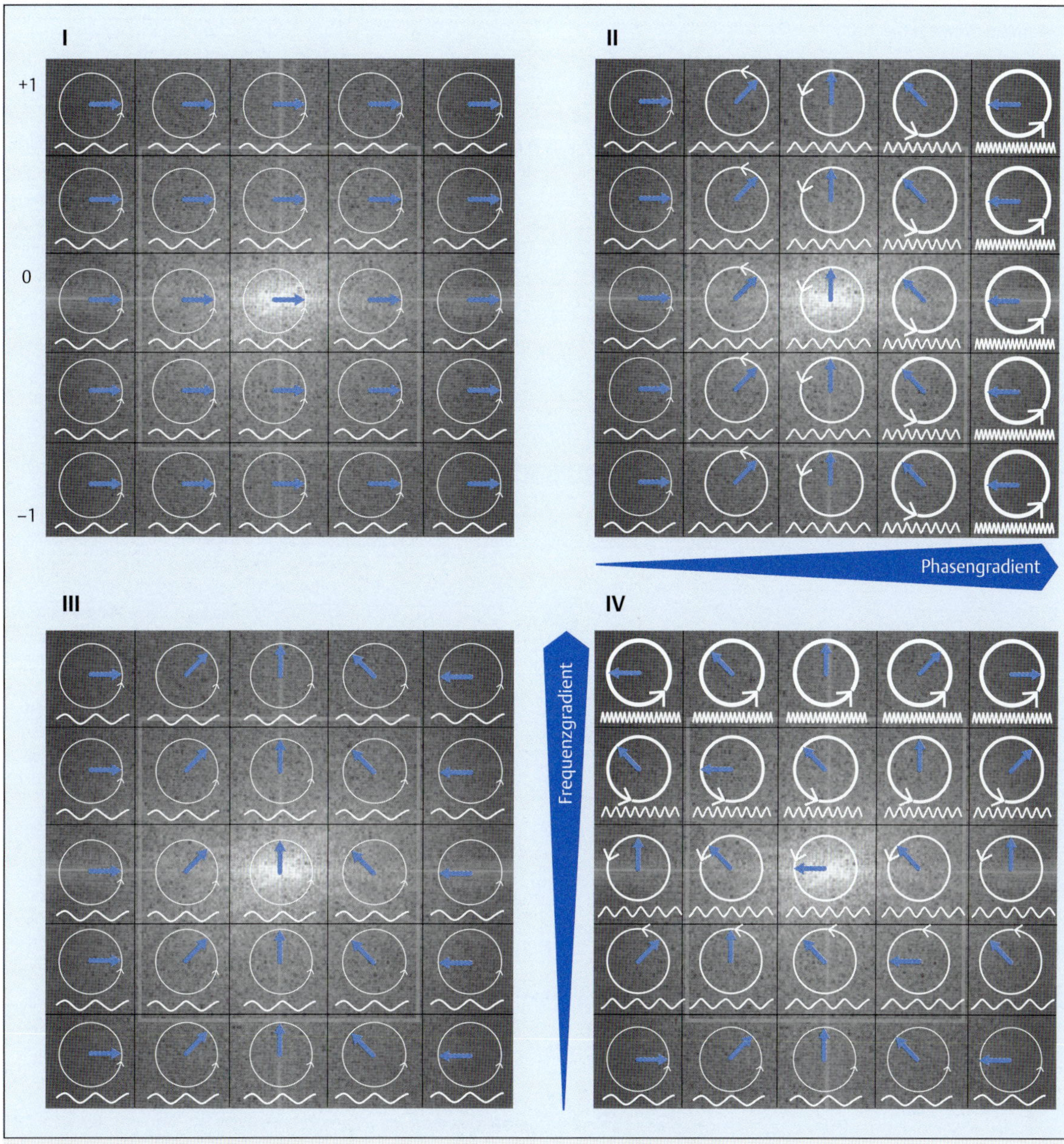

Abb. 1.2 k-Raum und Ortskodierung.
I: Durch das statische Magnetfeld drehen sich die Protonen im Kreis um die eigene Achse (→), abhängig von der Feldstärke mit einer bestimmten Frequenz (~).
II: Einschalten des Phasenkodiergradienten beschleunigt die Drehung der Protonen entlang der x-Achse von links nach rechts.
III: Nach Abschalten des Phasenkodiergradienten drehen sich alle Protonen wieder mit derselben Frequenz, unterscheiden sich aber von links nach rechts in der Phasenlage.
IV: Einschalten des orthogonalen Frequenzkodiergradienten während der Auslese beschleunigt die Drehung in der y-Achse von unten nach oben. Die Protonen sind nun durch unterschiedliche Phasenlagen und Frequenzen gekennzeichnet und lassen sich im Raum zuordnen.

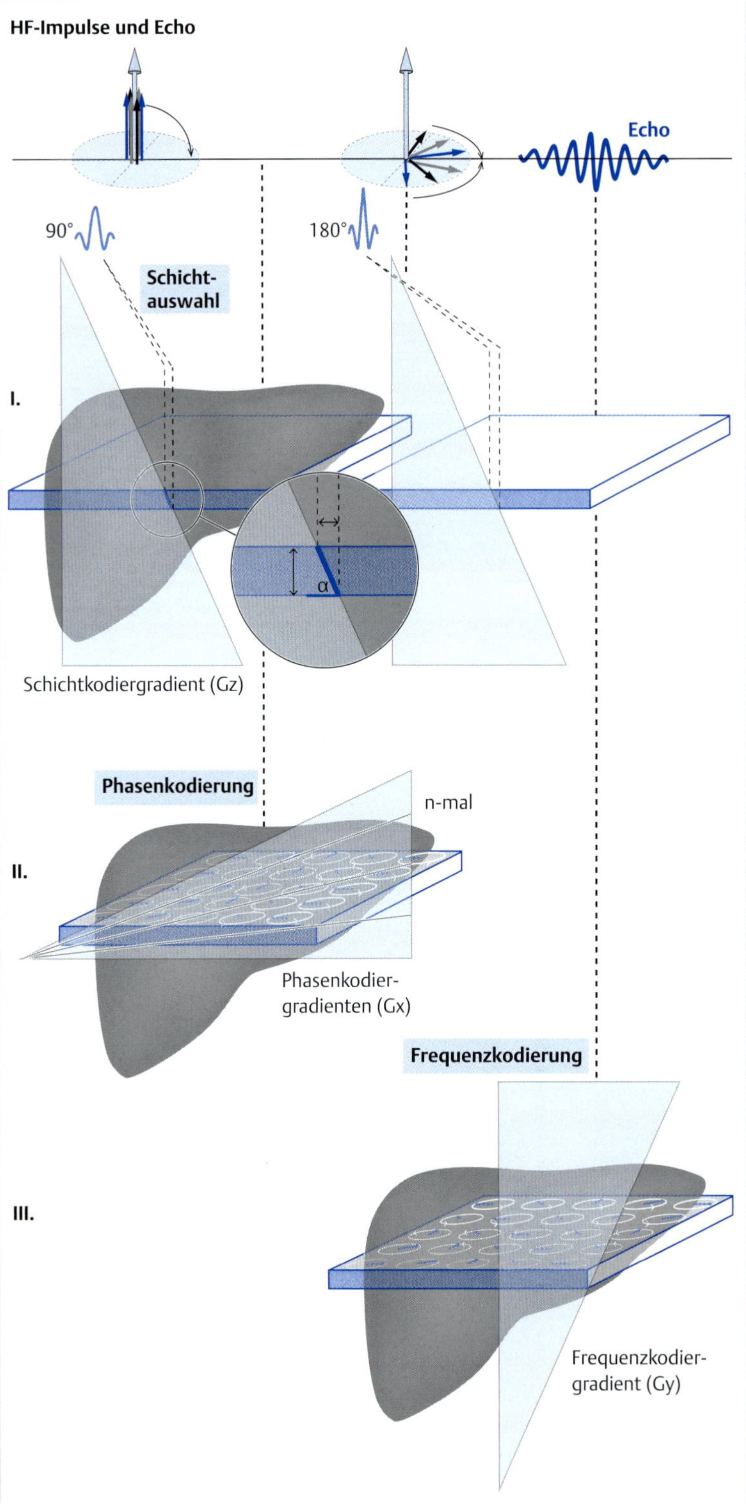

Abb. 1.3 Spin-Echo-Puls-Sequenz und 2D-Schichtauswahl.
I: Durch Schalten der Schichtkodiergradienten (Gz) drehen sich die Protonen durch die Abhängigkeit der Drehfrequenz von der Feldstärke in kraniokaudaler Richtung mit unterschiedlicher Geschwindigkeit. Da nur die Protonen angeregt werden, bei denen Drehfrequenz und Anregungsfrequenz übereinstimmen, bestimmt die eingestrahlte Frequenzbreite (↔) und/oder die Steigerung des Gradienten (α) die Schichtdicke (↕). Nur Protonen in dieser Schicht werden in die transversale Ebene gekippt. Protonen oberhalb sind zu langsam, und unterhalb der Schicht zu schnell, um mit dem Impuls in Resonanz zu treten.
II: Schalten des Phasenkodiergradienten (Gx) zwischen den beiden HF-Impulsen, um die Phasenlage der Protonen innerhalb der angeregten Schicht zu verändern. Die Steigerung des Gradienten wird für jede Zeile des k-Raums angepasst. Damit bestimmt die Anzahl der geschalteten Gradienten (n) die Matrix des Bildes in Phasenkodierrichtung. Die Anzahl der Wiederholungen führt entsprechend zu einer Verlängerung der Messzeit.
III: Schalten der Frequenzkodiergradienten (Gx) während der Echoauslese für die räumliche Zuordnung der Spins innerhalb der Schicht entlang der y-Achse.

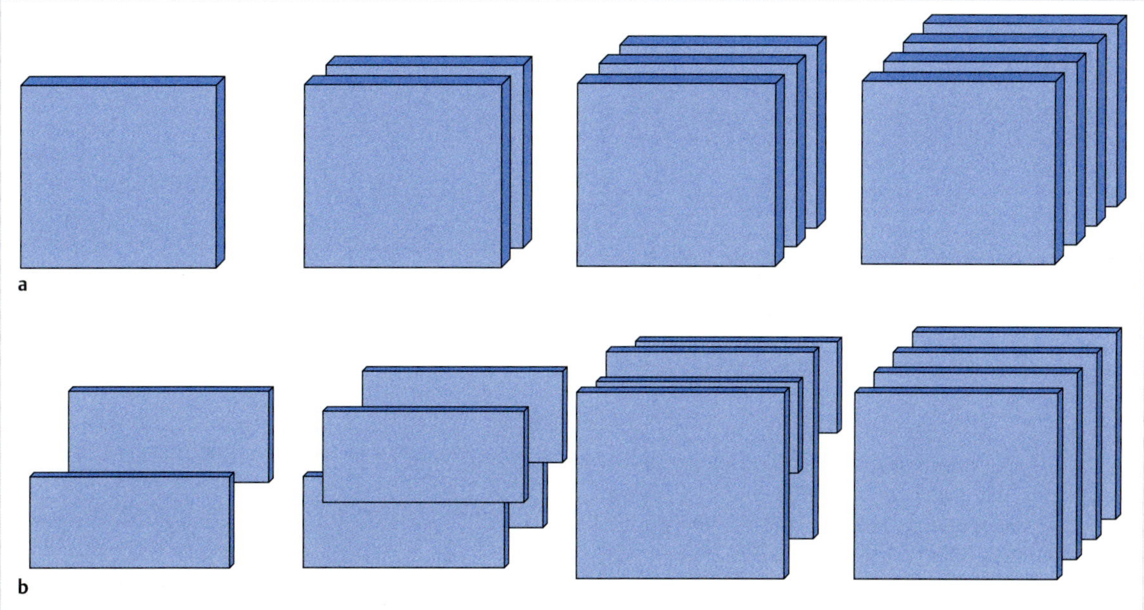

Abb. 1.4 Einzel- und Multischichtverfahren.
a Einzelschichtverfahren mit sequenzieller Schichtauslese.
b Multischichtverfahren mit verschachtelter Schichtmessung.

1.2.3 Einzelschicht- und Multischichtverfahren

Im Einzelschichtverfahren wird die Datenauslese einer Schicht komplett abgeschlossen, bevor die nächste Schicht adressiert wird.

Beim Multischichtverfahren ist die Schichtmessung verschachtelt und läuft verknüpft über das adressierte Volumen (▶ Abb. 1.4). Man nutzt damit die Wartezeit einer TR-Periode und beginnt weitere Schichten auszulesen. Dadurch verlängert sich allerdings die Zeit für die komplette Auslese der einzelnen Schicht (= *Schichtschleifenzeit*). Grundsätzlich kann es sinnvoll sein, die gewählte Repetitionszeit ein wenig zu variieren, da die mögliche Anzahl an Schichten, die mit einer Anregung ausgelesen werden können, von der Länge der eingestellten TR abhängt.

1.2.4 Schichtabgrenzung im 3D-Verfahren

Im Gegensatz zum 2D-Verfahren wird bei einem dreidimensionalen (3D) Ansatz die räumliche Kodierung über die Phasenlage auf die Schichtselektion erweitert. Dabei werden nicht mehr einzeln dünne Schichten, sondern das gesamte Volumen durch einen selektiven Impuls angeregt. Dieses Volumen wird dann durch weitere Phasenkodiergradienten in Schichtselektionsrichtung unterteilt. Man spricht nicht mehr von Schichten, sondern von *Partitionen*. Für jede Partition müssen allerdings alle Phasenkodierschritte in der Bildebene wiederholt werden, sodass sich die Messzeit im Vergleich zur Akquisition einer einzelnen Schicht deutlich verlängert. Der Vorteil der 3D-Technik ist eine lückenlose Abdeckung des Volumens. Zusätzlich kann durch Interpolation der Daten die doppelte Anzahl an Partitionen mit halber Schichtdicke ohne Signalverlust rekonstruiert werden. Dadurch werden Partialvolumeneffekte minimiert und weitere Rekonstruktionen des primären Datensatzes in anderen Raumebenen ermöglicht (s. Kap. 1.3.1).

1.3 Räumliche Auflösung, Messzeit und SNR

1.3.1 Bildmatrix und Schichtdicke

▶ **Matrix.** Die Matrix des Bildes wird durch die Anzahl der Pixel in x- und y-Richtung und somit durch die Steilheit des Frequenzkodiergradienten und die Anzahl der Phasenkodierschritte in orthogonaler Richtung bestimmt. Sie lässt sich aus der gewählten *Messfeldgröße (Field of View, FOV) und der Pixelgröße* berechnen. Entscheidend für die Detailerkennbarkeit ist jedoch die räumliche Auflösung, d. h. die Pixelgröße und die Schichtdicke!

$$\text{Matrix} = \frac{\text{FOV}}{\text{Pixel}}$$

Praxistipp

Eine Optimierung der räumlichen Auflösung ist insbesondere notwendig, um auch kleinste Leberläsionen abzugrenzen. Dünne Schichten vermeiden eine unscharfe Abbildung von Gewebegrenzflächen.

Überschreitet die gewählte Schichtdicke die Ausdehnung der abzubildenden Struktur, entsteht eine Signalüberlagerung der Struktur mit dem angrenzenden Gewebe. Dieses Phänomen führt zur Verschlechterung der Detailerkennbarkeit und wird als *Partialvolumeneffekt* bezeichnet.

► **SNR und Messzeit.** Die erreichbare räumliche Auflösung wird aber durch das *Signal-zu-Rausch-Verhältnis* (SNR) und die Messzeit beschränkt. Ein zunehmendes Rauschen verschlechtert den Bildeindruck, und Strukturen mit geringem Kontrast verschwinden durch das abnehmende Signal. Ziel ist die Kombination eines möglichst hohen SNR mit der bestmöglichen Auflösung innerhalb einer möglichst kurzen Messzeit.

Da jeder Wasserstoffkern seinen Beitrag zum Signal leistet, sinkt das Signal, wenn sich die Anzahl der Wasserstoffkerne mit Abnahme der Größe der Volumenelemente (*Voxel*) reduziert. Diese Voxel werden durch die Pixelfläche und die Schichtdicke definiert. Durch eine Halbierung der Schichtdicke reduziert sich so das SNR um den Faktor 2 (► Abb. 1.5). Eine Verdoppelung der Anzahl der Phasenkodierschritte (kleinere Pixel in Phasenkodierrichtung) reduziert das SNR etwa um ein Drittel [4], gleichzeitig steigt die Messzeit proportional zur Steigerung der Phasenkodierschritte (► Abb. 1.5).

1.3.2 Interpolation der Daten

Die Dateninterpolation erlaubt, den Bildeindruck zu verbessern und Teilvolumeneffekte zu minimieren, ohne die Messzeit zu beeinflussen.

Die einfachste Form ist die *lineare* Interpolation. Dabei wird zwischen die Pixel jeweils ein weiteres Raumelement geschoben, dessen Signalintensität sich aus den Mittelwerten der direkten Nachbarn ergibt. Bei der *Fourier-Interpolation* oder dem *Zero-Filling* wird die Dimension des k-Raumes in jeder Richtung vergrößert. Das Zentrum wird nun mit den eigentlichen Daten der Messung gefüllt. Die nicht gemessene Umrandung wird mit auf Null gesetzten Daten aufgefüllt. Der Algorithmus entspricht vereinfacht 2 übereinander gelagerten Bildern, die um jeweils ein halbes Pixel oder Raumelement zueinander verschoben sind. Daher wird die Technik auch als *Voxel-Shifted-Interpolation* bezeichnet. Bei dieser Technik teilen sich kleine Strukturen zwischen 2 Pixeln die Signalintensität. Wird die Matrix nun um ein halbes Pixel verschoben, wird auch die gesamte Signalintensität in ein Pixel verschoben, wodurch Teilvolumeneffekte minimiert werden (s. Kap. 2.2.1).

1.3.3 Mittelung der Daten

Ein Verfahren zur Verbesserung des SNR ist die Datenmittelung (Anzahl der Anregungen, NSA/NEX), welche jedoch zu einer Verlängerung der Messzeit führt. Voraussetzung für eine Datenmittelung ist eine wiederholte Auslese jeder k-Raum-Zeile, d. h. eine Wiederholung der Sequenz. Theoretisch verdoppelt sich mit jeder Wiederholung das Signal. Da das Rauschen aber ebenfalls ansteigt, verdoppelt sich das Signal erst nach der 4. Datenmittelung, also nach 4-facher Messzeit. Die Datenmittelung erfordert damit längere Messzeiten.

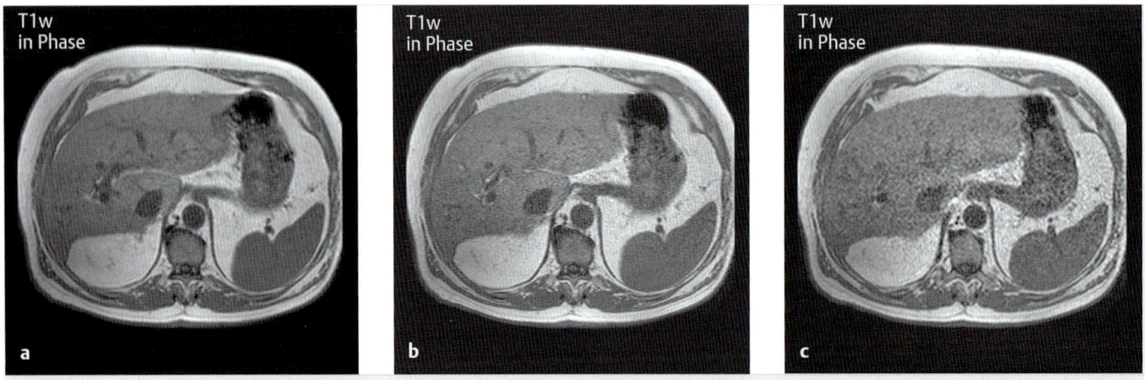

Abb. 1.5 SNR und Auflösung.
a T1w 2D-Gradienten-Echo-(GRE-) Sequenz mit Abbildung des Oberbauchs.
b Verdoppelung der Auflösung durch Steigerung der Anzahl der Phasenkodierschritte um den Faktor 2, dadurch vermehrtes Rauschen durch eine Reduktion des SNR um ca. ein Drittel und Verdoppelung der Messzeit.
c Halbierung der Schichtdicke, dadurch stark vermehrtes Rauschen durch Reduktion des SNR um ca. die Hälfte, keine Veränderung der Messzeit.

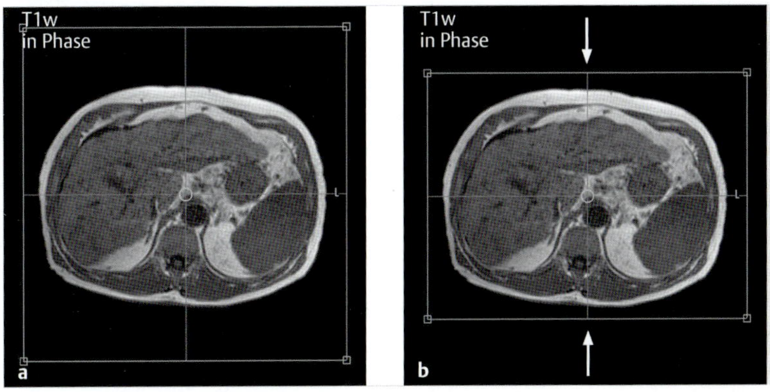

Abb. 1.6 Bildfeld (FOV) und Messzeit.
a T1w 2D-GRE-Sequenz zur Abbildung des Oberbauchs.
b Reduktion der Messzeit um ca. ein Drittel und des SNR um ca. 15 % durch Anpassung des Bildfeldes (FOV) an die Körperdimensionen, Reduktion in Phasenrichtung (anteroposterior) um ca. ein Drittel (Pfeile).

1.3.4 Bildfeldgröße

Da die Messzeit entscheidend von der Auflösung in Phasenkodierrichtung abhängig ist, sollte die Anzahl der Datenpunkte in Ausleserichtung (= Frequenzkodierrichtung) immer gleich oder größer als die Anzahl der Phasenkodierschritte sein. Eine Halbierung des FOV reduziert die Messzeit entsprechend um die Hälfte, während das Signal nur um ca. 25 % abfällt (▶ Abb. 1.6). Dabei ist darauf zu achten, dass sich das abzubildende Objekt in der Phasenkodierrichtung nicht über den Bildbereich hinaus erstreckt, um Einfaltungen zu vermeiden. Da der Bildbereich nicht unbedingt quadratisch sein muss, kann er im Sinne eines rechteckigen FOV selektiv auch nur in Richtung der zeitraubenden Phasenkodierschritte reduziert und auf die Größe des zu untersuchenden Organs angepasst werden.

1.4 Spin-Echo-Sequenz und Profilreihenfolge

Verursacht durch Magnetfeldinhomogenitäten im menschlichen Körper (z. B. an Gewebegrenzflächen) zerfällt das Signal schneller als die T2-Relaxation erwarten lässt. Deshalb müssen die Spins vor der Signalauslese wieder rephasiert werden. Sie bilden ein Echo (s. ▶ Abb. 1.1). Diese Rephasierung erfolgt bei Spin-Echo-Sequenzen durch den Einsatz eines 180°-Impulses. Vorteile dieser Technik beinhalten einen guten T1- und T2-Kontrast und eine geringe Anfälligkeit für Magnetfeldinhomogenitäten, die zu Artefakten führen. Der Nachteil ist eine lange Messzeit.

▶ **Turbo-Spin-Echo.** Mittels RARE-Technik (Rapid Acquisition with Relaxation Enhancement) gelingt eine Beschleunigung der klassischen Spin-Echo-Messung. Inzwischen wurde hierfür der Begriff TSE (Turbo-Spin-Echo) geprägt. Dabei wird die Anzahl der 180°-Refokussierungsimpulse nach der initialen Anregung erhöht. Jeder dieser zusätzlichen Impulse erzeugt ein weiteres Echo, mit dem durch eine jeweils leicht unterschiedliche Phasenkodierung eine zusätzliche k-Raum-Linie des Bildes aufgebaut werden kann (▶ Abb. 1.8a). So können mit nur einer Anregung, also innerhalb einer einzigen Repetitionszeit TR, mehrere k-Raum-Linien des gleichen Bildes ausgelesen werden. Dadurch wird die Gesamtmesszeit um die zusätzliche Anzahl der 180°-Impulse reduziert.

Die Anzahl der Impulse wird als *Turbofaktor* oder als *Echo-Train-Länge* (*ETL*) bezeichnet. Allerdings steigt mit jedem 180°-Impuls der zeitliche Abstand zwischen dem Anregungsimpuls und dem Echo. Folglich kommt es zu einem zunehmenden Signalverlust bei den später ausgelesenen Echos und zu Kantenunschärfen, wenn diese den peripheren k-Raum-Zeilen zugeordnet werden (*Blurring*).

▶ **Auslesereihenfolge.** Das Echo, welches die zentralen Zeilen des k-Raumes ausliest, definiert als effektive Echozeit den Kontrast des Bildes. Durch eine Variation der Auslese- oder Profilreihenfolge lässt sich die effektive Echozeit verändern. So führt z. B. eine *lineare Auslese* des k-Raumes Linie für Linie – ausgehend von der Peripherie – zu einer langen effektiven Echozeit mit hohem T2-Kontrast, während eine *Low-high-Auslese,* die mit zentralen k-Raum-Zeilen beginnt, zu einer T1- oder Protonenwichtung führt (▶ Abb. 1.7).

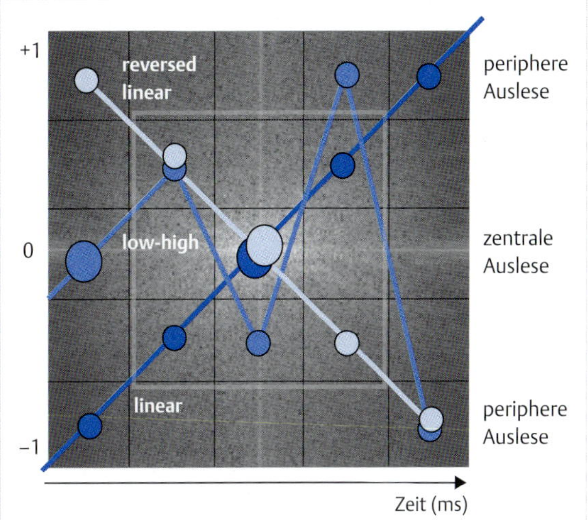

Abb. 1.7 Profilreihenfolge der Turbo-Spin-Echo-Sequenz. Variationen der Auslesezeit der zentralen k-Raum-Zeilen. Verstärkte T2-Wichtung durch verzögerte (lineare) und T1-Wichtung durch direkte (Low-high-)Auslese.

1.5 Gradienten-Echo-Sequenzen

Kennzeichen der Gradienten-Echo-Technik ist der Einsatz kürzerer und schwächerer Anregungsimpulse (*Flipwinkel* α), eine Rephasierung der Spins durch eine Umpolung des Magnetfeldgradienten (*Gradientenumkehr*) und der Verzicht auf den zusätzlichen 180°-Impuls. Nur ein Teil der longitudinalen Magnetisierung wird somit in eine transversale Magnetisierung umgewandelt, und TR und TE lassen sich entscheidend verkürzen. Infolgedessen sind die Messzeiten von Gradienten-Echo-Sequenzen deutlich kürzer als die von Spin-Echo-Sequenzen (s. Kap. 2.1.1). Außerdem ist das SNR der Gradienten-Echo-Sequenzen niedriger als das der Spin-Echo-Sequenzen.

1.6 Beschleunigung der Datenakquisition

1.6.1 Single-Shot- und Partial-Fourier-Technik (Halfscan)

Wie bereits beschrieben, lässt sich die Messzeit der Spin-Echo-Sequenzen durch die RARE-Technik um den Turbofaktor beschleunigen. Die Auslese des gesamten k-Raumes mit nur einer einzigen Anregung nennt man *Single-Shot-Technik* (▶ Abb. 1.8b). Dabei bestimmt die Anzahl der Echos die Matrix. Mit zunehmenden Echos sinkt jedoch das zur Verfügung stehende Signal, sodass die räumliche Auflösung bei der Single-Shot-Technik limitiert ist.

▶ **HASTE.** Zur Reduktion der Phasenschritte kann die Single-Shot-Methode mit der sog. *partiellen Fourier-Technik* kombiniert werden. Diese Kombination ist auch bekannt unter dem Namen HASTE (Half Fourier acquired Single Shot Turbo Spin Echo). Da der k-Raum symmetrisch aufgebaut ist, repräsentieren die obersten k-Raum-Zeilen ähnliche Informationen wie die untersten. Diese Redundanz wird in der partiellen Fourier-Technik ausgenutzt, indem lediglich etwas mehr als eine Hälfte des k-Raumes ausgelesen und der Rest mit den symmetrischen Daten aus der anderen Seite des k-Raumes aufgefüllt wird (▶ Abb. 1.8c). Folglich reduziert sich die Anzahl der notwendigen phasenkodierten Echos auf etwas mehr als die Hälfte. Das verbleibende Signal kann dann für weitere Echos, d. h. eine größere Matrix, genutzt werden. Alternativ verkürzt sich die Messzeit entsprechend den reduzierten Phasenkodierschritten.

Mittels HASTE gelingt es, eine T2w Bildebene in ca. 1 s zu akquirieren. Da es sich um ein Einzelschichtverfahren handelt, bei dem Schicht für Schicht sequenziell mit je einer Anregung gemessen und jedes Bild in der Regel rekonstruiert und dargestellt wird, bevor die nächste Schicht adressiert wird, sind Bewegungsartefakte praktisch nicht möglich.

Praxistipp

Um eine T2-Wichtung zu gewährleisten, empfiehlt sich eine reversed lineare Profilreihenfolge, da die effektive TE bei der linearen Auslese durch den Wegfall der peripheren k-Raum-Zeilen verkürzt wird (s. ▶ Abb. 1.7).

1.6.2 Echoplanare Bildgebung

Eine weitere, deutliche Verkürzung der Messzeit erreicht man, indem man mit einer einzigen Anregung und einem Refokussierungspuls den gesamten k-Raum ausliest. Damit wird das Bild in einem Bruchteil einer Sekunde akquiriert und daher buchstäblich eingefroren. Diese Auslesetechnik ist unter dem Namen echoplanare Bildgebung (EPI) bekannt und ist die derzeit schnellste Bildgebungsmethode. Bei der klassischen EPI wechselt der Auslesegradient nach dem Refokussierungspuls repetitiv sein Vorzeichen und beschreibt so eine Zickzackbahn durch den k-Raum (▶ Abb. 1.8d). Jede Änderung der Polarisationsrichtung des Auslesegradienten rephasiert die transversale Magnetisierung und erzeugt somit ein Gradienten-Echo. Der schnelle Vorzeichenwechsel des Auslesegradienten wird *Oszillation* genannt.

Voraussetzung für die schnelle Schaltung der Phasen- und Auslesegradienten sind leistungsstarke Gradienten und moderne Schalttechnologien. Der Nachteil der echoplanaren Bildgebung ist ihre starke Artefaktanfälligkeit und ihr geringes SNR (s. Kap. 4.5).

1.6.3 Parallele Bildgebung

▶ **Synergie-Oberflächenspulen.** Es besteht auch die Möglichkeit, die Anzahl der zeitraubenden Phasenkodierschritte zu reduzieren, ohne die Größe der Matrix zu verändern. Voraussetzung ist, dass sog. Synergie-Oberflächenspulen (*Phased Array*) verwendet werden, bei denen jede Spule getrennt Informationen empfangen kann und somit mehrere parallele Datensätze gleichzeitig aufgezeichnet werden. Ursprünglich dienten die Synergie-Oberflächenspulen mit überlappenden Aufnahmevolumina dazu, das Signal der Messung zu verbessern. Die parallelen Datensätze können aber auch genutzt werden, um durch eine Reduktion der Phasenkodierschritte die Messung zu beschleunigen (▶ Abb. 1.8e). Die Zunahme der Abstände der k-Raum-Linien wird als *Beschleunigungsfaktor R* angegeben. R kann theoretisch Zahlen entsprechend der Anzahl der verwendeten Spulenelemente annehmen. In der Praxis nutzt man aber Werte zwischen 1,5 und 4, da die Reduktion der Phasenkodierlinien zu einem Signalverlust führt.

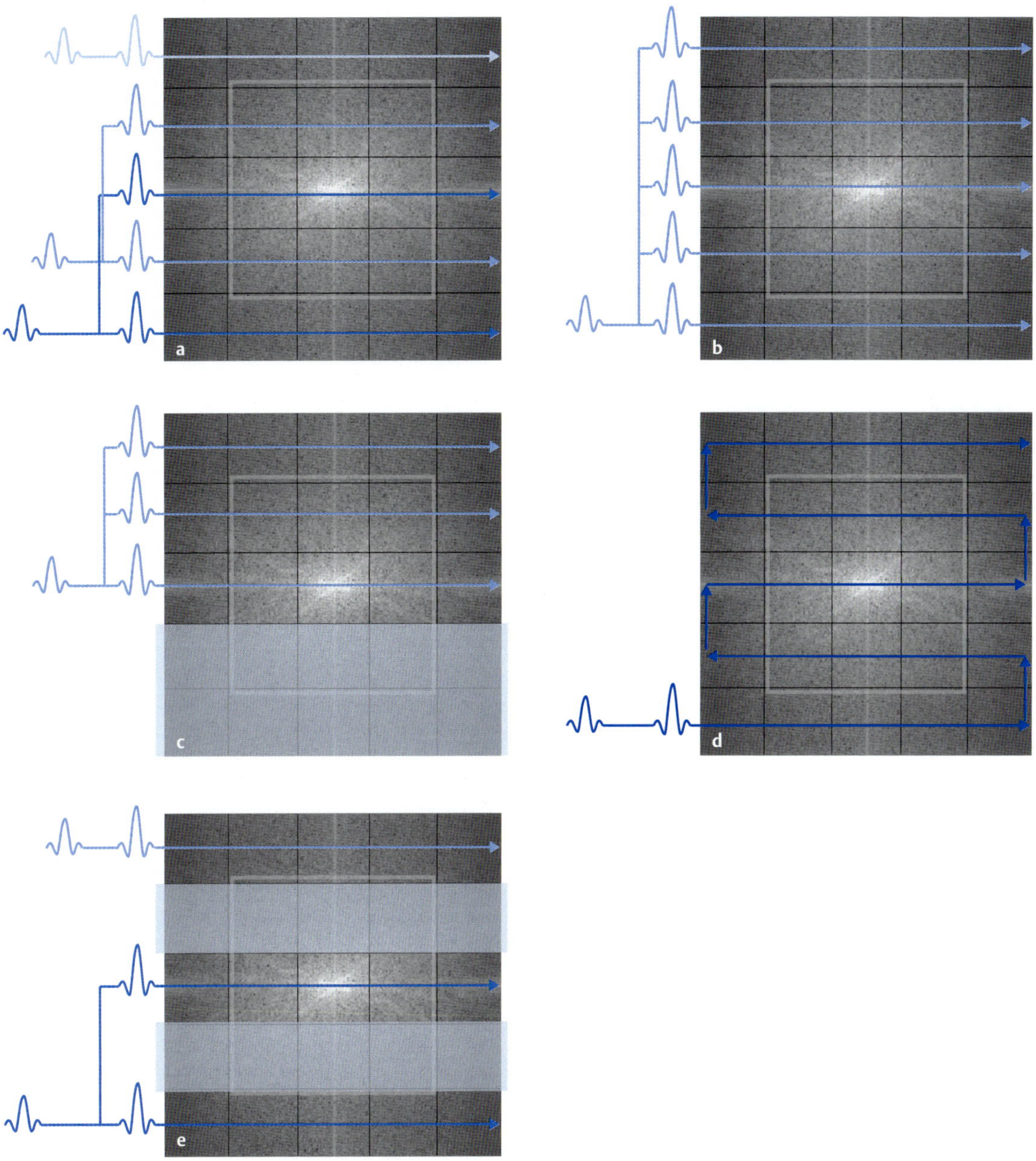

Abb. 1.8 Beschleunigung der Datenakquisition.

a Turbo-Spin-Echo-Verfahren mit Auslese mehrerer k-Raum-Zeilen durch einen Anregungsimpuls. Die Anzahl der Zeilen wird durch die Anzahl der Refokussierungsimpulse bestimmt (Echo Train).

b Single-Shot-Verfahren mit Auslese aller k-Raum-Zeilen durch einen einzigen Anregungsimpuls. Der Echo Train bestimmt die Matrix.

c Partielle Fourier-Technik (Halfscan) mit Reduktion des gesamten k-Raumes um fast die Hälfte.

d Echoplanares Verfahren mit Auslese aller k-Raum-Zeilen durch einen einzigen Anregungsimpuls und nur einen Refokussierungsimpuls: schnellste Datenauslese.

e Parallele Bildgebung mit Reduktion einzelner Phasenkodierzeilen des k-Raumes. Anzahl der Phasen wird durch den Beschleunigungsfaktor (R) bestimmt (R = 2).

► **Rekonstruktionsalgorithmen.** Prinzipiell verursacht die Reduktion der k-Raum-Zeilen ein kleineres Messfeld oder Einfaltungen. Um das zu verhindern, werden spezielle Rekonstruktionsalgorithmen eingesetzt, da die Matrix und der Messbereich konstant bleiben. Dazu stehen unterschiedliche Techniken zur Verfügung, die sich bei den verschiedenen Herstellern hinter unterschiedlichen Namen verbergen:

- iPAT – integrated Parallel Acquisition Techniques (Siemens Healthcare)
- ASSET – Array Spatial Sensitivity Encoding Technique (General Electrics)
- SENSE – Sensitivity Encoding (Philips GmbH)

Praxistipp

Im Rahmen einer MRT der Leber sollten immer parallele Bildgebungstechniken eingesetzt werden. Gerade bei adipösen Patienten, einer hypertrophierten Leber und einem reduzierten Allgemeinzustand kann durch eine Steigerung des Beschleunigungsfaktors die Messzeit verkürzt werden, ohne die Auflösung zu verändern (s. Kap. 1.3).

1.7 Methoden der Fettsättigung

Gelegentlich kann es sinnvoll sein, das im Abdomenbereich sehr hohe Fettsignal im Bild zu unterdrücken. So erlaubt die Fettsättigung z. B. Kontrastmittelanreicherungen und vaskuläre Strukturen in T1w Sequenzen besser abzugrenzen. Außerdem vermindert die Fettsättigung in T2w Sequenzen Bewegungsartefakte von subkutanen und intraabdominellen fettreichen Strukturen mit hoher Signalintensität (s. Kap. 3.3).

Es existieren mehrere Verfahren der Fettunterdrückung. Sie basieren auf der kurzen T1-Relaxationszeit von Fett und/oder auf dem Frequenzunterschied der Fettprotonen zu den Gewebswasserprotonen.

► **STIR-Technik.** Der traditionelle Ansatz ist die Inversion-Recovery-(IR-) Methode. Dabei wird zunächst mit einem 180°-Inversionsimpuls die Nettomagnetisierung der Protonen praktisch auf den Kopf gestellt, d. h. umgekehrt (► Abb. 1.9). Durch die T1-Relaxation kehrt das Signal der invertierten Protonen aber kontinuierlich in den Ausgangszustand zurück. Nach einer bestimmten Zeit TI (Time from Inversion, tau), die das Fettgewebe benötigt, um aus der Inversion den Nulldurchgang zu erreichen, erfolgt der eigentliche Anregungsimpuls (► Abb. 1.9). Da zu diesem Zeitpunkt (Nulldurchgang) keine longitudinale Magnetisierung der Fettprotonen vorliegt, wird kein Signal in die transversale Ebene gekippt. Somit bleibt das Fettgewebe ohne Signal und stellt sich im Bild dunkel dar. Der Nulldurchgang der Fettprotonen ist aufgrund der kurzen T1-Zeit des Fettgewebes früh, deshalb wird die Messung auch als STIR-Methode (Short Tau Inversion Recovery) bezeichnet.

Cave

Bei Verwendung der STIR-Technik kann allerdings kein Kontrastmittel verwendet werden, da die MR-Kontrastmittel die Relaxationszeiten der betreffenden Gewebe verkürzen und somit den kurzen Relaxationszeiten des Fettgewebes annähern. Es entsteht somit ein paradoxer Signalverlust des KM-anreichernden Gewebes in der STIR-Technik!

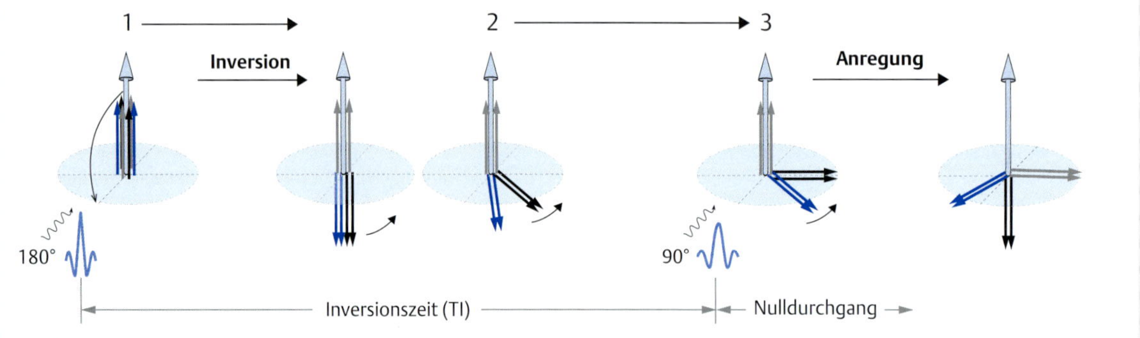

Abb. 1.9 Fettsättigung mittels Inversion Recovery.
1: Inversion der Protonenspins in der longitudinalen Achse durch einen Vorimpuls (180°); nur Protonen, bei denen die Drehfrequenz der Anregungsfrequenz entspricht (blau und schwarz), werden invertiert. Andere Protonen (grau) bleiben unbeeinflusst.
2: Rückkehr der angeregten Protonen in den Ausgangszustand der longitudinalen Magnetisierung entsprechend der T1-RZ des Gewebes.
3: Nach der Inversionszeit (TI) des Fettgewebes im Nulldurchgang (schwarz) Anregung aller Protonen durch zweiten HF-Impuls (90°); dadurch Auflösung der Quermagnetisierung und Signalverlust der Fettprotonen, reguläre Anregung mit Quermagnetisierung zur Signalauslese der Protonen außerhalb des Nulldurchganges (grau und blau).

► **SPIR-Technik.** Bei der SPIR-Technik (Spatial Inversion Recovery) regt ein 110°-Puls selektiv nur die Protonen des Fettgewebes an. Das ist möglich, da die Spins in Fettverbindungen sich etwas langsamer drehen als die Spins in wässrigem Gewebe und somit gezielt mit der entsprechenden Bandbreite des Hochfrequenzimpulses angeregt werden können. Dieser Geschwindigkeitsunterschied wird als *chemische Verschiebung*(Chemical Shift) bezeichnet und beträgt bei 1,5 T 220 Hz. Somit wird mittels SPIR selektiv das Signal der Fettprotonen beeinflusst, während die Magnetisierung der übrigen Protonen unbeeinflusst bleibt. Die SPIR-Technik erlaubt so den Einsatz von MR-Kontrastmitteln. Von Nachteil ist allerdings, dass die spektralselektive Fettsaturierung nur im Falle eines homogenen statischen Magnetfeldes eine gleichmäßige Fettunterdrückung erlaubt.

► **SPAIR-Technik.** Mittels SPAIR-Technik (Spectral attenuated Inversion Recovery) lässt sich durch eine sog. *adiabatische Pulsform* eine etwas homogenere Fettunterdrückung über das gesamte Messfeld erreichen. Der komplexe Pulsaufbau verlängert jedoch die Messzeit u. U. deutlich.

1.8 Bewegungskompensation

Die MR-Bildgebung des Oberbauchs stellt eine besondere Herausforderung dar, da die Oberbauchorgane aufgrund der Atmung ständig in Bewegung sind. Bewegungen führen jedoch zu Artefakten und reduzieren folglich die Bildqualität und damit deren Beurteilbarkeit (s. Kap. 3.3). Um Bewegungsartefakte zu vermeiden, erfolgt die Datenaufnahme des Oberbauches deshalb entweder innerhalb einer Atempause oder fraktioniert mittels Triggerung.

► **Atempause.** Eine kurze Akquisitionszeit (< 20 s) ist die Voraussetzung für eine Messung in einer Atemanhaltepause. Dafür wird der Patient gebeten, tief ein- und auszuatmen und dann die Luft anzuhalten.

► **Triggerung mit Atemgurt.** Triggern ist die Methode der Wahl zur Aufnahme von Sequenzen mit längerer Messzeit. Dabei wird der Atemzyklus durch einen pneumatischen Gürtel, der um den Oberbauch gewickelt wird, aufgezeichnet. Ein fiberoptisches System reagiert auf die Dehnung eines elastischen Segmentes und überträgt die Information an eine Kontrolleinheit (Receiver Interface). Das gemessene Signal ist dabei proportional zur atembedingten Veränderung des Bauchumfangs.

► **Intrinsischer Navigator.** Eine Alternative zum externen Atemgurt ist der intrinsische Navigator, der eine verbesserte Korrelation der Leberposition innerhalb der Atembewegung ermöglicht. Mittels eines 2D-Anregungspulses mit Gradienten-Echo-Auslese wird ein kleiner, zylinderförmiger Ausschnitt des Diaphragmas aufgenommen und ein eindimensionales Linienbild der Anatomie in Echtzeit aufgezeichnet. Erreicht die wellenförmige Atemkurve einen definierten Triggerpunkt in der endexspiratorischen Phase, wird die Navigatorsequenz gestoppt und die eigentliche Bildsequenz mit einer definierten Anzahl von Schichten gestartet. Danach setzt die Navigatorsequenz wieder ein.

Geplant wird der Navigatorscan in den Scoutbildern auf Höhe des rechten Diaphragmas zwischen Lunge und Leber. Für ein gutes Monitoring sollte der Scanzylinder lang genug sein, damit das Zwerchfell in der gesamten Bewegung abgebildet bleibt. Empfohlen werden 60–80 mm.

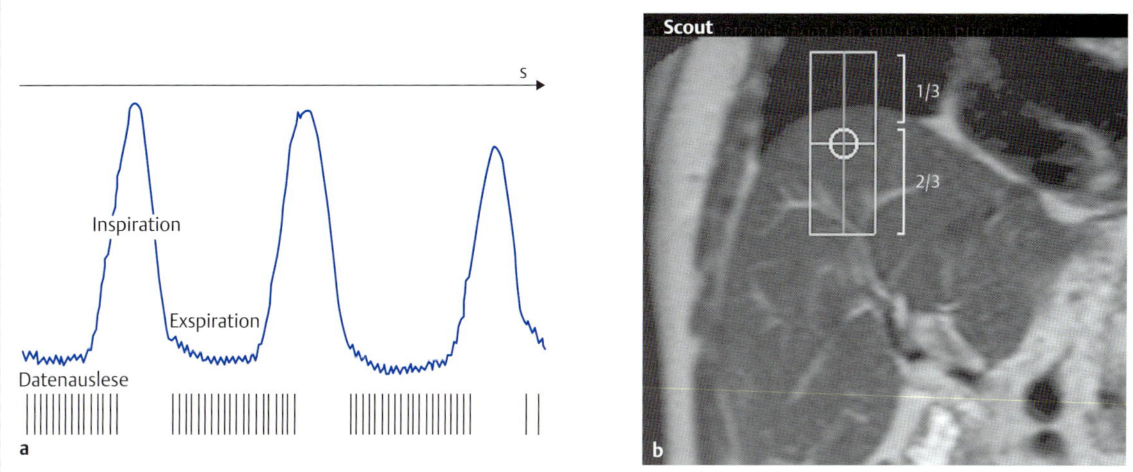

Abb. 1.10 Atemtriggerung und Navigatortechnik.
a Display der Atemkurve zur Triggerung der Auslese, Start der Sequenz jeweils in der Exspirationsphase des Atemzyklus.
b Positionierung des Navigators an der Zwerchfellgrenze zu ⅔ in der Leber und nur zu ⅓ in der Lunge.

Cave

Der Scanzylinder sollte zu ⅔ in der Leber und nur zu ⅓ in der Lunge platziert werden, da das Lungengewebe kein ausreichendes Signal liefert (▶ Abb. 1.10).

▶ **Datenakquisition gemäß Atemkurve.** Die mittels Atemgurt oder Navigator ermittelte Atemkurve wird auf dem Monitorbild für weitere Analysen angezeigt (▶ Abb. 1.10).

Unter dem Atemzyklus versteht man die Anzahl der Atemwellen pro definierte Zeiteinheit. Die Exspirationsphase entspricht in etwa der Hälfte der Zeit des Atemzyklus. Eine bestimmte Atemposition inklusive Toleranzfenster innerhalb der Atemkurve definiert die Datenakquisition.

Theoretisch kann dieser Triggerpunkt auf jede Phase der Atemwelle gesetzt werden. Die Bildakquisition in Exspiration ist aber empfehlenswert, da diese einen relativ ruhigen, meist reproduzierbaren Bereich des respiratorischen Zyklus darstellt. Der Patient atmet normal und kontinuierlich und die Sequenz wird jeweils in der Exspirationsphase des Atemzyklus gestartet.

1.9 Allgemeine Hinweise zur verbesserten Bildqualität

▶ **Atmung.** Die Einhaltung der Atemkommandos ist essenziell für eine diagnostische Bildqualität. Deshalb sollte die Akquisitionszeit der Daten 15–20 s nicht übersteigen. Kurze Atemmanöver sind insbesondere für ältere und kranke Menschen mit reduziertem Allgemeinzustand notwendig. Zusätzlich verbessern auch ein gezieltes Atemtraining und eine Abschätzung der individuell möglichen Atempause die erreichbare Bildqualität.

Praxistipp

Falls der Patient nicht in der Lage ist, die Luft über die gesamte Messdauer anzuhalten, kann man bei einer Low-high-Auslese den Patienten bitten, bei wieder einsetzender Atmung flach weiterzuatmen und eine tiefe Inspiration zu vermeiden. Da der zentrale k-Raum relativ zu Beginn der Akquisitionszeit ausgelesen wird und diese Phase lediglich ⅓–½ der gesamten Messzeit ausmacht, werden die Aufnahmen nur mäßig beeinträchtigt.

▶ **Bewegungen.** Willkürliche Bewegungen des Patienten lassen sich am besten durch eine komfortable Lagerung und ggf. durch zusätzlichen Einsatz von Lagerungskissen oder mithilfe elastischer Binden zur Fixation unterdrücken.

▶ **Patienteninformation.** Der Patient sollte instruiert werden, vor der Untersuchung keinen Kaffee oder größere Mengen zu trinken sowie Diuretika abzusetzen, um unnötigen Harndrang zu vermeiden. Ein kurzer Informationsbogen, den der Patient am Tag oder Tage vor der Untersuchung erhält, ist hier hilfreich. Auch eine gezielte Aufklärung und praktische Anleitung des Patienten unmittelbar vor und während der Untersuchung trägt dazu bei, die Bildqualität und Effizienz der Untersuchung zu verbessern. Gelingt es dem Patienten z. B. bei einer getriggerten Aufnahme, die Zeit zwischen 2 Atemzügen – d. h. die endexspiratorische Phase – zu verlängern, lässt sich die Messzeit um bis zu 30–50 % reduzieren [2].

Grundlagen im Überblick

Hochfrequenzimpulse führen zu einer Auslenkung der im Magnetfeld longitudinal ausgerichteten kreiselnden Magnetfelder der Protonen. Durch den Einsatz von Feldstärkegradienten können die Frequenzinformationen der Signale gesammelt und räumlich zugeordnet werden. Gewebeabhängige Relaxationsparameter bestimmen die Signalausbeute der Anregung. Bei Turbo-Spin-Echo-Sequenzen ist auf die Profilreihenfolge zu achten, welche die effektive Echozeit und somit die daraus resultierende Wichtung festlegt.

Eine qualitativ hochwertige MRT des Oberbauches stellt eine technische Herausforderung dar. Hier gilt es, einen guten Kompromiss zwischen kurzer Aufnahmezeit, Signalausbeute und räumlicher Auflösung zu finden. Wichtig ist eine gute Vorbereitung und Instruktion des Patienten. Die Einhaltung der Atemkommandos ist essenziell für eine diagnostische Bildqualität. Zur Reduktion der Messzeit wird empfohlen, die Untersuchung mit Oberflächen-Mehrkanalspulen und Einsatz paralleler Bildgebungstechniken durchzuführen. Das Bildfeld (FOV) sollte an die Körperdimensionen und die Größe des zu untersuchenden Organs angepasst werden. Die Phasenkodierrichtung wird entlang der kürzesten Körperausdehnung geplant. Bei adipösen Patienten und einer vergrößerten Leber kann der Beschleunigungsfaktor der parallelen Bildgebung – unter Berücksichtigung einer verschlechterten Bildqualität durch das fallende SNR – leicht erhöht werden. Die Datenmittelung steigert das SNR, führt aber zu einer deutlichen Verlängerung der Messzeit. Durch eine Interpolation der Daten können – insbesondere bei der 3D-Volumenakquisition – die Schichtdicke reduziert und Partialvolumeneffekte vermieden werden, ohne die Messzeit zu verlängern.

1.10 Literatur

[1] de Bazelaire CM, Duhamel GD, Rofsky NM et al. MR imaging relaxation times of abdominal and pelvic tissues measured in vivo at 3.0 T: preliminary results. Radiology 2004; 230: 652–659

[2] Ehman RL, McNamara MT, Pallack M et al. Magnetic resonance imaging with respiratory gating: techniques and advantages. AJR Am J Roentgenol 1984; 143: 1175–1182

[3] Farraher SW, Jara H, Chang KJ et al. Differentiation of hepatocellular carcinoma and hepatic metastasis from cysts and hemangiomas with calculated T2 relaxation times and the T1/T2 relaxation times ratio. J Magn Reson Imaging 2006; 24: 1333–1341

[4] Kuo R, Panchal M, Tanenbaum L et al. 3.0 Tesla imaging of the musculoskeletal system. J Magn Reson Imaging 2007; 25: 245–261

[5] Van Lom KJ, Brown JJ, Perman WH et al. Liver imaging at 1.5 Tesla: pulse sequence optimization based on improved measurement of tissue relaxation times. Magn Reson Imaging 1991; 9: 165–171

Kapitel 2

T1-gewichtete Bildgebung

2

2 T1-gewichtete Bildgebung

2.1 Native Untersuchung

▸ **Gewebecharakterisierung.** Die T1w nativen Aufnahmen dienen der Gewebecharakterisierung hepatischer Läsionen. Die T1-Relaxationszeiten (1,5 T) von 600 ms (±133) entsprechen im Wesentlichen den Zeiten des gesunden Leberparenchyms [8]. Somit sind die meisten soliden hepatischen Raumforderungen eher isointens oder leicht hypointens im Vergleich zum Leberparenchym.

Ein perifokaler signalarmer Saum lässt eine Kapselbildung vermuten. Beinhalten Läsionen hyperintense Anteile, ist das häufig ein Hinweis auf eine Einblutung. Weiterhin können eine makroskopische Verfettung, vermehrte Glykogenspeicherungen oder paramagnetische Effekte durch Melanin- oder Kupferakkumulationen (u. a.) ebenfalls zu einem Signalanstieg der Läsionen führen (▸ Abb. 2.1).

2.1.1 Sequenztyp und Datenauslese

▸ **2D-GRE-Technik.** T1w Aufnahmen der Leber erfolgen in der Regel mittels einer zweidimensionalen Gradienten-Echo-Sequenz (GRE), die herstellerabhängig mit unterschiedlichen Akronymen bezeichnet wird:

- FLASH – Fast Low Angle Shot (Siemens Healthcare)
- T1 FFE – T1w Fast Field Echo (Philips GmbH)
- SPGR – Spoiled Gradient Echo (General Electrics)

Dieser Sequenztyp ist im Vergleich zu den klassischen Spin-Echo-Sequenzen, die in der Leberbildgebung für T2w Aufnahmen eingesetzt werden, deutlich schneller. Die Beschleunigung ist ein entscheidender Vorteil, da folglich ein axialer Schichtstapel innerhalb einer Atemanhaltepause akquiriert werden kann.

▸ **Geringerer T1-Kontrast.** Im Vergleich zur Spin-Echo-Bildgebung ist der mittels Gradienten-Echo-Sequenz erreichbare T1-Kontrast jedoch geringer ausgeprägt. Ursächlich ist ein zunehmender Signalverlust der Protonen durch die zeitlich schnelle Abfolge der Anregungsimpulse. Ist die TR kürzer als die T1-RZ des Gewebes treten Sättigungseffekte auf, da zunehmend Spins aus der longitudinalen Orientierung in den angeregten Zustand übergehen und somit für die folgenden Impulse nicht mehr ausreichend quermagnetisiert werden können. Zusätzlich enthält das ausgelesene Signal nicht nur Informationen der neu angeregten Quermagnetisierung, sondern auch Anteile der residuellen Quermagnetisierung vorausgegangener Anregungen. Diese sog. *transversalen Kohärenzen* oder *stimulierten Echos* induzieren einen zusätzlichen T2-Mischkontrast der Bilder.

▸ **Crusher-Gradienten.** Eine Möglichkeit, den T1-Kontrast wiederherzustellen ist der Einsatz von *Spoilern* oder Crusher-Gradienten. Diese dephasieren nach der Signal-

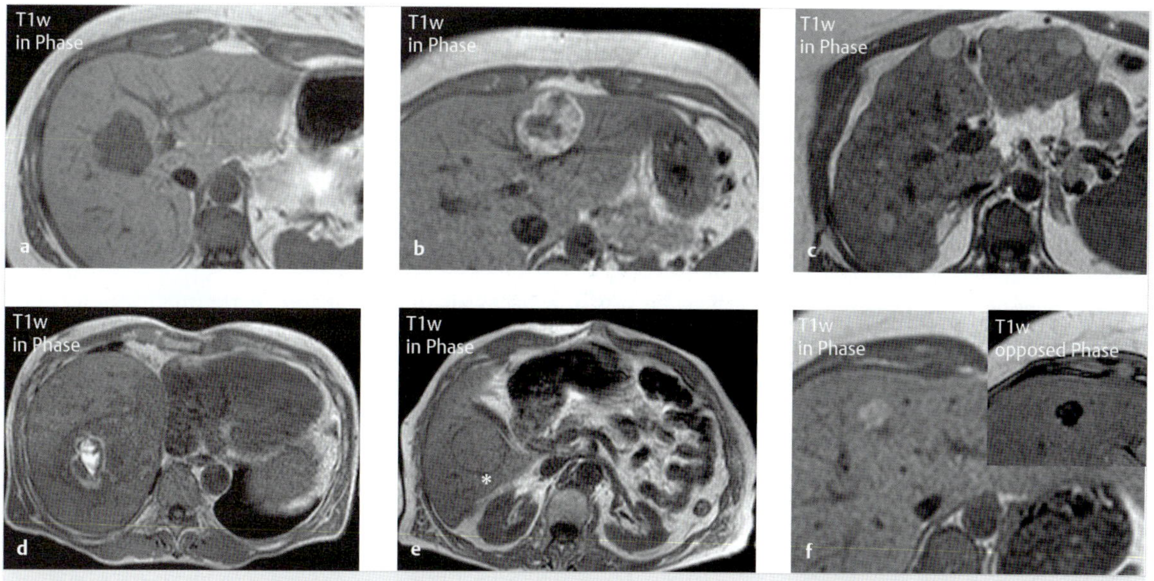

Abb. 2.1 Eigenschaften der nativen T1w Bildgebung.
a Metastase eines kolorekalen Karzinoms: homogen hypointenses Signal.
b Metastase eines malignen Melanoms: inhomogen hyperintenses Signal i. S. einer Melaninakkumulation.
c Regeneratknoten in zirrhotischer Leber: z. T. hyperintenses Signal i. S. regenerativer Veränderungen.
d Hepatozelluläres Karzinom (HCC): z. T. hyperintenses Signal i. S. einer intratumoralen Einblutung.
e HCC: isointense Läsion mit hypointensem Randsaum (*) i. S. einer Tumorkapsel.
f Steatotisches hepatisches Adenom: deutlicher Signalabfall in der opposed Phase i. S. einer ausgeprägten Leberzellverfettung.

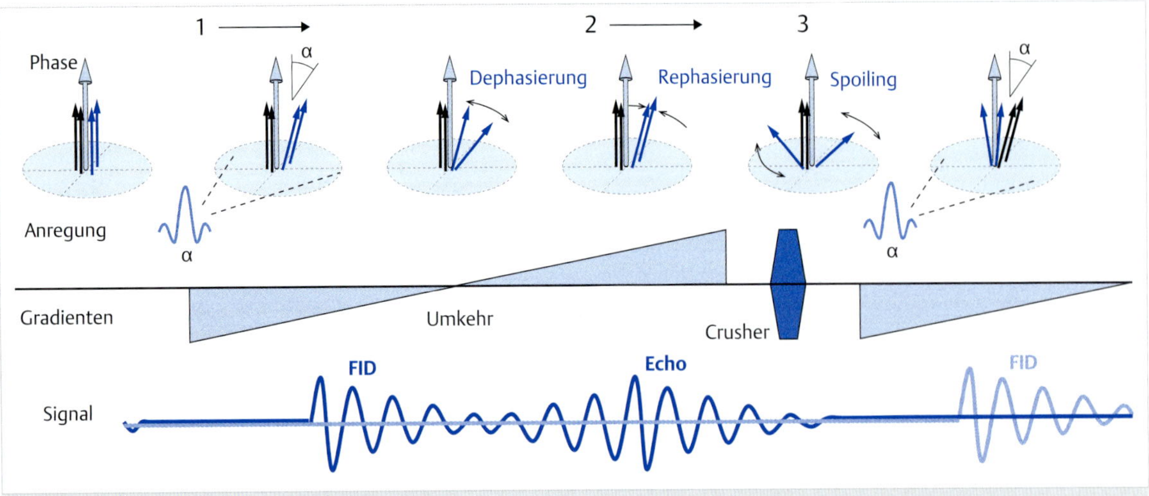

Abb. 2.2 Pulsschema: 2D-Gradienten-Echo-Technik.
1: Reduzierte Quermagnetisierung resonanter Protonenspins durch kurze und schwache Anregungsimpulse (Flipwinkel α).
2: Rephasierung der Spins durch eine Umpolung des Magnetfeldgradienten (Gradientenumkehr).
3: Zerstörung der residuellen Quermagnetisierung durch Crusher-Gradienten.
FID: Free Induction Decay.

auslese die restliche transversale Magnetisierung mit dem Zweck, bei der folgenden Messung nur noch das Signal neu angeregter Längsmagnetisierung aufzuzeichnen (▶ Abb. 2.2).

▶ **Flipwinkel.** Grundsätzlich ist es möglich, die Messung des gesamten Lebervolumens auf 2–3 Volumenpakete und somit auf mehrere Atemkommandos zu verteilen. Da es sich bei der Messung um ein Multischichtverfahren handelt (s. Kap. 1.2.3), sollte die Repetitionszeit entsprechend der Schichtzahl und Pakete angepasst werden. Der ideale Flipwinkel für die maximale Signalausbeute bei der T1w 2D-GRE für ein Gewebe lässt sich als Ernst-Winkel [= cos–1(exp(–TR/T1)] berechnen. Mit weiter steigendem Flipwinkel nimmt das Signal wieder ab, der T1-Kontrast wird aber optimiert, da aufgrund der repetitiven Impulse mit einer TR kürzer als die T1-Relaxationszeit des Gewebes Sättigungsphänomene auftreten, die helfen, die verschiedenen Gewebe besser voneinander zu differenzieren.

2.1.2 In-Phase-/Opposed-Phase-Technik

▶ **Chemische Verschiebung.** Aufgrund der unterschiedlichen chemischen Einbindung der Protonen in die jeweiligen Moleküle ist die Präzessionsfrequenz der Spins im Fettgewebe etwas langsamer als in wasserhaltigem Gewebe (s. Kap. 1.7). Diese chemische Verschiebung wird in Hertz gemessen und ist abhängig von der Stärke des statischen Magnetfeldes. Der Frequenzunterschied und das externe Magnetfeld ändern sich dabei direkt proportional. Durch die langsamere Rotation der Fettprotonen entsteht nach der Anregung in der transversalen Ebene eine periodische Phasenverschiebung zwischen den Magnetisierungen. Der Unterschied beträgt bei 1,5 T ca. 220 Hz. Bei 3,0 T ist die Frequenzdifferenz doppelt so groß und liegt bei ca. 440 Hz.

Während der Echozeit, während der beide Magnetisierungen in die gleiche Richtung zeigen (*in Phase*), addiert sich die Signalintensität in Pixeln, in denen sowohl fett- als auch wasserhaltiges Gewebe vorhanden ist. Während der Echozeit, zu der beide Magnetisierungen in entgegengesetzte Richtungen zeigen (*opposed Phase*), subtrahiert sich die Signalintensität in den Pixeln. Bei 1,5 T tritt die erste opposed Phase (OP) nach 2,3 ms und die in Phase (IP) nach 4,6 ms, bei 3,0 T nach 1,1 ms (OP) und nach 2,2 ms (IP) auf (▶ Abb. 2.3).

▶ **Nachweis intrazellulärer Verfettung.** Bei der T1w GRE-Sequenz lässt sich nun über die Wahl der Echozeiten dieses Phänomen zum Nachweis einer mikroskopischen (intrazellulären) Verfettung einsetzen [31]. Dabei wird die erste Echoauslese auf das technisch mögliche Minimum eingestellt. Das hat den Vorteil, dass nicht nur die Messzeit minimiert, sondern auch Artefakte reduziert werden, welche durch die zunehmende Dephasierung der Spins mit zunehmendem Abstand zwischen Anregung und Auslese entstehen.

Die den 2 Echos zugehörigen Bilddaten werden als separate Bildersets rekonstruiert. Aufgrund der zeitgleichen Akquisition kann keine Fehlregistrierung vorliegen und die anatomischen Details beider Sets sind deckungsgleich. Charakteristisch für die opposed Phase ist eine Signalaus-

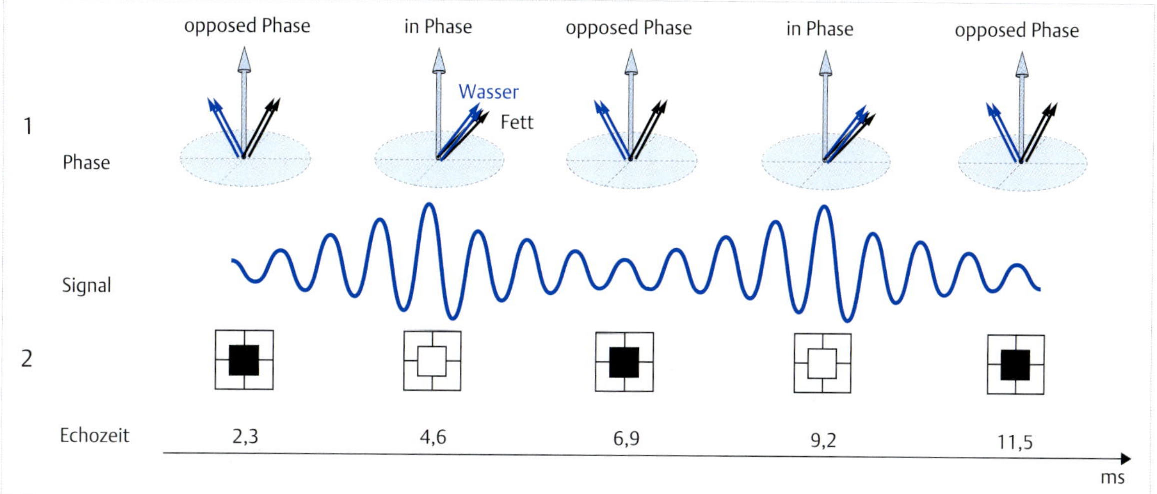

Abb. 2.3 Chemical Shift Imaging.
1: Unterschiedliche Präzession der Wasser- und Fettprotonen (Chemical Shift) mit einer Differenz von 220 Hz (1,5 T) führt zu einer Periode der Phasenverschiebung von 4,6 ms.
2: Summation der Signalintensitäten des Wasser- und Fettsignals zu den Echozeiten 2,3 ms und 4,6 ms (1,5 T) führt zum Signalverlust durch entgegengesetzte Phasenlage bei 2,3 ms (opposed Phase) oder zur Signalsteigerung durch parallele Phasenlage bei 4,6 ms (in Phase).

löschung an den Grenzflächen in Form einer schwarzen Linie (Tintenlinie, *India Ink Artefakt*).

Im Leberparenchym führt eine zunehmende Verfettung – diffus oder fokal – zum Signalabfall in den OP-Bildern im Vergleich zu den IP-Bildern (▶ Abb. 2.4).

Hinweis

Voraussetzung ist allerdings das Vorkommen von wasser- und fetthaltigem Gewebe innerhalb des gleichen Pixels bzw. Volumenelementes. Daher bleibt reines Fettgewebe in seiner Signalintensität erhalten.

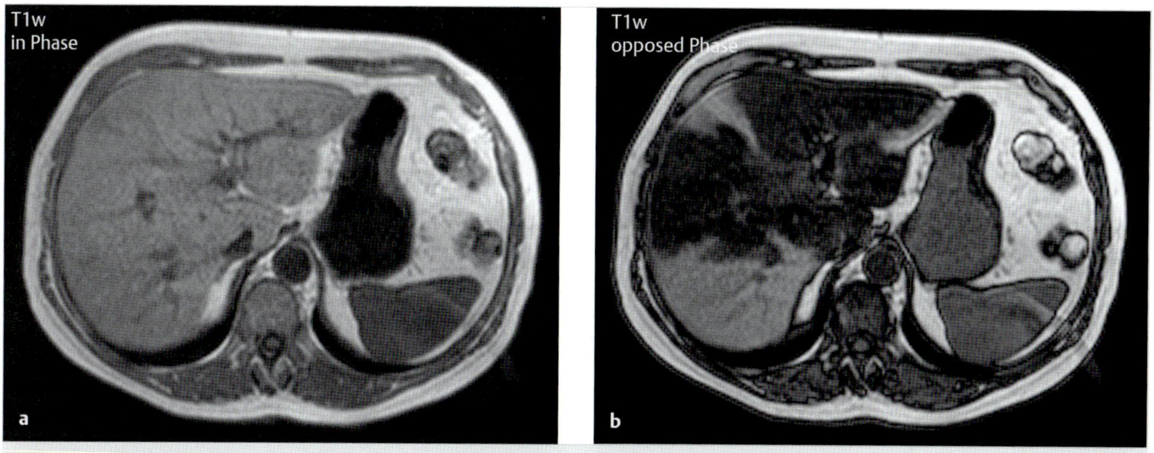

Abb. 2.4 Steatosis hepatis.
a In-Phase-Auslese (4,6 ms) mit homogener Signalintensität des Leberparenchyms.
b Opposed-Phase-Auslese (2,3 ms) mit regionalem Signalabfall i. S. einer Steatose (intrazelluläre Verfettung), unveränderte Signalintensität des makroskopischen Fettes der Subkutis und des mesenterialen Fettgewebes des Oberbauchs.

2.1.3 Reduktion von Artefakten

► **Flussartefakte.** Bei der 2D-Datenakquisition ist die Schichtanregung selektiv. Der Rephasierungsgradient wird jedoch auf den ganzen Körper angewandt. In die Ebene einströmende frische Spins aus den großen abdominalen Gefäßen führen daher zu hohen Signalintensitäten in den Gefäßen, vor allem in den ersten Schichten des akquirierten Stapels. Da sich der Phasenwinkel grundsätzlich durch eine Spinbewegung verändert, kommt es durch den Fluss in den Gefäßen zu einer Fehlregistrierung des Signals in Phasenausleserichtung. Diese sog. Flussartefakte breiten sich wie ein Reisverschluss aus (*Zipper Artefacts*) und können anatomische Details maskieren oder Pathologien vortäuschen (► Abb. 2.5a).

► **Sättigungsbänder.** Durch den Einsatz von schichtselektiven repetitiven Impulsen (= Sättigungsbänder) unmittelbar vor der eigentlichen Sequenz wird die longitudinale Ausrichtung der Spins in kompletten Körperzonen variabler Breite vollständig zerstört. Somit tragen die Protonen in dieser Region mit keinem Signal zum Bildaufbau bei. Die Bänder lassen sich multiplanar außer- und innerhalb des Messfeldes platzieren [9]. Ihr Einsatz verlängert allerdings die Messzeit um wenige Millisekunden oder führt zu einer Reduktion der maximalen Schichtzahl.

Durch eine Platzierung von Sättigungsbändern quer zur Flussrichtung von Aorta und V. cava in Schichtrichtung kranial und kaudal des untersuchten Lebervolumens werden die fließenden Protonen gesättigt, bevor sie in den für den Bildaufbau adressierten Schichtstapel fließen. Infolgedessen stellen sich die Gefäße hypointens dar und Pulsationsartefakte werden vermieden (► Abb. 2.5b).

T1w Bildgebung im Überblick

In den T1w Aufnahmen stellen sich die meisten Raumforderungen hypointens dar. Ein zusätzlicher perifokaler signalarmer Saum lässt eine Kapselbildung vermuten. Hyperintense Anteile sind ein Hinweis auf eine Einblutung, Akkumulation von Metaboliten oder entsprechen einer makroskopischen Verfettung.

Die Messung wird mit einer 2D-GRE-Technik (► Tab. 2.1) in 2–3 Atemanhaltepausen durchgeführt. Kraniokaudale Sättigungsbänder verhindern Pulsationsartefakte. Mikroskopische Fettansammlungen der Läsion und eine Steatosis hepatis lassen sich durch die IP/OP-Technik detektieren.

2.2 Dynamische Untersuchung

► **Perfusionsphasen.** Die doppelte Blutversorgung der Leber bildet die Grundlage der Mehrphasenbildgebung. Das Organ erhält sauerstoffreiches Blut über die Leberarterien und nährstoffreiches Blut aus Darm und Milz über die Pfortader. Die Ankunft des Kontrastmittels (KM) in den hepatischen Sinusoiden erfolgt also zu 2 Zeitintervallen. Dabei liefert die Portalvene im Vergleich zur Arterie ungefähr das 4-Fache an Blutvolumen. Anschließend verteilt sich das applizierte Kontrastmittel und es entsteht ein freier Austausch mit dem Disse-Raum. Dieser Zeitraum wird als *spätvenöse Phase* oder *Equilibrium* bezeichnet.

Grundsätzlich werden hyperperfundierte von hypoperfundierten hepatischen Raumforderungen unterschieden.

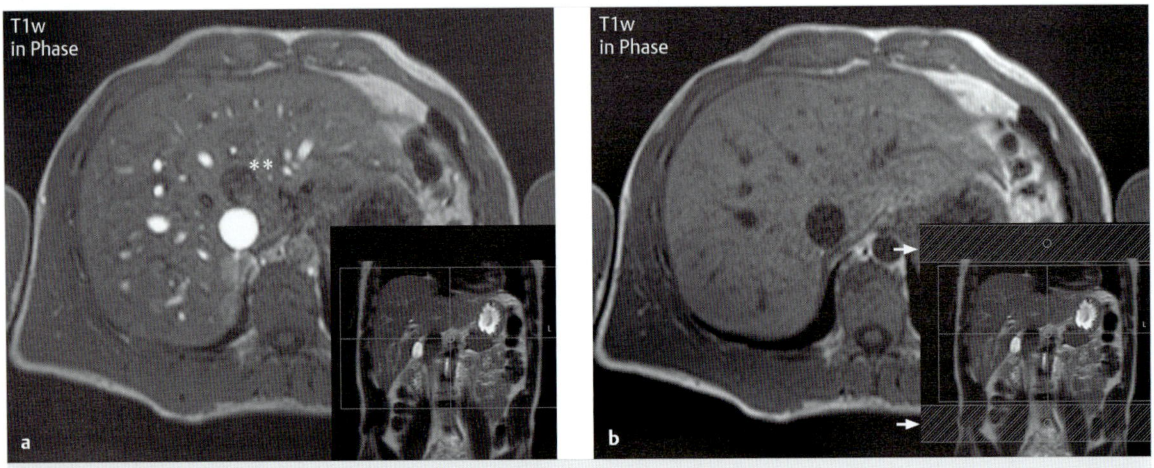

Abb. 2.5 Sättigungsbänder und Pulsationsartefakte.
a Hyperintenses Signal in der V. cava und den Lebervenen führt zu Pulsationsartefakten (*) durch das Leberparenchym.
b Koronar ober- und unterhalb der Leber platzierte Sättigungsbänder (Pfeile) reduzieren das hyperintense Signal und Flussartefakte.

Tab. 2.1 Sequenzparameter T1w 2D-GRE IP/OP.

Parameter		Werte
Repetitionszeit (TR)		110–150 ms (variabel)
Echozeit (TE)		2,3 und 4,6 ms (minimal)
Flipwinkel		70°
Beschleunigungsfaktor		1,7
Pixelgröße	Phasenrichtung (AP)	2,2 mm
	Ausleserichtung (RL)	1,7 mm
Messfeld (FOV)	Phasenrichtung (AP)	300 mm
	Ausleserichtung (RL)	350 mm
Matrix	akquiriert	136 × 206
	rekonstruiert	200 × 233
Schichtdicke		6 mm
Akquisitionszeit		2 × 12 s

Die angegebenen Parameter sind als Orientierungshilfe bei 1,5 T zu verstehen. Die Werte sind abhängig von der Feldstärke und der Gerätekonfiguration.

► **Hyperperfundierte Läsionen.** Induzieren die Tumoren eine große Anzahl neuer Gefäße und werden hauptsächlich durch Äste der Leberarterie versorgt, steigert sich ihr Signal in der arteriellen Phase der Untersuchung, da das über die Armvene injizierte KM zuerst über die Arterie in die Leber gelangt. Im Gegensatz dazu zeigt das umgebende Leberparenchym noch keine wesentliche Signalsteigerung, da die arteriell induzierte Signalzunahme im normalen Leberparenchym durch den portalvenösen Bluteinstrom ohne KM abgeschwächt wird (► Abb. 2.6).

► **Hypoperfundierte Läsionen.** Hypoperfundierte Raumforderungen werden durch die Kontrastmittelgabe in ihrem Signal erst spät oder gar nicht beeinflusst. In der portalvenösen und spätvenösen Phase steigt jedoch das Signal des überwiegend über die Pfortader versorgten Leberparenchyms. Folglich demarkieren sich hypoperfundierte Läsionen in diesen Phasen relativ hypointens zum umgebenden Leberparenchym (► Abb. 2.6).

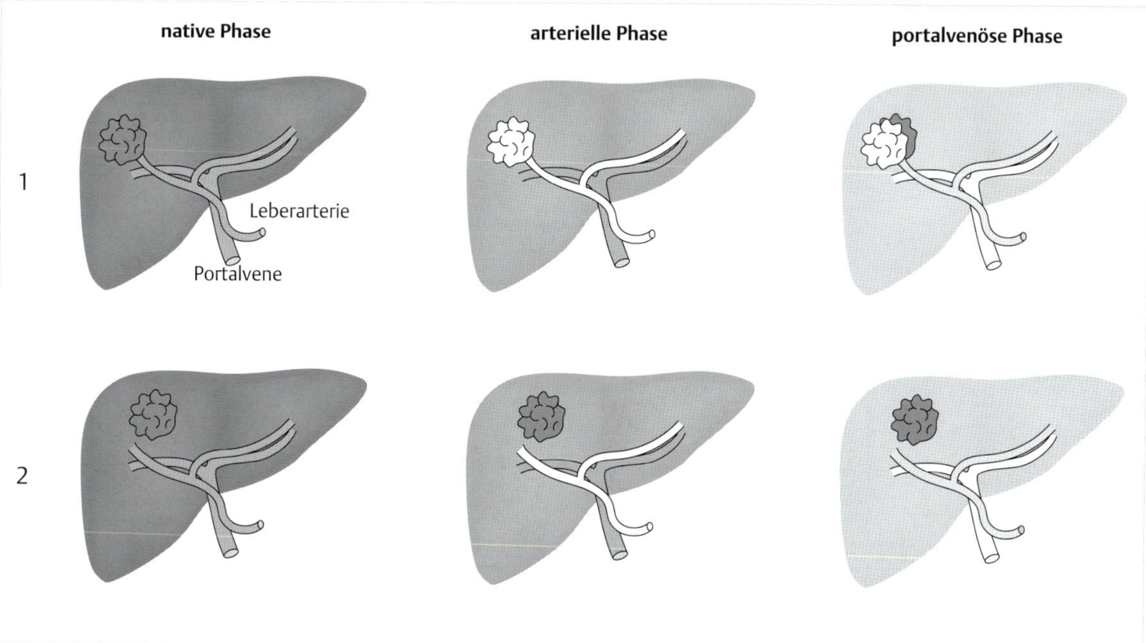

Abb. 2.6 Perfusion und Signalverhalten hepatischer Läsionen.
1: Hyperperfundierte Läsion mit Kontrastierung in der arteriellen Phase durch direkten KM-Zustrom über die Leberarterie, Persistenz oder Signalverlust durch verstärkten KM-Abstrom in der venösen Phase (Wash-out).
2: Hypoperfundierte Läsion mit Demarkierung in der venösen Phase durch fehlende KM-Aufnahme bei steigender Signalintensität des Parenchyms.

2.2.1 Sequenztyp und Datenauslese

▶ **3D-GRE-Technik.** Voraussetzung für eine dynamische Untersuchung ist eine schnelle Datenaufnahme innerhalb einer kurzen Atemanhaltepause, die ein präzises Timing ermöglicht und respiratorische Artefakte vermeidet. Gleichzeitig sind für eine optimale diagnostische Sensitivität eine hohe räumliche Auflösung bei kompletter Abdeckung der gesamten Leber und – aufgrund der kontrastmittelgestützten Untersuchung – ein hoher T1-Kontrast nötig [29]. Diese Voraussetzungen erfüllt die *fettgesättigte dreidimensionale GRE-Sequenz mit Interpolation und partieller Fourier-Technik*, die herstellerabhängig mit unterschiedlichen Akronymen bezeichnet wird:

- VIBE – Volume Interpolated Breath Hold Examination (Siemens Healthcare)
- THRIVE – T1w High Resolution Isotropic Volume Excitation (Philips GmbH)
- LAVA – Liver Acquisition with Volume Acceleration (General Electrics)

Mittels 3D-Technik kann ein großes Volumen innerhalb kurzer Akquisitionszeiten aufgenommen werden. Ein weiterer Vorteil ist, dass ohne Schichtabstand rekonstruiert und durch Interpolation der Daten die doppelte Anzahl an Partitionen mit halber Schichtdicke ohne Signalverlust rekonstruiert werden kann (s. Kap. 1.3.2). Dadurch werden Partialvolumeneffekte reduziert und Rekonstruktionen des primären Datensatzes in anderen Raumebenen sind möglich [7] [23].

▶ **Fettsättigung.** Die zusätzlich durchgeführte Fettsättigung ermöglicht es, Kontrastmittelanreicherungen und vaskuläre Strukturen besser abzugrenzen, und vermindert Bewegungsartefakte von signalreichen fetthaltigen subkutanen und intraabdominellen Strukturen.

Sowohl für die Fettsättigung als auch den T1-Kontrast sind selektive Vorimpulse vor der eigentlichen Sequenz notwendig [39]. Dabei handelt es sich um einen frequenzselektiven, *adiabatischen* 180°-Inversionsimpuls (SPAIR = Spectral Attenuated Inversion Recovery), durch den die Nettomagnetisierung von Fett invertiert wird (s. Kap. 1.7). Durchquert das Signal den Nullpunkt, wird der zentrale k-Raum des Bildes ausgelesen. Dadurch werden Fettprotonen komplett gesättigt und es entsteht ein optimaler Bildkontrast. Die Zeit zwischen dem Vorimpuls und dem Nulldurchgang wird *SPAIR TI* genannt (▶ Abb. 2.7). Mit vielen kurzen Anregungsimpulsen wer-

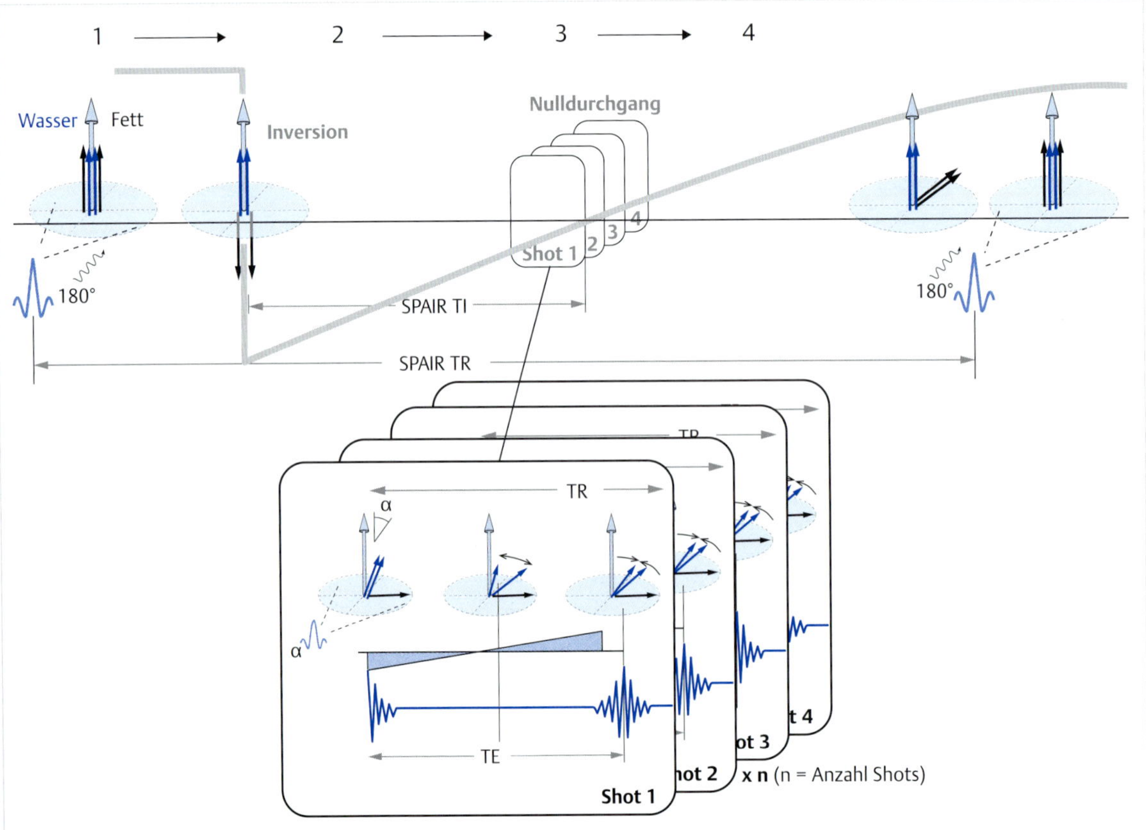

Abb. 2.7 Pulsschema: 3D-Gradienten-Echo-Technik.
1: Inversion der Protonenspins durch den SPAIR-Vorimpuls (180°).
2: Wartezeit zwischen der Inversion und dem Nulldurchgang der Fettprotonen (SPAIR TI) zur Unterdrückung des Fettsignals und Optimierung des T1-Kontrasts.
3: Reihe kurzer Anregungsimpulse (Shots) zur Datenauslese.
4: Wartezeit zum Wiederaufbau der longitudinalen Magnetisierung und anschließend erneutem Inversionsimpuls (SPAIR TR).

den nun einzelne Phasenkodiergradienten geschaltet und die einzelnen k-Raum-Zeilen ausgelesen. Da mit steigender Anzahl der Impulse und verstreichender Zeit das Fettgewebe wieder an Signal gewinnt, wird nach einer Gruppe von Anregungen (*Shot*) der adiabatische 180°-Inversionsimpuls wiederholt. Das Intervall zwischen den Vorpulsen wird als *SPAIR TR* bezeichnet (▶ Abb. 2.7).

▶ **Profilreihenfolge und Messzeit.** Analog zum Turbo-Spin-Echo kann die Profilreihenfolge der Auslese variiert werden. Bei der zentrischen Auslese werden zuerst die zentralen k-Raum-Zeilen ausgelesen. Vorteil der linearen Auslese ist eine verkürzte Wartezeit bis zur Auslese, da bereits vor dem Nulldurchgang die peripheren Daten zur Bestimmung der Kantenschärfe gemessen werden [22]. Der Einsatz der partiellen Fourier-Technik reduziert die Messzeit durch die Minimierung der Anzahl der Phasenkodierschritte (s. Kap. 1.6.1). Zur weiteren Beschleunigung der Datenauslese werden die Repetitions- und Echozeiten der Sequenz auf ein Minimum gesetzt.

Praxistipp

Der Flipwinkel sollte im Vergleich zum angiografischen Einsatz der Sequenz ebenfalls reduziert werden. Dadurch werden Sättigungseffekte vermindert und der Bildkontrast des Leberparenchyms verbessert.

2.2.2 Timing der Phasendynamik

Die Sequenz wird 4-mal (1: nativ, 2: arteriell, 3: portalvenös, 4: spätvenös) hintereinander wiederholt. Dazu werden – im Gegensatz zur CT – während der Untersuchung deutlich geringere Volumina an Kontrastmittel mit kleinen Injektionsraten von 1–2 ml/s injiziert. Analog zur CT folgt eine Spülung mittels 20–40 ml Kochsalzlösung [49] zur Verlängerung des Bolus. Die Kochsalzlösung hat aber keinen Einfluss auf das Anreicherungsverhalten des Kontrastmittels.

Cave

Grundsätzlich ist das exakte Timing für den Nachweis hyperperfundierter Raumforderungen entscheidend. Eine zu frühe oder zu späte Aufnahme der arteriellen Phase kann dazu führen, dass eigentlich gut abgrenzbare Tumoren übersehen werden!

▶ **Arterielle Messung.** Die Zeitspanne der hyperperfundierten Phase liegt im Durchschnitt bei knapp 17 s [20]. Zu beachten ist, dass die Anreicherung erst 15 s (11–24 s) nach Auftreten des Kontrastmittels in der Aorta abdominalis beginnt. Folglich wird dieses Zeitintervall als *spätarterielle Phase* oder *sinusoidale Phase* bezeichnet [13]. Dabei kann die Kontrastmittelanreicherung im Pankreasparenchym als Indikator für das korrekte Timing genutzt werden, da das Pankreas ein gut entwickeltes Kapillarbett besitzt und somit vergleichbar mit den vaskulären Strukturen hyperperfundierter hepatischer Läsionen ist. Eine Signalsteigerung in der Portalvene und der V. renalis ist ebenfalls erlaubt. Das Ausmaß der Signalsteigerung ist dabei abhängig von der individuellen Herzleistung und dem Gefäßwiderstand des Lungenparenchyms. Demgegenüber sollten die Lebervenen noch nicht kontrastiert sein [12].

Für die Wahl des richtigen Zeitpunktes existieren verschiedene Strategien. Der Einsatz eines vordefinierten Zeitintervalls ist obsolet, da ca. ein Drittel der Patienten – abhängig von der Herzfunktion und dem Gewicht – Variationen in der vaskulären Transitionszeit vom Zeitpunkt der Injektion des Kontrastmittels bis zum Erscheinen in der Leberarterie zeigt [14].

▶ **Testbolus vs. Bolus-Tracking.** Beim Einsatz des Testbolus wird vor Beginn der dynamischen Sequenz eine kleine Menge des KM (1–2 ml) verabreicht und so die Zeit bis zur aortalen Anreicherung bestimmt. Allerdings kann auch hier die gemessene Zeit aufgrund verschiedener Exspirationsphasen deutlich von der dynamischen Sequenz abweichen [19]. Zusätzlich wird bei Einsatz des hepatozytenspezifischen Kontrastmittels Gd-EOB-DTPA (S. 37) die Signalintensität des Leberparenchyms bereits durch den kleinen Testbolus so gesteigert, dass sich der Kontrast zwischen gesundem Leberparenchym und kleinen Läsionen verschlechtern kann.

Empfehlenswert ist deshalb das Verfahren zur Echtzeitdetektion des Kontrastmittelbolus. Beim sog. Bolus-Tracking, auch *CARE Bolus* oder *Smartprep* genannt, wird die komplette Kontrastmittelmenge kontinuierlich mittels Injektorsystem appliziert. Simultan startet eine fluoroskopische 2D-Messung mit einer ca. 30 mm dicken Einzelschicht über der Bauchaorta. Die Bilder werden alle 0,5 s repetitiv bei freier Atmung akquiriert, sofort rekonstruiert und in einem Echtzeitfenster angezeigt (▶ Abb. 2.8). Der Start der eigentlichen Messung geschieht manuell oder automatisch durch eine in das Aortenlumen platzierte ROI (Tracker), wenn ein bestimmter Schwellenwert erreicht wird.

▶ **Portalvenöse Messung.** Nach der ersten Kontrastmittelzirkulation über die Milz und das Mesenterium erreicht das KM erneut – diesmal über die Pfortader – die Leber. Dieser Zeitraum wird als portalvenöse Phase bezeichnet. Dabei weist die Portalvene ca. 25 s nach der aortalen Anreicherung ein Signalmaximum auf. Nach weiteren 50 s, also im Durchschnitt über 1 min nach i. v. Kontrastmittelgabe zeigt sich klassischerweise das *Wash-out* maligner Raumforderungen [10] [14]. Zu diesem Zeitpunkt ist auch der Kontrast der Portalvene zum Parenchym noch stark genug, um Thrombosen, Tumorinfiltration und anatomische Varianten der portalen Versorgung der Leber optimal zu evaluieren (▸ Abb. 2.8).

▸ **Spätvenöse Messung.** Nach weiteren 2–4 min bildet sich das *Equilibrium* der dynamischen Untersuchung aus, in dem sich die Signalintensitäten der Portalvene, des Leberparenchyms und der Lebervenen auf einem niedrigeren Niveau angleichen. Ein großer Teil des KM ist zu diesem Zeitpunkt in das Interstitium diffundiert. Deshalb zeigen ödematöse und entzündlich veränderte Gewebe, aber auch Raumforderungen mit fibrotischen oder narbigen Arealen, in denen sich das KM sammelt, während der spätvenösen Phase eine Signalsteigerung im Vergleich zur Umgebung (▸ Abb. 2.8).

2.2.3 Subtraktionsaufnahmen

Die dynamische Untersuchung sollte grundsätzlich mit einer nativen Aufnahme vor der Applikation des Kontrastmittels beginnen. Die nativen Aufnahmen dienen zur Evaluation der Compliance des Patienten und sind Voraussetzung für die Ermittlung der Kontrastmittelanreicherung von bereits nativ hyperintensen Läsionen, welche insbesondere in der zirrhotischen Leber auftreten [48].

Eine einfache und schnelle Methode, um eine objektive Einschätzung der Signalsteigerung vorzunehmen, ist die Subtraktionsaufnahme zwischen der nativen Maske und den KM-Quellenbildern (▸ Abb. 2.9). Dabei ist allerdings ein gewisser Grad an Fehlregistrierung entlang der longitudinalen Achse von 3–20 mm durch die Atembewegung unvermeidlich.

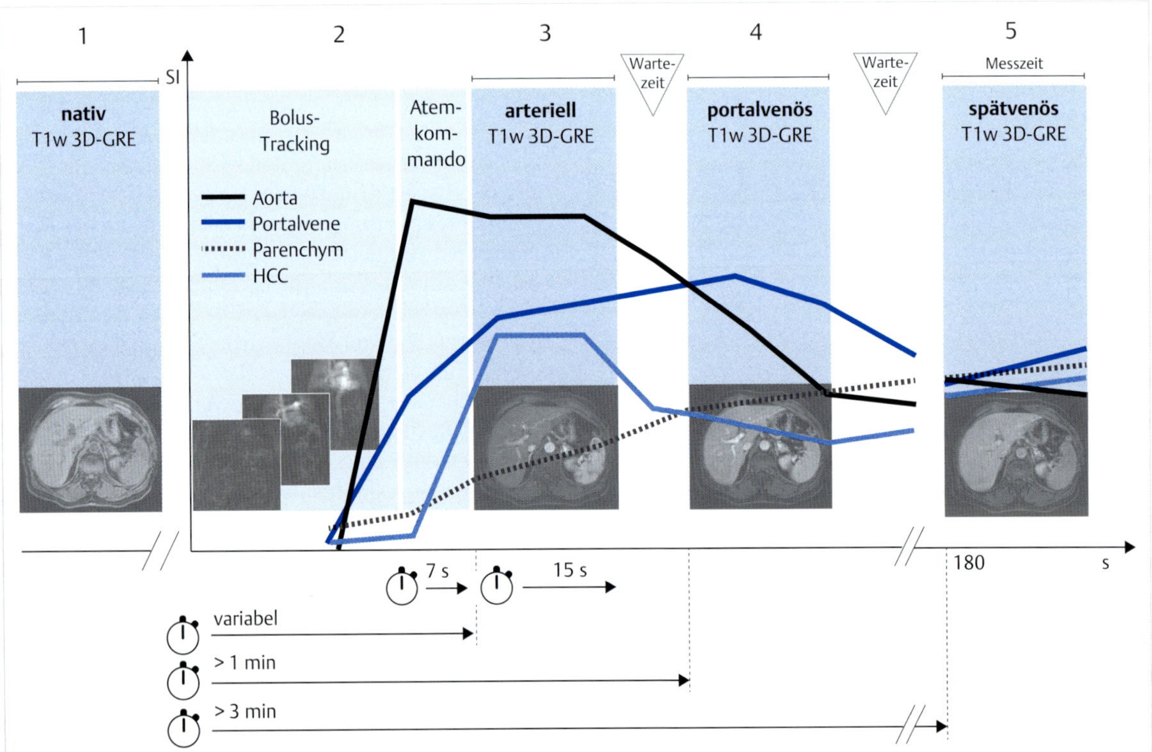

Abb. 2.8 Signalkurven der Dynamik.
1: Native Messung als Grundlage zur Subtraktion und als Test der Compliance.
2: Bolus-Tracking und Atemkommando nach Signalanstieg in der Aorta abdominalis.
3: Arterielle Messung im zeitlichen Fenster des Signalmaximums hyperperfundierter Läsionen (z. B. HCC).
4: Portalvenöse Messung nach 1 min.
5: Spätvenöse Messung nach 3 min.

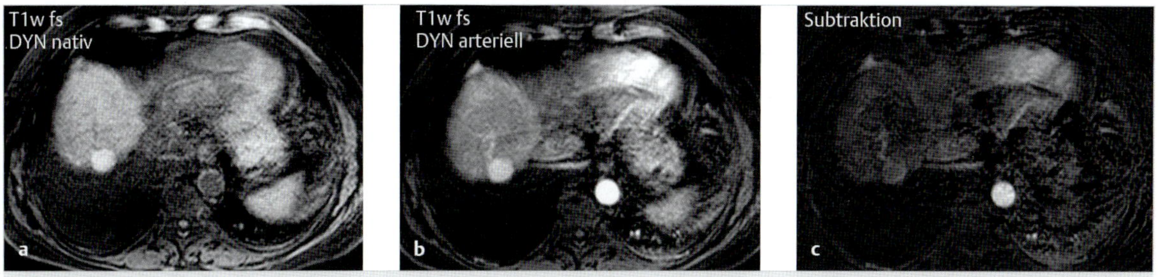

Abb. 2.9 Subtraktionsaufnahmen.
a Native Phase der dynamischen Untersuchung. Darstellung eines nativ hyperintensen Knotens.
b Arterielle Phase der dynamischen Untersuchung.
c Die Subtraktion der Aufnahmen bestätigt keine wesentliche KM-Aufnahme des nativ hyperintensen Knotens.

Cave

Insbesondere bei subkapsulärer oder subdiaphragmaler Lage oder bei kleinen Läsionen (< 0,5 cm Durchmesser) können durch Überlagerung von extra- oder intrahepatischen Strukturen exzentrische oder ringförmige Pseudoläsionen entstehen [47].

Angrenzende Schichten mit hypo- und hyperintensen Läsionen auf identischen Positionen der subtrahierten Bilder sind dabei Indikatoren für eine axiale Fehlregistrierung.

2.2.4 Reduktion von Artefakten

Grundsätzlich werden die dynamischen Aufnahmen in Endexspiration durchgeführt, da hier die Reproduzierbarkeit der Organposition der sich zeitlich wiederholenden Aufnahmen am besten ist [28].

► **Atemmanöver.** Die Einhaltung der Atemkommandos ist essenziell für eine diagnostische Bildqualität. Deshalb sollte die Akquisitionszeit der Daten 15–20 s nicht übersteigen. Kurze Atemmanöver sind insbesondere für ältere und kranke Menschen mit reduziertem Allgemeinzustand notwendig.

► **Patienteninformation.** Studien zufolge zeigen bis zu 20 % der dynamischen Bilder moderate bis starke Artefakte [18]. Hilfreich ist eine gezielte und intensivierte Aufklärung der Patienten über die Relevanz der Atempausen und die Tatsache, dass es – insbesondere nach Gabe von Gd-EOB-DTPA – zu einer harmlosen kurzen und selbstlimitierenden Dyspnoe-Attacke von 10–20 s kommen kann [6]. Die Gabe von Sauerstoff über eine Nasensonde ermöglicht Patienten mit limitierter Atemkapazität die Luft über einen längeren Zeitraum anzuhalten [30].

Dynamische Untersuchung im Überblick

Für die Aufzeichnung der Kontrastmitteldynamik wird eine T1w fettgesättigte 3D-GRE-Sequenz (► Tab. 2.2) insgesamt 4-mal nacheinander wiederholt. Die Einhaltung der Atemkommandos ist die Voraussetzung für eine gute Bildqualität. Die Akquisitionszeit sollte daher 15–20 s nicht übersteigen.

- Native Aufnahmen weisen intrinsisch hyperintense Raumforderungen nach und dienen als Maske für Subtraktionsaufnahmen.
- Die arterielle Messung dient der Detektion hyperperfundierter Leberläsionen. Aufgrund des kurzen Zeitfensters der arteriellen Anreicherung, das ca. 15 s nach Beginn des aortalen Enhancements auftritt, ist ein gutes Timing mittels Bolus-Tracking erforderlich.
- Die portalvenöse Phase zur Detektion hypoperfundierter Läsionen wird nach ca. 1 min durchgeführt.
- Die spätvenöse Phase im Equilibrium nach ca. 3 min dient dem Nachweis entzündlicher Veränderungen, eines peripheren Wash-outs maligner Läsionen und der zunehmenden KM-Akkumulation in fibrösem und myxoidem Gewebe.

Tab. 2.2 Sequenzparameter T1w 3D-GRE fs.

Parameter		Werte
Repetitionszeit (TR)		4 ms (minimal)
Echozeit (TE)		2 ms (minimal)
Flipwinkel		12°
SPAIR TI		85 ms
SPAIR TR		200 ms
Beschleunigungsfaktor		2
Pixelgröße	Phasenrichtung (AP)	2,0 mm
	Ausleserichtung (RL)	2,0 mm
Messfeld (FOV)	Phasenrichtung (AP)	300 mm
	Ausleserichtung (RL)	350 mm
Matrix	akquiriert	150 × 175
	rekonstruiert	200 × 233
Schichtdicke (interpoliert)		3 mm
Akquisitionszeit		12–15 s*

* je nach kraniokaudaler Ausdehnung der Leber
Die angegebenen Parameter sind als Orientierungshilfe bei 1,5 T zu verstehen. Die Werte sind abhängig von der Feldstärke und der Gerätekonfiguration.

2.3 Hepatozytenspezifische Spätphase

Bei Einsatz eines hepatozytenspezifischen Kontrastmittels wird nach entsprechender Wartezeit (s. Kap. 2.4.1) die T1w Bildgebung wiederholt. Von Vorteil ist der Einsatz der 3D-Gradienten-Echo-Sequenz (GRE) der dynamischen Bildgebung, da die Wiederholung der Sequenz die Vergleichbarkeit mit den vorausgegangen Messungen verbessert. Ergänzende Aufnahmen in koronarer und/ oder sagittaler Orientierung können suspekte Läsionen bestätigen und bieten eine genauere Lokalisierung zur besseren prätherapeutischen Planung. Dabei ermöglicht der gesteigerte Kontrast zwischen hyperintensem Leberparenchym und hypointenser Läsion durch den Einsatz des spezifischen Kontrastmittels eine gute Abgrenzung auch kleinster Leberläsionen (▶ Abb. 2.10).

Alternativ oder als Ergänzung können Messungen in 2D-Technik mit der *Dixon-Methode* oder *selektiver Wasseranregung (Proset)* zur Fettunterdrückung verwendet werden [1]. Vorteil alternativer Fettsättigungsmethoden ist eine relative Unempfindlichkeit gegenüber Magnetfeldinhomogenitäten und somit eine homogenere Fettsuppression des Gewebes [46]. Atemgetriggerte Aufnahmen machen die Untersuchung unabhängig von einer aktiven Atempause und sind somit gut für kranke Patienten geeignet, wenn sie die vorgegebenen Atemmanöver nicht einhalten können; zusätzlich kann die Auflösung der Bilddaten weiter gesteigert werden [2].

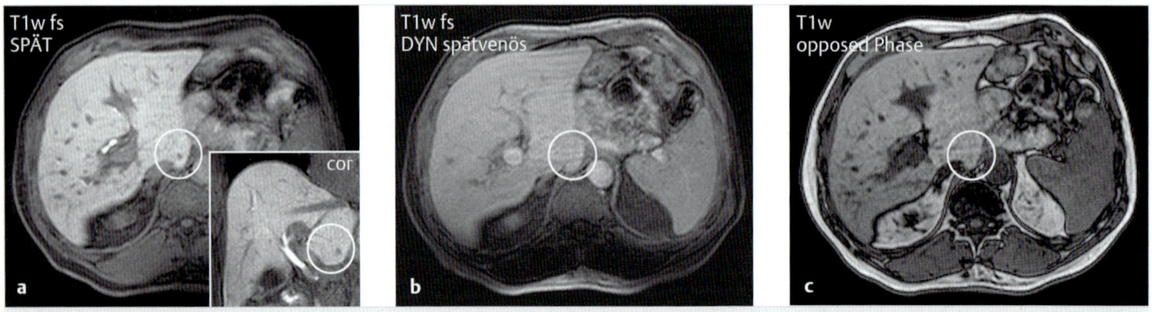

Abb. 2.10 Hepatozytenspezifische Spätphase. Patient mit Magenkarzinom und hepatischer Metastase in Segment 1 mit einem Durchmesser von 4 mm (Kreis).
a T1w Spätphase in transversaler und koronarer (cor) Schichtorientierung: gute Abgrenzbarkeit der Läsion (Kreis).
b Spätvenöse Phase der Dynamik: Läsion nicht zu erkennen.
c Native T1w Bildgebung: in der opposed Phase als Strukturstörung abgrenzbar.

2.4 MR-Kontrastmittel

▸ **Gadoliniumchelate.** Die wichtigste Substanzklasse der MR-Kontrastmittel sind die Gadoliniumchelate. In dieser chemischen Form wird das elementar toxische Gadolinium (Gd) durch ein großes Molekül eingeschlossen (chelos = die Klaue) und somit biologisch verträglich. Die derzeit klinisch angewandten Gadoliniumverbindungen können auf der Basis ihrer Ladung (ionisch oder nicht ionisch) und ihrer Struktur (linear oder zyklisch) unterschieden werden.

Die gadoliniumhaltigen Kontrastmittel führen zu einer Verkürzung der longitudinalen und transversalen Relaxation der umgebenden Protonen, d. h. sowohl die T1- als auch die T2-Relaxationszeit wird verkürzt. Der T1-Effekt führt bei T1w Bildgebung zu einer höheren Signalintensität, während der T2-Effekt das Signal verringert. Bei der T1w Bildgebung macht sich der T2-Effekt jedoch erst bei hohen Kontrastmittelkonzentrationen bemerkbar.

▸ **Relaxivität.** Unter Relaxivität (R-Wert) versteht man die Wirksamkeit eines MR-Kontrastmittels im Hinblick auf die Verkürzung der Relaxationszeit. Dafür wird 1 Mol der Substanz in 1 l Wasser gelöst und die T1- und T2-RZ dieser 1-molaren Lösung bestimmt. Ein höherer R-Wert erlaubt eine niedrige Kontrastmitteldosierung, da die Wechselwirkung des KM mit den umliegenden Protonen effektiver ist.

Zusätzlich ist der R-Wert von der Konzentration des KM abhängig. Die überwiegende Zahl an MR-Kontrastmitteln wird in einer Konzentration von 0,5 mol/l (0,5 mmol/ml) angeboten. Eine einfache Dosis entspricht definitionsgemäß 0,2 ml pro kg Körpergewicht (= 0,1 mmol Gd/kg KG).

Weiterhin ist der R-Wert von der benutzten Anregungsfrequenz, der Feldstärke, der Umgebungstemperatur und dem Lösungsmedium abhängig. So ist die Relaxivität der hepatozytenspezifischen Kontrastmittel (s. u.) im Blutplasma deutlich höher als in wässriger Lösung [41]. Die Zunahme erklärt sich durch eine reversible Bindung der Chelat-Liganden mit dem im Plasma gelösten Albumin. Die spezifischen Kontrastmittel werden deshalb auch als Albuminbinder bezeichnet. Hintergrund ist eine Stabilisierung der Seitenketten im Gadoliniumkomplex und damit erhöhte Zugänglichkeit des Gadoliniumzentralatoms zu den benachbarten Wasserstoffprotonen. Infolgedessen wird die Relaxivität der Substanz verstärkt [41].

2.4.1 Leberspezifische Kontrastmittel

Unspezifische extrazelluläre Kontrastmittel verteilen sich nach ihrer venösen Injektion schnell im Gefäßsystem und wenig später im Extrazellularraum. Demgegenüber reichern sich die hepatozytenspezifischen Kontrastmittel zusätzlich im Parenchym und Gallengangssystem der Leber an. In dieser späten oder hepatobiliären Phase erfolgt dann eine weitere Bildgebung.

Kontrastmittel auf der Basis superparamagnetischer Eisenoxidpartikel (SPIO) und das auf den paramagnetischen Eigenschaften von Mangan aufbauende Kontrastmittel Mangafodipir-Trisodium (Mn-DPDP, Teslascan) kommen heute nicht mehr zum Einsatz.

Hepatozelluläre Transportsysteme

Die hepatische Aufnahme und Ausscheidung von biliären Bestandteilen wird durch Transportsysteme an der *basolateralen* (sinusoidalen) und *apikalen* (kanalikulären) Membran der Hepatozyten vermittelt [26]. Diese Proteine sind hochspezialisiert und vermitteln natriumunabhängig den Membrantransport zahlreicher endogener und exogener (xenobiotischer) Stoffe, die zum Teil in den Hepatozyten biotransformiert und danach in Galle oder Urin ausgeschieden werden.

▸ **OATP-Transporter.** Die sog. OATP-Transporter (Organic Anion-transporting Polypeptide) an der sinusoidalen Membran vermitteln die Aufnahme in die Zelle (▸ Abb. 2.11). Diese OATP sind eine stetig wachsende Familie an Transportsystemen für organische Anionen und Prostaglandine (bisher 14 Mitglieder), die überall im Körper vorkommen. Übereinstimmend werden die Proteine auch als Solute Carrier (SLC) bezeichnet. Aktuell existieren mehrere synonym gebrauchte Klassifikationen. Die Nomenklatur ist deshalb nicht einheitlich und unübersichtlich [27].

Für den Transport des hepatozytenspezifischen Kontrastmittels in die Zelle ist in erster Linie OATP-8 (auch als OATP-1B3 oder als SLC-21A8 bezeichnet) verantwortlich. Der Transporter wird vor allem *zentrilobulär* und moderat *midzonal* exprimiert. An den periportalen Hepatozyten sind immunhistochemisch keine Transportermoleküle nachzuweisen [43].

▸ **MRP-Transporter.** Die sog. MRP-Transporter (Multidrug Resistance-associated Protein) vermitteln die Exkretion aus der Zelle. Bisher sind 6 verschiedene Vertreter bestimmt worden. Hier scheinen MRP-2 und MRP-3 die Sekretion der Kontrastmittel und anderer organischer Anionen zu übernehmen [25]. Dabei existiert keine zonale Variation innerhalb des Leberläppchens. MRP-3 ist für den Rücktransport in die Sinusoide verantwortlich. MRP-2 ist in der normalen Leber nur apikal lokalisiert und für den Transport in die Gallekanälchen zuständig [26] (▸ Abb. 2.11).

2

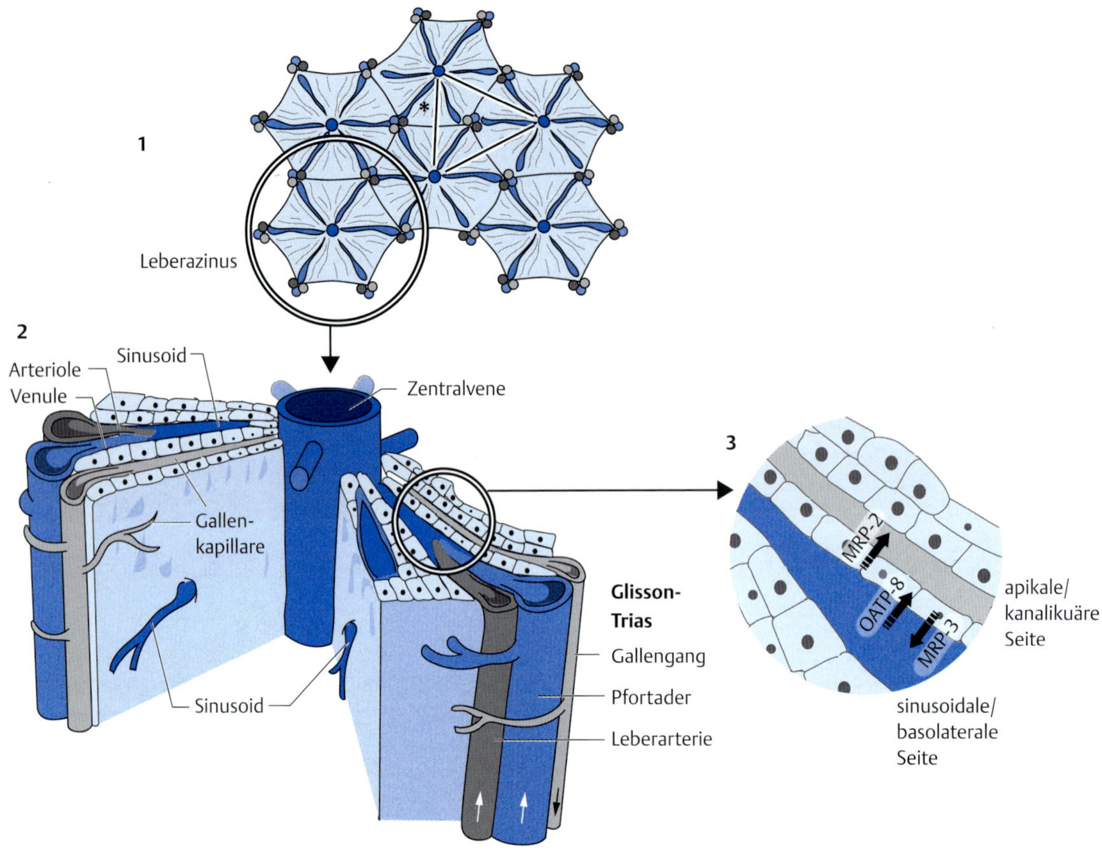

Abb. 2.11 Anatomie des Lobulus hepatis. Das Leberläppchen (1) ist die mikroanatomische Grundeinheit der Leber mit Portalfeldern an den Eckpunkten und einer Lebervene im Zentrum (2). Polare Gliederung der Hepatozyten mit sinusoidaler und kanalikulärer Seite und Lokalisation der spezifischen Transportermoleküle (3).

▸ **Expressionsveränderungen.** Die Expression der Membranproteine scheint sich bei milder Hepatitis, Fibrose oder einer Zirrhose ohne starke Leberfunktionseinschränkung nicht wesentlich zu verändern [35]. Bei Vorliegen einer Cholestase und in lebereigenen Raumforderungen treten jedoch Expressionsunterschiede auf. Ursache für die veränderte Regulation von Transporterproteinen *cholestatischer Hepatozyten* könnte ein Verteidigungsmechanismus der Zelle sein, der verhindert, dass toxische biliäre Stoffe akkumulieren. Dieses Phänomen ist bei der primär biliären Zirrhose (PBC), dem Prototyp der cholestatischen Lebererkrankung, beschrieben [50].

Bei der *fokalen nodulären Hyperplasie* (FNH) wird OATP-8 stark vermehrt an der basolateralen Membran exprimiert. Eine Ausnahme bilden die periportalen Hepatozyten und die Zellmembranen im Bereich einer fokalen Cholestase. Hier wird MRP-3 überexprimiert [44]. Diese zonale Up-and-Down-Regulation der Transporterproteine führt zu der typischen Hyperintensität der FNH in der Spätphase mit Betonung der hypointensen zentralen Narbe und einem eher hyperintensen Randsaum (▸ Abb. 2.12a). Diese Expressionsveränderungen der Transporterproteine stützen somit die Hypothese, dass es sich bei der FNH um eine kompensatorische fokale biliäre Fibrose handelt.

Das *hepatische Adenom*ist im Gegensatz zur FNH eine primär neoplastische Raumforderung. Daher fehlen beim Adenom die OATP-8-Transporter größtenteils vollständig oder werden nur fokal exprimiert. Zusätzlich kommt es zu einer diffusen Expression von MRP-3. Dadurch stellt sich das Adenom in der Spätphase hypointens dar und lässt sich deshalb anhand der Spätaufnahmen von der FNH unterscheiden [15] (▸ Abb. 2.12b).

Beim *hepatozellulären Karzinom* sind basolaterale und apikale Transporter infolge der zellulären Entdifferenzierung größtenteils abwesend. Damit imponiert das HCC in der Spätphase in der Regel hypointens. Bei gut und mäßig differenzierten HCC kann jedoch auch eine Zunahme sowohl der basolateralen wie auch apikalen Transportsysteme auftreten (5 %). In neoplastisch entstandenen drüsen-

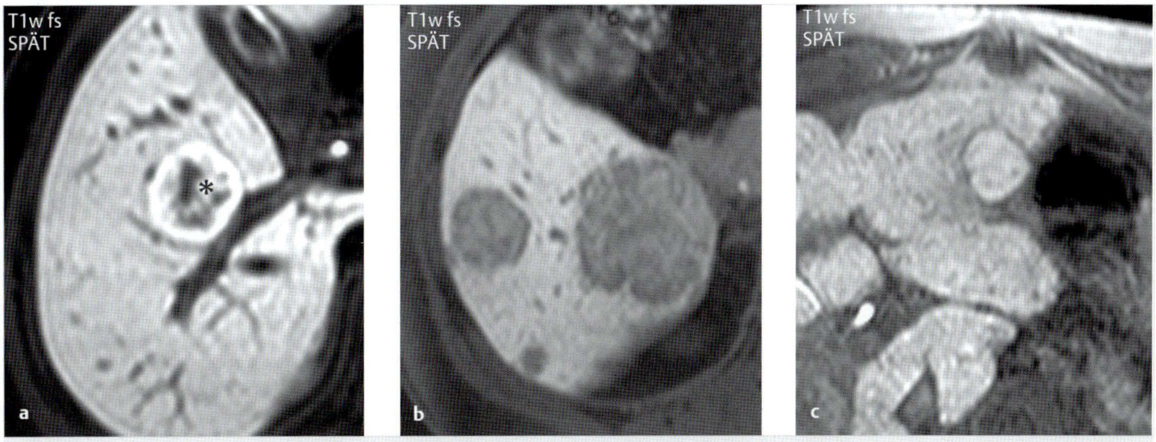

Abb. 2.12 Erscheinungsbilder primärer hepatischer Läsionen in der Spätphase.
a FNH mit randständig betonter Hyperintensität und hypointenser zentraler Narbe (*).
b Adenome hypointens zum umgebenden Leberparenchym.
c HCC hyperintens zur Umgebung durch Zunahme der Transportsysteme beim pseudoglandulären Typ.

artigen Strukturen, wie sie vor allem beim *pseudoglandulären Typ* des HCC auftreten, akkumuliert dann Kontrastmittel im Tumor und das HCC imponiert iso- oder hyperintens in der Spätphase (▸ Abb. 2.12c).

Gadobenat-Dimeglumin (Gd-BOPTA)

Gadolinium-Benzyloxypropionictetraacetat, kurz Gd-BOPTA (Multi Hance, Fa. Bracco Imaging GmbH, Konstanz) ist ein ionisches lineares Kontrastmittel und wird als 0,5-molare Injektionslösung in 10- bis 20-ml-Fertigspritzen oder Durchstechflaschen mit größeren Volumina (10–100 ml) angeboten. Der Wirkstoff wird innerhalb von 24 h in einer Menge von 78–94 % der injizierten Dosis unverändert mit dem Urin und zu 3–5 % mit dem Stuhl ausgeschieden [37]. Die Halbwertszeit beträgt 96 min [38].

▸ **Dosis und R-Wert.** Die empfohlene Dosis für die Untersuchung der Leber beträgt nur 0,05 mmol/kg KG entsprechend 0,1 ml/kg der 0,5-molaren Lösung, da Gd-BOPTA eine hohe Relaxivität von 6,3–8,1 l/mmol × s (gemessen bei 1,5 T) besitzt [40]. Durch Interaktion mit Proteinen und eine vermehrte Viskosität der Umgebung steigt die Relaxivität von Gd-BOPTA in der Leber weiter auf 14,6 l/mmol × s (gemessen bei 0,47 T) [41]. Zum Vergleich weist das bekannte extrazelluläre Kontrastmittel Gadopentetat-Dimeglumin (Gd-DTPA, Magnevist, Fa. Bayer Vital GmbH, Leverkusen) einen R-Wert von 3,9–4,1 l/mmol × s (gemessen bei 1,5 T) auf [36] [40].

Gd-BOPTA wird als Bolus injiziert und kann somit für die dynamische Bildgebung eingesetzt werden. Da nur 3–5 % der Dosis beim Menschen in die Hepatozyten aufgenommen werden [37], beginnt die Anreicherung in der Leber erst nach ca. 30 min und erreicht ihr Maximum nach 40–120 min. Von Vorteil ist die hohe Relaxivität, die zu einer starken Kontraststeigerung in den Gefäßen und damit auch in arteriell hyperperfundierten Raumforderungen in Dynamik führt [11] [21].

Gadoxetsäure (Gd-EOB-DTPA)

Gadolinium-Ethoxybenzyl-Diethylentriamin-Pentaessigsäure, Dinatriumsalz, kurz Gd-EOB-DTPA oder Gadoxetsäure (Primovist, Fa. Bayer Vital GmbH, Leverkusen) ist ebenfalls ein ionisches lineares Kontrastmittel und wird in 10-ml-Fertigspritzen mit 0,25 mmol Gd/ml geliefert. Ca. 50 % des Wirkstoffs werden über die Niere in unveränderter Form ausgeschieden. Die anderen 50 % der verabreichten Dosis werden in die Leberzellen aufgenommen und über die Gallengänge ausgeschieden [37]. Die Halbwertszeit beträgt bei normaler Leberfunktion 56 min [38]. 14 h nach der Injektion ist die Gadoxetsäure über Urin und Fäzes ohne Metabolisierung oder Strukturveränderungen wieder vollständig aus dem Körper eliminiert.

▸ **Dosis und R-Wert.** Die empfohlene Dosis für die Untersuchung der Leber beträgt 0,025 mmol/kg KG entsprechend 0,1 ml/kg KG der 0,25-molaren Lösung. Die deutliche Reduktion der Dosis auf ein Viertel der Standarddosierung von extrazellulärem Gd-DTPA wird durch eine sehr hohe Relaxivität ermöglicht [45]. Im Blutplasma liegt der R-Wert bei 6,9–8,6 l/mmol × s (gemessen bei 1,5 T) [36] [40] und steigt im Leberparenchym auf 16,6 l/mmol × s (gemessen bei 0,47 T) an [41].

Das Kontrastmittel wird als Bolus injiziert und ermöglicht deshalb die dynamische Bildgebung. Die Anreicherung in der Leber beginnt bereits nach 1–5 min [17] [42]. Bei normaler Leberfunktion ist deshalb die Aufnahme der hepatobiliären Phase bereits nach 10 min und bei eingeschränkter Leberfunktion nach 20 min möglich.

▸ **Vor- und Nachteile.** Im Vergleich zu Gd-BOPTA zeigt die Gadoxetsäure Vorteile in der Spätphase. Durch die biliäre Exkretion von fast 50 % ist der Signalanstieg des Leberparenchyms höher und die Detektion und Differenzialdiagnose der FNH wird verbessert [16].

Von Nachteil für die Dynamik sind die niedrige Dosierung und das geringe applizierte Volumen im Vergleich zu anderen extrazellulären Gd-Chelaten. Da die Anreicherung im First Pass direkt proportional zur Gadoliniumkonzentration [11] [21] und die Messzeit länger als die Bolus-Passagezeit ist, kann es zu Signalschwankungen bei der zentralen k-Raum-Auslese und somit verstärkt zu Artefakten kommen [33].

Praxistipp

Eine nicht gewichtsadaptierte Gabe der kompletten 10 ml der Fertigspritze für alle Patienten (Off-Label) und eine minimale Flussrate von 1 ml/s ermöglichen es, die Boluszeit auf über 10 s zu verlängern. Dadurch ergibt sich ein Dosisspektrum von 25 µmol bei einem 100 kg schweren Patienten bis zu 50 µml Gd-EOB-DTPA bei einem 50 kg schweren Patienten. Bei eingeschränkter Leberfunktion lässt sich aufgrund der Dosiserhöhung die Reduktion der Kontrastmittelaufnahme in der Spätphase z. T. ausgleichen [5] [49] [32].

2.4.2 Sequenzprotokoll

Das Sequenzprotokoll mit extrazellulären Kontrastmitteln beginnt mit den nativen T1w und T2w Aufnahmen, gefolgt von der Dynamik (▸ Abb. 2.13). Beim Einsatz von hepatozytenspezifischen Kontrastmitteln gibt die Wahl des Kontrastmittels den Untersuchungsablauf vor.

▸ **Gd-BOPTA.** Gd-BOPTA verändert die Protokollabfolge im Vergleich zu den extrazellulären Kontrastmitteln nicht. Es wird jedoch nach einer Pause von ca. 1 h die Spätphase in einer getrennten, d. h. zweiten Untersuchung aufgenommen (▸ Abb. 2.13a).

▸ **Gd-EOB-DTPA.** Der Einsatz von Gd-EOB-DTPA erlaubt eine kompakte, einzeitige Untersuchung. Zur Optimierung der Untersuchungszeit wird die T2w und diffusionsgewichtete Bildgebung nach der Dynamik und vor der Spätphase aufgenommen (▸ Abb. 2.13b). Dabei hat die Applikation des hepatozytenspezifischen Kontrastmittels keinen negativen Einfluss auf die Detektionsrate maligner Läsionen in der T2-Wichtung [24] und führt nicht zu einer wesentlichen Änderung der ADC-Kalkulation [3] [4] (s. Kap. 4.4). Es ist jedoch zu beachten, dass die hepatische Exkretion des KM das Signal biliärer Strukturen in den T1w Aufnahmen verstärkt, in den T2w Bildern jedoch reduziert. Da die Exkretion von Gd-EOB-DTPA bereits nach wenigen Minuten beginnt, kann das hyperintense Signal der Gallengänge in den T2w Aufnahmen unmittelbar nach der Dynamik bereits reduziert sein und damit

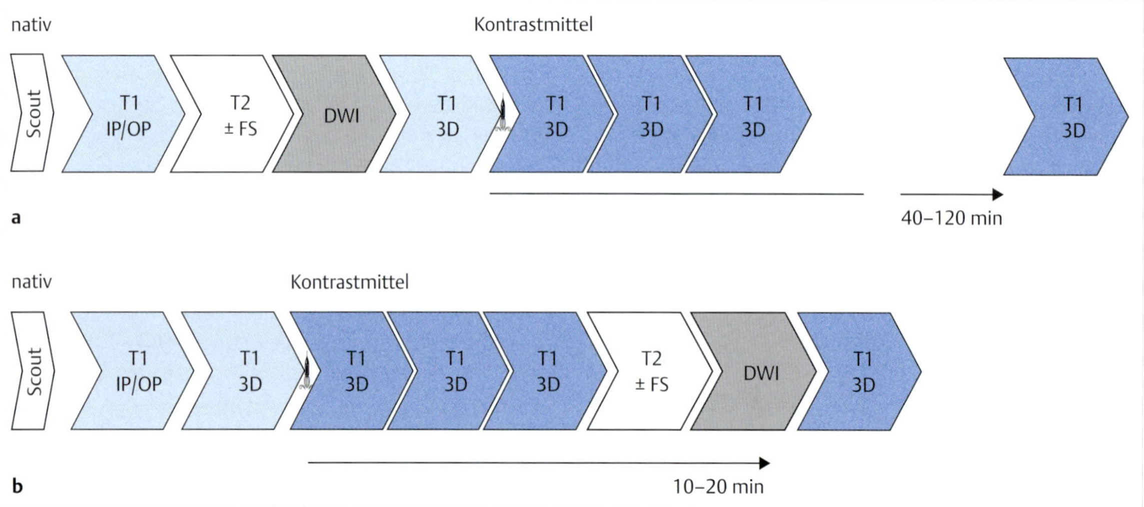

Abb. 2.13 Sequenzprotokolle beim Einsatz leberspezifischer Kontrastmittel.
IP: in Phase, OP: opposed Phase, FS: Fettsättigung, DWI: Diffusionsbildgebung.
a Zweizeitiges Untersuchungsprotokoll beim Einsatz von Gd-BOPTA, Spätaufnahmen nach einer einstündigen Pause.
b Einzeitiges Protokoll beim Einsatz von Gd-EOB-DTPA, T2w und diffusionsgewichtete Bildgebung nach der Dynamik und vor der Spätphase verhindert eine Zwangspause der Untersuchung.

deren Beurteilung eingeschränkt werden [17]. Folglich ist für eine valide Evaluation der Gallengänge mittels T2-Wichtung zumindest eine Aufnahme vor der KM-Applikation empfehlenswert.

▶ **Eingeschränkte Leberfunktion.** Während bei Patienten mit gesundem Leberparenchym 10 min nach Applikation von Gd-EOB-DTPA die Spätphase aufgenommen werden kann, sollte bei eingeschränkter Leberfunktion (bekannte Leberzirrhose) die Wartezeit auf mindestens 20–40 min ausgedehnt werden, da die Aufnahme des KM und damit der Signalanstieg des Leberparenchyms durch eine Störung des zellulären Transportmechanismus der Hepatozyten wie auch durch die reduzierte Anzahl an funktionsfähigen Zellen variabel und schwierig vorauszusagen ist. Eine gestörte Aufnahme des Kontrastmittels in das Leberparenchym mit persistierender KM-Zirkulation ist an einem Signalanstieg in den Gefäßen und einem reduzierten Gefäß-Leber-Kontrast zu erkennen [34] [37].

Praxistipp

Eine Vorhersage der Aufnahmekapazität der zirrhotischen Leber für Gd-EOB-DTPA im klinischen Alltag ist schwierig. Eine Child-C-Zirrhose und Bilirubinwerte > 3 mg/dl gelten jedoch als ungünstige prognostische Faktoren für einen guten Leberkontrast [5]. Die Anwendung eines hepatozytenspezifischen Kontrastmittels ist dann im Sinne der Kosten-Nutzen-Relation kritisch abzuwägen.

MR-Kontrastmittel im Überblick

Für die Untersuchung der Leber kommen extrazelluläre und hepatozytenspezifische Gd-Chelatverbindungen zum Einsatz. Die Kontrastmittel führen bei niedrigen Konzentrationen zu einem Signalanstieg in der T1w Bildgebung (T1-Verkürzung dominiert). Die Wirksamkeit der Kontrastmittel wird u. a. durch ihre Relaxivität und die Dosierung bestimmt.

Hepatozytenspezifische Kontrastmittel werden durch sinusoidale Anionentransporter (OATP) in die Leberzelle aufgenommen und führen dadurch zu einem Signalanstieg des normalen Leberparenchyms in der Spätphase. Apikal und sinusoidal lokalisierte Proteintransporter (MRP) vermitteln die Exkretion in die Gallengänge. Durch ein Fehlen der Transportsysteme imponieren lebereigene Raumforderungen in der Spätphase hypointens. Im Gegensatz dazu führen eine Überexpression der Anionentransporter und/oder eine verminderte oder fehlerhafte Expression der MRP-Transporter zu einer hyperintensen Darstellung.

Gd-BOPTA wird lediglich zu 3–5 % in den Hepatozyten aufgenommen. Infolgedessen ist eine Aufnahme der hepatozytenspezifischen Spätphase erst nach ca. 1 h, d. h. im Zuge einer zweiten Untersuchung möglich. Gd-EOB-DTPA wird zu 50 % hepatisch sezerniert und somit kann die Spätphase innerhalb einer einzeitigen Untersuchung bereits nach 10–20 min aufgenommen werden. Um die Untersuchungszeit auf ein Minimum zu reduzieren, wird deshalb bei Einsatz von Gd-EOB-DTPA die T2w und diffusionsgewichtete Bildgebung in der Wartezeit zwischen der Dynamik und Spätphase aufgenommen. Von Nachteil ist hier jedoch die niedrige empfohlene Gadoliniumdosierung von einem Viertel im Vergleich zu üblichen extrazellulären Kontrastmitteln. Durch die vom Patientengewicht unabhängige Verwendung der kompletten 10 ml der Fertigspritze (Off-Label) und eine minimale Flussrate von 1 ml/s kann dieser Effekt partiell ausgeglichen werden.

2.5 Literatur

[1] Altun E, Semelka RC, Dale BM et al. Water excitation MPRAGE: an alternative sequence for postcontrast imaging of the abdomen in noncooperative patients at 1.5 Tesla and 3.0 Tesla MRI. J Magn Reson Imaging 2008; 27: 1146–1154

[2] Asbach P, Warmuth C, Stemmer A et al. High spatial resolution T1-weighted MR imaging of liver and biliary tract during uptake phase of a hepatocyte-specific contrast medium. Invest Radiol 2008; 43: 809–815

[3] Chiu FY, Jao JC, Chen CY et al. Effect of intravenous gadolinium-DTPA on diffusion-weighted magnetic resonance images for evaluation of focal hepatic lesions. J Comput Assist Tomogr 2005; 29: 176–180

[4] Choi JS, Kim MJ, Choi JY et al. Diffusion-weighted MR imaging of liver on 3.0-Tesla system: effect of intravenous administration of gadoxetic acid disodium. Eur Radiol 2010; 20: 1052–1060

[5] Cruite I, Schroeder M, Merkle EM et al. Gadoxetate disodium-enhanced MRI of the liver: part 2, protocol optimization and lesion appearance in the cirrhotic liver. AJR Am J Roentgenol 2010; 195: 29–41

[6] Davenport MS, Viglianti BL, Al-Hawary MM et al. Comparison of acute transient dyspnea after intravenous administration of gadoxetate disodium and gadobenate dimeglumine: effect on arterial phase image quality. Radiology 2013; 266: 452–461

[7] Du YP, Parker DL, Davis WL et al. Reduction of partial-volume artifacts with zero-filled interpolation in three-dimensional MR angiography. J Magn Reson Imaging 1994; 4: 733–741

[8] Farraher SW, Jara H, Chang KJ et al. Differentiation of hepatocellular carcinoma and hepatic metastasis from cysts and hemangiomas with calculated T2 relaxation times and the T1/T2 relaxation times ratio. J Magn Reson Imaging 2006; 24: 1333–1341

[9] Felmlee JP, Ehman RL. Spatial presaturation: a method for suppressing flow artifacts and improving depiction of vascular anatomy in MR imaging. Radiology 1987; 164: 559–564

[10] Feuerlein S, Boll DT, Gupta RT et al. Gadoxetate disodium-enhanced hepatic MRI: dose-dependent contrast dynamics of hepatic parenchyma and portal vein. AJR Am J Roentgenol 2011; 196: 18–24

[11] Filippone A, Blakeborough A, Breuer J et al. Enhancement of liver parenchyma after injection of hepatocyte-specific MRI contrast media: a comparison of gadoxetic acid and gadobenate dimeglumine. J Magn Reson Imaging 2010; 31: 356–364

[12] Goncalves Neto JA, Altun E, Vaidean G et al. Early contrast enhancement of the liver: exact description of subphases using MRI. Magn Reson Imaging 2009; 27: 792–800

[13] Goshima S, Kanematsu M, Kondo H et al. Evaluation of optimal scan delay for gadoxetate disodium-enhanced hepatic arterial phase MRI using MR fluoroscopic triggering and slow injection technique. AJR Am J Roentgenol 2013; 201: 578–582

[14] Goshima S, Kanematsu M, Kondo H et al. Optimal acquisition delay for dynamic contrast-enhanced MRI of hypervascular hepatocellular carcinoma. AJR Am J Roentgenol 2009; 192: 686–692

[15] Grazioli L, Bondioni MP, Haradome H et al. Hepatocellular adenoma and focal nodular hyperplasia: value of gadoxetic acid-enhanced MR imaging in differential diagnosis. Radiology 2012; 262: 520–529

[16] Gupta RT, Iseman CM, Leyendecker JR et al. Diagnosis of focal nodular hyperplasia with MRI: multicenter retrospective study comparing gadobenate dimeglumine to gadoxetate disodium. AJR Am J Roentgenol 2012; 199: 35–43

[17] Hamm B, Staks T, Mühler A et al. Phase I clinical evaluation of Gd-EOB-DTPA as a hepatobiliary MR contrast agent: safety, pharmacokinetics, and MR imaging. Radiology 1995; 195: 785–792

[18] Haradome H, Grazioli L, Tsunoo M et al. Can MR fluoroscopic triggering technique and slow rate injection provide appropriate arterial phase images with reducing artifacts on gadoxetic acid-DTPA (Gd-EOB-DTPA)-enhanced hepatic MR imaging? J Magn Reson Imaging 2010; 32: 334–340

[19] Hussain HK, Londy FJ, Francis IR et al. Hepatic arterial phase MR imaging with automated bolus-detection three-dimensional fast gradient-recalled-echo sequence: comparison with test-bolus method. Radiology 2003; 226: 558–566

[20] Kagawa Y, Okada M, Kumano S et al. Optimal scanning protocol of arterial dominant phase for hypervascular hepatocellular carcinoma with gadolinium-ethoxybenzyl-diethylenetriamine pentaacetic acid-enhanced MR. J Magn Reson Imaging 2011; 33: 864–872

[21] Kim HJ, Kim BS, Kim MJ et al. Enhancement of the liver and pancreas in the hepatic arterial dominant phase: comparison of hepatocyte-specific MRI contrast agents, gadoxetic acid and gadobenate dimeglumine, on 3 and 1.5 Tesla MRI in the same patient. J Magn Reson Imaging 2013; 37: 903–908

[22] Kim KA, Herigault G, Kim MJ et al. Three-dimensional contrast-enhanced hepatic MR imaging: comparison between a centric technique and a linear approach with partial Fourier along both slice and phase directions. J Magn Reson Imaging 2011; 33: 160–166

[23] Kim MJ, Mitchell DG, Ito K et al. Hepatic MR imaging: comparison of 2D and 3D gradient echo techniques. Abdom Imaging 2001; 26: 269–276

[24] Kim YK, Kwak HS, Kim CS et al. Detection and characterization of focal hepatic tumors: a comparison of T2-weighted MR images before and after the administration of gadoxectic acid. J Magn Reson Imaging 2009; 30: 437–443

[25] Kitao A, Zen Y, Matsui O et al. Hepatocellular carcinoma: signal intensity at gadoxetic acid-enhanced MR Imaging – correlation with molecular transporters and histopathologic features. Radiology 2010; 256: 817–826

[26] Kullak-Ublick GA, Beuers U, Paumgartner G. Hepatobiliary transport. J Hepatol 2000; 32: 3–18

[27] Kullak-Ublick GA, Ismair MG, Stieger B et al. Organic anion-transporting polypeptide B (OATP-B) and its functional comparison with three other OATPs of human liver. Gastroenterology 2001; 120: 525–533

[28] Lee VS, Flyer MA, Weinreb JC et al. Image subtraction in gadolinium-enhanced MR imaging. AJR Am J Roentgenol 1996; 167: 1427–1432

[29] Lee VS, Lavelle MT, Krinsky GA et al. Volumetric MR imaging of the liver and applications. Magn Reson Imaging Clin N Am 2001; 9: 697–716

[30] Marks B, Mitchell DG, Simelaro JP. Breath-holding in healthy and pulmonary-compromised populations: effects of hyperventilation and oxygen inspiration. J Magn Reson Imaging 1997; 7: 595–597

[31] Merkle EM, Nelson RC. Dual gradient-echo in-phase and opposed-phase hepatic MR imaging: a useful tool for evaluating more than fatty infiltration or fatty sparing. Radiographics 2006; 26: 1409–1418

[32] Motosugi U, Ichikawa T, Sano K et al. Double-dose gadoxetic acid-enhanced magnetic resonance imaging in patients with chronic liver disease. Invest Radiol 2011; 46: 141–145

[33] Motosugi U, Ichikawa T, Sou H et al. Dilution method of gadolinium ethoxybenzyl diethylenetriaminepentaacetic acid (Gd-EOB-DTPA)-enhanced magnetic resonance imaging (MRI). J Magn Reson Imaging 2009; 30: 849–854

[34] Motosugi U, Ichikawa T, Tominaga L et al. Delay before the hepatocyte phase of Gd-EOB-DTPA-enhanced MR imaging: is it possible to shorten the examination time? Eur Radiol 2009; 19: 2623–2629

[35] Narita M, Hatano E, Arizono S et al. Expression of OATP1B3 determines uptake of Gd-EOB-DTPA in hepatocellular carcinoma. J Gastroenterol 2009; 44: 793–798

[36] Pintaske J, Martirosian P, Graf H et al. Relaxivity of Gadopentetate Dimeglumine (Magnevist), Gadobutrol (Gadovist), and Gadobenate Dimeglumine (MultiHance) in human blood plasma at 0.2, 1.5, and 3 Tesla. Invest Radiol 2006; 41: 213–221

[37] Reimer P, Schneider G, Schima W. Hepatobiliary contrast agents for contrast-enhanced MRI of the liver: properties, clinical development and applications. Eur Radiol 2004; 14: 559–578

[38] Ringe KI, Husarik DB, Sirlin CB et al. Gadoxetate disodium-enhanced MRI of the liver: part 1, protocol optimization and lesion appearance in the noncirrhotic liver. AJR Am J Roentgenol 2010; 195: 13–28

[39] Rofsky NM, Lee VS, Laub G et al. Abdominal MR imaging with a volumetric interpolated breath-hold examination. Radiology 1999; 212: 876–884

[40] Rohrer M, Bauer H, Mintorovitch J et al. Comparison of magnetic properties of MRI contrast media solutions at different magnetic field strengths. Invest Radiol 2005; 40: 715–724

[41] Schuhmann-Giampieri G, Schmitt-Willich H, Press WR et al. Preclinical evaluation of Gd-EOB-DTPA as a contrast agent in MR imaging of the hepatobiliary system. Radiology 1992; 183: 59–64

[42] Tamada T, Ito K, Yamamoto A et al. Hepatic hemangiomas: evaluation of enhancement patterns at dynamic MRI with gadoxetate disodium. AJR Am J Roentgenol 2011; 196: 824–830

[43] Tsuboyama T, Onishi H, Kim T et al. Hepatocellular carcinoma: hepatocyte-selective enhancement at gadoxetic acid-enhanced MR imaging – correlation with expression of sinusoidal and canalicular transporters and bile accumulation. Radiology 2010; 255: 824–833

[44] Vander Borght S, Libbrecht L, Blokzijl H et al. Diagnostic and pathogenetic implications of the expression of hepatic transporters in focal lesions occurring in normal liver. J Pathol 2005; 207: 471–482

[45] Vogl TJ, Kümmel S, Hammerstingl R et al. Liver tumors: comparison of MR imaging with Gd-EOB-DTPA and Gd-DTPA. Radiology 1996; 200: 59–67

[46] Young PM, Brau AC, Iwadate Y et al. Respiratory navigated free breathing 3D spoiled gradient-recalled echo sequence for contrast-enhanced examination of the liver: diagnostic utility and comparison with free breathing and breath-hold conventional examinations. AJR Am J Roentgenol 2010; 195: 687–691

[47] Yu JS, Kim YH, Rofsky NM. Dynamic subtraction magnetic resonance imaging of cirrhotic liver: assessment of high signal intensity lesions on nonenhanced T1-weighted images. J Comput Assist Tomogr 2005; 29: 51–58

[48] Yu JS, Rofsky NM. Dynamic subtraction MR imaging of the liver: advantages and pitfalls. AJR Am J Roentgenol 2003; 180: 1351–1357

[49] Zech CJ, Vos B, Nordell A et al. Vascular enhancement in early dynamic liver MR imaging in an animal model: comparison of two injection regimen and two different doses Gd-EOB-DTPA (gadoxetic acid) with standard Gd-DTPA. Invest Radiol 2009; 44: 305–310

[50] Zollner G, Fickert P, Silbert D et al. Adaptive changes in hepatobiliary transporter expression in primary biliary cirrhosis. J Hepatol 2003; 38: 717–727

Kapitel 3

T2-gewichtete Bildgebung

3

3 T2-gewichtete Bildgebung

3.1 Eigenschaften

Der Kontrast der T2-Wichtung wird durch die Kombination von langer TR (wenig T1-Einfluss) und langer TE (viel T2-Einfluss) bestimmt. Die T2-Wichtung ermöglicht somit sensitiv den Nachweis von Flüssigkeiten, die lange T2-Relaxationszeiten besitzen. Damit ist die Bildgebung gut geeignet, Gallengänge, Zysten und Hämangiome aufgrund ihres hyperintensen Signals zu detektieren und zu beurteilen [2]. Das Leberparenchym selbst stellt sich aufgrund der kurzen Relaxationszeiten des Parenchyms (± 50 ms) relativ hypointens dar. Die überwiegende Mehrheit der soliden hepatischen Läsionen zeigt im Durchschnitt T2-Zeiten um 80 ms (± 17 ms) und kommt daher allenfalls leicht hyperintens im Vergleich zum Leberparenchym zur Darstellung [2]. Starke Fibrosierungen und Einlagerungen von Eisen führen zu einem Absinken der T2-Relaxationszeiten und einem deutlich hypointensen Signal.

3.2 Sequenztyp und Datenauslese

T2w Aufnahmen der Leber werden in der Regel mit einer zweidimensionalen Turbo-Spin-Echo-Sequenz akquiriert. Aufgrund der relativ langen Aufnahmedauer wird die Datenauslese der Atmung angepasst und getriggert (s. Kap. 1.8). Der Einsatz von Halfscan (s. Kap. 1.6.1) führt nicht unbedingt zu einer Verkürzung der Messzeit, da zunächst die Echozuglängen verkürzt werden.

▸ **Repetitionszeit.** Die Wahl der Repetitionszeit TR ist an mehrere Rahmenbedingungen geknüpft. Zum einen sollte TR lang genug sein, um den Protonen auch bei langer T1-Relaxationszeit des Gewebes genügend Zeit zur Erholung der angeregten Spins zu geben. Dies gewährleistet einen hohen T2-Kontrast. Gleichzeitig können zusätzliche Schichten innerhalb der TR-Periode adressiert werden, was u. U. die Messzeit verkürzt (s. Kap. 1.2.3).

Andererseits sollte die vordefinierte TR kürzer als die Exspirationsphase sein, da sonst die Messung in der Inspiration fortgesetzt wird. Das wiederum führt zu Bewegungsartefakten und damit zu einer Beeinträchtigung der Bildqualität.

▸ **Driven Equilibrium.** Bei kurzen Exspirationsphasen reduziert sich mit kürzerer TR der T2-Kontrast. Driven Equilibrium (DRIVE), auch Fast Recovery Fast Spin Echo genannt, ermöglicht den Einsatz von kürzeren Repetitionszeiten und verbessert die Signalintensität insbesondere von flüssigen Strukturen [1] (▸ Abb. 3.1). Dafür wird ein sog. Restore-Impuls am Ende des Pulsschemas geschaltet. Damit wird die restliche transversale Magnetisierung der Spins in die longitudinale Ausgangsstellung zurückgeklappt, sodass diese für die nächste Datenauslese wieder zur Verfügung steht.

▸ **Echozeit.** Die Auslese oder Profilreihenfolge zur Bestimmung der effektiven Echozeit sollte linear oder asymmetrisch erfolgen. Dadurch kann TE variabel festgelegt und das Blurring bei langen Echozügen vermindert werden.

▸ **Fettsättigung.** Durch eine Fettsättigung kann der Kontrast zwischen normalem Lebergewebe und flüssigen Strukturen bzw. hepatischen Läsionen durch das reduzierte Fenster des Signalbereichs gesteigert werden (s. ▸ Abb. 3.3c). Dieses Phänomen basiert auf der Tatsache, dass das menschliche Auge nur wenige Grautöne (maximal 20–50) unterscheiden kann, und funktioniert somit analog zur Einschränkung der Fensterbreite in der CT auf den Dichtebereich des zu untersuchenden Gewebes.

3.3 Reduktion von Artefakten

▸ **Ghostings.** Periodisch auftretende Bewegungen, wie z. B. die Atmung, verursachen sog. Geisterartefakte (Ghostings). Diese treten besonders beim Multischichtverfah-

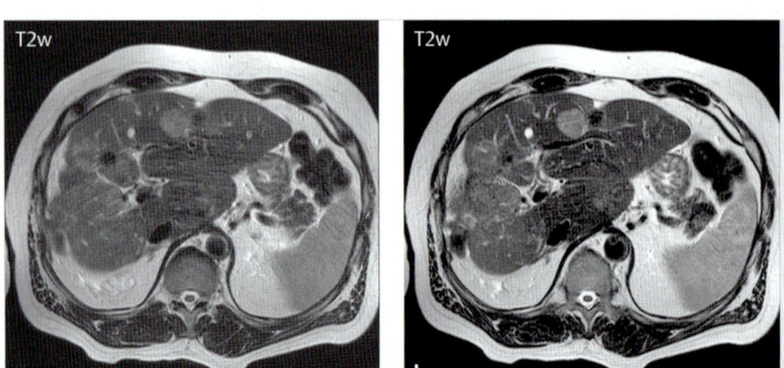

Abb. 3.1 Driven Equilibrium.
a Abbildung von Lebermetastasen ohne DRIVE.
b Abbildung von Lebermetastasen mit DRIVE gesteigerter Kontrast durch den Einsatz des Restore-Impulses bei relativ kurzer Repetitionszeit (TR = 1400 ms).

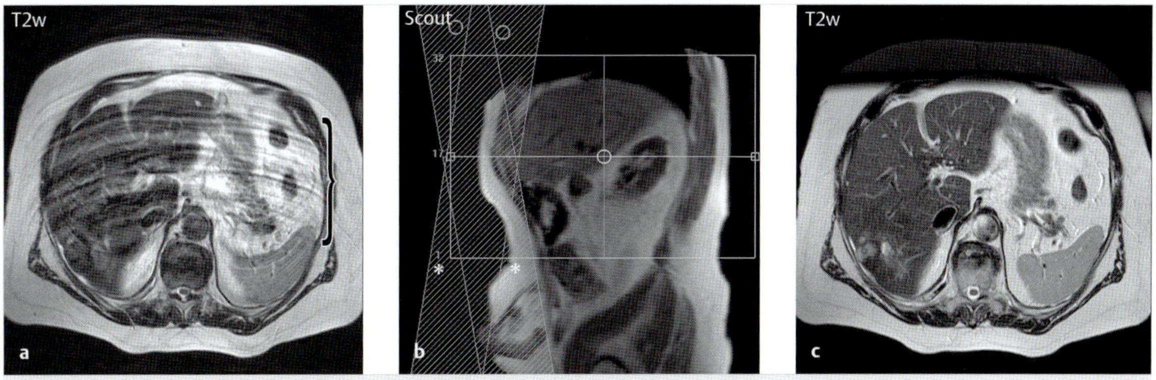

Abb. 3.2 Ghostings des Oberbauches.
a Ghosting-Artefakte (Klammer) als multiple Kopien des ventralen Bauchfetts.
b Positionierung von Sättigungsbändern (*) auf der ventralen Bauchwand im sagittalen Scoutbild.
c Artefaktfreie Abbildung des Oberbauchs durch Einsatz der Sättigungsbänder.

ren in Richtung der Phasenkodierung auf, da die Daten einer Schicht in der Regel innerhalb mehrerer Anregungen akquiriert werden (s. Kap. 1.2.3). Im Gegensatz zur Phasenkodierung ist die Frequenzkodierung für eine k-Raum-Linie innerhalb weniger Millisekunden abgeschlossen, sodass durch die erheblich langsamere Atembewegung keine Fehlregistrierung entsteht.

Ein Beispiel für Ghostings sind Überlagerungen der Leber durch repetitive hyperintense Bänder, welche multiplen Kopien des vorderen Bauchwandfettes entsprechen (▶ Abb. 3.2a). Aufgrund der atembedingten Bewegung der Bauchdecke wird hier die signalstarke subkutane Fettschicht in Phasenkodierrichtung fehlregistriert.

▶ **Fettsättigung, Sättigungsbänder.** Trotz Triggerung überlagern nicht selten residuelle Ghosts die Leber und den Oberbauch. Eine Möglichkeit, dieses Artefakt zu reduzieren, sind Fettsättigungstechniken, welche die Signalintensität des Bauchfettes minimieren.

Praxistipp

Alternativ können zur Reduktion der Ghostings selektiv Sättigungsbänder (s. Kap. 2.1.3) auf der vorderen Bauchwand platziert werden. Zu beachten ist, dass die Bänder breit genug sind, um die gesamte Atemexkursion abzudecken (▶ Abb. 3.2b u. ▶ Abb. 3.2c).

3.3.1 Einsatz der Single-Shot-Technik

Bei sehr irregulären Atemkurven ist die Bildaufnahme mittels Atemtriggerung evtl. erfolglos. Die Folge ist eine erhebliche Messzeitverlängerung und eingeschränkte Bildqualität. In diesem Falle sollte die Messung abgebrochen werden.

Alternativ kann hier die Single-Shot-Technik in Kombination mit einem Atemanhaltemanöver eingesetzt werden (s. Kap. 1.6.1). Innerhalb von 10–20 s erfolgt die komplette Abdeckung der Leber. Durch die kurze Datenaufnahme und das Einzelschichtverfahren ist das Bild praktisch frei von Bewegungsartefakten. Nachteile der Methode sind eine starke T2-Wichtung des Bildes und ein stärkeres Blurring durch den langen Echo Train. Infolgedessen sind solide Raumforderungen mit kürzeren Relaxationszeiten im Vergleich zur Standard-2D-Turbo-Spin-Echo-Sequenz schlechter vom Leberparenchym abgrenzbar (▶ Abb. 3.3). Im Gegensatz hierzu steigt der Kontrast von Zysten und Hämangiomen zum Leberparenchym infolge der längeren T2-Zeiten der Single-Shot-Technik an. Zusätzlich ist die räumliche Auflösung der Messung und damit die Detailerkennbarkeit kleinerer Strukturen limitiert [3] [4].

T2-gewichtete Bildgebung im Überblick

Die Aufnahme der T2w Bilder wird mittels einer 2D-Turbo-Spin-Echo-Sequenz in Atemtriggerung durchgeführt (▶ Tab. 3.1). In den T2w Aufnahmen stellen sich Flüssigkeiten hyperintens dar. Die T2-Wichtung dient in erster Linie der Detektion und Abgrenzung von Zysten und Hämangiomen gegenüber anderen hepatischen Raumforderungen. Fibrosierungen und die Einlagerung von Eisen führt zu einer Reduktion des MR-Signals.

Anteriore Sättigungsbänder und der Einsatz von Fettsättigungstechniken helfen Ghosting-Artefakte zu reduzieren. Eine Single-Shot-Technik (HASTE) reduziert die Aufnahmezeit und minimiert Bewegungsartefakte. Im Gegenzug verschlechtert sich jedoch der Kontrast zwischen Leberparenchym und hepatischen Raumforderungen und die räumliche Auflösung ist limitiert.

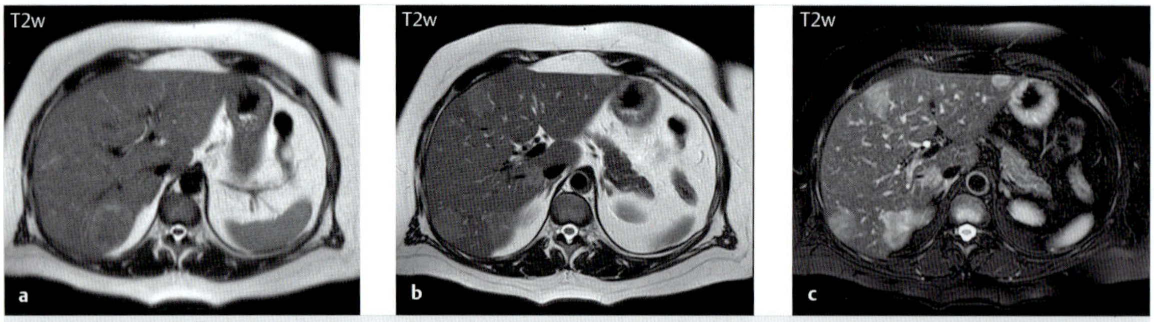

Abb. 3.3 T2w TSE- und Single-Shot-TSE-Bildgebung.
a Single-Shot-Turbo-Spin-Echo-Aufnahme mit kontrastarmer Abbildung hepatischer Metastasen eines kolorektalen Karzinoms.
b Turbo-Spin-Echo-Aufnahme (ETL 28) mit höherer Auflösung und verbesserter Abgrenzbarkeit der hepatischen Läsionen.
c Fettgesättigte Turbo-Spin-Echo-Aufnahme mit weiterer Kontraststeigerung der Läsionen durch die reduzierte Signalintensität der umgebenden Strukturen.

Tab. 3.1 Sequenzparameter T2w TSE.

Parameter		Werte
Repetitionszeit (TR)		1400–2000 ms (variabel)
Echozeit (TE)		100 ms
Flipwinkel		90°
± Fettsättigung		SPIR
Turbofaktor (Echo Train)		28
Beschleunigungsfaktor		1,7
Pixelgröße	Phasenrichtung (AP)	1,5 mm
	Ausleserichtung (RL)	1,2 mm
Messfeld (FOV)	Phasenrichtung (AP)	300 mm
	Ausleserichtung (RL)	350 mm
Matrix	akquiriert	200 × 292
	rekonstruiert	200 × 233
Schichtdicke		6 mm
Akquisitionszeit		2–5 min*

* je nach Effizienz des Triggers
Die angegebenen Parameter sind als Orientierungshilfe bei 1,5 T zu verstehen. Die Werte sind abhängig von der Feldstärke und der Gerätekonfiguration.

3.4 Literatur

[1] Augui J, Vignaux O, Argaud C et al. Liver: T2-weighted MR imaging with breath-hold fast-recovery optimized fast spin-echo compared with breath-hold half-Fourier and non-breath-hold respiratory-triggered fast spin-echo pulse sequences. Radiology 2002; 223: 853–859

[2] Farraher SW, Jara H, Chang KJ et al. Differentiation of hepatocellular carcinoma and hepatic metastasis from cysts and hemangiomas with calculated T2 relaxation times and the T1/T2 relaxation times ratio. J Magn Reson Imaging 2006; 24: 1333–1341

[3] Ichikawa T, Araki T. Fast magnetic resonance imaging of liver. Eur J Radiol 1999; 29: 186–210

[4] Klessen C, Asbach P, Kroencke TJ et al. Magnetic resonance imaging of the upper abdomen using a free-breathing T2-weighted turbo spin echo sequence with navigator triggered prospective acquisition correction. J Magn Reson Imaging 2005; 21: 576–582

Kapitel 4

Diffusionsgewichtete Bildgebung

4

4 Diffusionsgewichtete Bildgebung

4.1 Eigenschaften

Diffusionsgewichtete Aufnahmen helfen bei der Charakterisierung von benignen und malignen Leberläsionen. Außerdem schärfen sie aufgrund der hohen Kontraste (Tumorgewebe signalreich, normales Lebergewebe signalarm) das Auge und verbessern somit die Detektion kleiner hepatischer Läsionen [2] [11] [12] (▸ Abb. 4.1). Es ist jedoch zu beachten, dass lymphatisches Gewebe wie die Milz und Lymphknoten bereits in sano eine deutliche Restriktion der Diffusion zeigen. Folglich wird die Detektion von Lymphknoten perihepatisch und im mesenterialen Fettgewebe erleichtert (▸ Abb. 4.1h).

Ein Rückschluss auf das Vorliegen von Lymphknotenmetastasen ist mittels Diffusionsbildgebung (DWI) alleine jedoch nicht möglich.

▸ **Therapiekontrolle.** Zunehmend wird die Diffusionsbildgebung auch zur Evaluation der Tumor-Response nach einer Chemo- oder Strahlentherapie eingesetzt. Eine effektive Therapie führt initial zu einem Abfall des sog. ADC-Wertes (Apparent Diffusion Coefficient; vermutlich durch Zellschwellung und Reduktion des interstitiellen Volumens), dann zu einem Anstieg (Vergrößerung des interstitiellen Raumes aufgrund des Zellzerfalls), gefolgt von einem erneuten Abfall (aufgrund von Fibrosen, ab-

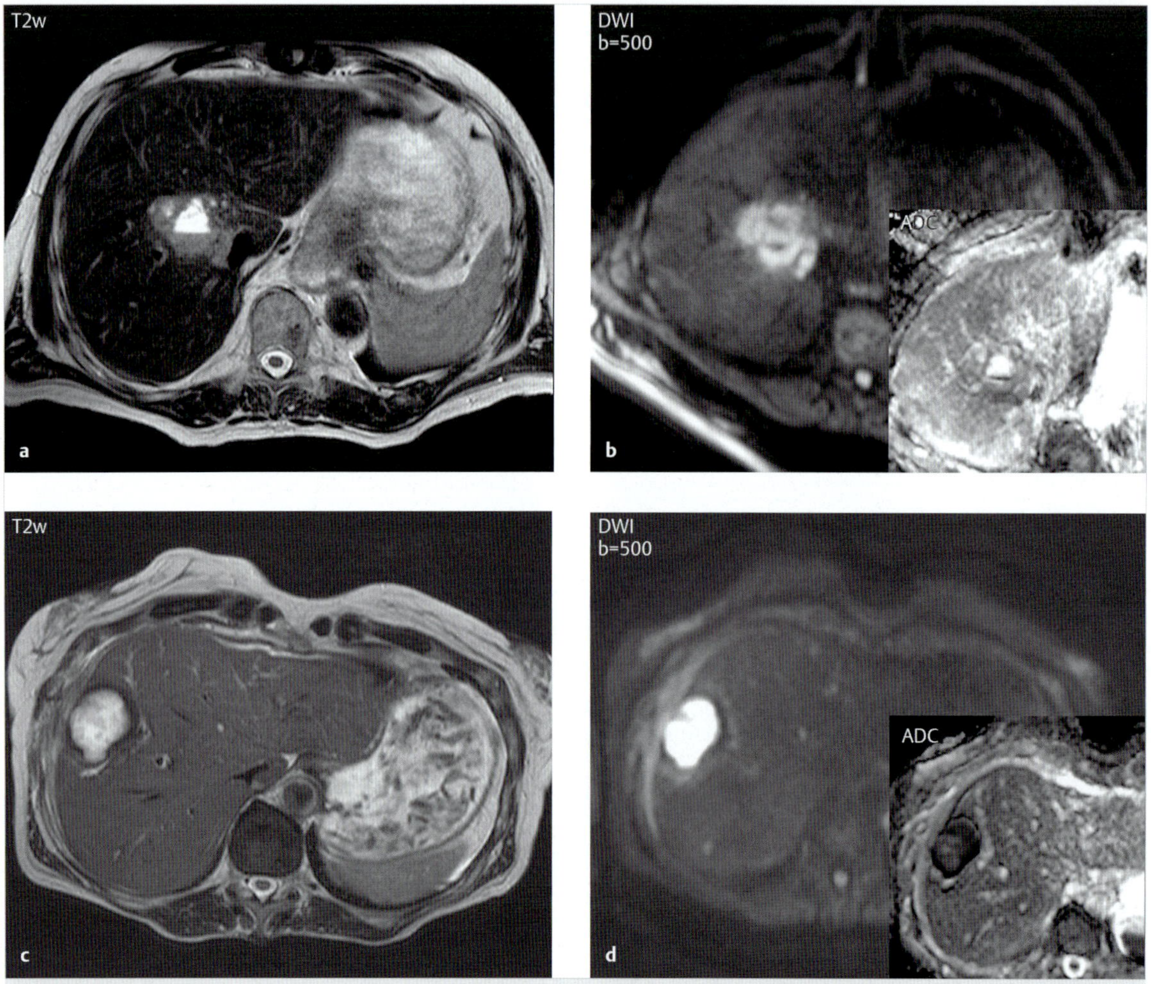

Abb. 4.1 Einsatz der diffusionsgewichteten Bildgebung.
a T2w: Zentral flüssige Raumforderung im Leberhilus, eine Differenzierung zwischen einer nekrotischen Metastase und einer Abszessformation ist nicht sicher möglich.
b DWI: Hinweis auf eine Tumornekrose durch fehlende Diffusionsrestriktion aufgrund des gesteigerten ADC-Wertes.
c T2w: Flüssige Raumforderung subkapsulär.
d DWI: Hinweis auf einen Abszess durch die Diffusionsrestriktion aufgrund des stark reduzierten ADC-Wertes.

Fortsetzung ▸

nehmender Perfusion und Remodeling des Gewebes). Diese Veränderungen gehen z. T. der durch den Tumorzerfall auftretenden Größenabnahme der Raumforderung voraus [7] [12].

4.2 Sequenztyp und Datenauslese

4.2.1 Grundlagen der Diffusion

Diffusion ist ein physikalischer Prozess, der aus der thermisch induzierten randomisierten Bewegung der Wassermoleküle resultiert (▶ Abb. 4.2). Die Varianz der zurückgelegten Distanz x der Wassermoleküle (x^2) ist proportional zu der Zeit (dt) und der Art des umgebenden Mediums entsprechend seiner Diffusionskonstanten (D) und kann mit folgender Gleichung berechnet werden:

$$x^2 = 2 \times D \times dt$$

Bei den verwendeten Echozeiten ist allerdings die Weglänge der Wassermoleküle lang im Vergleich zu den Abmessungen der Zellstrukturen. Bei der Messung werden daher Spins unterschiedlicher Bereiche (intravaskulär, extrazellulär und intrazellulär) mit unterschiedlichen Diffusionskoeffizienten vermischt. Die ermittelten D-Werte werden deshalb als Apparent Diffusion Coefficient (ADC) bezeichnet (scheinbarer Diffusionskoeffizient) (s. Kap. 4.4).

4

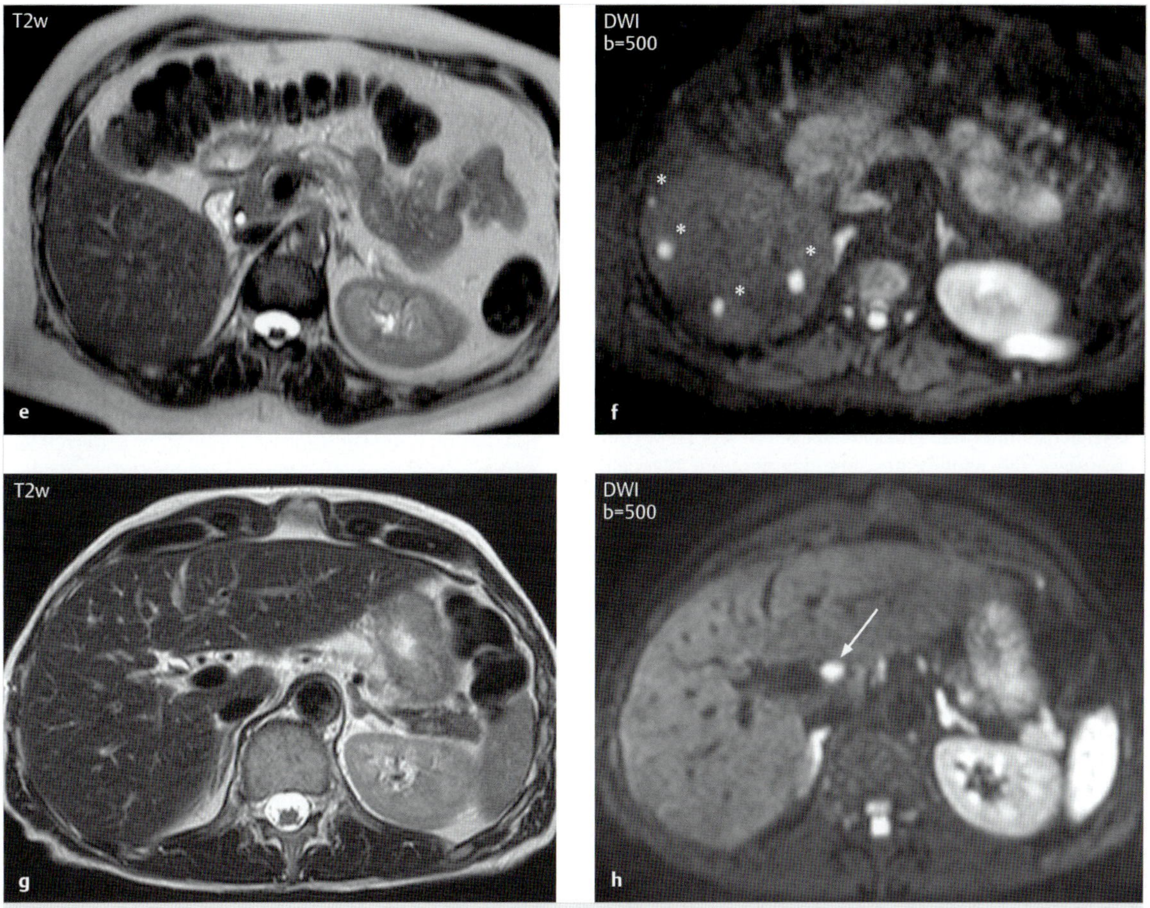

Abb. 4.1 Fortsetzung; Einsatz der diffusionsgewichteten Bildgebung.
e T2w: Kein Nachweis von Metastasen bei einer Patientin mit Mammakarzinom.
f DWI: Multiple diffusionseingeschränkte Läsionen im rechten Leberlappen als Hinweis auf multiple hepatische Metastasen (*).
g T2w: Unauffällige Darstellung des Leberhilus bei einem Patienten mit Pankreaskarzinom.
h DWI: Kontrastreiche Abbildung eines vergrößerten Lymphknotens periportal (Pfeil).

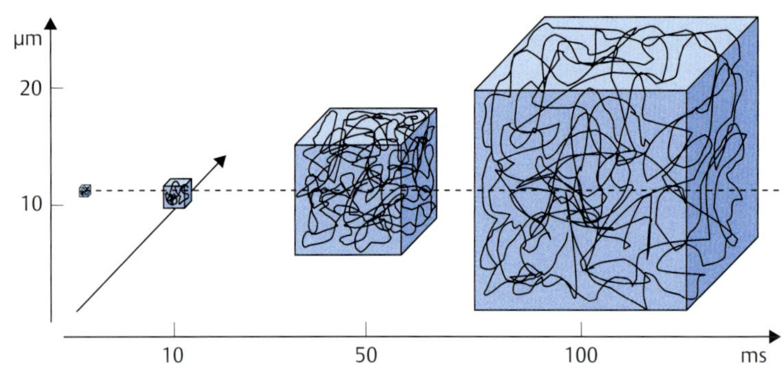

Abb. 4.2 Modell zur Diffusion von Wasserprotonen. Die Diffusionskonstante von reinem Wasser bei Raumtemperatur (ca. 2×10^{-3} mm²/s bzw. 2×10^{3} µm²/s) [4] führt zu einem Protonenwanderweg von 20 µm innerhalb von 100 ms; Zellmembranen und Makromoleküle führen zu einer Einschränkung der freien Diffusion. (Mikro-)Perfusion des Gewebes und aktive Transportvorgänge verändern die Diffusion zusätzlich.

4.2.2 Matrix, Bandbreite und chemische Verschiebung

Grundsätzlich wird zur schnellen Auslese der diffusionsgewichteten Bildgebung die echoplanare Auslese (EPI) genutzt (s. Kap. 1.6.2). Eine Einschränkung der Matrix und Bandbreite des Bildes führen dabei zu erheblichen Artefakten.

▸ **Chemical Shift.** Matrix und Bandbreite des Hochfrequenzimpulses definieren den Frequenzbereich der einzelnen Pixel (▸ Abb. 4.3). Für eine Standardsequenz liegt die Bandbreite des gesamten Messfeldes im Durchschnitt bei 32 kHz. Folglich ergibt sich bei einer Matrix von 256 ein individueller Frequenzbereich von 125 Hz pro Pixel (= 32 000 : 256). Aufgrund der Akquisition der gesamten Phasenachse innerhalb eines Echozuges ist jedoch bei der EPI-Auslese die Bandbreite über das gesamte Messfeld deutlich geringer und beträgt im Durchschnitt nur noch 3 kHz. Durch die zusätzliche Beschränkung der Matrix (im Durchschnitt 128) liegt der individuelle Frequenzbereich pro Pixel in diesem Falle nur noch bei 23 Hz (= 3 000 : 128). Die unterschiedliche Präzessionsfrequenz von Wasser- und Fettprotonen (s. Kap. 2.1.2) führt deshalb zu einer deutlichen Fehlregistrierung der Fett- gegenüber der Wasserprotonenposition im Bild (chemische Verschiebungsartefakte oder Chemical Shift) (▸ Abb. 4.3).

Beispiel

Bei einer Differenz der Frequenzen von 220 Hz bei 1,5 T resultiert eine Verschiebung in der EPI-Auslese um 9,6 Pixel (= 220 : 23). Bei einer Matrix der EPI-Auslese von 128 und einem FOV von 300 mm resultiert eine Kantenlänge des Pixels von 2,3 mm (= 300 : 128). Die Strukturen werden so um 23 mm getrennt voneinander abgebildet!

▸ **Maßnahmen.** Um dieses Artefakt zu verhindern, ist eine Fettunterdrückung für die EPI-Auslese zwingend erforderlich. Der Einsatz der parallelen Bildgebung sowie der partiellen Fourier-Technik (s. Kap. 1.6) verringert die Anzahl der Phasenkodierschritte und reduziert so neben der Messzeit die Ausprägung des Artefakts.

4.2.3 Technik der diffusionsgewichteten Sequenz

▸ **Diffusionsgradienten.** In der MRT führt die Bewegung von Wassermolekülen in Magnetfeldgradienten zu einer Dephasierung des Signals. Bezüglich der Diffusion ist der Effekt jedoch klein. Um die Dephasierung durch Diffusion zu verstärken, werden zusätzlich starke bipolare Gradienten zur Dephasierung und Rephasierung verwendet. Je nach Stärke, Dauer und zeitlichem Abstand der bipolaren Gradienten (im sog. b-Wert zusammengefasst [s. Kap. 4.3]) kann man die Diffusionssensitivität verändern. Man benötigt mindestens 2 b-Werte, um die Diffusionskonstante D berechnen zu können.

Die Basissequenz für die Diffusionsbildgebung ist eine Spin-Echo-Sequenz. Dabei werden die Diffusionsgradienten unmittelbar nach dem 90°- und nach dem 180°-Puls geschaltet (▸ Abb. 4.4). Spins, die sich nicht bewegen, werden dadurch nicht beeinflusst. Im Falle einer Bewegung zwischen der Schaltung der beiden Gradienten werden die Spins unterschiedlichen Gradienten ausgesetzt und die Rephasierung ist nicht vollständig (▸ Abb. 4.4). Dadurch sinkt die Signalintensität.

Da die Diffusion ein dreidimensionaler Prozess ist, werden zur Messung die Gradienten in den 3 Raumrichtungen angesetzt. Durch die Kombination der Bilder aller Raumrichtungen erhält man das sog. *Trace-Bild.*

▸ **Datenakquisition und Atmung.** Die Messung kann innerhalb von Atempausen, getriggert oder sogar in freier Atmung durchgeführt werden, da Atmung als eine Art einheitliche Massenbewegung zu verstehen ist. Im Falle von Diffusion ist die Verschiebung zufällig und die akkumulierten Phasenverschiebungen sind unterschiedlich. Bewegen sich die Spins aber kohärent, also einheitlich, erfahren alle die gleiche Phasenverschiebung und jedes

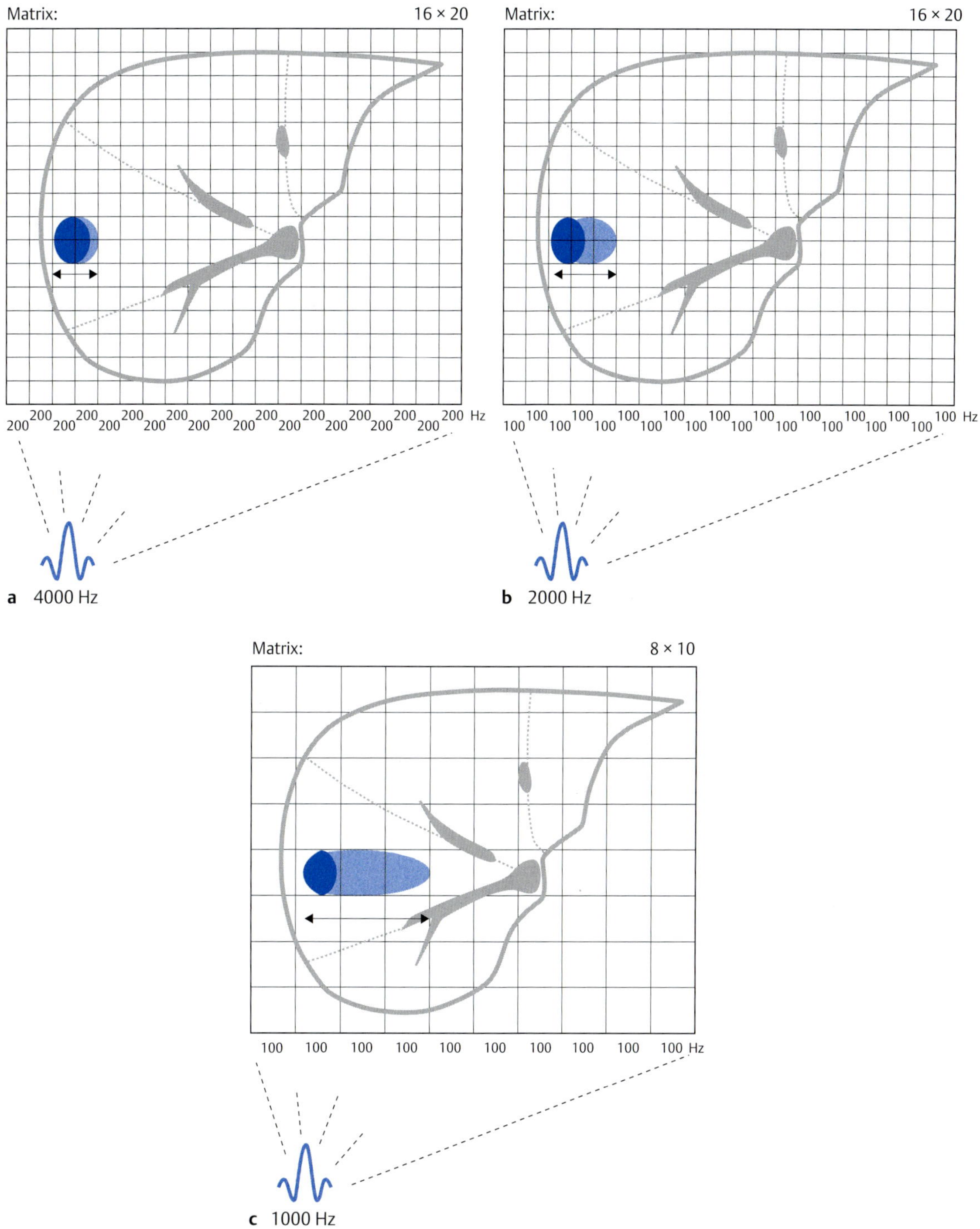

Abb. 4.3 Matrix, Bandbreite und chemische Verschiebung.

- **a** Matrix (Pixelzahl von 16 × 20) und Bandbreite des HF-Impulses (4 000 Hz) definieren den Frequenzbereich des einzelnen Pixels auf 200 Hz (4 000 : 20); aufgrund der hohen Bandbreite keine wesentliche chemische Verschiebung.
- **b** Matrix (Pixelzahl von 16 × 20) und Bandbreite des HF-Impulses (2000 Hz) definieren den Frequenzbereich des einzelnen Pixels auf 100 Hz (2000 : 20); aufgrund der reduzierten Bandbreite stärkere chemische Verschiebung.
- **c** Matrix (Pixelzahl von 8 × 10) und Bandbreite des HF-Impulses (1000 Hz) definieren den Frequenzbereich des einzelnen Pixels auf 100 Hz (1000 : 10); aufgrund der reduzierten Bandbreite und reduzierten Matrix stärkste chemische Verschiebung.

Profil im k-Raum erhält den gleichen bewegungsinduzierten Phasenfehler und *k-Raum-Shift*. Der entstandene Phasenfehler ist in jedem Phasenkodierungsschritt gleich und beeinflusst daher die Bildrekonstruktion nicht.

Die getriggerte oder in freier Atmung durchgeführte Datenakquisition ermöglicht es, die Anzahl der Akquisitionen zu erhöhen und dadurch das erreichbare Signal zu steigern. Dieses Signal kann dann in eine höhere räumliche Auflösung, dünnere Schichten oder mehrere b-Werte investiert werden. Die Analyse und die anatomische Detailerkennung werden dadurch genauer, die Daten jedoch schlechter reproduzierbar. Ein Vorteil der Atempausen ist eine deutlich kürzere Messzeit. Im Gegenzug sind hier jedoch die Aufnahmen aufgrund der limitierten Akquisitionszeit verrauscht und multiexponentielle Analysen mit mehreren b-Werten nicht möglich.

4.3 b-Wert

Der b-Wert beeinflusst den Grad der Dephasierung und bestimmt damit das Ausmaß der Diffusion. Reguliert wird er über die Dauer, die Stärke und das Intervall des bipolaren Gradientenpaares (s. ▶ Abb. 4.4). Die Variation der Gradienteneinstellungen wird als numerischer Parameter mit der Einheit s/mm² ausgedrückt und lässt sich mit den Daten der *gyromagnetischen Konstante* (γ), der Amplitude (D), der Länge (δ) und der Zeitspanne zwischen dem Gradientenpaar (Δ) durch folgende Gleichung berechnen [1] [4]:

$$b = (\gamma \times D \times \delta)^2 \times \left(\Delta - \frac{\delta}{3}\right)$$

Höhere b-Werte werden durch stärkere Gradienten oder eine Zunahme der Zeit zwischen den beiden Gradienten erreicht. Mit steigenden b-Werten wird die Diffusionswichtung verstärkt. Allerdings ist die Wahl des Wertes ein Kompromiss zwischen dem wachsenden Kontrast und dem fallenden Signal. Es gilt hier zu beachten, dass sich aufgrund der kurzen T2-Zeit des Lebergewebes die Bildqualität mit zunehmendem b-Wert verschlechtert. Eine Möglichkeit, das Signal und die Bildqualität zu erhöhen, ist die Datenmittelung (Anzahl der Anregungen, NSA/NEX) bei den höheren b-Werten. Trotzdem nähert sich die Signalintensität bei Werteinstellungen über 700 s/mm² dem Hintergrundrauschen des Bildes an und ist für die Bildgebung der Leber deshalb nicht mehr empfehlenswert.

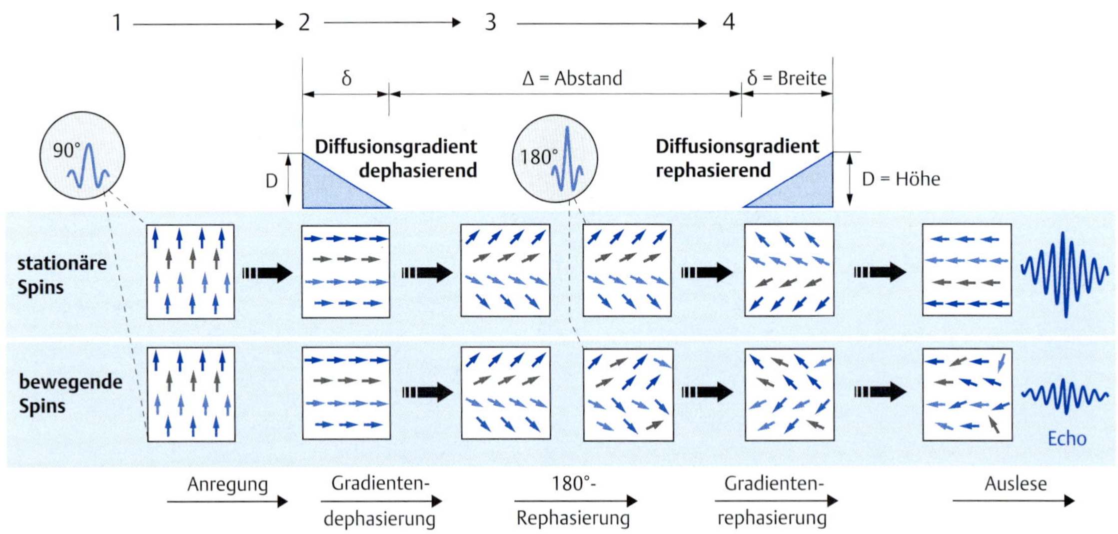

Abb. 4.4 Puls- und Gradientenschema der DWI.
1: Quermagnetisierung resonanter Protonenspins durch den HF-Anregungsimpuls (90°).
2: Dephasierung der Spins durch den ersten Diffusionsgradienten.
3: Umkehr der Protonen durch den Umkehrimpuls (180°) zur Refokussierung zum Ausgleich des Signalverlustes durch die T2-RZ, Gradientenschaltung und Magnetfeldinhomogenitäten.
4: Rephasierung der stationären Spins (ohne Diffusion) durch den zweiten Diffusionsgradienten, Bewegung der Spins zwischen der Gradientenschaltung führt zu inkompletter Rephasierung und Signalverlust in der abschließenden Echoauslese.
Steigerung des b-Wertes durch eine Steigerung der Gradientenstärke (D), Dauer (δ) und zeitlichem Abstand (Δ) der Diffusionsgradienten führt zu einer verstärkten Diffusionswichtung mit stärkerem Signalabfall auch bei kleineren Spinbewegungen.

4.4 ADC-Berechnung

Mit steigendem b-Wert sinkt das Signal des normalen Lebergewebes, während das Signal von malignen Raumforderungen weitgehend unverändert bleibt (▶ Abb. 4.5). Ursächlich sind eine vermehrte Zellzahl, eine Desorganisation des Gewebes und eine größere Tortuosität des Extrazellulärraumes im Tumorgewebe.

▶ **T2-Durchscheineffekt.** Es ist jedoch zu beachten, dass eine persistierende Hyperintensität in den diffusionsgewichteten Bildern bei steigendem b-Wert nicht zwingend einer niedrigen Diffusion zugrunde liegt. Da es sich bei der diffusionsgewichteten Sequenz technisch um eine T2w Messung handelt, kann das hohe Signal auch durch eine T2-Zeit-Verlängerung der betreffenden Struktur ausgelöst werden. Aufgrund ihrer hohen T2-Relaxationszeit können Hämangiome oder Zysten deshalb durchaus auf den Bildern mit hohem b-Wert hell erscheinen. Dieses Phänomen nennt man T2-Durchscheineffekt (T2 Shinethrough). Um diese Mehrdeutigkeit aufzulösen wird der ADC-Wert berechnet, der nicht durch die T2-Zeiten beeinflusst wird (▶ Abb. 4.5).

▶ **Berechnung und Parameterbild.** Zur ADC-Berechnung werden mindestens 2 unterschiedliche b-Werte benötigt, die in Form einer linearen Regressionsanalyse gegeneinander aufgetragen werden. Das Verhältnis des Logarithmus der Signalintensitäten (SI) gegenüber den eingesetzten b-Werten ergibt eine Gerade mit negativer Steigung und berechnet sich nach der Formel:

$$\ln\left[\frac{SI_{b=500}}{SI_{b=0}}\right] = -b \times ADC$$

Die negative Steigung der Kurve in jedem akquirierten Voxel repräsentiert den ADC. Je steiler sie ist, desto ausgeprägter ist die Diffusion. Die für jedes Voxel individuell berechneten Werte werden mittels eines Parameterbildes präsentiert (▶ Abb. 4.6). Diese Kartierung erfolgt auf den meisten Systemen automatisch durch im Scanner integrierte Algorithmen. Durch das Einzeichnen einer ROI in den zu definierenden Bereich lässt sich der Mittelwert oder Median der Signalintensität stellvertretend für den kalkulierten ADC ablesen (▶ Abb. 4.6). Der Kontrast in der ADC-Karte ist ein Spiegel des DWI-Bildes. Diffusionseingeschränktes Gewebe mit niedrigem ADC stellt sich somit dunkler dar. Gewebe mit einem T2-Durchscheineffekt bleibt hell.

Das einfachste monoexponentielle Modell der ADC-Berechnung setzt ein Minimum von zwei b-Werten voraus. Komplexere Modelle benötigen eine höhere Anzahl an b-Werten. Mehrere b-Werte verkleinern den Fehler in der ADC-Abschätzung durch die Steigerung der Datenpunkte, verlängern jedoch die Messzeit. Die Frage, ob eine mono-, bi- oder multiexponentielle Analyse im klinischen Alltag Vorteile zeigt, ist aktuell noch nicht hinreichend geklärt.

		SI_0	SI_{50}	SI_{500}	ADC
1	**benigne**	100	90	37	2
2	**maligne**	100	95	61	1
3	**benigne** T2 Shine-through	100	90	80	2

Abb. 4.5 Signalverhalten benigner und maligner Läsionen.
1: Benigne Läsion: starker Signalabfall mit steigendem b-Wert, hoher ADC.
2: Maligne Läsion: schwacher Signalabfall mit steigendem b-Wert, niedriger ADC.
3: Benigne Läsion: schwacher Signalabfall mit steigendem b-Wert i. S. eines T2-Shine-through-Effektes, hoher ADC.

4.4.1 Aussagekraft der ADC-Berechnung

▶ **Hohe Varianz.** ADC-Werte von Leberparenchym betragen im Durchschnitt $1{,}25 \times 10^{-3}$ mm^2/s. Die Streubreite der ADC-Werte in der Literatur ist aber groß und wird von 0,69–2,28 beschrieben [3]. Zysten und nekrotisches Gewebe können mit höheren Werten von gesundem Lebergewebe abgegrenzt werden [5]. Eine sichere Unterscheidung zwischen malignen und benignen Leberläsionen ist aber nicht möglich, da die Schwankungsbreite der ADC-Werte für maligne Raumforderungen ebenfalls stark zwischen 0,85 und 2,85 variiert [3] und diese somit nicht eindeutig von der benignen Gruppe und dem Leberparenchym zu trennen sind.

▶ **Ursachen.** Die Gründe für diese hohe Varianz sind vielschichtig. Unterschiede in den Akquisitionsschemata, der Gradienten-Performance, den Artefaktreduktionsstrategien der verschiedenen Anbieter und sogar Upgrades der Software können die ADC-Werte verändern [6] [10]. Außerdem fehlt häufig die Standardisierung der Datenauswertung [13]. Signifikante Unterschiede in den berechneten ADC-Werten ergeben sich auch durch unterschiedliche Kombinationen von b-Werten. So fällt der ADC-Wert bei einer Kalkulation aus den Werten 50/500 kleiner aus als bei 0/500. Das liegt an dem starken Einfluss der Perfusion auf den ADC bei sehr kleinen Werten (< 100). Initial kommt es so bei leichtem Anstieg des b-Werts (von 0 auf 50 oder 100 s/mm^2) zu einer starken Reduktion der Signalintensität. Daher spricht man bei der Wahl von kleinen b-Werten von Black Blood Imaging. Ursächlich ist die Unterdrückung von „fließendem" Wasser, d. h. der Makro- und Mikroperfusion, durch die flussabhängige Dephasierung magnetisierter Wassermoleküle

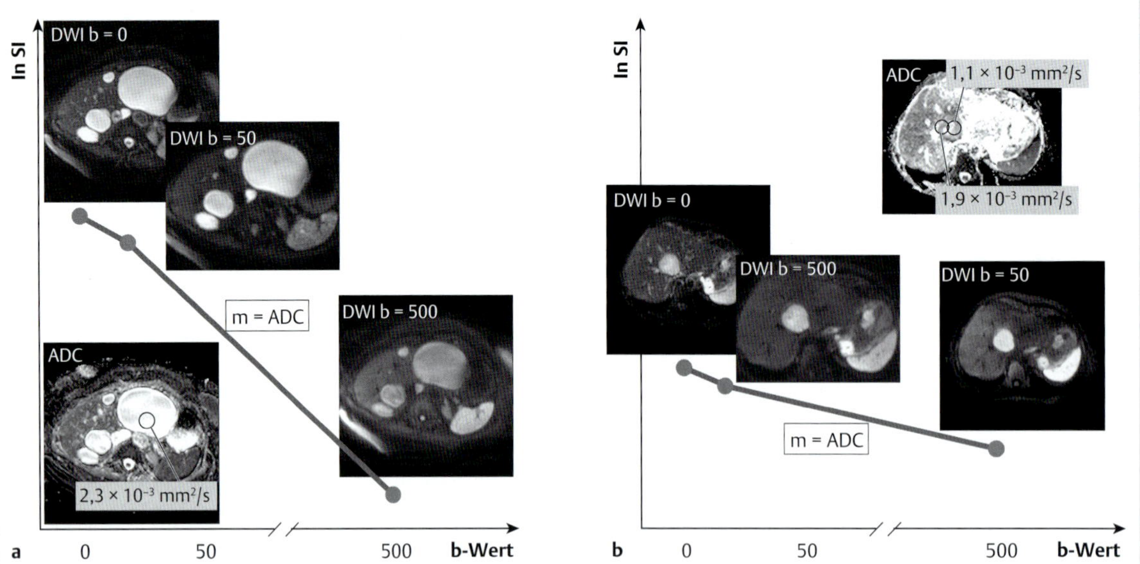

Abb. 4.6 ADC-Berechnung mittels unterschiedlicher b-Werte. Das Verhältnis des Logarithmus der Signalintensitäten (SI) gegenüber den eingesetzten b-Werten ergibt eine Gerade, deren negative Steigung repräsentiert den ADC: je steiler, desto ausgeprägter die Diffusion. Visualisierung und Quantifizierung der Läsion durch das Parameterbild (ADC).
a Benigne Läsion (Zyste) mit Signalabfall bei steigenden b-Werten und hohen ADC-Werten bei steil verlaufender Geraden.
b Maligne Läsion (Metastase) ohne wesentlichen Signalabfall und niedrigen ADC-Werten bei minimaler Neigung der Geraden. Zentrale Nekrose der Metastase (*) mit hohen ADC-Werten i. S. eines T2-Shine-through-Effektes.

im Voxel. Mit weiter zunehmenden b-Werten minimiert sich der Einfluss von Perfusionseffekten und der folgende Signalabfall wird langsamer.

Auch die maximale Höhe des b-Wertes hat einen Einfluss auf die ADC-Wert-Berechnung. So führt das zunehmende Rauschen bei höheren b-Werten zu einem relativen Signalabfall der pathologischen Läsion. Dadurch kommt es bei hohen ADC-Werten zu einer systematischen Überschätzung des ADC.

Zusätzlich führen Patientenbewegungen, Atmung und Herzschlag zu Abweichungen in den Messungen. Bewegungsartefakte verteilen das gemessene Signal auf mehrere Voxel, sodass ein Signalverlust resultiert und der ADC-Wert überschätzt wird. Der ADC-Wert im Segment 8 des rechten Leberlappens ist somit in der Regel etwas höher als im Segment 2.

4.5 Reduktion von Artefakten

► **TE und TR.** Die Echozeit der Sequenz sollte auf das absolute Minimum eingestellt werden, um den Signalverlust und die Artefaktanfälligkeit aufgrund der zunehmenden Dephasierung der Protonen zu verringern. Die Repetitionszeit sollte lang genug sein, um eine Sättigung des Gewebesignals durch eine zu schnelle Abfolge der Anregungsimpulse zu vermeiden.

Praxistipp

Eine Faustregel besagt, dass die TR mindestens 3-mal – idealerweise 5-mal – so lang wie die T1-Relaxationszeit des zugehörigen Gewebes sein sollte. Somit wird sichergestellt, dass sich 99 % der Spins wieder erholt haben [8].

► **N/2-Ghosts.** Wie bereits beschrieben, ist durch die EPI-Auslese und die daraus resultierende kurze Messzeit die räumliche Auflösung aufgrund des Signalverlusts der Echos am Ende der Akquisition limitiert. Eine Matrix von 128 × 256 kann meist nicht überschritten werden. Weiterhin ist die Messung anfällig für lokale B_0-Inhomogenitäten und die dadurch entstehenden Artefakte. Durch den schnellen Gradientenwechsel der EPI-Auslese entsteht ein Wechselstrom (Eddy Current). Dieser verursacht wiederum Magnetfelder und Gradienten, die die eigentlichen Gradientenpulsprofile stören und entsprechend die Ortskodierung verändern. Kleinste Verlagerungen während der Kodierungsphase können große Phasenveränderungen im resultierenden Echo verursachen. Folglich entstehen Ghostings – insbesondere Half of the FOV (N/2) Ghosts – die zu Einfaltungen in Höhe des halben Messfeldes führen. Diese N/2-Ghosts sind interessanterweise unabhängig von der Größe des FOV. Aber auch Streckungen, Abscherungen oder sogar eine komplette Distorsion des

Bildes sind möglich. Eine Möglichkeit, ihren Einfluss zu begrenzen, ist eine bessere Abschirmung der Gradienten in Form einer aktiven Abschirmung durch gegenläufig gewickelte Spulenfelder oder die Abwandlung der ursprünglichen Gradientenform, um exakte Gegenkräfte zu provozieren [9]. Dennoch bleibt die Messung trotz moderner Artefaktreduktionsalgorithmen besonders bei höheren b-Werten stark artefaktbelastet.

▶ **Suszeptibilitätsartefakte.** Auch Suszeptibilitätsartefakte an Grenzflächen treten bei Sequenzen mit EPI-Auslese häufig auf. Hilfreich ist es hier, die Patienten nüchtern zu untersuchen, da geringere Mengen von Luft im Magen die Artefaktbildung reduzieren.

DWI im Überblick

Die Diffusionswichtung (▶ Tab. 4.1) basiert auf dem Einsatz eines symmetrischen Paares eines dephasierenden und eines rephasierenden Gradienten. Variationen der Gradienten führen zur Veränderung des b-Wertes. Mit steigenden b-Werten wird die Diffusionswichtung verstärkt. Bei hohen b-Werten sinkt das Signal im gesunden Leberparenchym, während das Signal von hepatischen Raumforderungen häufig erhalten bleibt. Dadurch verbessert sich der Kontrast zwischen Leberparenchym und Raumforderung und somit wird der Nachweis kleiner hepatischer Läsionen erleichtert. Die zusätzliche Berechnung des ADC-Wertes ist ein Spiegel des DWI-Bildes und ermöglicht eine Quantifizierung des Befundes. Diffusionseingeschränktes Gewebe mit niedrigem ADC-Wert demarkiert sich hypointens im ADC-Parameterbild, flüssiges Gewebe mit hohem ADC-Wert stellt sich hyperintens dar. Eine Dignitätseinschätzung von Raumforderungen alleine anhand des ADC-Wertes ist – infolge einer fehlenden Standarisierung bei der Datenakquisition und -auswertung – aktuell aber nur bedingt möglich.

4.6 Literatur

[1] Bammer R. Basic principles of diffusion-weighted imaging. Eur J Radiol 2003; 45: 169–184

[2] Bruegel M, Gaa J, Waldt S et al. Diagnosis of hepatic metastasis: comparison of respiration-triggered diffusion-weighted echo-planar MRI and five T2-weighted turbo spin-echo sequences. AJR Am J Roentgenol 2008; 191: 1421–129

[3] Bruegel M, Holzapfel K, Gaa J et al. Characterization of focal liver lesions by ADC measurements using a respiratory triggered diffusion-weighted single-shot echo-planar MR imaging technique. Eur Radiol 2008; 18: 477–485

[4] Dietrich O, Biffar A, Baur-Melnyk A et al. Technical aspects of MR diffusion imaging of the body. Eur J Radiol 2010; 76: 314–322

[5] Kanematsu M, Goshima S, Watanabe H et al. Detection and characterization of focal hepatic lesions with diffusion-weighted MR imaging: a pictorial review. Abdom Imaging 2013; 38: 297–308

[6] Kim SY, Lee SS, Park B et al. Reproducibility of measurement of apparent diffusion coefficients of malignant hepatic tumors: effect of DWI techniques and calculation methods. J Magn Reson Imaging 2012; 36: 1131–1138

[7] Koh DM, Collins DJ. Diffusion-weighted MRI in the body: applications and challenges in oncology. AJR Am J Roentgenol 2007; 188: 1622–1635

[8] Koh DM, Takahara T, Imai Y et al. Practical aspects of assessing tumors using clinical diffusion-weighted imaging in the body. Magn Reson Med Sci 2007; 6: 211–224

[9] Le Bihan D, Poupon C, Amadon A et al. Artifacts and pitfalls in diffusion MRI. J Magn Reson Imaging 2006; 24: 478–488

[10] Padhani AR, Liu G, Koh DM et al. Diffusion-weighted magnetic resonance imaging as a cancer biomarker: consensus and recommendations. Neoplasia 2009; 11: 102–125

[11] Parikh T, Drew SJ, Lee VS et al. Focal liver lesion detection and characterization with diffusion-weighted MR imaging: omparison with standard breath-hold T2-weighted imaging. Radiology 2008; 246: 812–822

[12] Taouli B, Koh DM. Diffusion-weighted MR imaging of the liver. Radiology 2010; 254: 47–66

[13] Taouli B. Diffusion-weighted MR imaging for liver lesion characterization: a critical look. Radiology 2012; 262: 378–380

Tab. 4.1 Sequenzparameter DWI.

Parameter		Werte
Repetitionszeit (TR)		1800 ms (min)
Echozeit (TE)		58 ms (min)
Flipwinkel		90°
± Fettsättigung		SPIR
Beschleunigungsfaktor		2
Pixelgröße	Phasenrichtung (AP)	2,5 mm
	Ausleserichtung (RL)	2,5 mm
Messfeld (FOV)	Phasenrichtung (AP)	300 mm
	Ausleserichtung (RL)	350 mm
Matrix	akquiriert	120 × 140
	rekonstruiert	214 × 250
Schichtdicke		6 mm
Akquisitionszeit		2–5 min*

* je nach Effizienz des Triggers
Die angegebenen Parameter sind als Orientierungshilfe bei 1,5 T zu verstehen. Die Werte sind abhängig von der Feldstärke und der Gerätekonfiguration.

Kapitel 5

(Kavernöses) Hämangiom

5

5 (Kavernöses) Hämangiom

5.1 Epidemiologie

Das kavernöse Hämangiom ist die häufigste benigne Raumforderung der Leber. Unter Einbeziehung kleinster Läsionen erreicht die Prävalenz in Autopsiestudien bis zu 20 % [15] [20]. Die Läsion ist vor allem bei Frauen anzutreffen (60–80 %) [10] [14]. In einer zirrhotischen Leber sind Hämangiome – wahrscheinlich durch eine fibrotische Obliteration der vaskulären Räume – deutlich seltener [2].

5.2 Ätiologie und Aufbau

Das Hämangiom tritt singulär oder multifokal auf [14]. Im zeitlichen Verlauf ist die Läsion in der Regel größenstabil. Durch einen fibrösen Umbau kann es gelegentlich zur Größenreduktion und durch eine zunehmende Ektasie der Gefäßräume auch zu einem signifikanten Wachstum kommen (6 %) [10] [11]. Die Größenzunahme erfolgt über mehrere Jahre und wird u. a. durch Östrogene gefördert. So kann eine Schwangerschaft oder Östrogentherapie eine Vergrößerung, ein Östrogeninhibitor (z. B. Aromatasehemmer) eine Verkleinerung der Läsion auslösen [9].

▸ **Zusammensetzung.** Histologisch besteht das Hämangiom aus dilatierten vaskulären Räumen, die von einer einzelnen Schicht Endothel umgeben sind und durch zellarmes Bindegewebe voneinander getrennt werden (▸ Abb. 5.1). Die kavernösen Räume haben eine unterschiedliche Größe und Form. Der Blutfluss in den Kanälen ist nicht gerichtet und langsam. Deshalb entstehen durch eine Stase des Blutes nicht selten fokale Thrombosierungen. Zusätzlich können zunehmende Fibrosen der Septen zur Obliteration der vaskulären Gänge führen. Eine anschließende Hyalinisierung des Gewebes hat die Ausbildung einer Narbe aus myxoidem oder fibrösem Gewebe zur Folge. Sekundäre Einblutungen oder Verkalkungen im Sinne von Phlebolithen in den vaskulären Räumen sind selten [19] [30].

Das Hämangiom besitzt keine Kapsel im klassischen Sinne. Die Ausbildung einer Pseudokapsel ist – besonders bei zirrhotisch verändertem Leberparenchym – möglich [5] [23].

Aufgrund ihrer Zusammensetzung haben Hämangiome in der Regel keine raumfordernde Wirkung. Eine assoziierte perifokale Cholestase oder eine portale Kompression sind somit atypisch. Bei vorherrschend fibrotischer Komponente kann jedoch eine Retraktion der Leberkapsel entstehen.

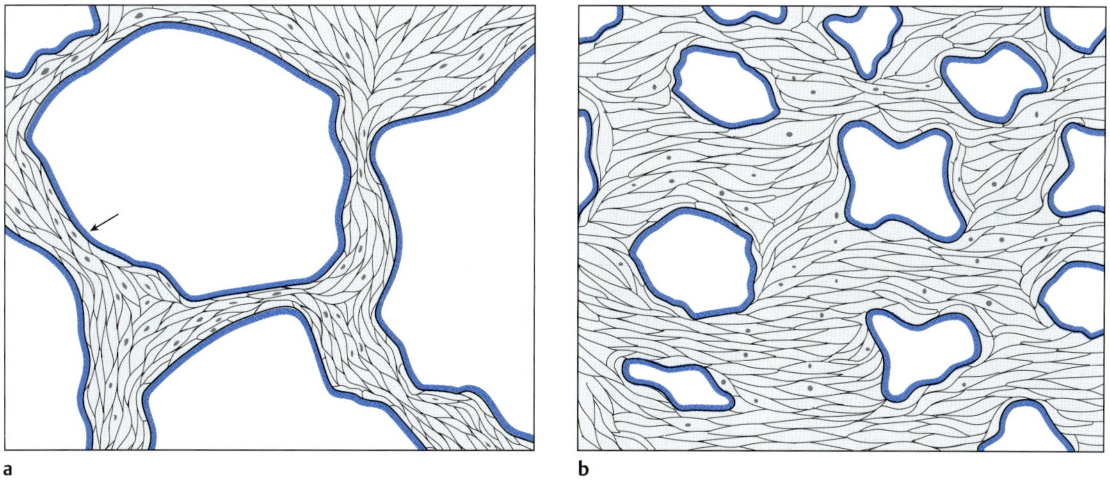

Abb. 5.1 Histologischer Aufbau des Hämangioms.

a Ektatische, mit Blut gefüllte Räume unterschiedlicher Größe, ausgekleidet von vaskulärem Epithel (Pfeil), Trennung durch fibröse Septen.

b Kompression und Obliteration der Kavernen durch Zunahme sklerotischer Komponenten.

► **Riesenhämangiome.** Einige Hämangiome können beeindruckende Dimensionen von bis zu 20 cm erreichen [8]. Ab einem Durchmesser von 5 cm spricht man vom Riesenhämangiom (Giant Hemangioma).

5.3 T1-gewichtete Bildgebung

5.3.1 Native Bildgebung

Hämangiome stellen sich hypointens dar und weisen in 70 % definierte Ränder und eine lobulierte Kontur auf [21] [22]. Eine sichere Differenzierung von anderen soliden und zystischen Raumforderungen der Leber ist mittels alleiniger T1-Wichtung nicht möglich. Gelegentlich zeigen sich zusätzliche dunkle Septen. Sehr selten treten degenerative Veränderungen in den Vordergrund und lassen das Erscheinungsbild durch Vernarbungen und Verkalkungen inhomogen werden (► Abb. 5.2).

5.3.2 Kontrastmitteldynamik

► **Klassisches Hämangiom.** Das klassische Hämangiom zeigt eine frühe periphere Kontrastmittelanreicherung mit zunehmender zentripetaler Füllung, die in den venösen Phasen persistiert (► Abb. 5.3).

► **Größere Hämangiome.** Vor allem größere Läsionen weisen jedoch aufgrund von langsamem Fluss oder narbigen Veränderungen zentrale Kontrastmittelaussparungen auf. Eine primär im Zentrum des Hämangioms beginnende arterielle KM-Anreicherung ist ungewöhnlich, kann aber bei großen Läsionen auftreten. Ursächlich wird hier ein Konfluieren mehrerer kleiner Hämangiome diskutiert.

► **High-Flow-Hämangiome.** Insbesondere kleine Hämangiome (< 1,5 cm) können sich bereits früh in der arteriellen Phase komplett kontrastieren (► Abb. 5.4). Diese werden dann als High-Flow-Hämangiome bezeichnet. Die Signalintensität der Läsion verhält sich meist isointens zum Signalniveau der Aorta. Dabei scheinen die Größe der Sinusoide und die Geschwindigkeit des intraläsionalen Blutflusses wie auch das Vorliegen arterioportaler Shunts die Art und Schnelligkeit der Kontrastmittelfüllung zu beeinflussen [4] [13] [14] [17]: Enge Gefäßräume und arterioportale Shunts führen zu einem schnellen Anfluten des Kontrastmittels, während sich bei weiten Gefäßen der Fluss und damit die Kontrastierung verlangsamt [29] [31].

► **Atypische Hämangiome.** In seltenen Fällen fehlt die Kontrastmittelanreicherung in den dynamischen Phasen ganz oder ist nur schwach ausgeprägt [5] [16] [23] (► Abb. 5.5). Ursächlich ist die Obliteration der Gefäßräume durch Thromben oder zunehmendes Bindegewebe (s. Kap. 5.2).

> **Cave**
>
> Auch ein extrem langsamer Blutfluss in den vaskulären Räumen kann dazu führen, dass sich zu den typischen Zeiten der Kontrastmitteldynamik kein KM anreichert. Erst Aufnahmen nach einer Wartezeit von über 20 min weisen dann eine Kontrastierung nach [17] [31].

► **Wash-out und Pseudo-Wash-out.** Nur äußerst selten tritt bei Hämangiomen aufgrund von großen drainierenden Gefäßen ein venöses Wash-out auf. Bei Verwendung des hepatozytenspezifischen Kontrastmittels Gd-EOB-

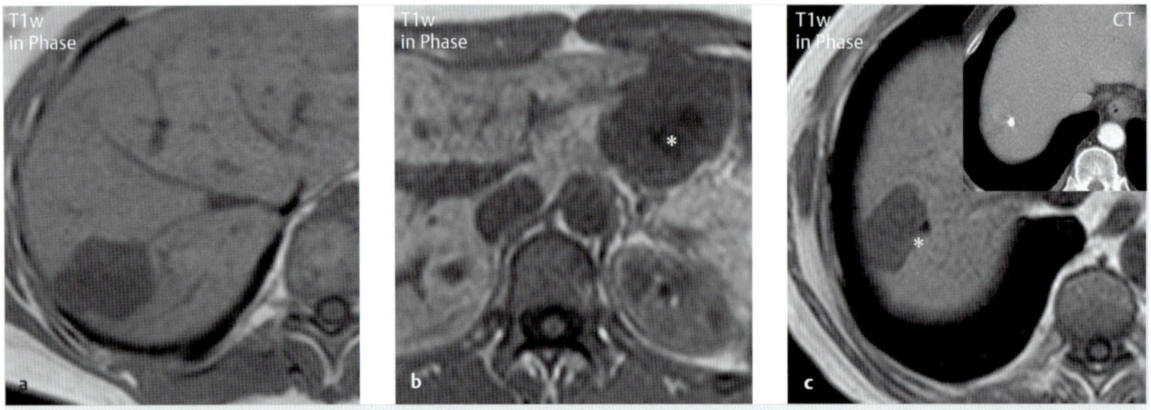

Abb. 5.2 T1w native Bilder des Hämangioms.
a Klassisch: homogen hypointens mit lobulierter Kontur und definierten Rändern.
b Atypisch: zentral stark hypointens i. S. einer zentralen Narbe (*).
c Nativ: homogen hypointens mit fokaler kleiner Signalauslöschung am Rand i. S. eines Phlebolithen (*), Korrelation des Befundes in der CT.

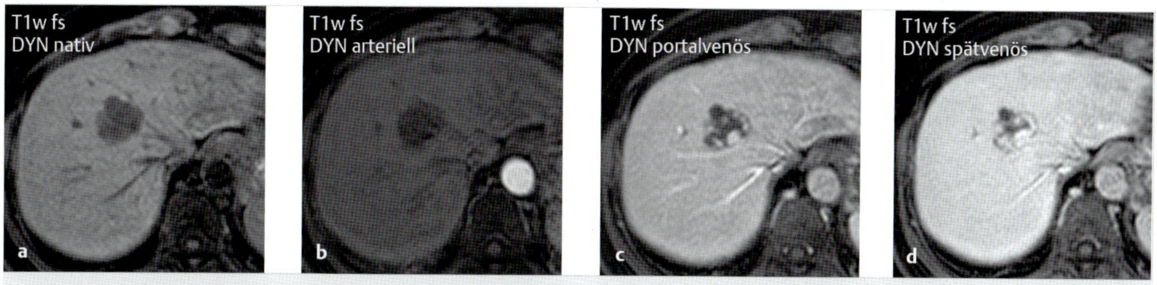

Abb. 5.3 T1w Kontrastmitteldynamik des klassischen Hämangioms.
a Nativ: hypointens zur Umgebung.
b Arteriell: marginale periphere KM-Anreicherung.
c Portalvenös: zentripetale Füllung.
d Spätvenös: weiterhin zunehmende Füllung.

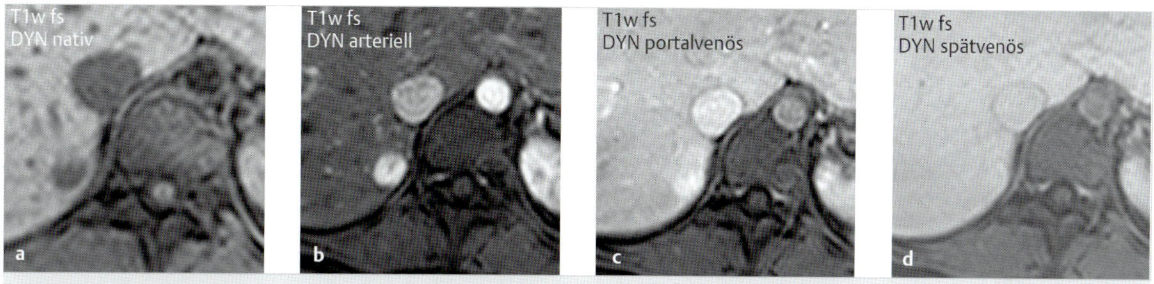

Abb. 5.4 T1w Kontrastmitteldynamik des High-Flow-Hämangioms.
a Nativ: hypointens zur Umgebung.
b Arteriell: frühe komplette Kontrastierung.
c Portalvenös: hyperintenses Signal.
d Spätvenös: isointenses Signal zur Umgebung.

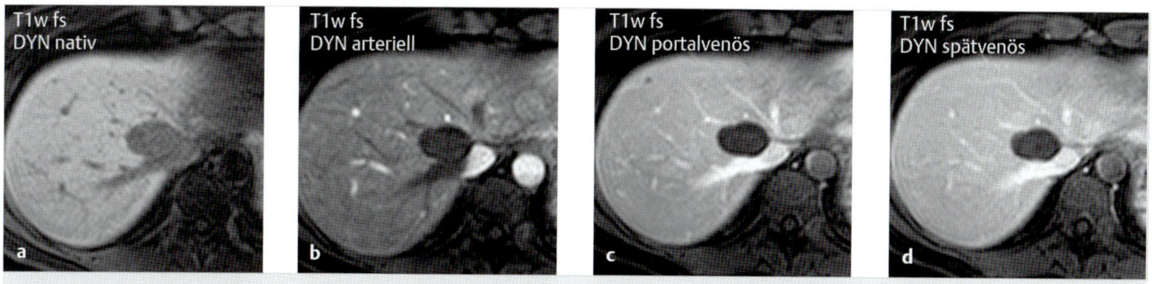

Abb. 5.5 T1w Kontrastmitteldynamik des atypischen Hämangioms.
a Nativ: hypointens.
b Arteriell: hypointens, keine KM-Aufnahme.
c Portalvenös: keine erkennbare KM-Aufnahme.
d Spätvenös: weiterhin keine KM-Aufnahme erkennbar.

DTPA kann es – durch die zunehmende Signalintensität des umgebenden Leberparenchyms (Beginn nach ca. 1 min) bei gleichzeitiger Elimination des KM aus dem Gefäßsystem und somit auch aus dem Hämangiom – zu einem Pseudo-Wash-out (hypointenses Signal des Hämangioms im Vergleich zum angrenzenden Leberparenchym) in den venösen Phasen kommen [7] [24] [26] (s. ▶ Abb. 5.16). Die Abgrenzung von einem echten Wash-out gelingt durch die Anfertigung von Subtraktionsaufnahmen mit einer verbleibenden Kontrastierung des Hämangioms (isointens oder leicht hyperintens) in den Subtraktionsaufnahmen.

5.3.3 Spätphase

Da es sich beim Hämangiom um ektatische, blutgefüllte Räume handelt imponiert die Läsion in der Spätphase intermediär hypointens. Bei einer verlängerten Verweildauer des KM in den Gefäßen, wie z. B. bei einer Funktionseinschränkung des Leberparenchyms (s. Kap. 2.4.2), kann es zu einer leichten Steigerung der Signalintensität kommen [24]. Ausgeprägt hypointense Areale innerhalb der Läsion entsprechen in der Regel narbigen Arealen oder Thromben (▶ Abb. 5.6).

5.4 T2-gewichtete Bildgebung

Das klassische Hämangiom ist in der T2-Wichtung kräftig hyperintens [20]. Stark T2-gewichtete Aufnahmen (z. B. TE 150 ms) führen zu einer Signalintensität äquivalent zu Flüssigkeiten. Fettgesättigte T2w Aufnahmen können den Kontrast zusätzlich verstärken (▶ Abb. 5.7). Das charakteristische Signal reflektiert die lange T2-Relaxationszeit des Hämangioms [1] [27]. Ursächlich ist das langsam fließende Blut in den vaskulären Räumen mit äquivalenten Eigenschaften zu freiem Wasser [27].

▶ **Bindegewebsanteil.** Da kollagenreiches und zellarmes Bindegewebe den Anteil an freiem Wasser reduziert, reflektiert die Signalintensität das Verhältnis von Blut zu Bindegewebe [27]. Hämangiome mit kürzeren T2-Zeiten und geringerer Signalintensität beinhalten somit vermehrt Bindegewebe und kleinere Gefäßkanäle. Im Gegenzug nimmt die T2-Zeit mit dem Flüssigkeitsgehalt und der Gesamtgröße der vaskulären Räume zu [14] [27]. Zusätzlich kann die homogene Signalintensität durch eine Ausbildung fibröser Septen unterbrochen werden.

Vor allem Riesenhämangiome bilden zentrale Narben aus. Bestehen diese vorwiegend aus hypozellulärem myxoidem Gewebe steigert sich die Signalintensität (▶ Abb. 5.7b), während sich die Narbe bei einer vorherrschenden fibrösen Komponente hypointens demarkiert [6].

Sehr selten (2 %) ist das Signal der gesamten Läsion atypisch auf iso- bis hypointense Werte reduziert [13].

5.5 Diffusionsbildgebung

Aufgrund der weiten kavernösen Räume mit z. T. freier Wasserdiffusion besitzen Hämangiome meist einen höheren ADC-Wert im Vergleich zum Leberparenchym. ADC-Durchschnitteswerte liegen in der Literatur um 2×10^{-3} mm^2/s und werden nur von Zysten übertroffen [18] [25]. Allerdings variiert das Signalverhalten in der DWI – wie auch der ADC-Wert – in Abhängigkeit vom Perfusionsverhalten und der Zusammensetzung des Hämangioms. Kleine Hämangiome mit engen vaskulären Räumen und einer schnelleren Blutflussgeschwindigkeit zeigen höhere Werte. Thromben in den vaskulären Räumen, eine zunehmende Hyalinisierung des Gewebes, sklerotische Komponenten oder auch langsam perfundierte Hämangiome führen zu einer Einschränkung der Diffusion. Dabei besteht keine direkte Korrelation mit der Signalintensität des Hämangioms in der T2-Wichtung oder mit seiner Größe [12].

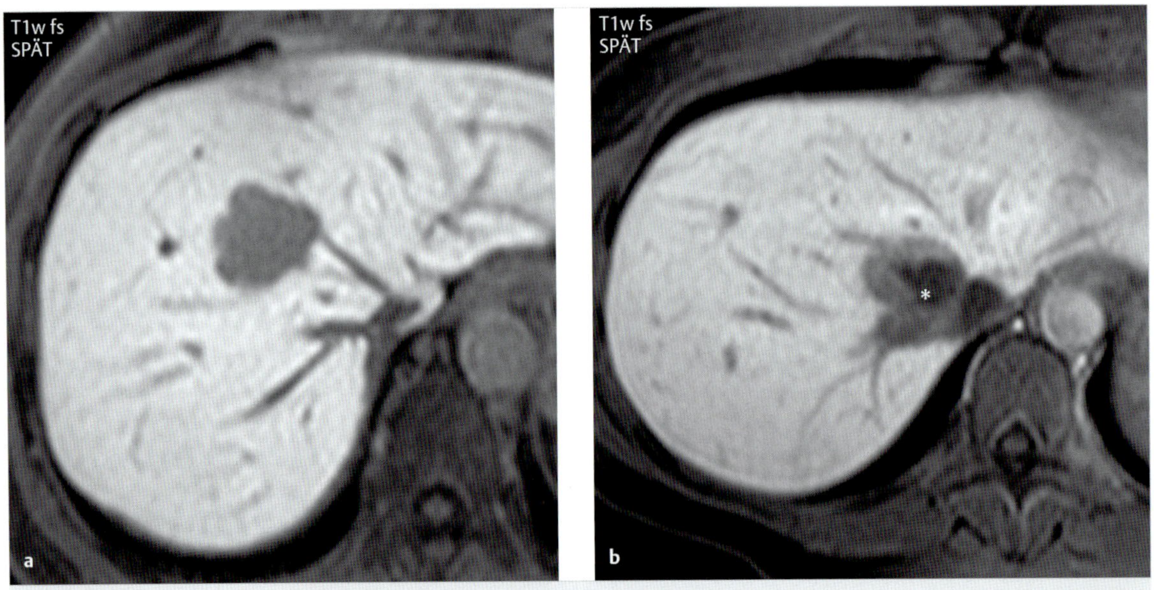

Abb. 5.6 T1w Spätphase des Hämangioms.
a Klassisch: homogen intermediär hypointens.
b Atypisch: zentral stark hypointense Zone i. S. einer zentralen Narbe oder Thrombose (*).

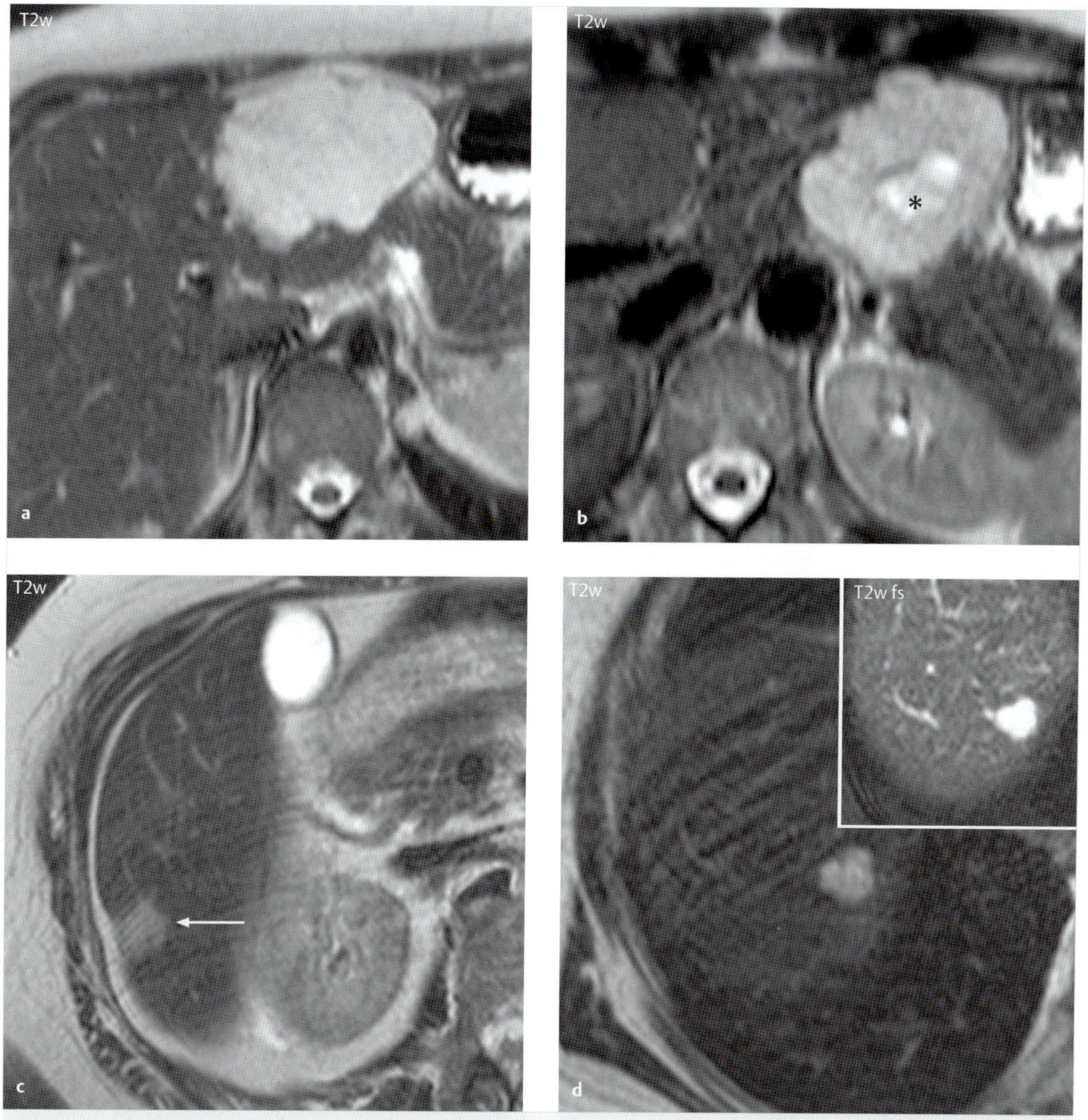

Abb. 5.7 T2w Bilder des Hämangioms.
a Klassisch: homogen hyperintens mit lobulierter Kontur und definierten Rändern.
b Atypisch: mit zentraler myxoider Narbe (*).
c Atypisch (Pfeil): reduziert hyperintens durch vermehrtes Bindegewebe und kleine Gefäßkanäle.
d Reduziert hyperintens: Steigerung des hyperintensen Kontrastes durch fettgesättigte T2w Aufnahmen.

Cave

Ein niedriger ADC-Wert schließt somit ein Hämangiom nicht aus! Folglich ist eine eindeutige Abgrenzung zu einer malignen Läsion mittels DWI nicht möglich [3] [18] (▸ Abb. 5.8).

5.6 Differenzialdiagnosen

Im klinischen Alltag sind Hämangiome häufig ein Nebenbefund im Rahmen einer Leberuntersuchung. Die Relevanz für den betroffenen Patienten liegt darin, das Hämangiom als solches eindeutig zu identifizieren und von malignen Raumforderungen zu unterscheiden.

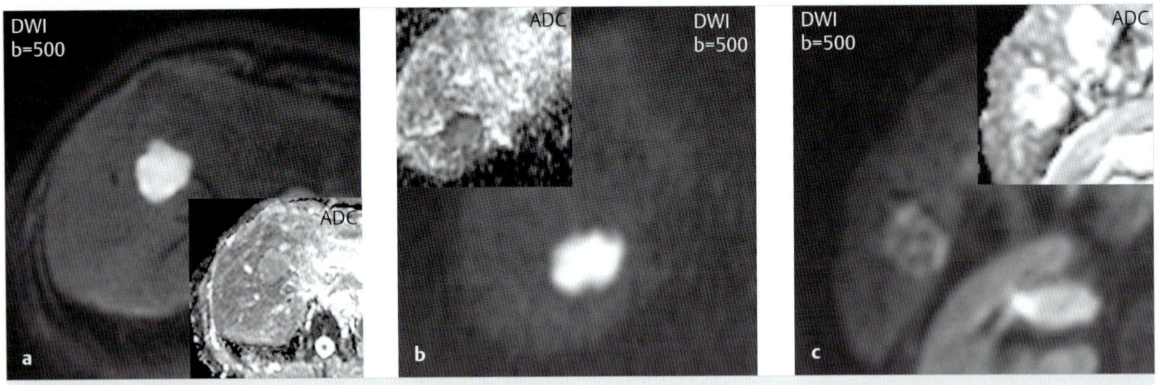

Abb. 5.8 Diffusionswichtung des Hämangioms.
a Hyperintens zum umgebenden Leberparenchym, hoher ADC i. S. eines T2-Shine-through-Effektes durch die lange T2-RZ des vaskulären Gewebes.
b Hyperintens zur Umgebung, niedriger ADC durch zunehmende Vernarbung und langsame Perfusion.
c Schwach hyperintens zur Umgebung, hoher ADC durch gesteigerte Perfusion und schnelle Blutflussgeschwindigkeit.

▶ **Hyperintense Raumforderungen.** Durch die starke Signalintensität in den T2w Aufnahmen ist eine Abgrenzung von den meisten soliden Läsionen möglich. Relevante Differenzialdiagnosen bleiben im Signal ebenfalls hyperintense Raumforderungen. Ursachen dafür sind eine gesteigerte Muzinproduktion (z. B. beim muzinösen kolorektalen Karzinom) oder zystische Raumforderungsanteile (z. B. bei Zystadenomen, Zystadenokarzinomen, Metastasen eines Ovarialkarzinoms, Schilddrüsenkarzinoms oder neuroendokriner Tumoren oder bei GIST unter Chemotherapie) [28] (▶ Abb. 5.9). Entscheidend sind hier die Anamnese – insbesondere das Vorliegen eines Primarius oder einer klassischen B-Symptomatik – und das Kontrastmittelverhalten.

▶ **Diffus anreichernde Raumforderungen.** Eine eher diffuse Kontrastmittelverteilung und die Abgrenzung multipler – sowohl dünner als auch dicker – Septen in den ve-

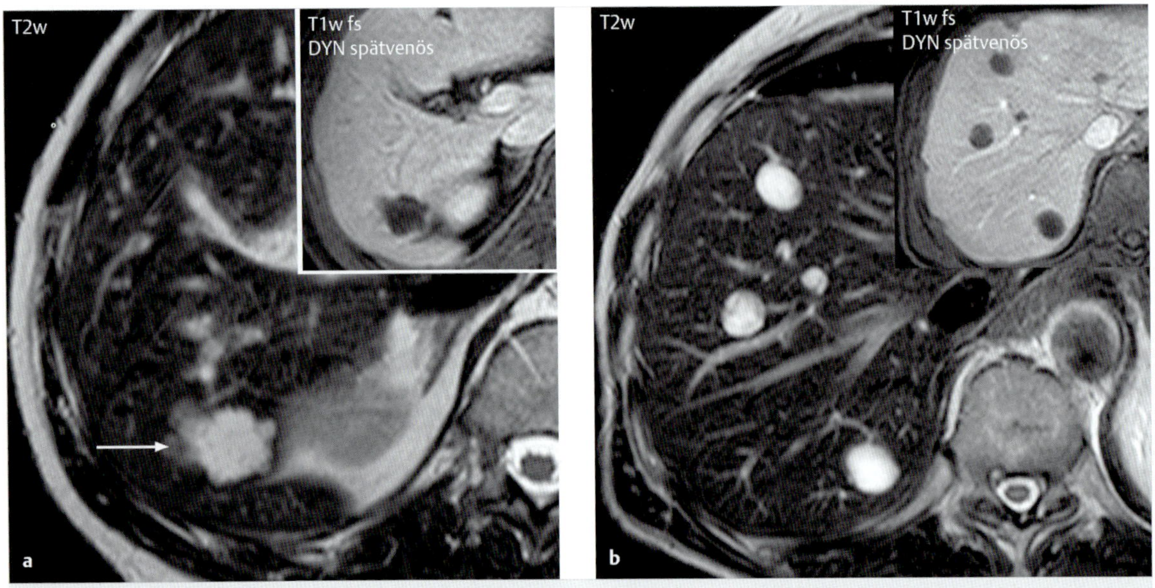

Abb. 5.9 Wichtige Differenzialdiagnosen des Hämangioms.
a Muzinöse Metastase eines kolorektalen Karzinoms (Pfeil): hyperintens mit lobulierter Kontur und definierten Rändern, keine wesentliche KM-Aufnahme in den venösen Phasen.
b Zystische Metastasen eines GIST: hyperintens und definierte Ränder, keine wesentliche KM-Aufnahme in den venösen Phasen (s. ▶ Abb. 10.13).

nösen Aufnahmen sollten dazu führen, die Diagnose Hämangiom in Frage zu stellen. Hypervaskularisierte Metastasen zeigen eher eine heterogene oder eine Ringanreicherung (79 %) des Kontrastmittels in Kombination mit einem peripheren Wash-out, während beim Hämangiom die Kontrastmittelanreicherung auch in der Peripherie persistiert [6] (s. ▸ Abb. 5.13).

Schwierigkeiten bereitet die Diagnose des atypischen Hämangioms mit reduzierter Signalintensität in der T2-Wichtung.

Praxistipp

Ist die Diagnose bildmorphologisch nicht sicher zu stellen und besteht klinisch der Verdacht auf eine maligne Erkrankung, sollte eine Biopsie durchgeführt werden. Ein gehäuftes Blutungsrisiko wird bei Hämangiomen in der Literatur nicht beschrieben [27].

Hämangiom im Überblick

Das kavernöse Hämangiom ist die häufigste benigne Raumforderung der Leber. Eine hohe Signalintensität in der T2-Wichtung und eine zunächst randständig noduläre und dann zunehmend zentripetale Kontrastmittelanreicherung in der T1-Dynamik ermöglichen eine zuverlässige Diagnose (▸ Abb. 5.10). Insbesondere kleine Hämangiome können sich in der arteriellen Kontrastmittelphase vollständig homogen kontrastieren. Im Gegensatz zu hyperperfundierten malignen Läsionen persistiert das KM in den venösen Phasen in der Läsion äquivalent zum Signal der Aorta. Bei größeren Raumforderungen verhindern intraläsionale regressive Veränderungen nicht selten eine komplette Kontrastmittelfüllung in den späten venösen Phasen der Kontrastmitteldynamik.

Die meisten Hämangiome sind im zeitlichen Verlauf größenstabil und asymptomatisch. Eine Therapie ist in der Regel nicht erforderlich.

5.7 Klinische Relevanz und aktuelle Therapieansätze

Das Hämangiom ist eine gutartige Läsion ohne wesentliche Wachstumstendenz. Es besteht kein Entartungsrisiko. Spontane Blutungen sind selten und treten allenfalls bei antikoagulativer Therapie oder als Folge eines Traumas auf [8]. Daher ist eine Therapie in der Regel nicht indiziert [8] [15].

In seltenen Fällen werden symptomatische Hämangiome – nach Ausschluss anderer Ursachen und erfolgloser konservativer Schmerztherapie – operativ reseziert [8]. Die operative Entfernung eines Riesenhämangiom kann z. B. bei therapieresistenten kompressionsbedingten Oberbauchbeschwerden indiziert sein oder bei einer Verbrauchskoagulopathie im Rahmen eines Kasabach-Merritt-Syndroms [30].

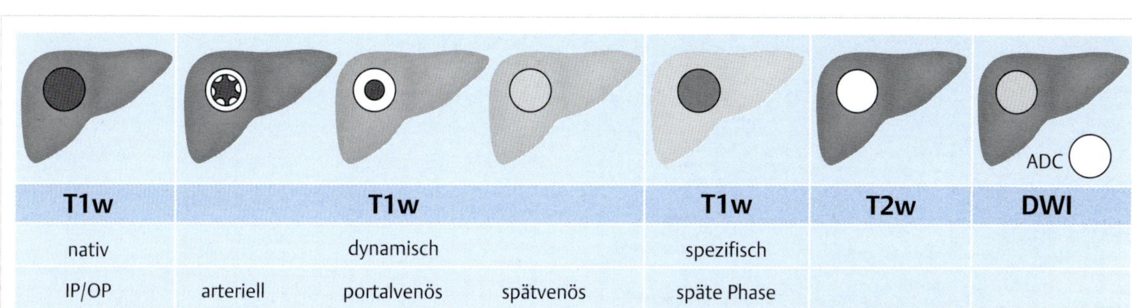

Abb. 5.10 Typische Signalmuster des Hämangioms.

5.8 Bildbeispiele

Die folgenden Bildbeispiele zeigen die Bildmuster eines klassischen Hämangioms (▶ Abb. 5.11), eines High-Flow-Hämangioms (▶ Abb. 5.12), eines sehr kleinen Hämangioms (▶ Abb. 5.13), eines Riesenhämangioms (▶ Abb. 5.14), eines atypischen (▶ Abb. 5.15) und eines hyperperfundierten Hämangioms (▶ Abb. 5.16).

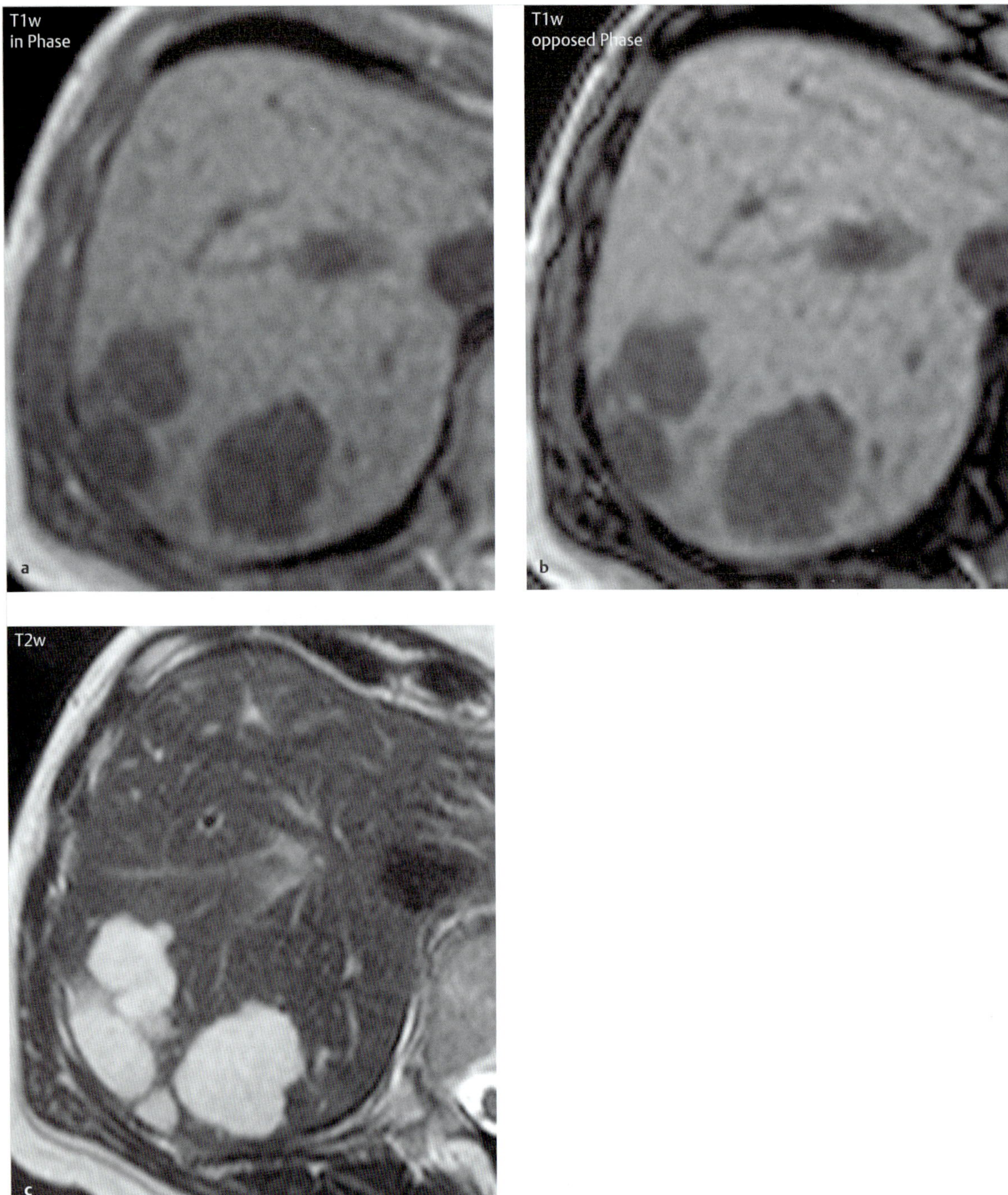

Abb. 5.11 Bildmuster eines (klassischen) Hämangioms.
52-jährige Patientin mit kavernösen Hämangiomen im Segment 7 mit einem Durchmesser von 3 und 4,5 cm.
a T1w nativ IP: homogen hypointens, lobulierte Kontur mit definierten Rändern.
b T1w nativ OP: homogen hypointens.
c T2w: homogen hyperintens, lobulierte Kontur.

Fortsetzung ▶

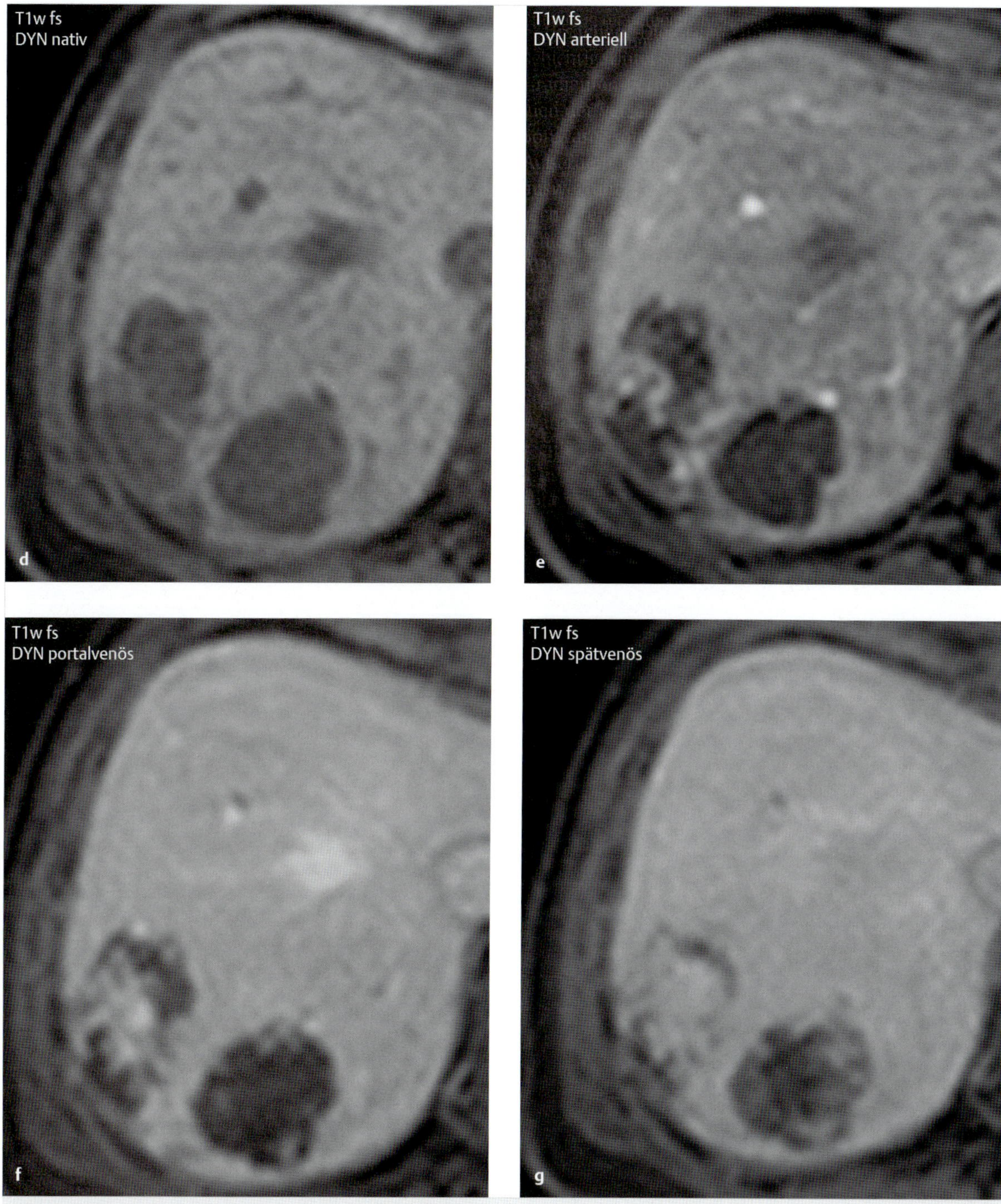

Abb. 5.11 Fortsetzung; Bildmuster eines (klassischen) Hämangioms.
d T1w Dynamik nativ: hypointens.
e T1w Dynamik arteriell: periphere KM-Anreicherung.
f T1w Dynamik portalvenös: zunehmende Füllung.
g T1w Dynamik spätvenös: weiter zunehmende Füllung.

Fortsetzung ►

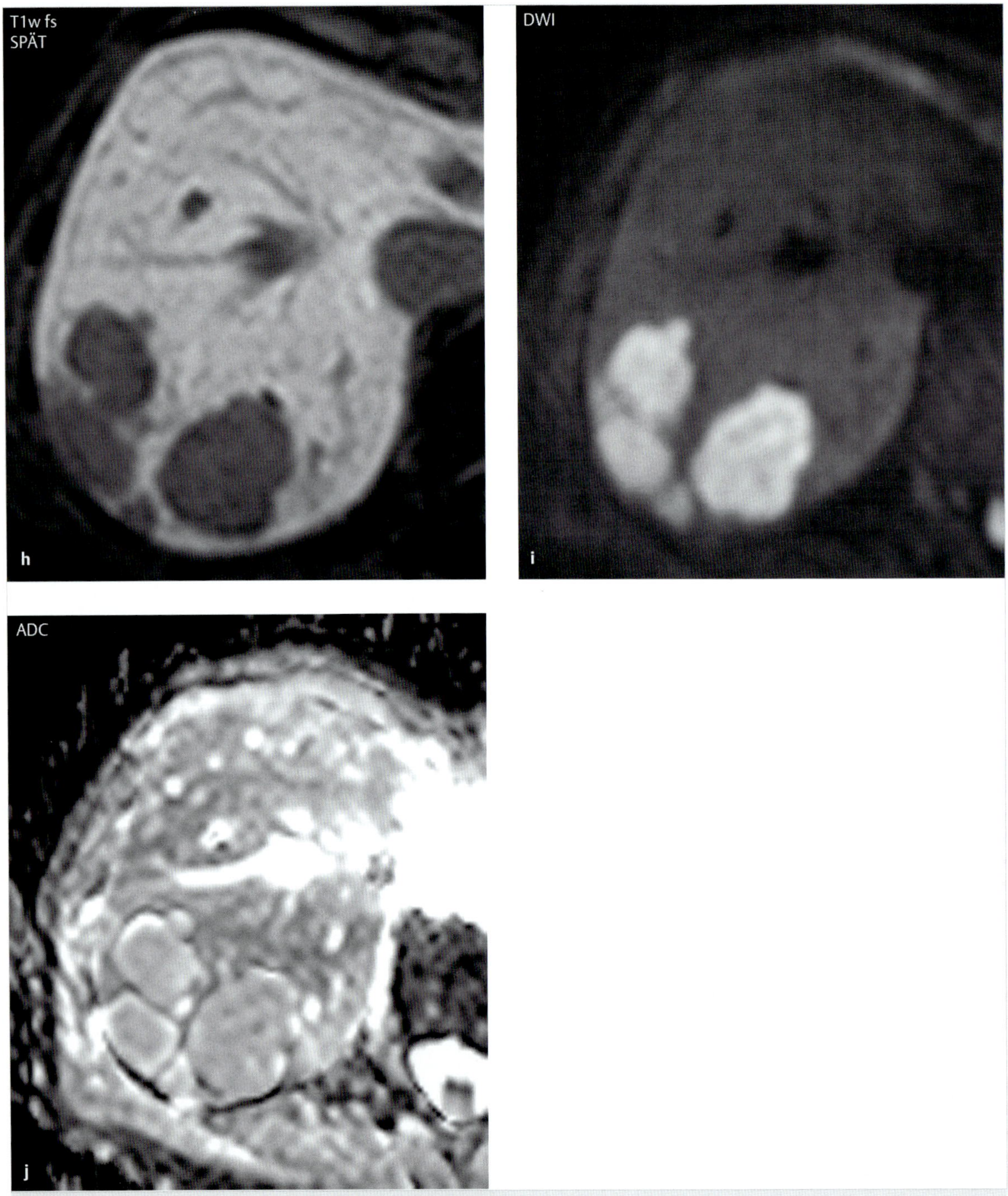

Abb. 5.11 Fortsetzung; Bildmuster eines (klassischen) Hämangioms.
h T1w spät: homogen intermediär hypointens.
i DWI: hyperintens.
j ADC hoch: i.S. eines T2-Shine-through-Effektes ($1{,}9 \times 10^{-3}$ mm^2/s).

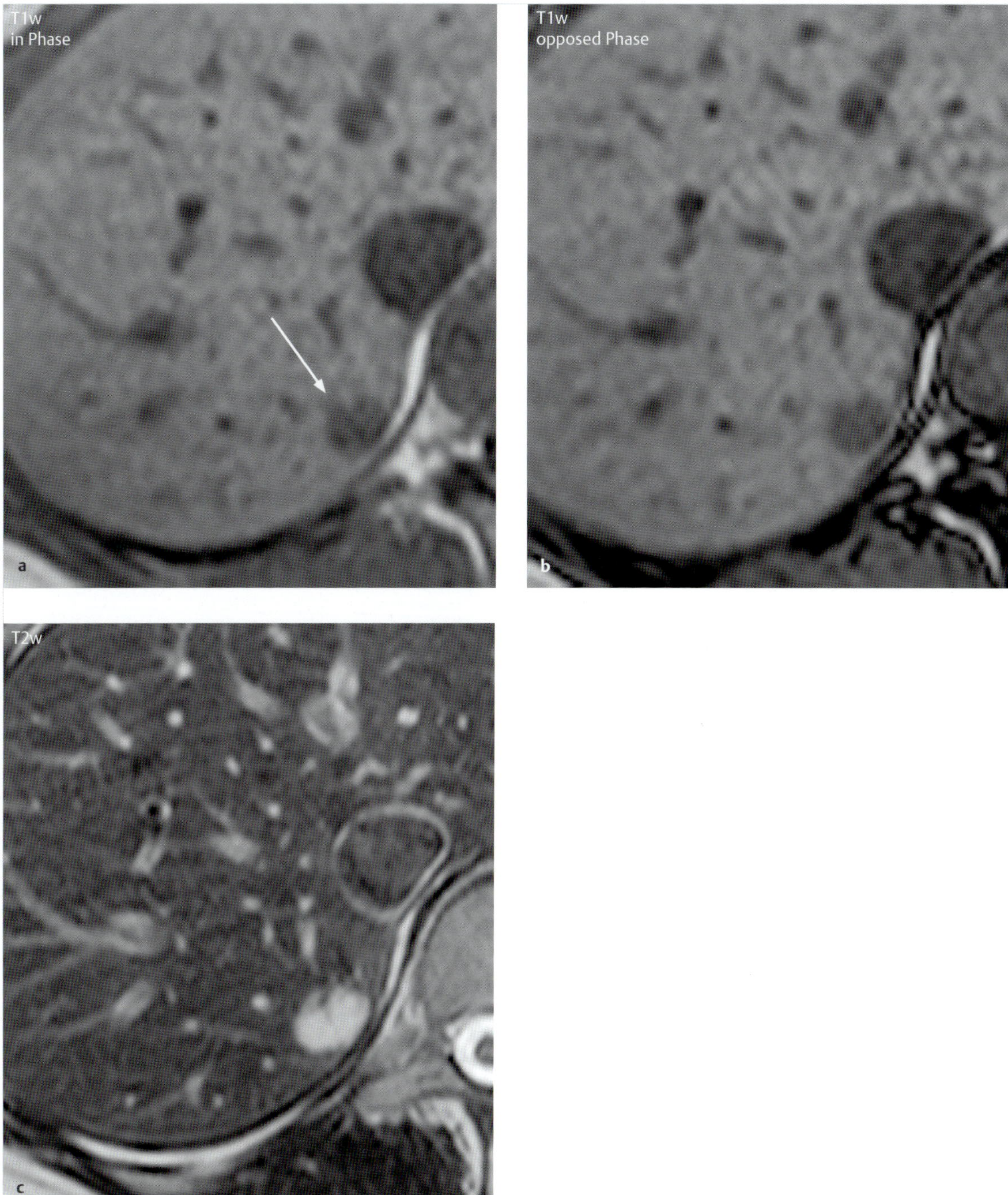

Abb. 5.12 Bildmuster eines kleinen Hämangioms (High Flow).
23-jährige Patientin mit kavernösem Hämangiom im Segment 7 mit einem Durchmesser von 1,5 cm.
a T1w nativ IP: homogen hypointens (Pfeil).
b T1w nativ OP: homogen hypointens.
c T2w: hyperintens.

Fortsetzung ►

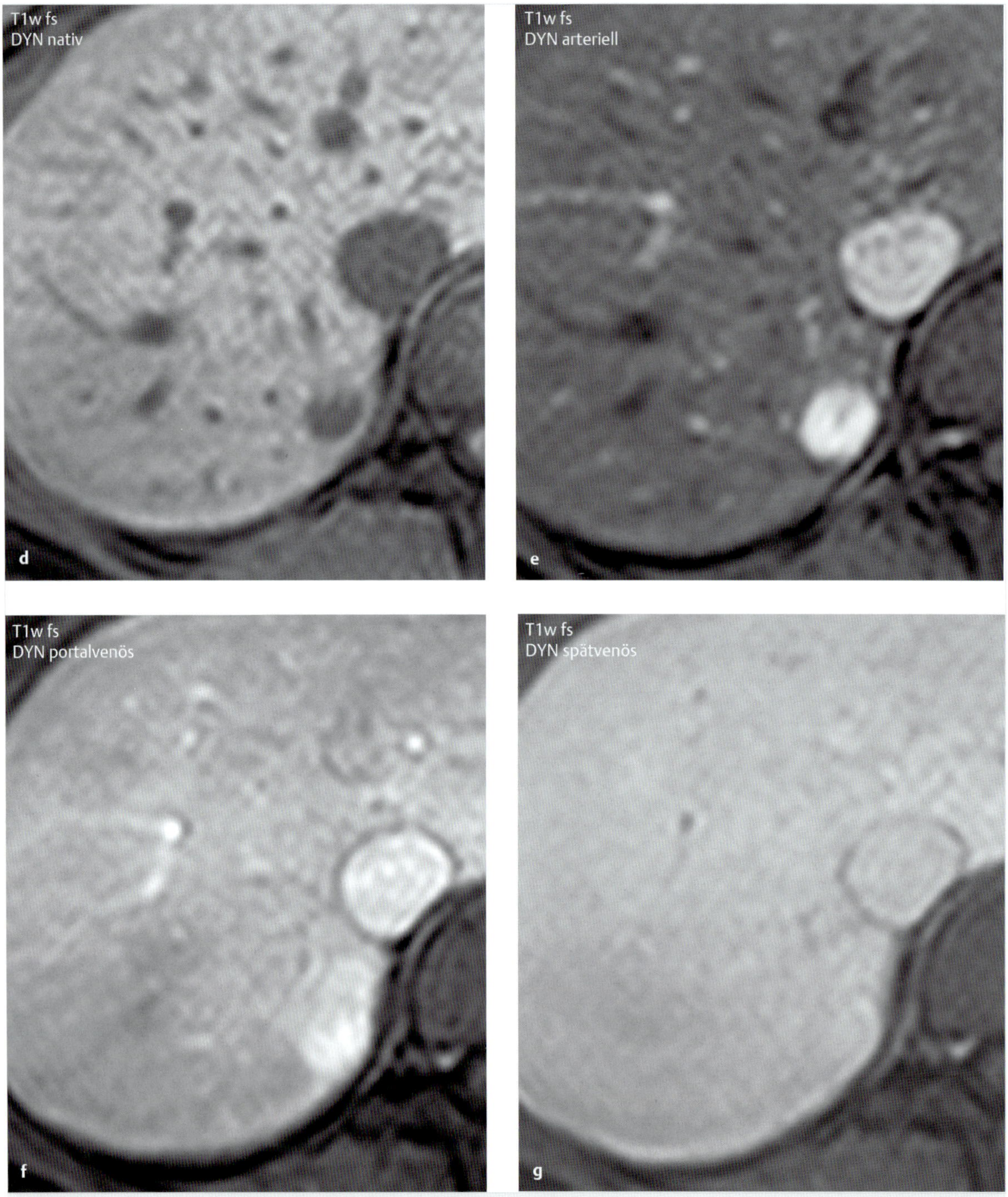

Abb. 5.12 Fortsetzung; Bildmuster eines kleinen Hämangioms (High Flow).
d T1w Dynamik nativ: hypointens.
e T1w Dynamik arteriell: starke und komplette KM-Anreicherung.
f T1w Dynamik portalvenös: hyperintens.
g T1w Dynamik spätvenös: isointens.

Fortsetzung ►

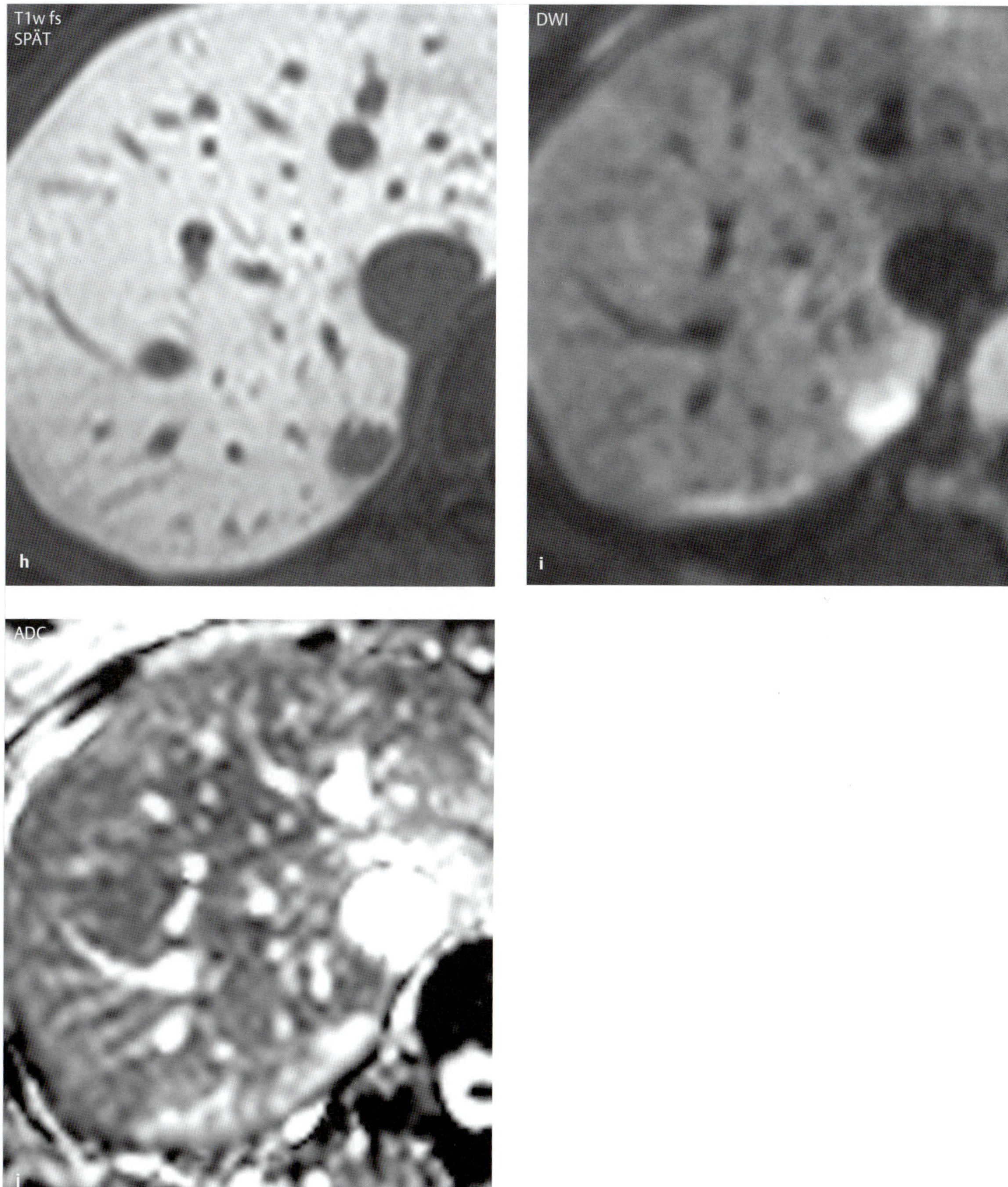

Abb. 5.12 Fortsetzung; Bildmuster eines kleinen Hämangioms (High Flow).

h T1w spät: homogen hypointens.

i DWI: schwach hyperintens.

j ADC: hoch im Vergleich zum umgebenden Leberparenchym ($1{,}9 \times 10^{-3}$ mm^2/s).

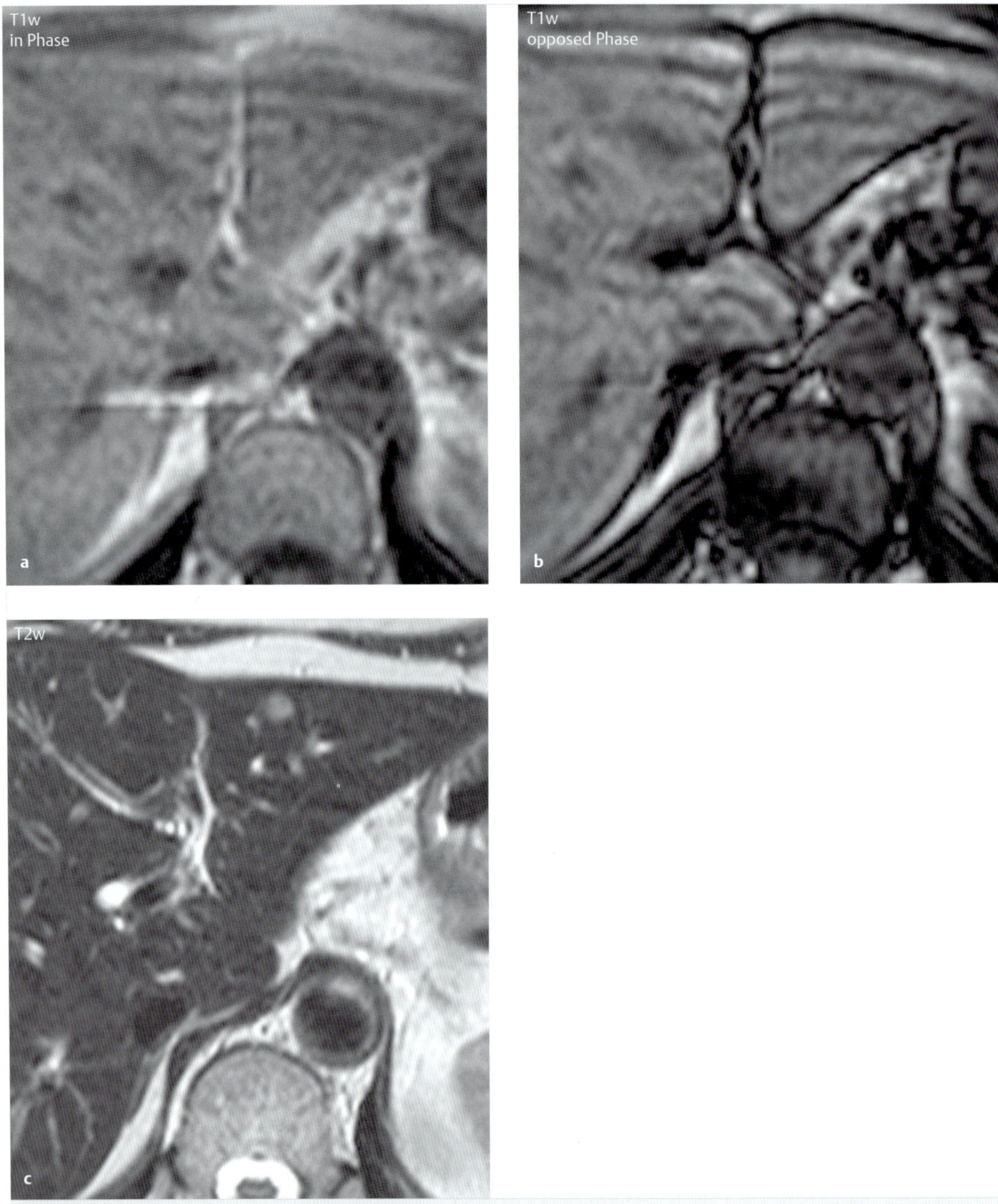

Abb. 5.13 Bildmuster eines sehr kleinen Hämangioms. 53-jährige Patientin mit Mammakarzinom und kavernösem Hämangiom im Segment 3 mit einem Durchmesser von 6 mm.

a T1w nativ IP: bei Bewegungsartefakten nicht abzugrenzen.

b T1w nativ OP: bei Bewegungsartefakten nicht abzugrenzen.

c T2w: hyperintens.

Fortsetzung ►

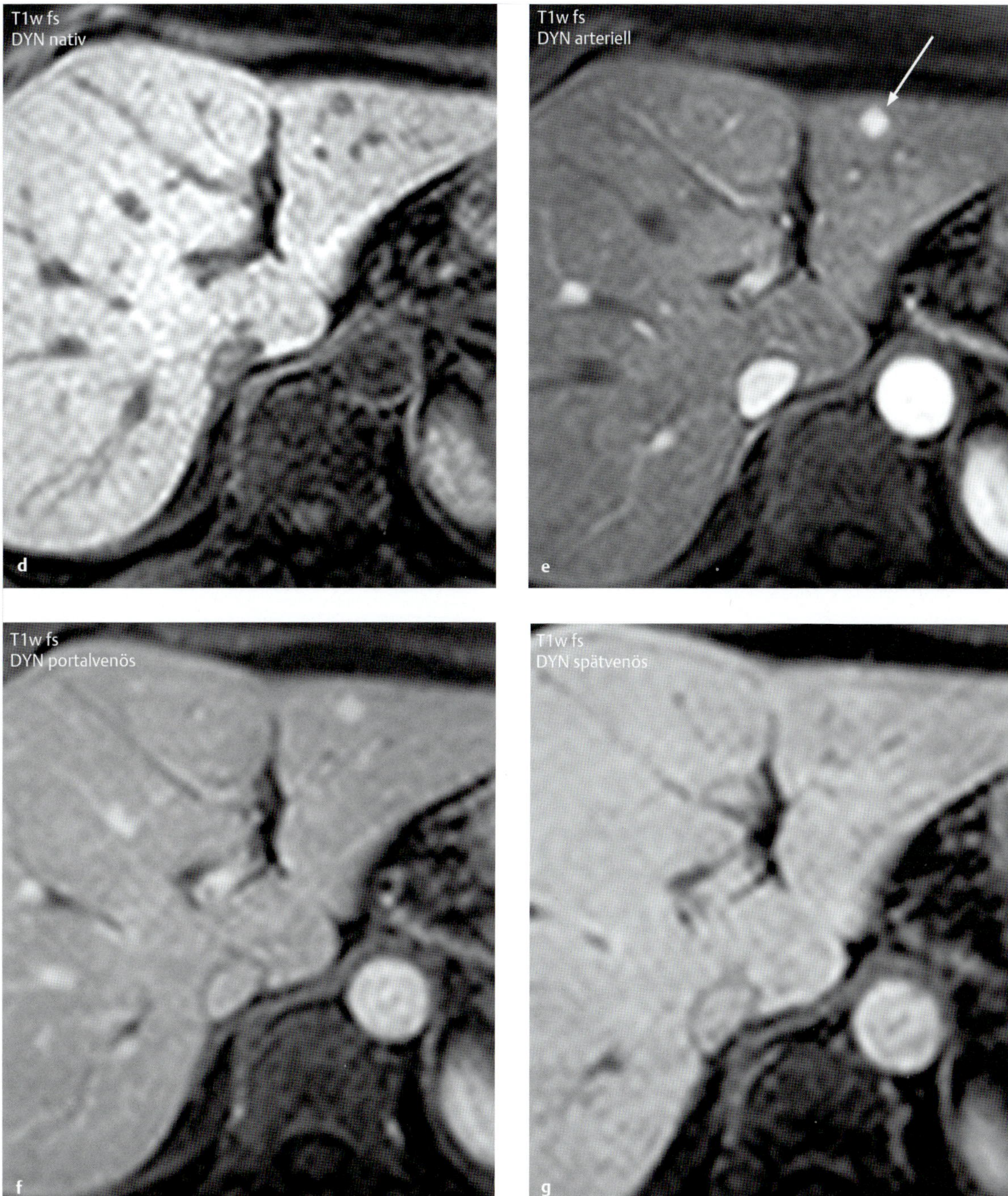

Abb. 5.13 Fortsetzung; Bildmuster eines sehr kleinen Hämangioms.

d T1w Dynamik nativ: hypointens.

e T1w Dynamik arteriell: starke KM-Anreicherung (Pfeil).

f T1w Dynamik portalvenös: hyperintens.

g T1w Dynamik spätvenös: isointens (durch die persistierende Signalintensität in den venösen Phasen Abgrenzung zu einer hypervaskularisierten Metastase).

Fortsetzung ►

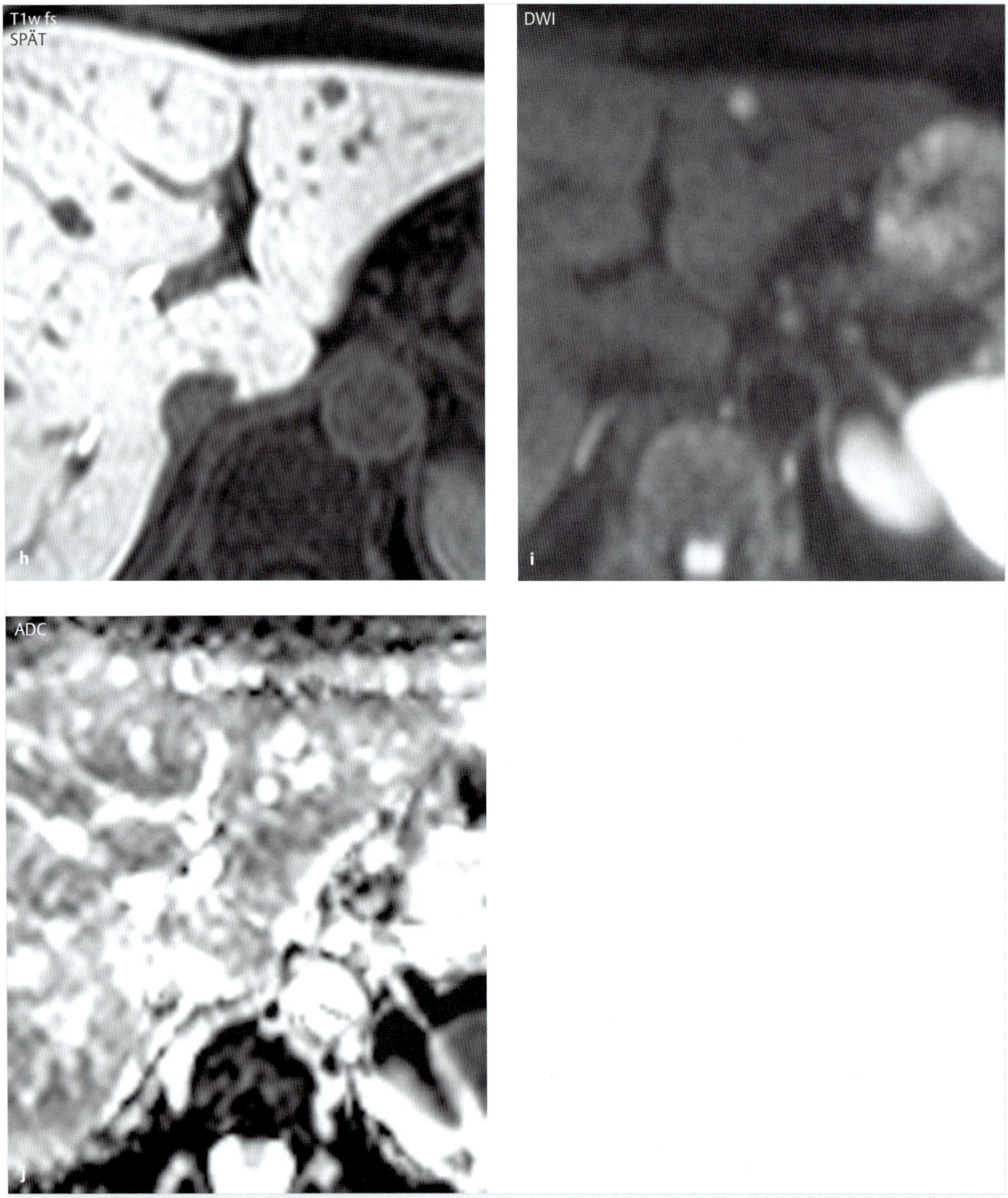

Abb. 5.13 Fortsetzung; Bildmuster eines sehr kleinen Hämangioms.
h T1w spät: homogen hypointens.
i DWI: hyperintens.
j ADC hoch ($2{,}6 \times 10^{-3}$ mm^2/s).

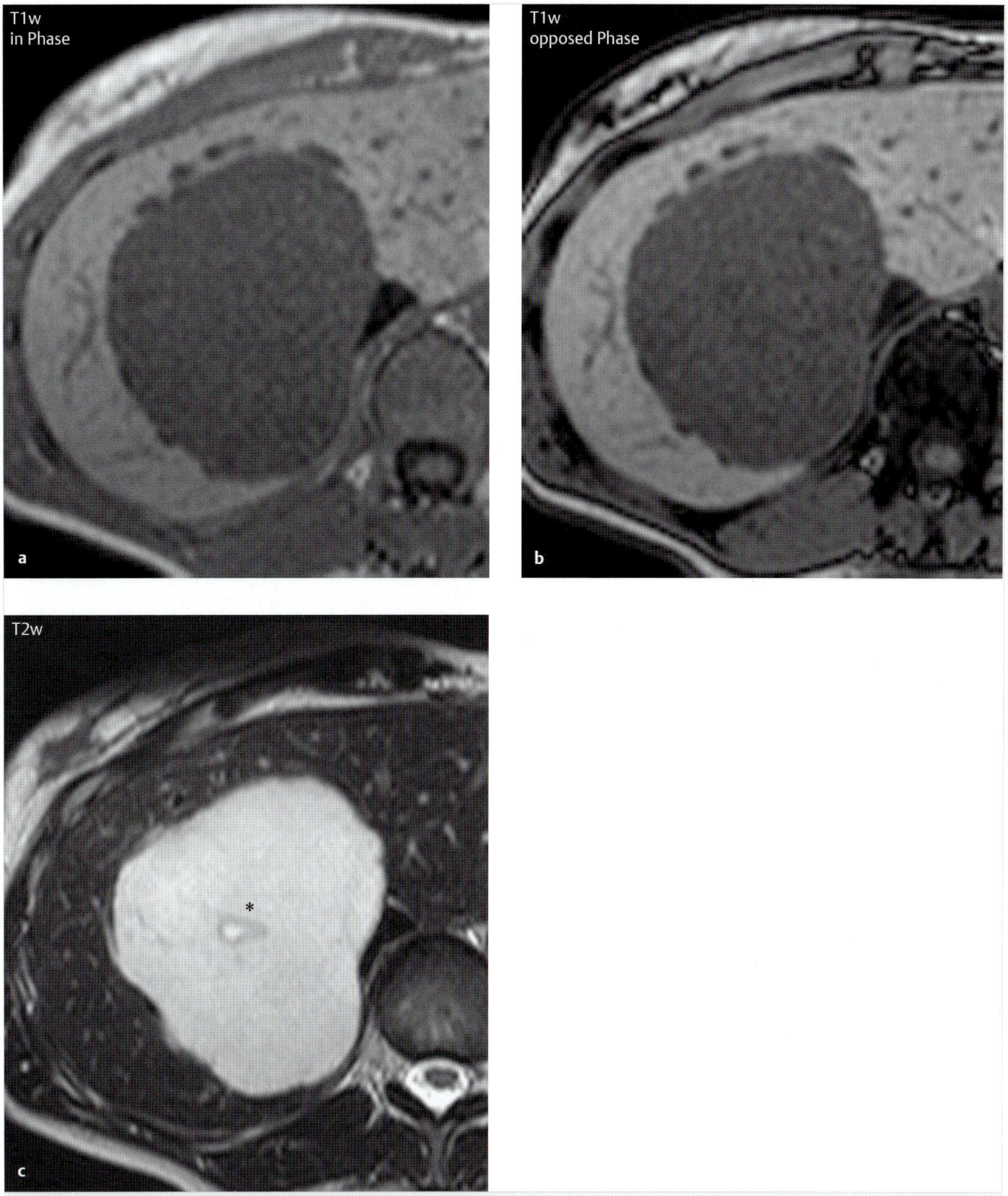

Abb. 5.14 Bildmuster eines Riesenhämangioms.
40-jährige Patientin mit kavernösem Hämangiom im rechten Leberlappen mit einem Durchmesser von 10 cm.
a T1w nativ IP: homogen hypointens.
b T1w nativ OP: homogen hypointens.
c T2w: homogen stark hyperintens, zentral signalreiche Struktur (*) i. S. einer myxoiden Narbe.

Fortsetzung ►

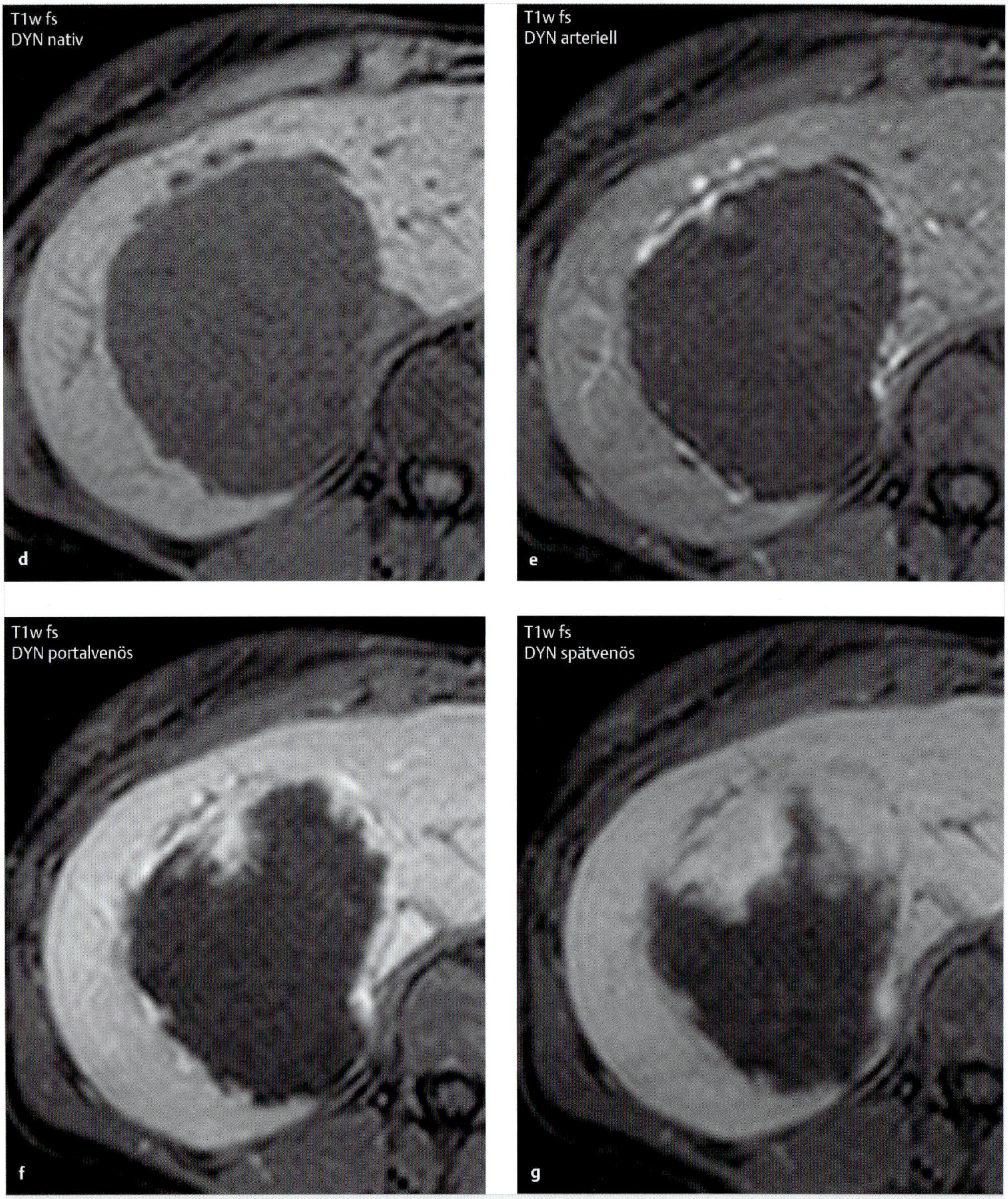

Abb. 5.14 Fortsetzung; Bildmuster eines Riesenhämangioms.
d T1w Dynamik nativ: hypointens.
e T1w Dynamik arteriell: marginale Anreicherung.
f T1w Dynamik portalvenös: Anreicherung im Verlauf zunehmend.
g T1w Dynamik spätvenös: Anreicherung im Verlauf zunehmend mit verbleibenden Kontrastmittelaussparungen.

Fortsetzung ►

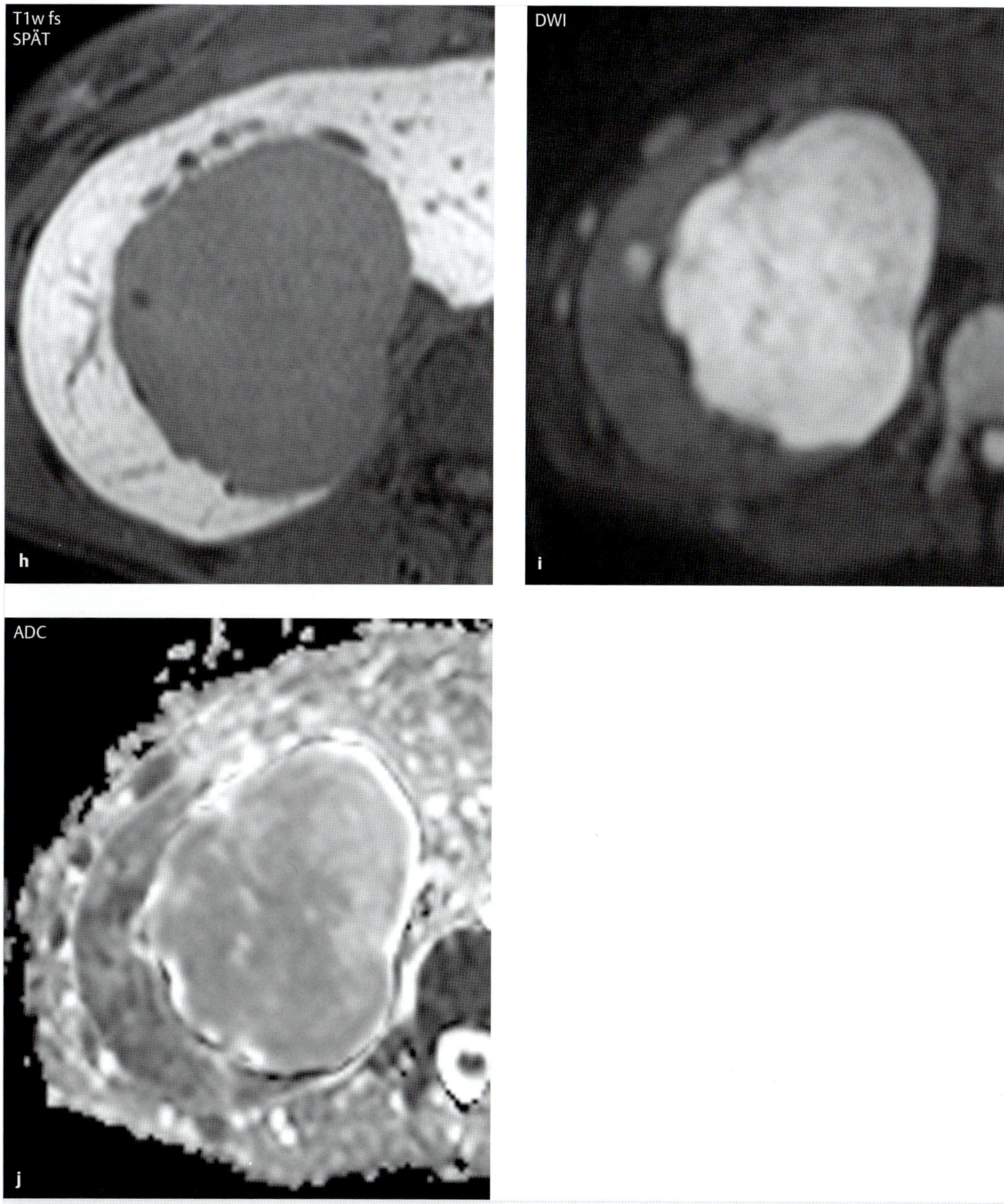

Abb. 5.14 Fortsetzung; Bildmuster eines Riesenhämangioms.
h T1w spät: homogen intermediär hypointens.
i DWI: hyperintens.
j ADC: vergleichbar zum umgebenden Leberparenchym ($1{,}3 \times 10^{-3}$ mm^2/s).

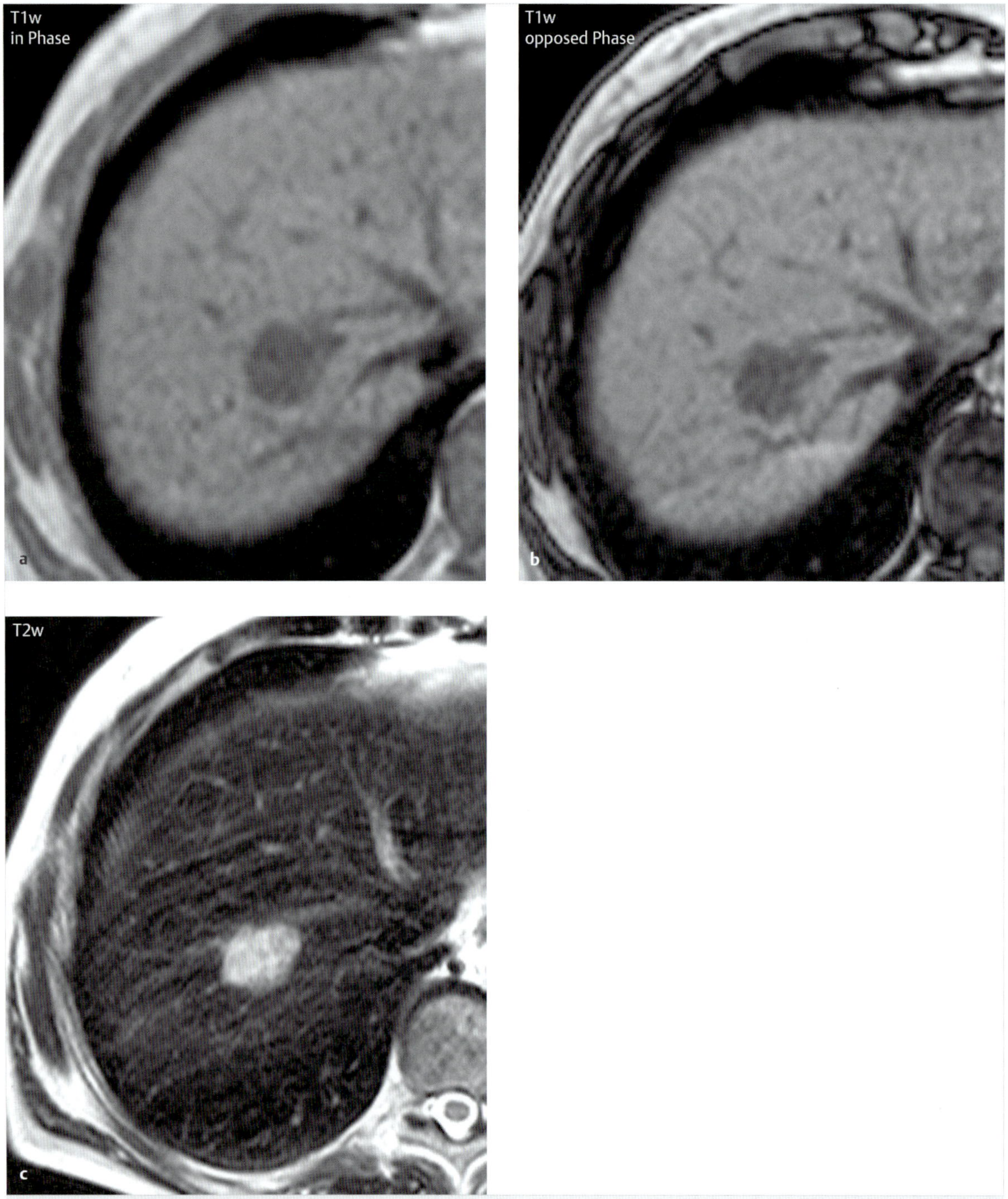

Abb. 5.15 Bildmuster eines atypischen Hämangioms.
67-jährige Patientin mit kavernösem Hämangiom im Segment 7 mit einem Durchmesser von 2,5 cm.

a T1w nativ IP: hypointens.
b T1w nativ OP: hypointens.
c T2w: hyperintens.

Fortsetzung ►

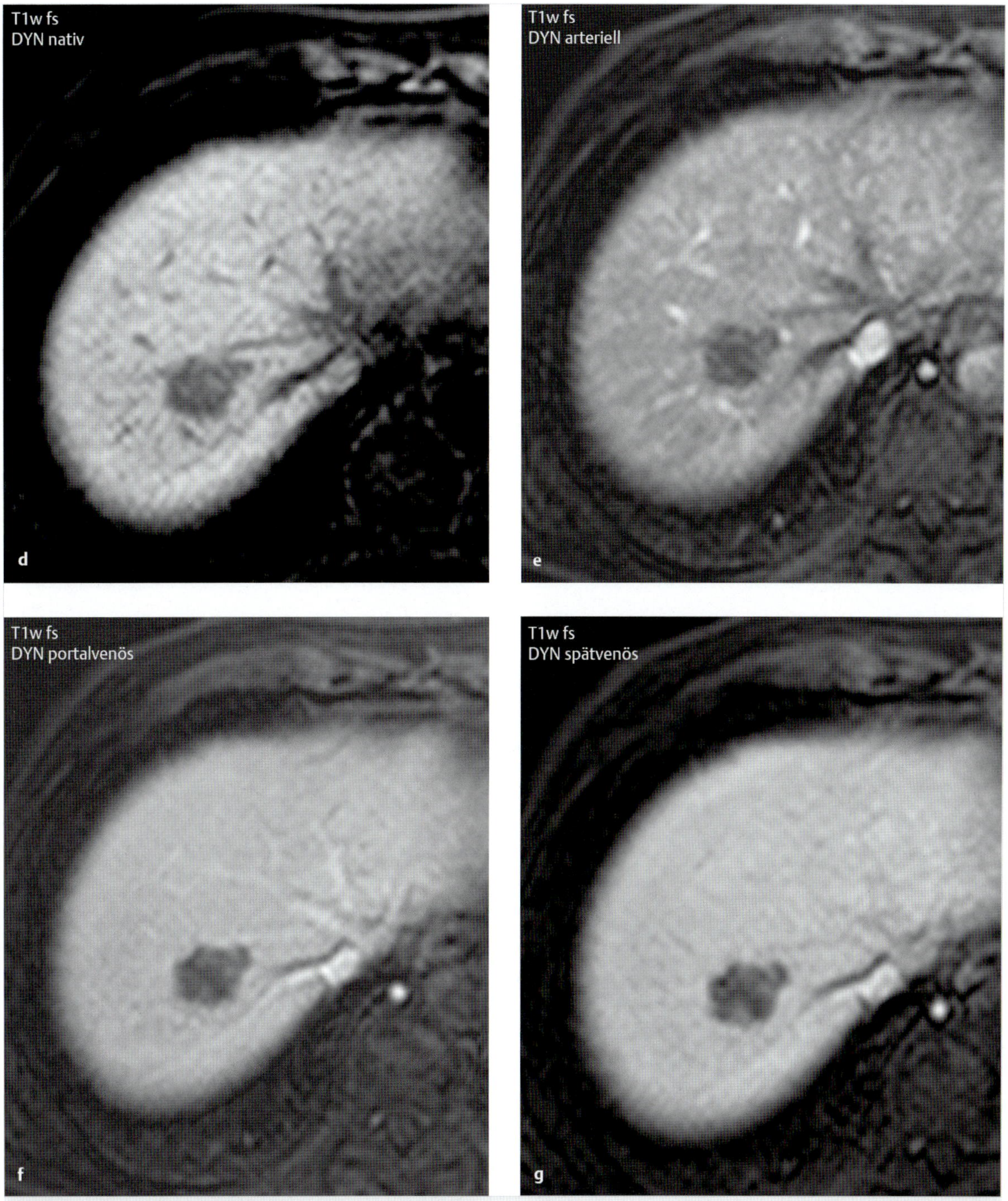

Abb. 5.15 Fortsetzung; Bildmuster eines atypischen Hämangioms.
d T1w Dynamik nativ: hypointens.
e T1w Dynamik arteriell: hypointens.
f T1w Dynamik portalvenös: minimale Anreicherung i. S. einer Vernarbung oder Thrombosierung.
g T1w Dynamik spätvenös: minimale Anreicherung i. S. einer Vernarbung oder Thrombosierung.

Fortsetzung ►

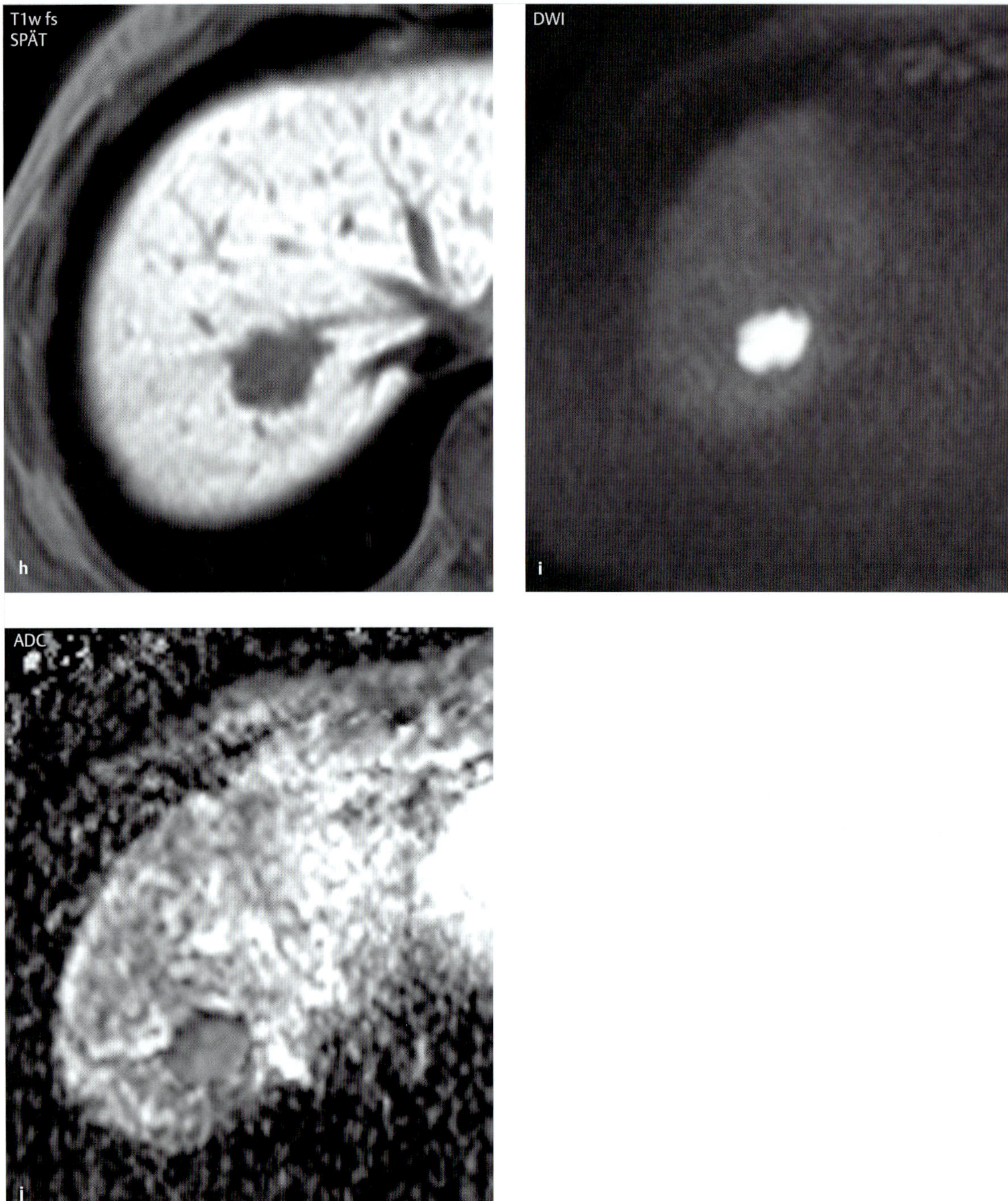

Abb. 5.15 Fortsetzung; Bildmuster eines atypischen Hämangioms.
h T1w spät: homogen hypointens.
i DWI: hyperintens.
j ADC niedrig i. S. einer Diffusionseinschränkung ($1,0 \times 10^{-3}$ mm^2/s).

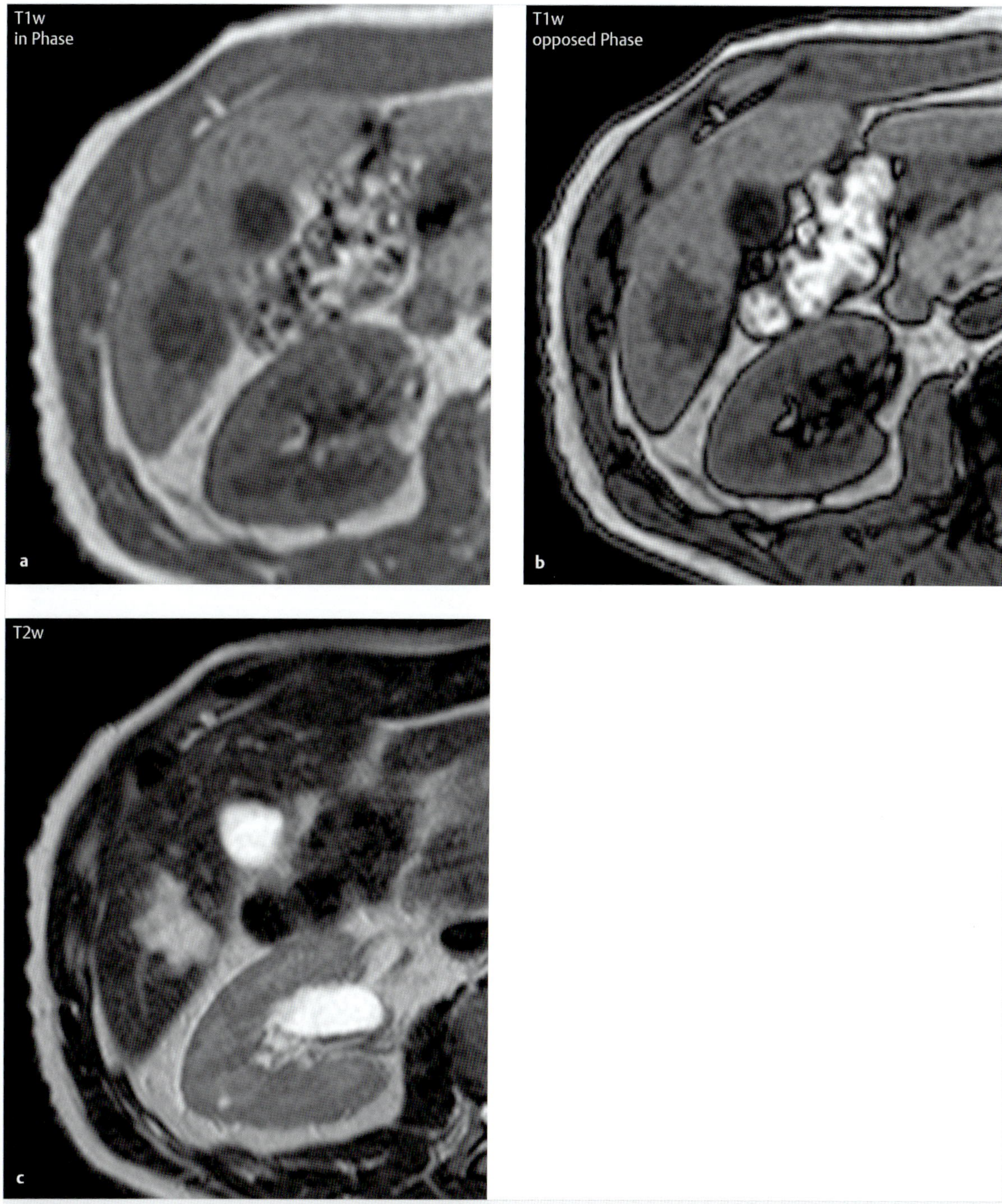

Abb. 5.16 Bildmuster eines hyperperfundierten Hämangioms.
70-jähriger Patient mit kavernösem Hämangiom im Segment 6 mit einem Durchmesser von 3,5 cm.
a T1w nativ IP: hypointens.
b T1w nativ OP: hypointens.
c T2w: hyperintens.

Fortsetzung ►

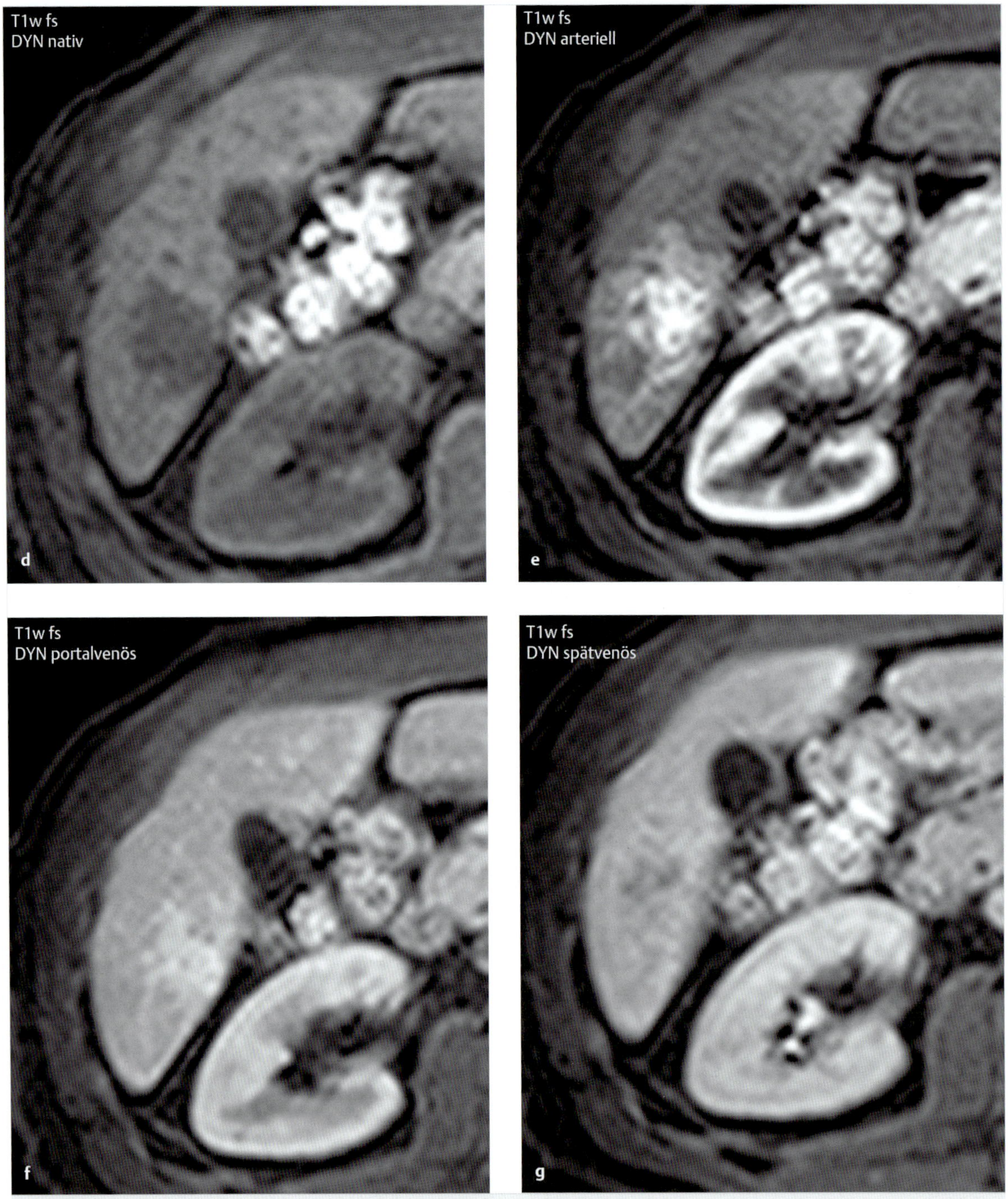

Abb. 5.16 Fortsetzung: Bildmuster eines hyperperfundierten Hämangioms.
d T1w Dynamik nativ: hypointens.
e T1w Dynamik arteriell: starke KM-Anreicherung mit perifokaler Hyperperfusion i. S. arterioportalvenöser Shuntverbindungen.
f T1w Dynamik portalvenös: hyperintens.
g T1w Dynamik spätvenös: schwach hypointens i. S. eines Pseudo-Wash-outs, z. B. durch eine große drainierende Vene.

Fortsetzung ►

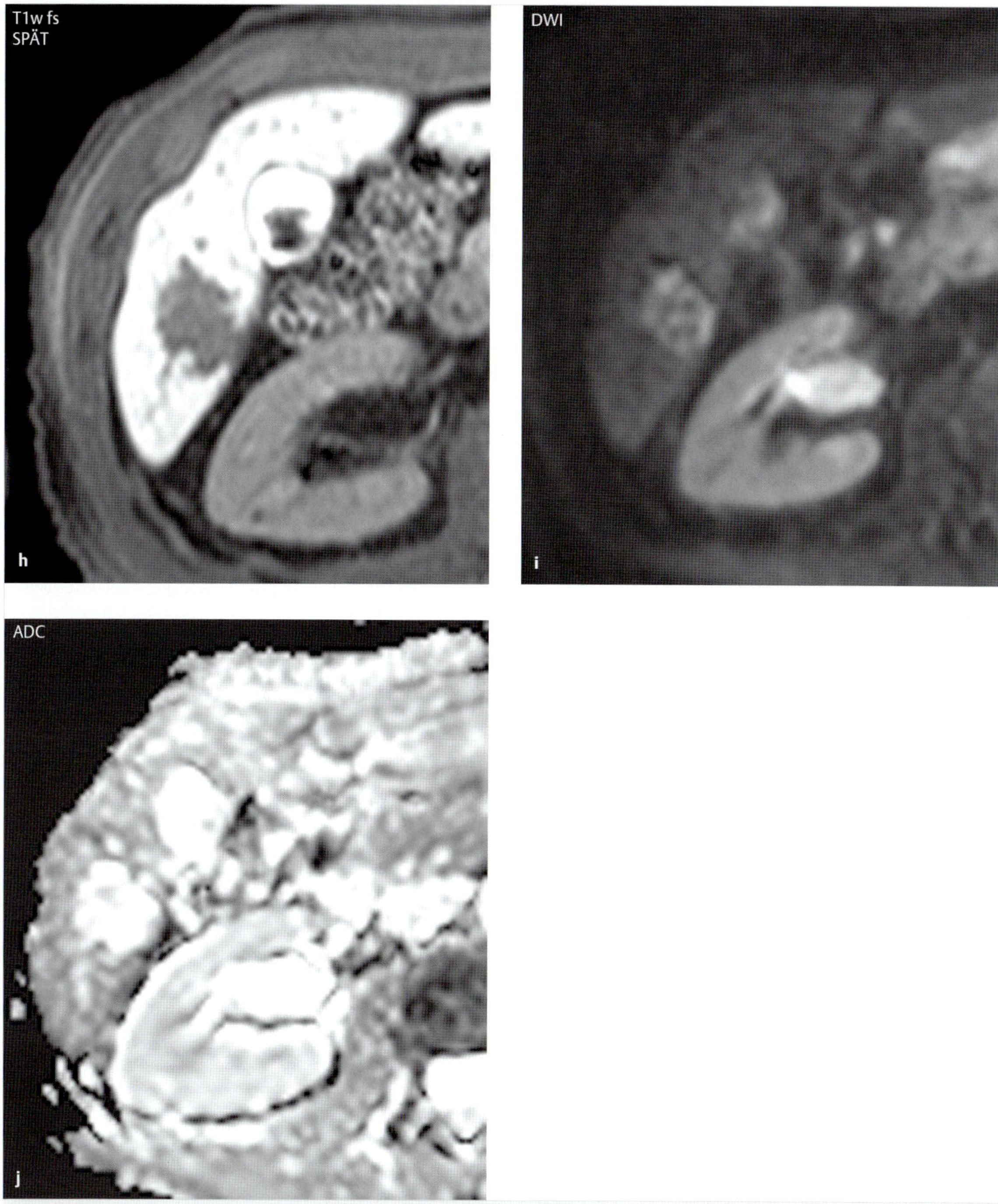

Abb. 5.16 Fortsetzung; Bildmuster eines hyperperfundierten Hämangioms.
h T1w spät: homogen hypointens.
i DWI: schwach hyperintens.
j ADC: hoch ($2{,}6 \times 10^{-3}$ mm^2/s).

5.9 Literatur

[1] Bennett GL, Petersein A, Mayo-Smith WW et al. Addition of gadolinium chelates to heavily T2-weighted MR imaging: limited role in differentiating hepatic hemangiomas from metastases. AJR Am J Roentgenol 2000; 174: 477–485

[2] Brancatelli G, Federle MP, Blachar A et al. Hemangioma in the cirrhotic liver: diagnosis and natural history. Radiology 2001; 219: 69–74

[3] Bruegel M, Holzapfel K, Gaa J et al. Characterization of focal liver lesions by ADC measurements using a respiratory triggered diffusion-weighted single-shot echo-planar MR imaging technique. Eur Radiol 2008; 18: 477–485

[4] Byun JH, Kim TK, Lee CW et al. Arterioportal shunt: prevalence in small hemangiomas versus that in hepatocellular carcinomas 3 cm or smaller at two-phase helical CT. Radiology 2004; 232: 354–360

[5] Coumbaras M, Wendum D, Monnier-Cholley L et al. CT and MR imaging features of pathologically proven atypical giant hemangiomas of the liver. AJR Am J Roentgenol 2002; 179: 1457–1463

[6] Danet IM, Semelka RC, Braga L et al. Giant hemangioma of the liver: MR imaging characteristics in 24 patients. Magn Reson Imaging 2003; 21: 95–101

[7] Doo KW, Lee CH, Choi JW et al. "Pseudo washout" sign in high-flow hepatic hemangioma on gadoxetic acid contrast-enhanced MRI mimicking hypervascular tumor. AJR Am J Roentgenol 2009; 193: 490–496

[8] Duxbury MS, Garden OJ. Giant haemangioma of the liver: observation or resection? Dig Surg 2010; 27: 7–11

[9] El-Hashemite N, Walker V, Kwiatkowski DJ. Estrogen enhances whereas tamoxifen retards development of Tsc mouse liver hemangioma. Cancer Res 2005; 65: 2474–2481

[10] Gandolfi L, Leo P, Solmi L et al. Natural history of hepatic haemangiomas: clinical and ultrasound study. Gut 1991; 32: 677–680

[11] Glinkova V, Shevah O, Boaz M et al. Hepatic haemangiomas: possible association with female sex hormones. Gut 2004; 53: 1352–1355

[12] Goshima S, Kanematsu M, Kondo H et al. Hepatic hemangioma: correlation of enhancement types with diffusion-weighted MR findings and apparent diffusion coefficients. Eur J Radiol 2009; 70: 325–330

[13] Goshima S, Kanematsu M, Watanabe H et al. Hepatic hemangioma and metastasis: differentiation with gadoxetate disodium-enhanced 3-T MRI. AJR Am J Roentgenol 2010; 195: 941–946

[14] Ishak KG, Rabin L. Benign tumors of the liver. Med Clin North Am 1975; 59: 995–1013

[15] Karhunen PJ. Benign hepatic tumours and tumour like conditions in men. J Clin Pathol 1986; 39: 183–188

[16] Kato H, Kanematsu M, Matsuo M et al. Atypically enhancing hepatic cavernous hemangiomas: high-spatial-resolution gadolinium-enhanced triphasic dynamic gradient-recalled-echo imaging findings. Eur Radiol 2001; 11: 2510–2515

[17] Martí-Bonmatí L, Casillas C, Graells M et al. Atypical hepatic hemangiomas with intense arterial enhancement and early fading. Abdom Imaging 1999; 24: 147–152

[18] Miller FH, Hammond N, Siddiqi AJ et al. Utility of diffusion-weighted MRI in distinguishing benign and malignant hepatic lesions. J Magn Reson Imaging 2010; 32: 138–147

[19] Mitsudo K, Watanabe Y, Saga T et al. Nonenhanced hepatic cavernous hemangioma with multiple calcifications: CT and pathologic correlation. Abdom Imaging 1995; 20: 459–461

[20] Semelka RC, Sofka CM. Hepatic hemangiomas. Magn Reson Imaging Clin N Am 1997; 5: 241–253

[21] Soyer P, Dufresne AC, Somveille E et al. Hepatic cavernous hemangioma: appearance on T2-weighted fast spin-echo MR imaging with and without fat suppression. AJR Am J Roentgenol 1997; 168: 461–465

[22] Stark DD, Felder RC, Wittenberg J et al. Magnetic resonance imaging of cavernous hemangioma of the liver: tissue-specific characterization. AJR Am J Roentgenol 1985; 145: 213–222

[23] Takayasu K, Moriyama N, Shima Y et al. Atypical radiographic findings in hepatic cavernous hemangioma: correlation with histologic features. AJR Am J Roentgenol 1986; 146: 1149–1153

[24] Tamada T, Ito K, Yamamoto A et al. Hepatic hemangiomas: evaluation of enhancement patterns at dynamic MRI with gadoxetate disodium. AJR Am J Roentgenol 2011; 196: 824–830

[25] Taouli B, Koh DM. Diffusion-weighted MR imaging of the liver. Radiology 2010; 254: 47–66

[26] Tateyama A, Fukukura Y, Takumi K et al. Gd-EOB-DTPA-enhanced magnetic resonance imaging features of hepatic hemangioma compared with enhanced computed tomography. World J Gastroenterol 2012; 18: 6269–6276

[27] Tung GA, Vaccaro JP, Cronan JJ et al. Cavernous hemangioma of the liver: pathologic correlation with high-field MR imaging. AJR Am J Roentgenol 1994; 162: 1113–1117

[28] Ueda K, Matsui O, Nobata K et al. Mucinous carcinoma of the liver mimicking cavernous hemangioma on pre- and postcontrast MR imaging. AJR Am J Roentgenol 1996; 166: 468–469

[29] Urhahn R, Kilbinger M, Drobnitzky M et al. Dynamic Gd-enhanced MR imaging of hepatic hemangioma: is high temporal resolution requisite for characterization? Magn Reson Imaging 1996; 14: 31–41

[30] Vilgrain V, Boulos L, Vullierme MP et al. Imaging of atypical hemangiomas of the liver with pathologic correlation. Radiographics 2000; 20: 379–397

[31] Yamashita Y, Ogata I, Urata J et al. Cavernous hemangioma of the liver: pathologic correlation with dynamic CT findings. Radiology 1997; 203: 121–125

Kapitel 6

Fokale noduläre Hyperplasie

6

6 Fokale noduläre Hyperplasie

6.1 Epidemiologie

Die fokale noduläre Hyperplasie (FNH) ist – nach dem Hämangiom – die zweithäufigste benigne Raumforderung der Leber. Die Prävalenz liegt bei über 1 % der Bevölkerung. Die Läsion ist vor allem bei Frauen im mittleren Alter anzutreffen (80 %) [11]. Im höheren Alter und bei Kindern wird die FNH selten diagnostiziert. Eine mögliche Erklärung ist, dass es sich bei der FNH um eine Leberläsion handelt, die sich im Laufe des Lebens erst entwickelt und sich im Alter auch wieder zurückbilden kann [15].

6.2 Ätiologie und Aufbau

6

Die FNH tritt meistens isoliert auf. In bis zu 30 % der Fälle wird jedoch auch eine multifokale Manifestation beschrieben [11]. Ursächlich für die Entwicklung ist eine kongenitale vaskuläre Anomalie. In der Folge entsteht ein chronisch erhöhter fokaler arterieller Druck auf das Leberparenchym. Dieser induziert einen lokalen knotigen Umbau des angrenzenden Parenchyms in Analogie zur Bildung des Regeneratknotens in der diffusen Leberzirrhose [18] [20]. Somit handelt es sich bei der FNH nicht um ein Neoplasie im eigentlichen Sinne, sondern um polyklonale Leberparenchymknoten ohne Zellentdifferenzierung.

▸ **Zusammensetzung.** Die Knoten werden durch fibröse Septen voneinander getrennt und durch eine atypische Leberarterie versorgt. Besonders kräftige Septen imponieren als zentrale Narbe [12]. Diese, teils auch exzentrisch gelegene Narbe ist ein wesentliches bildmorphologisches Merkmal der FNH. Aufgrund einer parallel stattfindenden Proliferation von Cholangiozyten bilden sich aberrante, teils blind endende Gallengänge. Dies führt zu einer intraläsionalen Cholestase und damit zur Akkumulation von Gallenbestandteilen mit konsekutiv periduktulärer Inflammation und progressiver Fibrose [3] [11] [12] [14] [17].

Die FNH besitzt keine echte – d. h. fibröse – Kapsel. Bei größeren Läsionen (> 3 cm) kann sich jedoch durch Kompression des angrenzenden Lebergewebes in Kombination mit einer inflammatorischen Umgebungsreaktion eine Pseudokapsel von bis zu mehreren Millimetern Durchmesser entwickeln.

Das Transporterprofil der betroffenen Hepatozyten verändert sich. Zellatypien als Hinweis auf eine Entdifferenzierung oder eine maligne Transformation werden in der Literatur jedoch nicht beschrieben [19]. Eine intraläsionale Steatose ist in ca. 25 % möglich [16]. Verkalkungen sind sehr selten.

▸ **Größe.** Der Durchmesser variiert von wenigen Millimetern bis über 10 cm. Eine FNH bleibt im Verlauf in den meisten Fällen größenkonstant, kann jedoch innerhalb eines Jahres auch wachsen (▸ Abb. 6.1) oder sich durch regressive Umbauten verkleinern [10].

6.3 T1-gewichtete Bildgebung

6.3.1 Native Bildgebung

Da es sich histologisch um lebereigenes Gewebe handelt, ist die FNH in der nativen T1-Wichtung homogen isointens – allenfalls leicht hypointens – zum umgebenden Leberparenchym (▸ Abb. 6.2a). Die Außenkontur ist meist lobuliert und glatt berandet. Bei größeren Läsionen

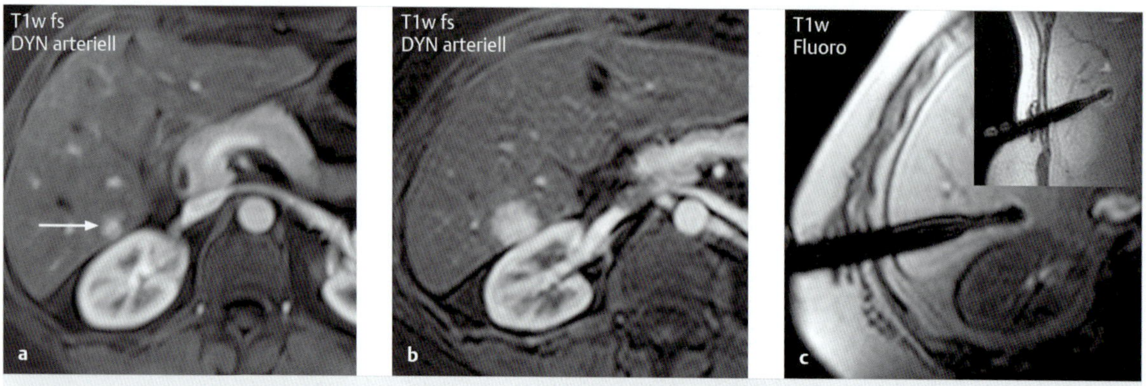

Abb. 6.1 Wachstum einer FNH.
a FNH (Pfeil): arteriell kräftig hyperperfundiert mit einem Durchmesser von 10 mm.
b Kontrolluntersuchung nach 2 Jahren mit einer Größenprogredienz auf 25 mm.
c Histologische Diagnosesicherung mittels MR-gestützter Freihand-Punktion in fluoroskopischer Technik.

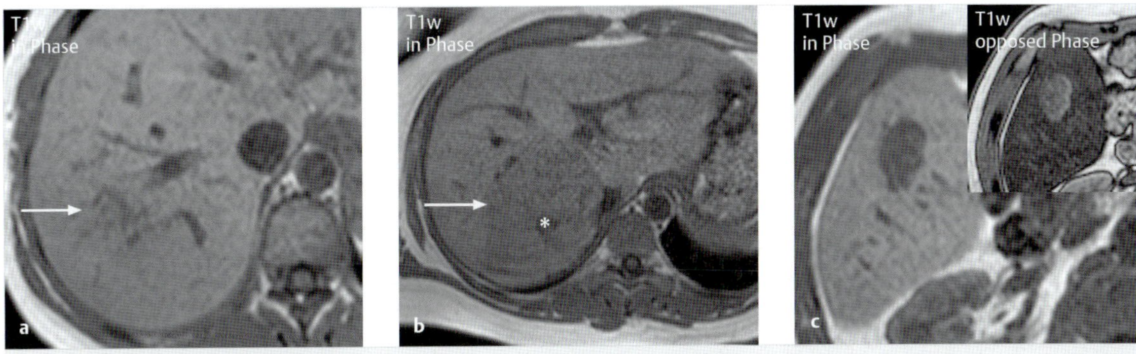

Abb. 6.2 T1w native Bilder der FNH.
a Isointens zum umgebenden Leberparenchym (Pfeil): nur aufgrund der Strukturstörung zu erkennen.
b Isointens zur Umgebung (Pfeil): intraläsional hypointense Struktur i. S. einer zentralen Narbe (*).
c Stark hypointens: in der in Phase aufgrund einer ausgeprägten diffusen Leberzellverfettung mit relativ hyperintens zur Darstellung kommendem Leberparenchym; Signalverlust des Parenchyms in der opposed Phase und konsekutiv hyperintense Abgrenzung der FNH.

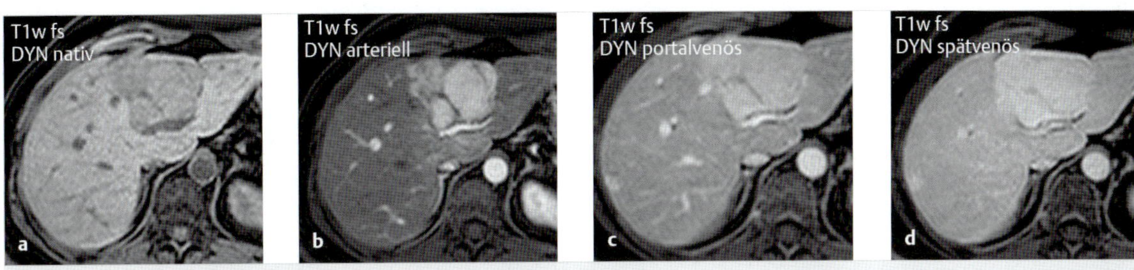

Abb. 6.3 T1w dynamische Bilder der FNH nach Applikation von Gd-EOB-DTPA.
a Nativ: schwach hypointens zur Umgebung.
b Arteriell: kräftig hyperfundiert.
c Portalvenös: verbleibende Hyperintensität; zunehmende Signalintensität des Leberparenchyms.
d Spätvenös: anhaltende Hyperintensität; parallel weiter zunehmende Signalintensität des Leberparenchyms.

(> 3 cm) ist die zentrale Narbe in ca. 30–70 % der Fälle als stärker hypointense Struktur abzugrenzen [8] (▸ Abb. 6.2b). Im Falle einer Pseudokapsel demarkiert sich ein hypointenser Randsaum.

> **Cave**
>
> Eine diffuse Steatose des Leberparenchyms führt zu einer atypisch hypointensen Darstellung der Läsion in der in Phase und zur Hyperintensität in der opposed Phase (▸ Abb. 6.2c).

6.3.2 Kontrastmitteldynamik

In den meisten Fällen zeigt die FNH in der arteriellen Phase eine sehr kräftige Anreicherung [4]. Diese ist in der Regel homogen, in ca. 20 % randbetont, selten auch heterogen [8]. In der portalvenösen und spätvenösen Phase imponiert die Läsion meist isointens bis hyperintens zum umgebenden Leberparenchym. Dies gilt insbesondere bei Einsatz des leberspezifischen Kontrastmittels Gd-EOB-DTPA durch die schnelle Extraktion aus der Zirkulation und Aufnahme in die Hepatozyten (▸ Abb. 6.3). Die Narbe verbleibt hypointens.

Bei der Gabe von extrazellulären Kontrastmitteln oder von Gd-BOPTA kann es zur hyperintensen Darstellung größerer zentraler Narben und der Pseudokapsel in der portalvenösen und spätvenösen Phase kommen [13] (▸ Abb. 6.4). Ursächlich ist wahrscheinlich eine unspezifische interstitielle KM-Akkumulation aufgrund der höheren Dosierung, d. h. der höheren Gadoliniumkonzentration (s. Kap. 2.4.1).

6.3.3 Spätphase

Obwohl es sich um lebereigenes Gewebe handelt, grenzt sich die FNH in der Spätphase in bis zu 90 % hyperintens vom umgebenden Leberparenchym ab [8]. Ursächlich ist die Aufnahme des Kontrastmittels durch die „normalen“ – d. h. nicht entdifferenzierten – Hepatozyten in Kombi-

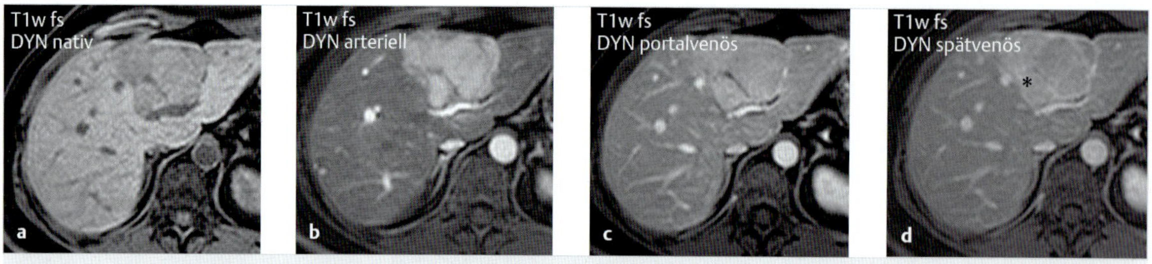

Abb. 6.4 T1w dynamische Bilder der FNH nach Applikation von Gd-BOPTA. Es handelt sich um dieselbe FNH wie in ▶ Abb. 6.3.
a Nativ: schwach hypointens zur Umgebung.
b Arteriell: kräftig hyperfundiert.
c Portalvenös: verbleibende Hyperintensität.
d Inhomogen hyperintens: Kontrastmittelanreicherung der zentralen Narbe und der Pseudokapsel (*), Signalintensität des Leberparenchyms relativ unverändert.

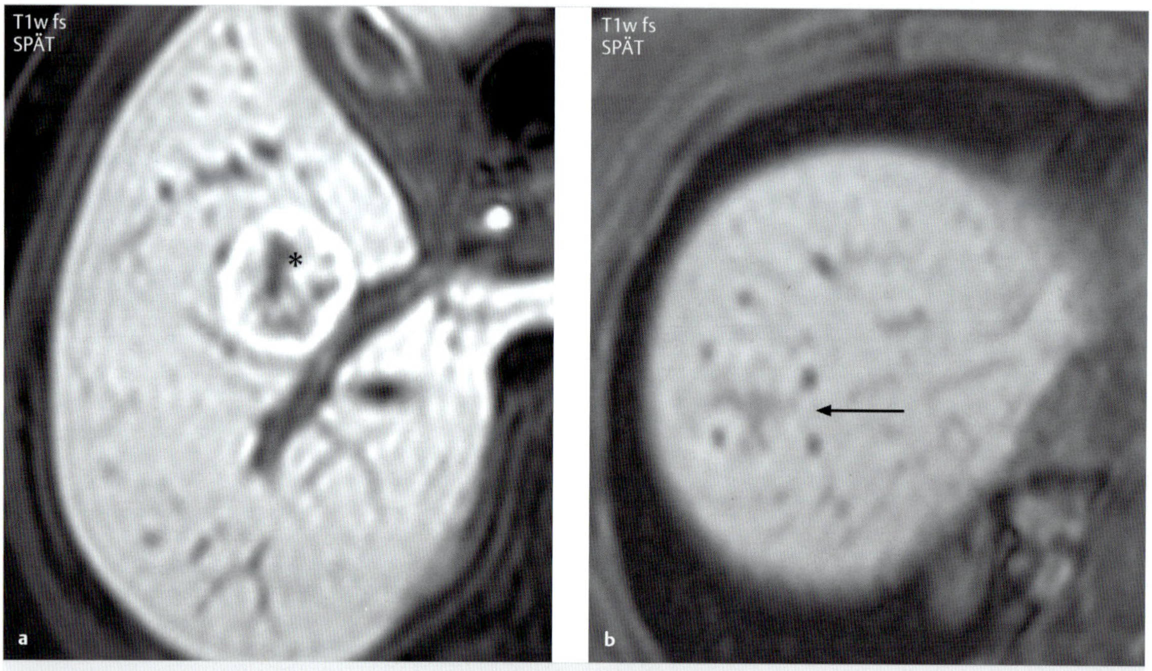

Abb. 6.5 T1w Spätphase der FNH.
a Klassisch: hyperintenser Randwall mit zentral hypointenser Zone (*) i. S. der zentralen Narbe.
b Atypisch: isointenser Randwall (Pfeil) mit flächiger zentraler Hypointensität.

nation mit einer verlangsamten biliären Exkretion aufgrund der multiplen abberanten Gallengänge. Selten zeigt sich eine homogene Signalsteigerung. Klassisch ist ein hyperintenser Randwall, der sich deutlich von der zentralen oder exzentrischen hypointensen Narbe abhebt (▶ Abb. 6.5a). Die fokale Cholestase reduziert die OATP-8-Expression an der basolateralen Hepatozytenmembran und steigert die Konzentration der MRP-3-Transporter, um eine Akkumulation von toxischen biliären Stoffen in der Zelle zu verhindern [17]. Dadurch kommen die zentrale Narbe und ihre unmittelbare Umgebung hypointens zur Darstellung [5].

Das Ausmaß der Hyperintensität ist bei der Gabe von Gd-EOB-DPTA stärker ausgeprägt als bei Gd-BOPTA [9].

> **Cave**
>
> Liegt eine ausgedehnte Narbenformationen oder eine starke intraläsionale Verfettung vor, kann es zu einer hypointensen Darstellung der FNH in der Spätphase kommen (▶ Abb. 6.5b). Dies ist jedoch sehr selten.

6.4 T2-gewichtete Bildgebung

Auch in der T2-Wichtung imponiert die FNH meist isointens oder leicht hyperintens, da es sich um lebereigenes Gewebe handelt. Im Falle einer prominenten zentralen Narbe stellt sich diese hyperintens dar [21] (▶ Abb. 6.6). Die erhöhte Signalintensität entsteht aufgrund der kaliberstarken Gefäße, der vaskulären Kongestion und der Ödematisierung im Rahmen einer chronischen Entzündung des Narbengewebes. Bei Vorliegen einer Pseudokapsel ist diese ebenfalls diskret hyperintens, da es sich hier um keine echte fibrotische Kapsel handelt.

6.5 Diffusionsbildgebung

In der DWI kommt die FNH ebenfalls meist isointens zur Darstellung und zeigt dem umgebenden Leberparenchym entsprechende ADC-Werte [4] (▶ Abb. 6.7). In Einzelfällen kann – bedingt durch Unterschiede in der Gewebearchitektur und eine erhöhte Zellularität – auch eine Hyperintensität in der DWI mit korrespondierend reduzierten ADC-Werten auftreten [1] (▶ Abb. 6.7). Die DWI ist somit für die Diagnose der FNH unspezifisch und damit von untergeordneter Bedeutung.

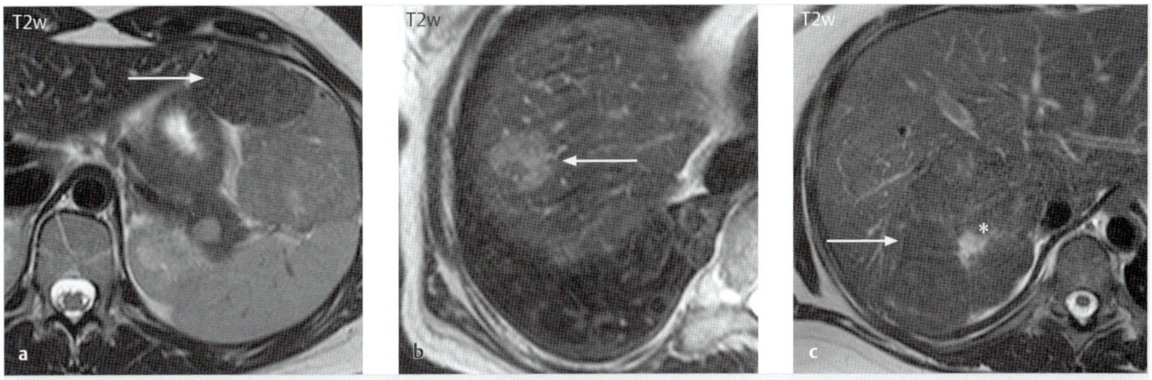

Abb. 6.6 T2w Bilder der FNH.
a Pedunkulierte FNH (Pfeil): isointens zum benachbarten Parenchym.
b Heterogen und schwach hyperintens zur Umgebung (Pfeil).
c Isointens zur Umgebung (Pfeil) mit hyperintenser Zone (*) i. S. der zentralen Narbe.

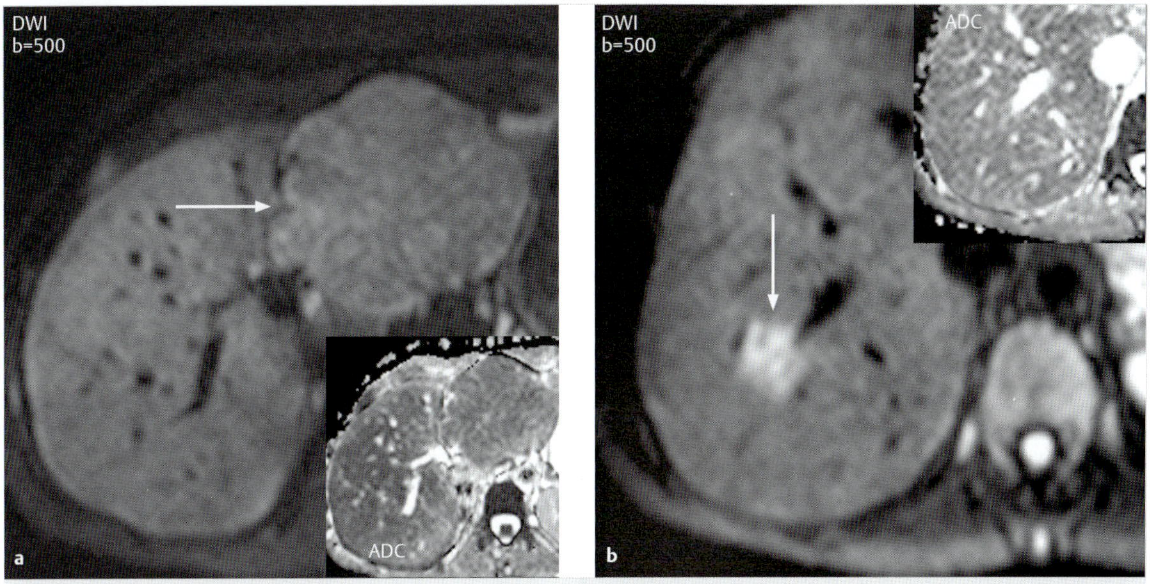

Abb. 6.7 Diffusionswichtung der FNH.
a Isointens zum Leberparenchym (Pfeil), ADC unverändert zum benachbarten Parenchym.
b Hyperintens zur Umgebung (Pfeil), ADC nicht reduziert.

6.6 Differenzialdiagnosen

Die Diagnose einer FNH kann bei Verwendung eines hepatozytenspezifischen Kontrastmittels durch die MR-Bildgebung mit hoher Spezifität gestellt werden. Im Gegensatz zur Sonografie und CT ist eine sichere Abgrenzung zum hepatischen Adenom und zu hypervaskularisierten Metastasen durch das hyperintense Verhalten der FNH in der Spätphase fast immer möglich [2] [6] [7].

▸ **Hepatozelluläres Karzinom.** Eine wichtige Differenzialdiagnose bei hyperperfundierten hepatischen Raumforderungen bleibt das HCC (▸ Abb. 6.8). Das HCC ist jedoch in gesundem Leberparenchym deutlich seltener als die FNH. Hier erfolgt die Diagnose häufig als Zufallsbefund bei einer klinisch manifesten Hepatomegalie.

Ein HCC im gesunden Leberparenchym ist bei Erstdiagnose bereits ausgedehnt (> 5 cm) und reichert in Abgrenzung zur FNH in der arteriellen Phase nur mäßig und inhomogen Kontrastmittel an. Im Falle einer zentralen Narbe ist diese in der T2-Wichtung hypointens. Die echte Kapsel des HCC stellt sich T2w ebenfalls eher hypointens dar. Ein hyperintenses Verhalten in der hepatozytenspezifischen Spätphase ist selten (< 10 %), schwächer ausgeprägt und tritt in homogener Form oder als Mosaikmuster auf (s. Kap. 8.2.4).

Im Gegenzug gelten alle arteriell hyperperfundierten Läsionen in der zirrhotischen Leber zunächst als malignomsuspekt, da das Risiko für das Vorliegen eines HCC in dieser Konstellation deutlich gesteigert ist (s. Kap. 8.1). Außerdem gilt die Diagnose einer FNH in der Zirrhose grundsätzlich als nicht zulässig, da es sich bei der FNH per Definition um Regeneratknoten in ansonsten unauffälligem Lebergewebe handelt [11] [12].

Praxistipp

Wenn die Diagnose einer FNH im Rahmen der klinischen Gesamtkonstellation wahrscheinlich ist, die MR-Charakteristika jedoch nicht in allen Wichtungen klassisch sind, so ist eine Verlaufskontrolle in 3 bis spätestens 6 Monaten empfehlenswert. Bei einem Größenwachstum im Verlauf oder bei Vorliegen der oben beschriebenen malignomsuspekten bildmorphologischen Kriterien sollte zeitnah eine Biopsie und histopathologische Diagnostik erfolgen.

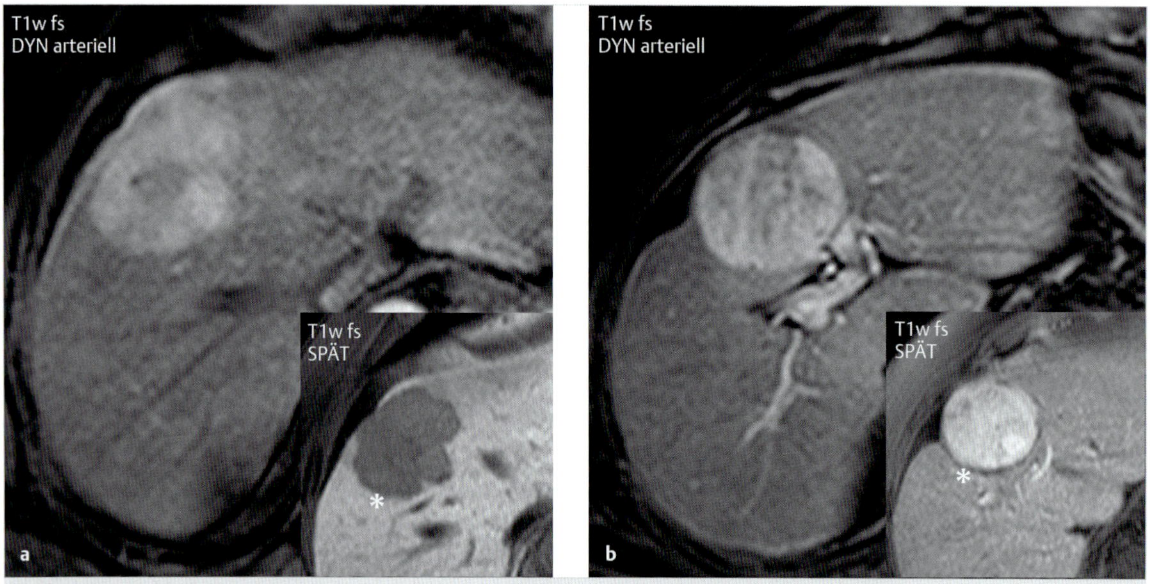

Abb. 6.8 Wichtige Differenzialdiagnosen der FNH.
a HCC: Hyperperfundiert in der arteriellen Phase der Dynamik, hypointens in der Spätphase, diskreter Randsaum (*) i. S. einer Kapsel abgrenzbar.
b HCC: Inhomogen kräftig hyperperfundiert i. S. eines Mosaikmusters, hyperintens in der Spätphase, Randsaum (*) i. S. einer Kapsel abgrenzbar, reduzierte Signalintensität der Umgebung i. S. einer fortgeschrittenen Funktionsstörung des Leberparenchyms (s. ▸ Abb. 8.23).

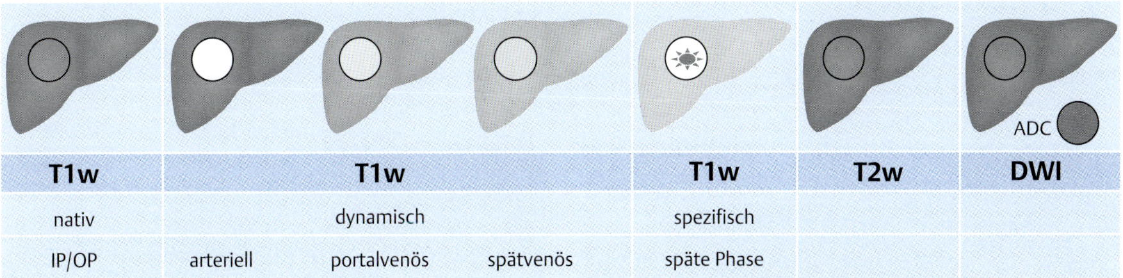

Abb. 6.9 Typische Signalmuster der FNH.

6.7 Klinische Relevanz und aktuelle Therapieansätze

In der Regel verursacht die FNH keine Symptome und stellt einen Zufallsbefund dar. In der Fachliteratur existieren weder Berichte über eine Ruptur mit lebensgefährlicher Blutung noch über eine maligne Transformation mit Entstehung einer malignen Neoplasie. Somit ist bei sicherer Diagnosestellung weder eine Therapie noch eine Verlaufskontrolle notwendig [10] [15].

Die klinische Relevanz der FNH liegt in ihrer Abgrenzung zu anderen Raumforderungen der Leber, welche den Betroffenen vital gefährden und somit eine histopathologische Diagnostik und gezielte Therapie erfordern.

Eine Ausnahme stellen sehr große FNH-Manifestationen (> 10 cm) dar, die durch eine Dehnung der Leberkapsel oder Kompression angrenzender Organe (z. B. Magen) Oberbauchbeschwerden verursachen können. Im Falle von starken Beschwerden ist im Einzelfall eine operative Resektion zur Symptomlinderung zu erwägen.

FNH im Überblick

Die FNH ist die zweithäufigste benigne Raumforderung der Leber und meist bei Frauen anzutreffen. Ursache ist eine anlagebedingte vaskuläre Anomalie mit fokal erhöhtem Blutfluss, der einen knotigen Umbau des angrenzenden Leberparenchyms induziert. Ein isointenses Signal der FNH in der nativen T1- und T2-Wichtung, eine starke arterielle KM-Anreicherung sowie ein hyperintenser Randwall in Kombination mit einer hypointensen zentralen Narbe in der Spätphase erlauben eine Diagnose mit hoher Spezifität (▸ Abb. 6.9).

Die FNH ist in der Regel asymptomatisch und größenstabil und kann sich mit zunehmendem Alter auch zurückbilden. Eine Therapie ist nicht erforderlich.

6.8 Bildbeispiele

Die folgenden Bildbeispiele zeigen Bildmuster unterschiedlich großer FNH (▶ Abb. 6.10, ▶ Abb. 6.11 u. ▶ Abb. 6.12), multipler FNH (▶ Abb. 6.13) sowie einer FNH in einer steatotischen Leber (▶ Abb. 6.14).

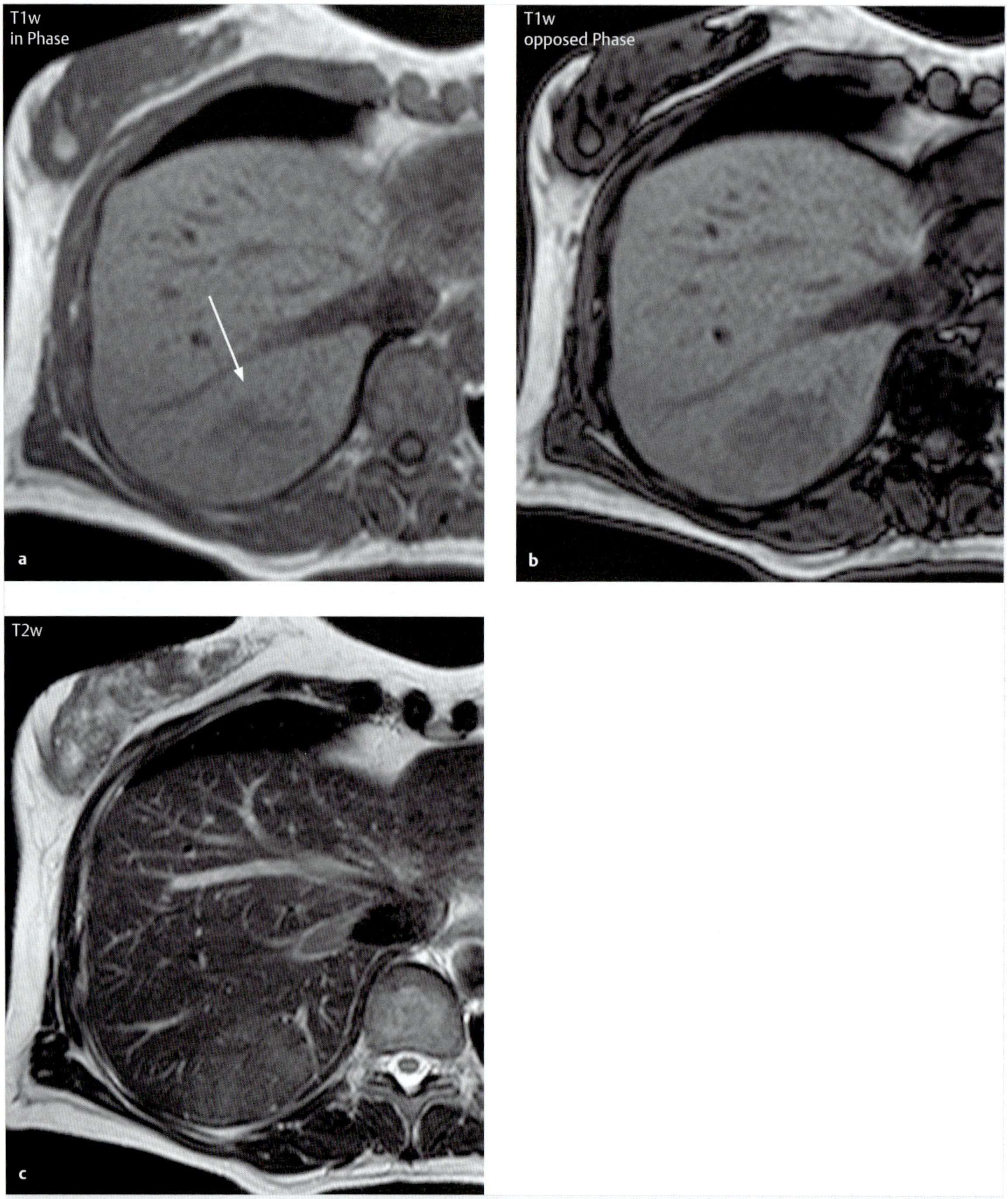

Abb. 6.10 Bildmuster einer fokalen nodulären Hyperplasie.
50-jährige Patientin mit einer FNH im Segment 7 mit einem Durchmesser von 5,2 cm.
a T1w nativ IP: isointens (Pfeil).
b T1w nativ OP: isointens.
c T2w: isointens.

Fortsetzung ▶

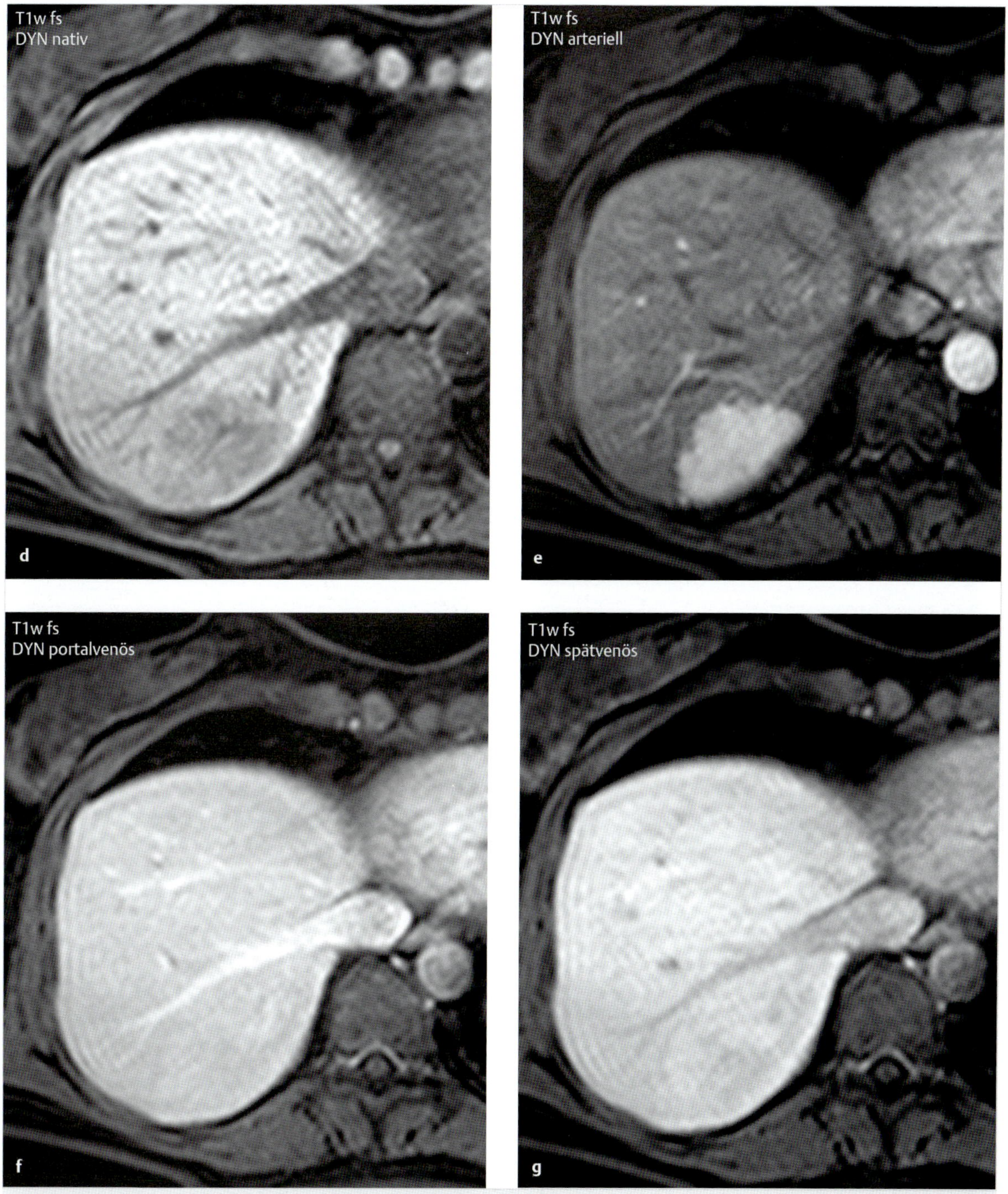

Abb. 6.10 Fortsetzung; Bildmuster einer fokalen nodulären Hyperplasie.
d T1w Dynamik nativ: hypointens.
e T1w Dynamik arteriell: starke KM-Anreicherung.
f T1w Dynamik portalvenös: isointens.
g T1w Dynamik spätvenös: isointens.

Fortsetzung ▶

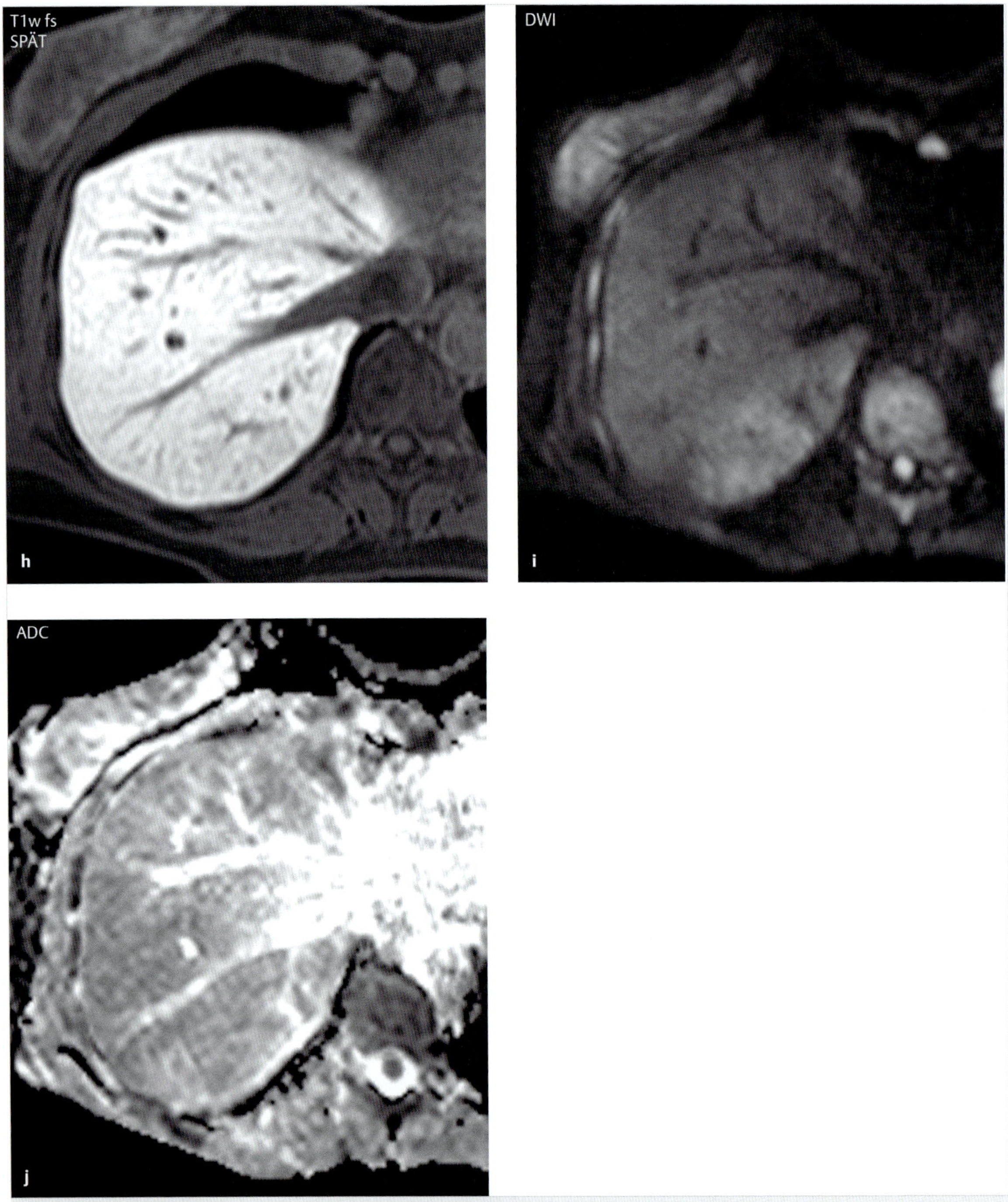

Abb. 6.10 Fortsetzung; Bildmuster einer fokalen nodulären Hyperplasie.
h T1w spät: isointens mit hypointenser Struktur i. S. einer exzentrischen Narbe.
i DWI: isointens.
j ADC: unverändert im Vergleich zum umgebenden Leberparenchym ($1{,}7 \times 10^{-3}$ mm^2/s).

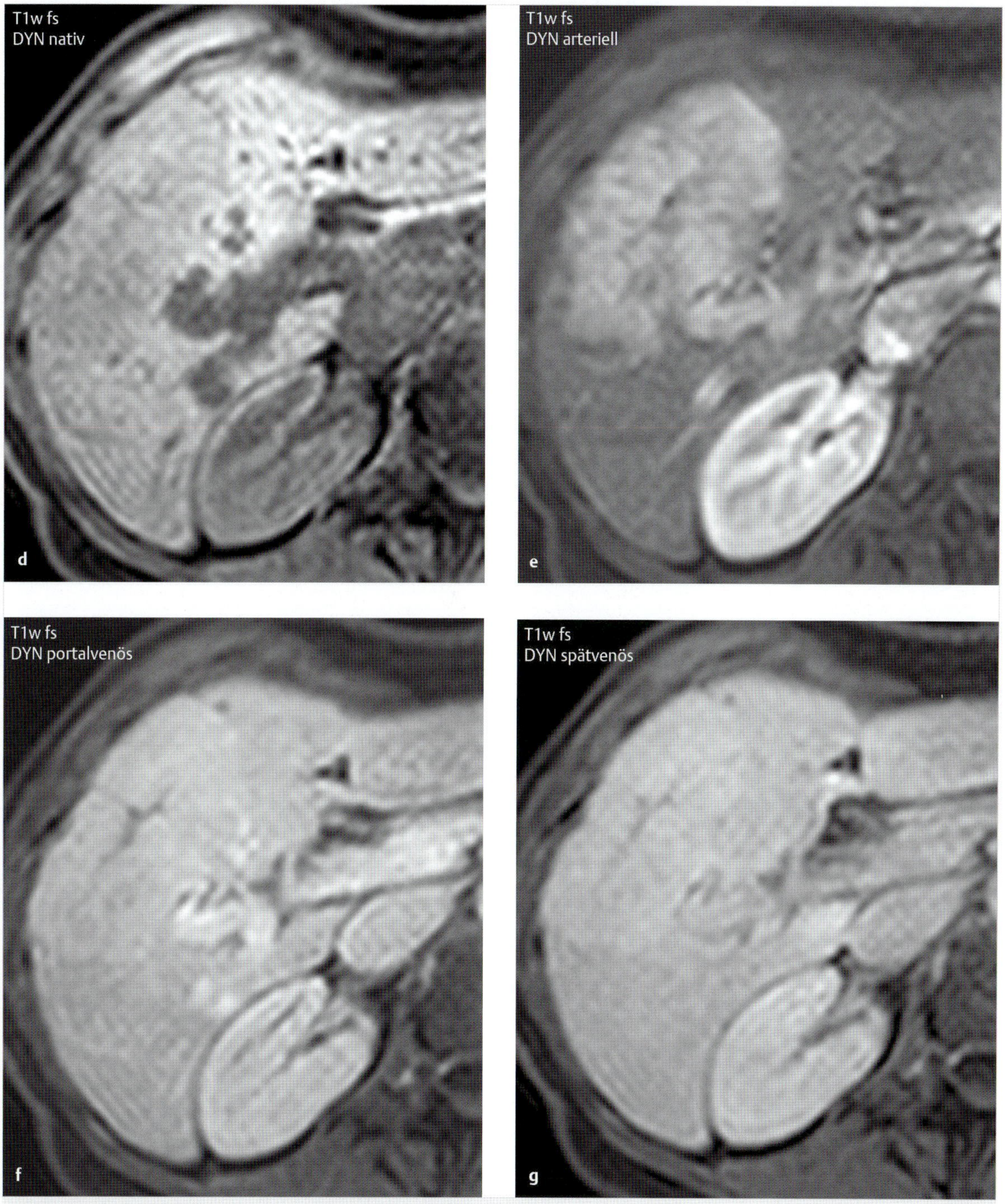

Abb. 6.12 Fortsetzung; Bildmuster einer großen FNH.
d T1w Dynamik nativ: isointens.
e T1w Dynamik arteriell: starke KM-Anreicherung.
f T1w Dynamik portalvenös: isointens.
g T1w Dynamik spätvenös: isointens.

Fortsetzung ►

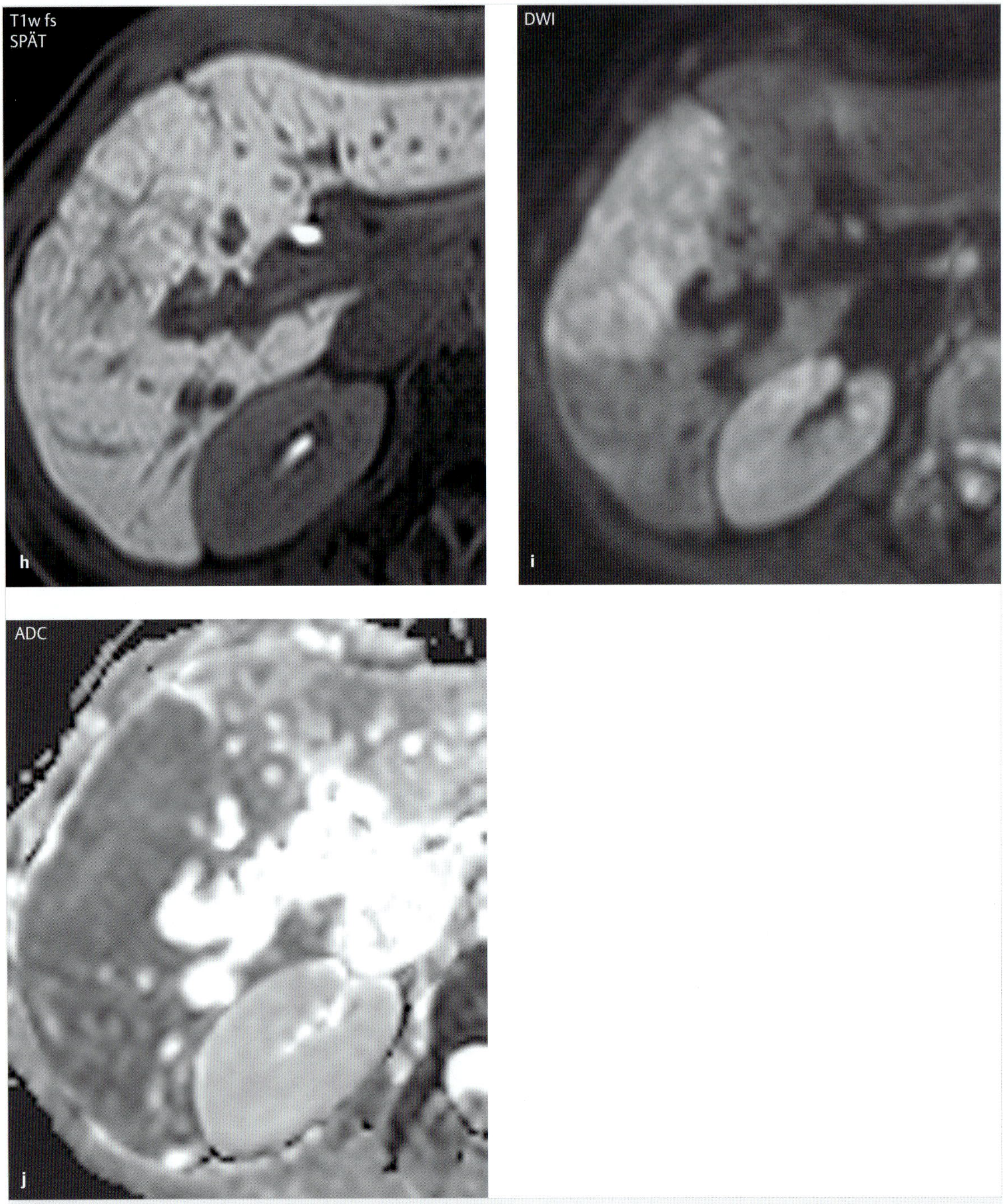

Abb. 6.12 Fortsetzung; Bildmuster einer großen FNH.
h T1w spät: inhomogen leicht hyperintens.
i DWI: schwach hyperintens.
j ADC: unverändert im Vergleich zum angrenzenden Leberparenchym ($1{,}3 \times 10^{-3}$ mm^2/s).

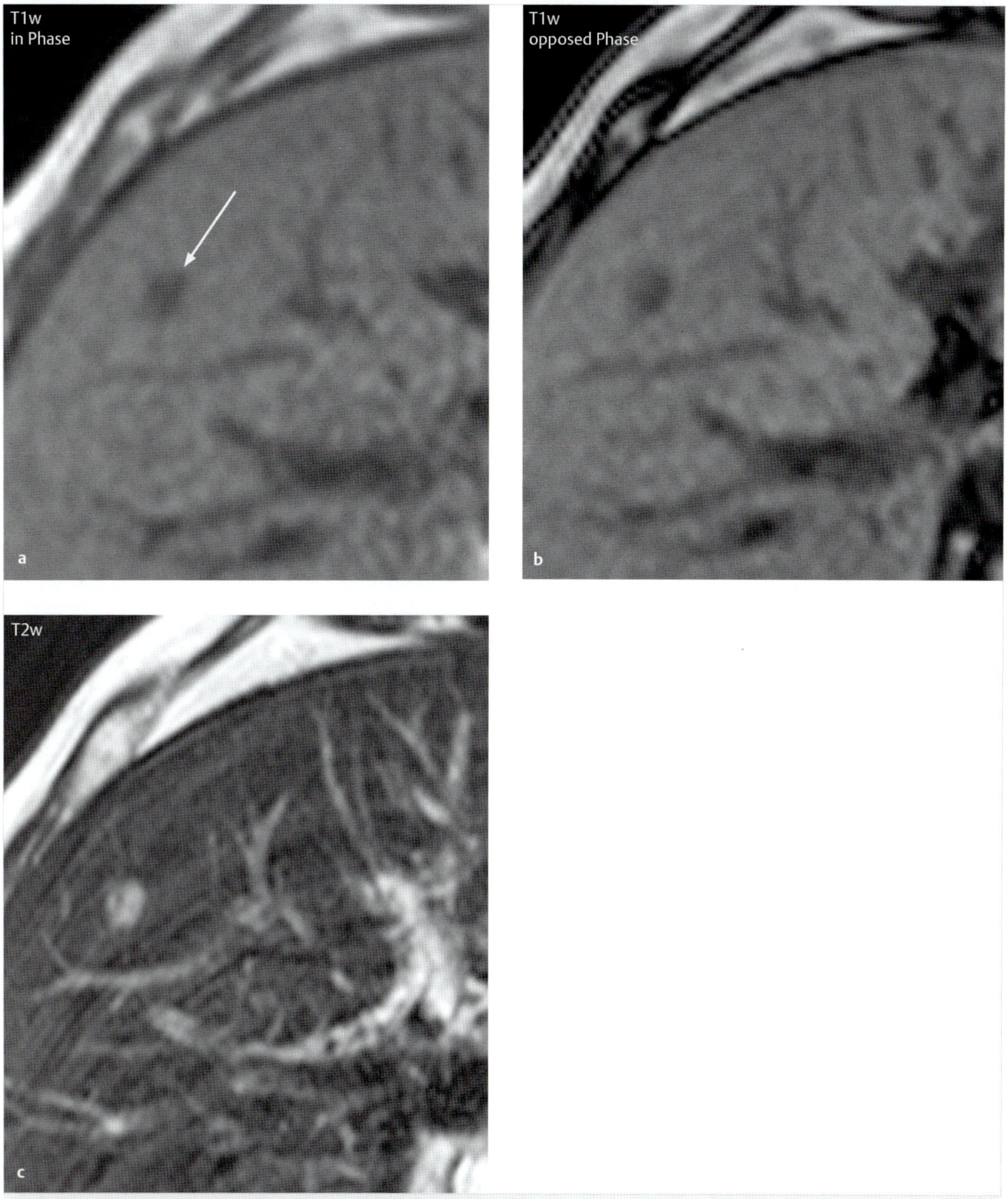

Abb. 6.11 Bildmuster einer kleinen FNH.
52-jähriger Patient mit einer FNH im Segment 8 mit einem Durchmesser von 11 mm.
a T1w nativ IP: hypointens (Pfeil).
b T1w nativ OP: hypointens.
c T2w: hyperintens.

Fortsetzung ►

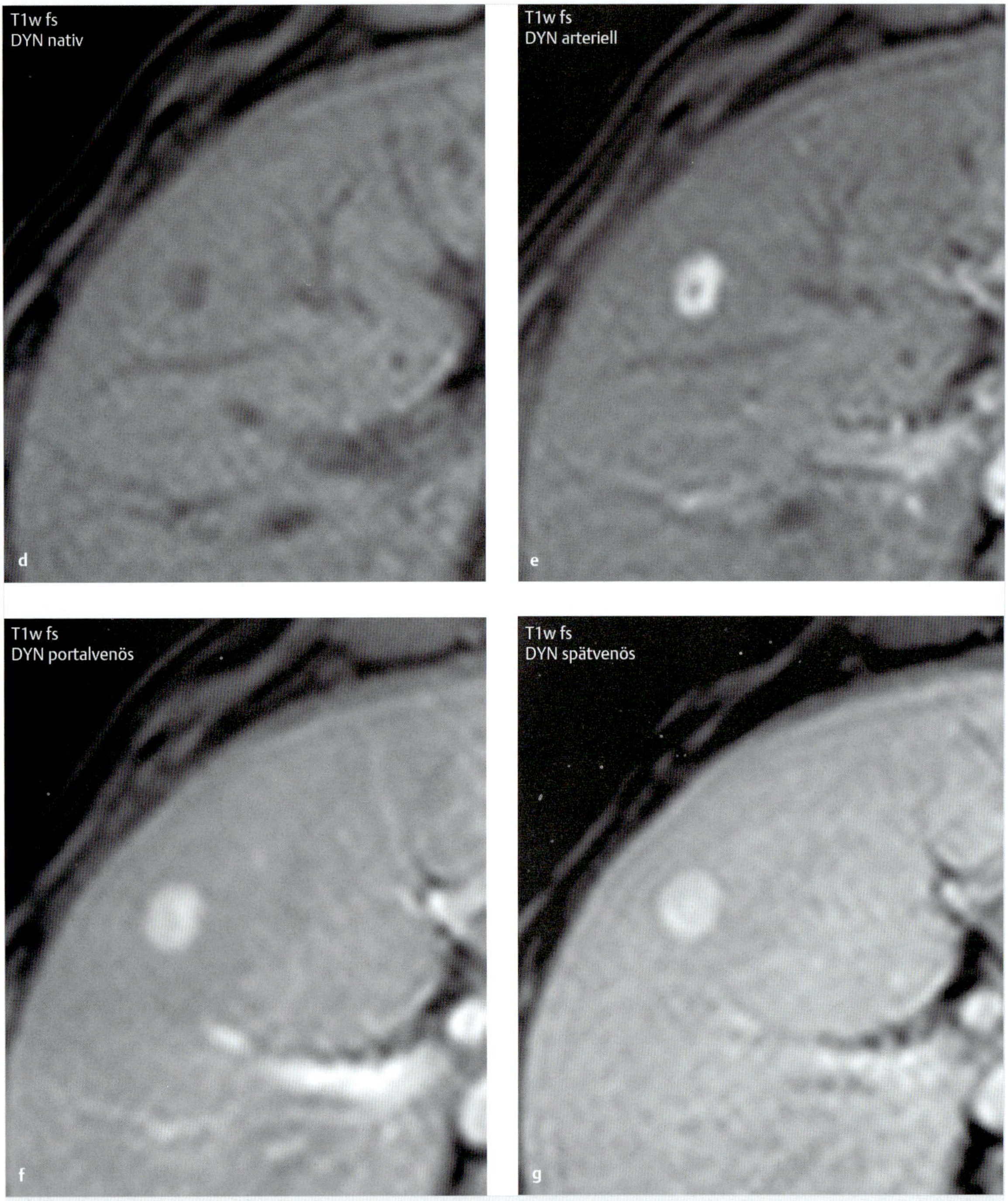

Abb. 6.11 Fortsetzung; Bildmuster einer kleinen FNH.
d T1w Dynamik nativ: hypointens.
e T1w Dynamik arteriell: starke KM-Anreicherung.
f T1w Dynamik portalvenös: hyperintens.
g T1w Dynamik spätvenös: hyperintens.

Fortsetzung ►

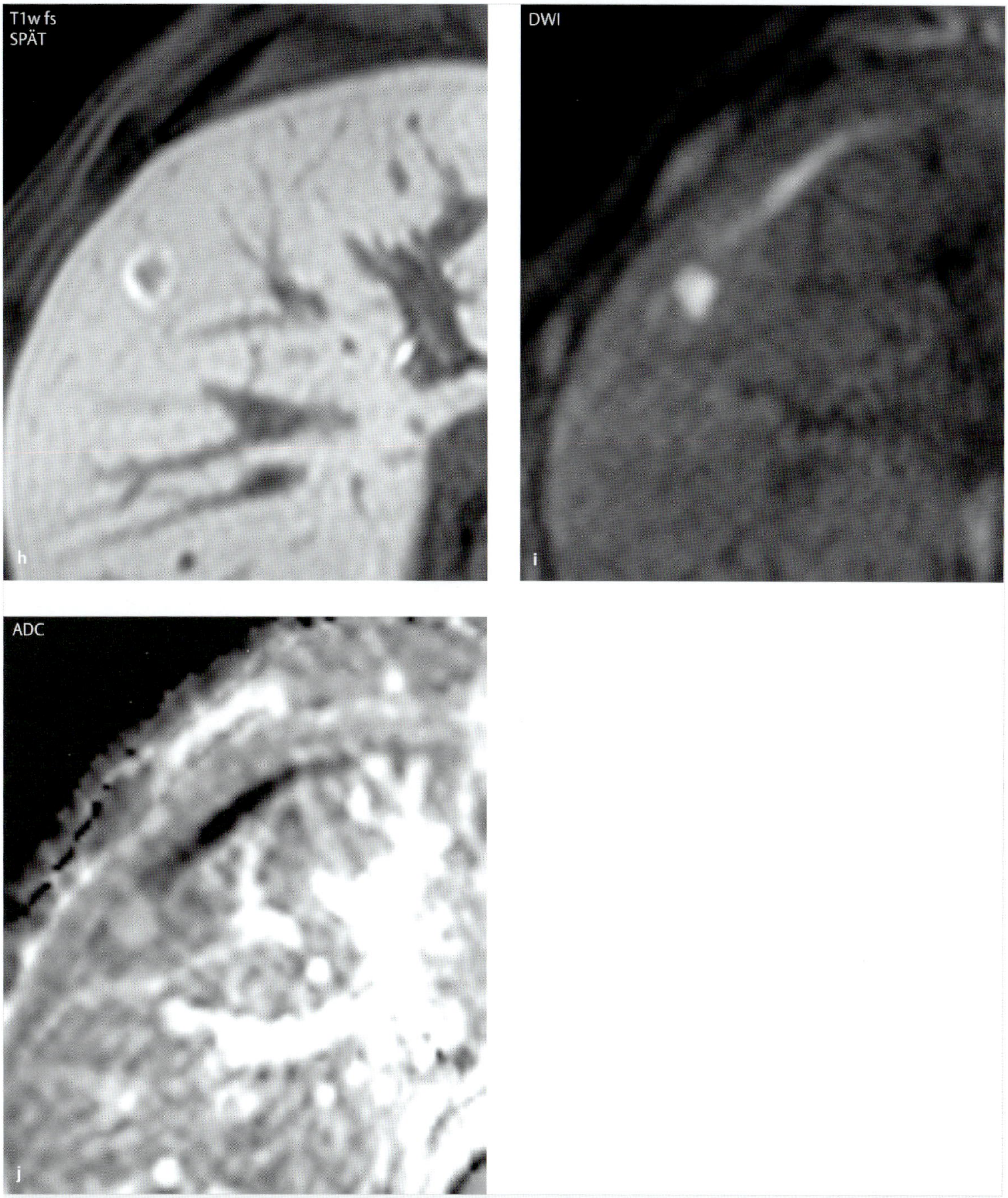

Abb. 6.11 Fortsetzung; Bildmuster einer kleinen FNH.
h T1w spät: randbetont hyperintens mit zentraler Aussparung i. S. der zentralen Narbe.
i DWI: hyperintens.
j ADC: hoch i. S. eines T2-Shine-through-Effektes ($2{,}1 \times 10^{-3}$ mm^2/s).

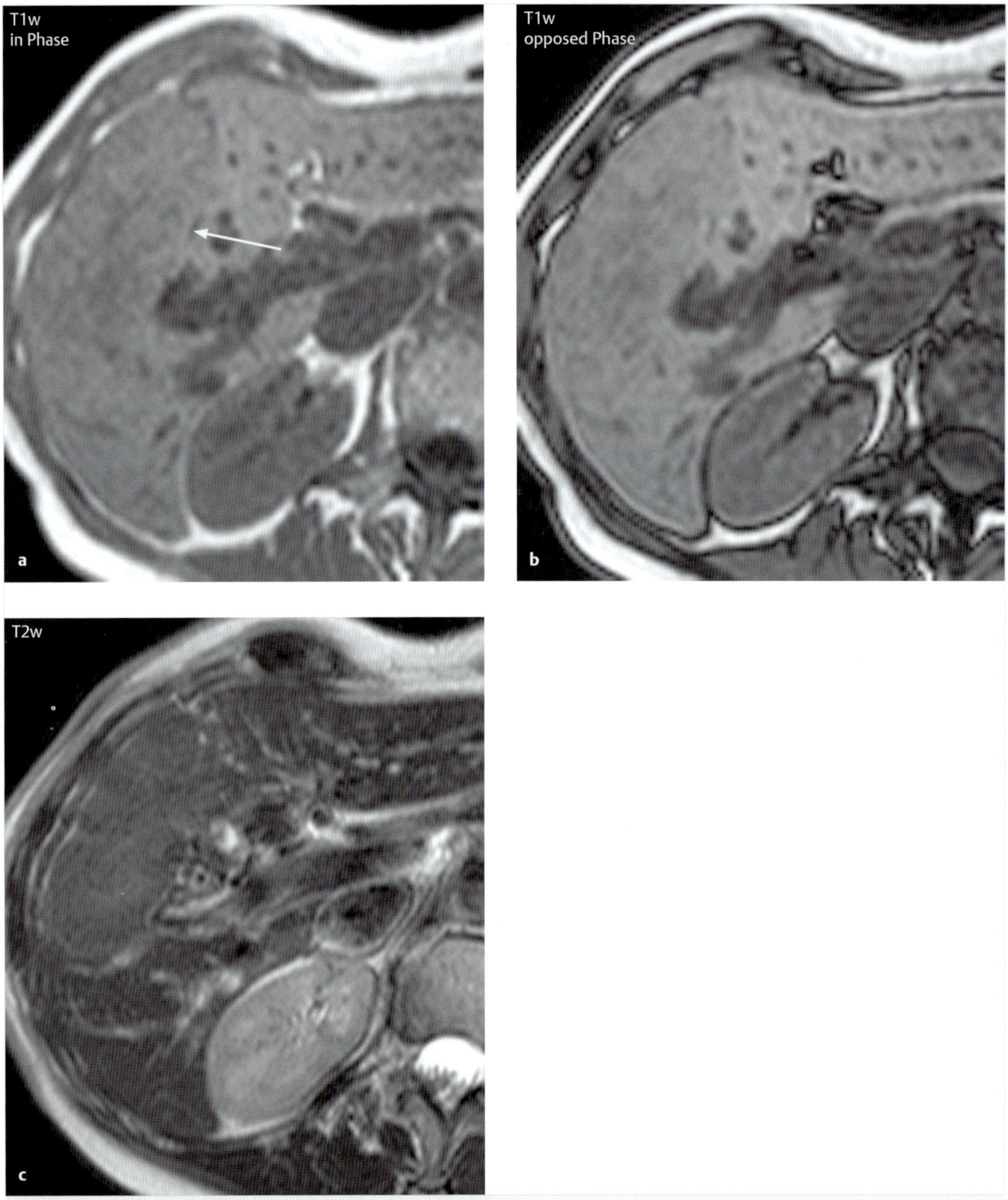

Abb. 6.12 Bildmuster einer großen FNH.
52-jährige Patientin mit einer FNH im Segment 4 und 5 mit einem maximalen Durchmesser von 8 cm.
a T1w nativ IP: isointens (Pfeil).
b T1w nativ OP: isointens.
c T2w: isointens.

Fortsetzung ►

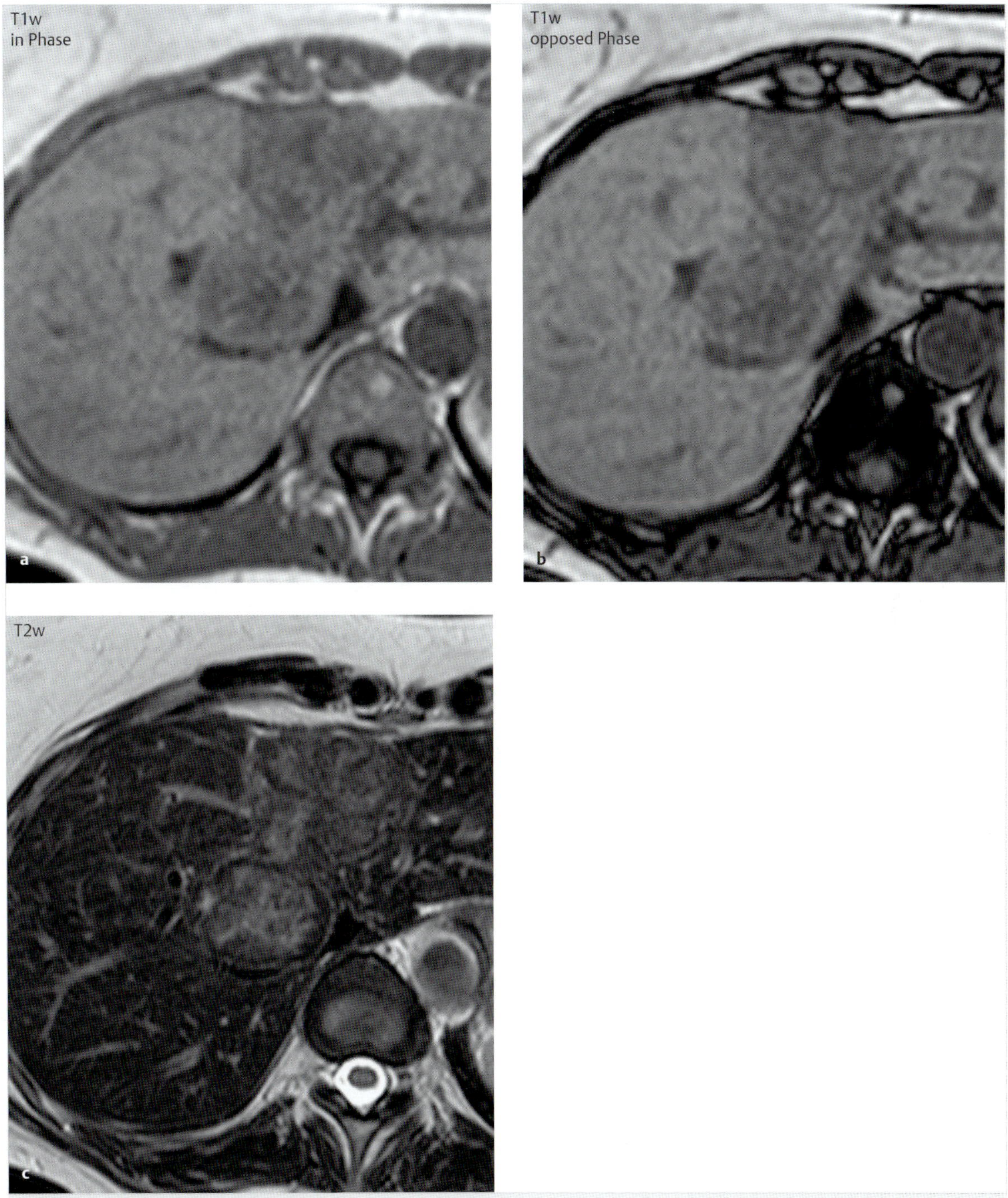

Abb. 6.13 Bildmuster multipler FNH.
53-jährige Patientin mit 2 konfluierenden FNH, dominierend im Segment 4, mit einem maximalen Durchmesser von 5 und 4 cm.
a T1w nativ IP: hypointens.
b T1w nativ OP: hypointens.
c T2w: inhomogen.

Fortsetzung ►

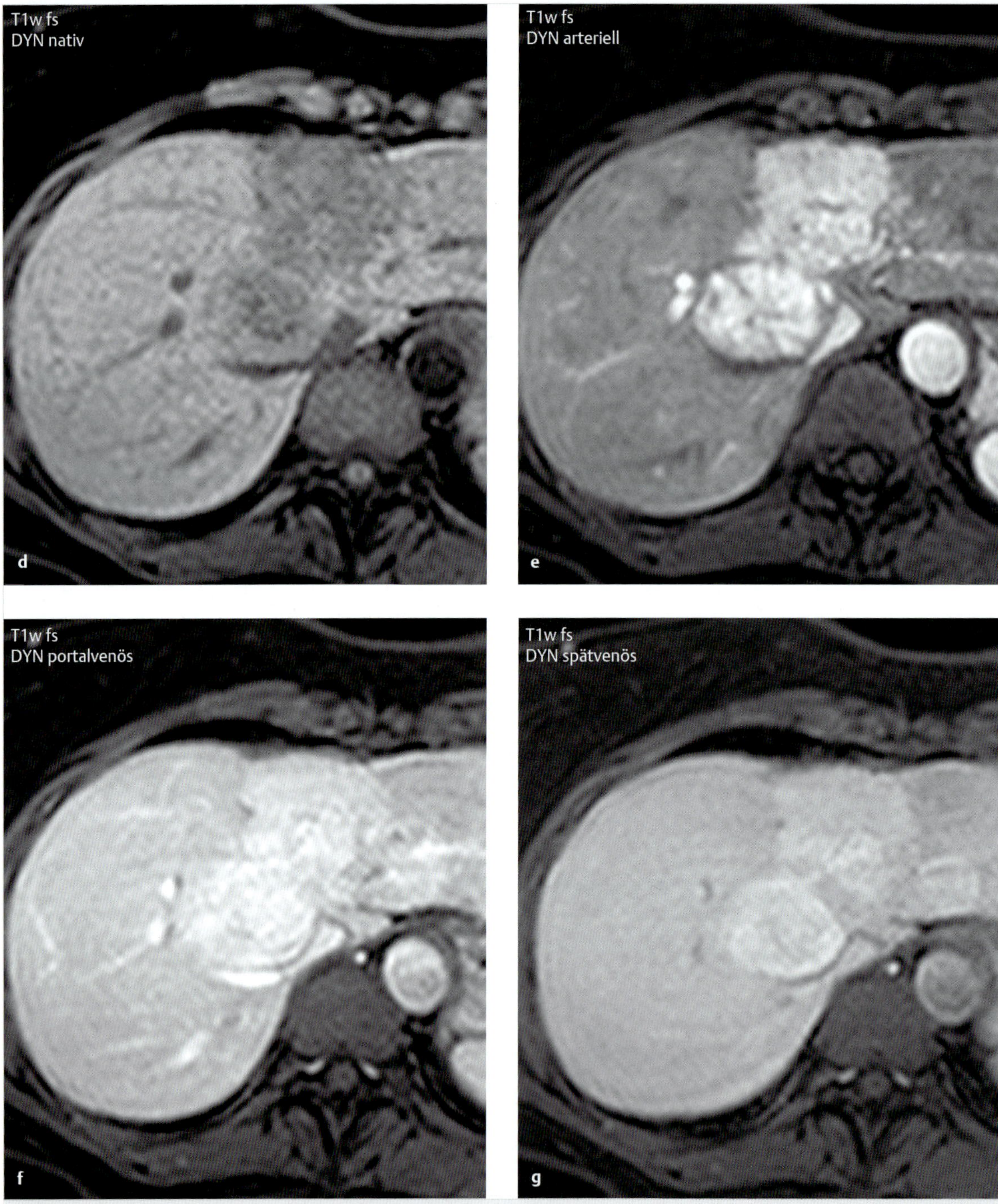

Abb. 6.13 Fortsetzung; Bildmuster multipler FNH.
d T1w Dynamik nativ: hypointens.
e T1w Dynamik arteriell: starke KM-Anreicherung.
f T1w Dynamik portalvenös: hyperintens.
g T1w Dynamik spätvenös: hyperintens.

Fortsetzung ▶

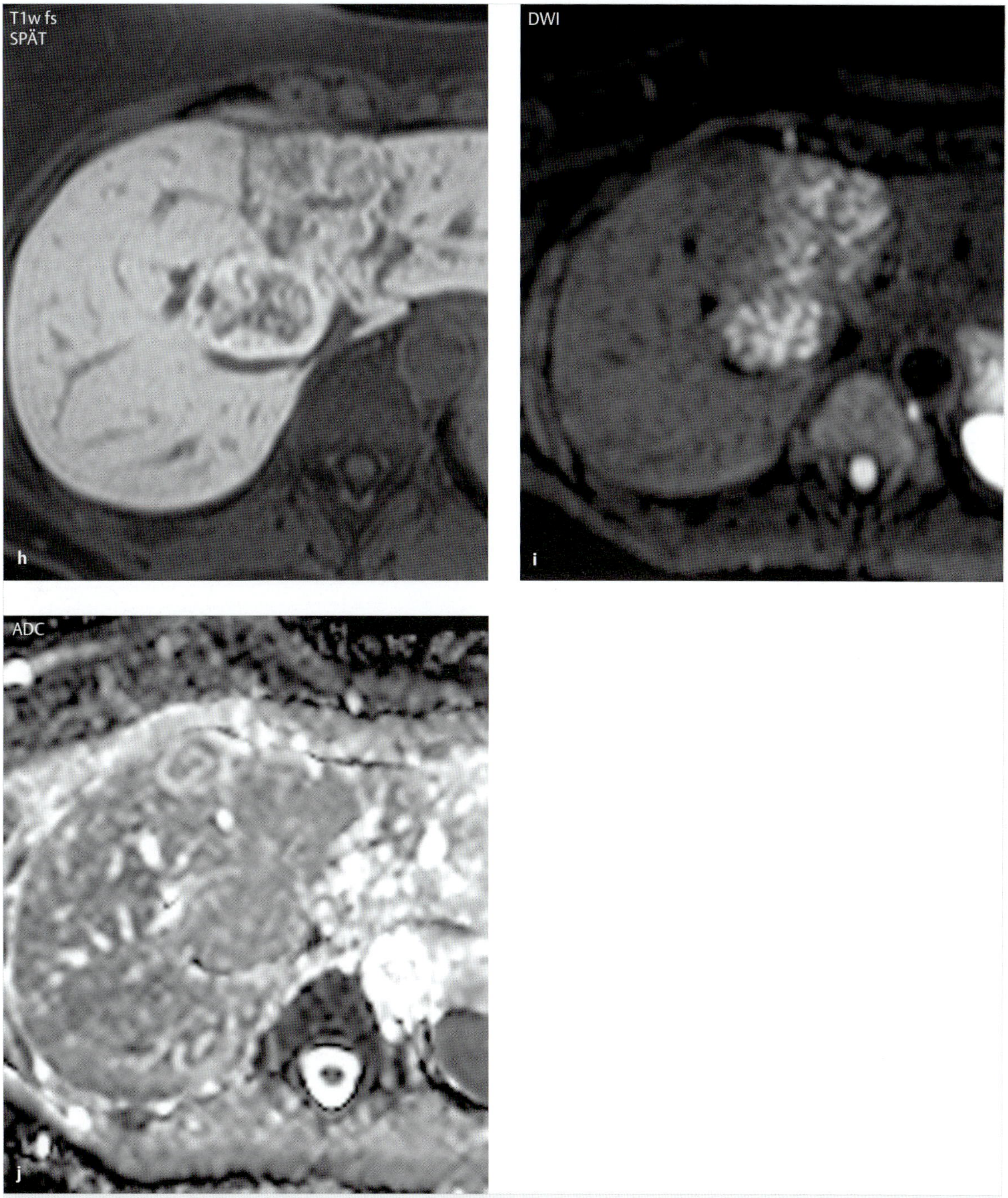

Abb. 6.13 Fortsetzung: Bildmuster multipler FNH.
h T1w spät: ventrale Läsion inhomogen isointens durch zentrales Narbenareal, dorsale Läsion am Rand verstärkt hyperintens.
i DWI: fleckig hyperintens.
j ADC: unverändert im Vergleich zum angrenzenden Leberparenchym ($1{,}8 \times 10^{-3}$ mm^2/s).

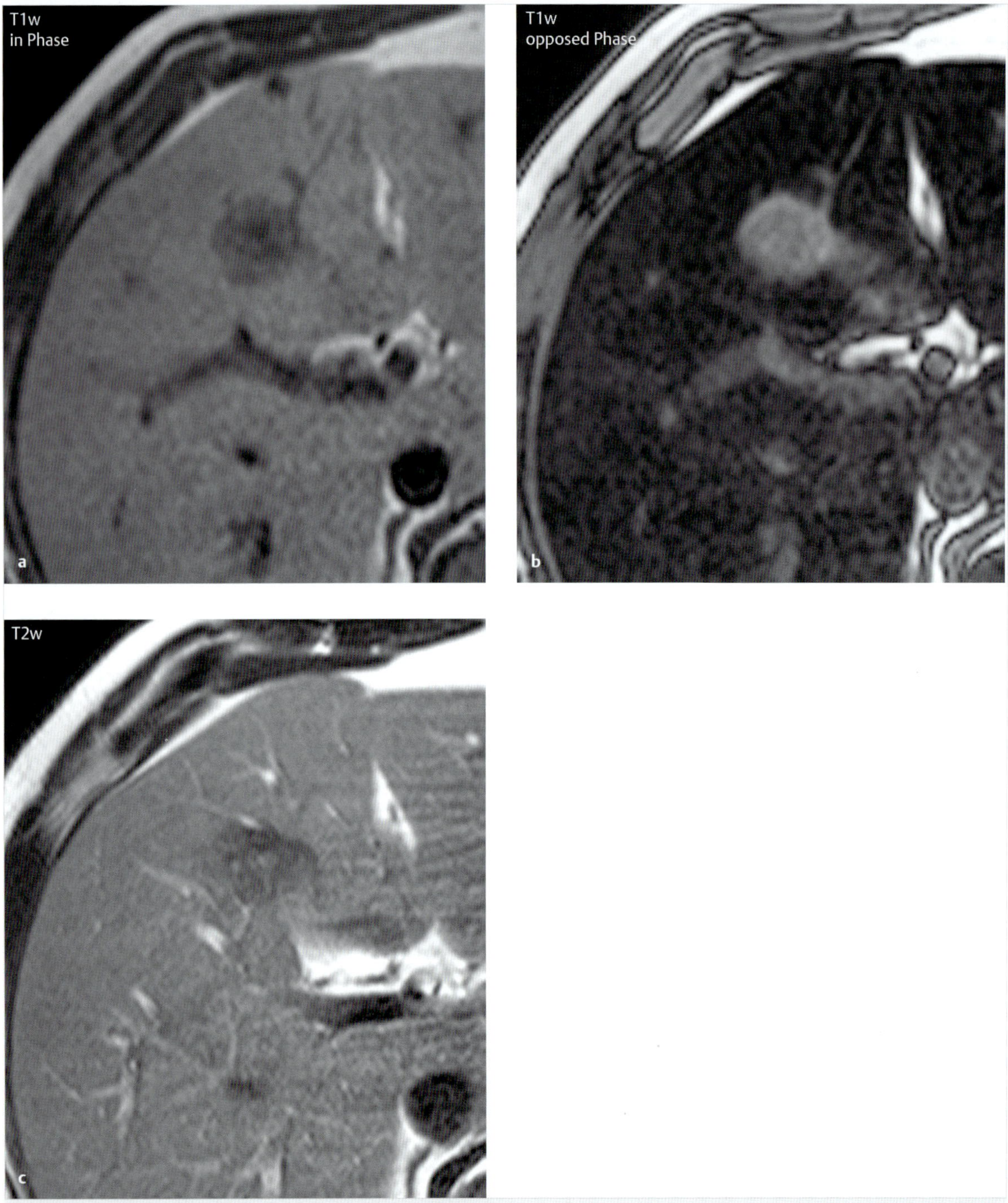

Abb. 6.14 Bildmuster einer FNH in der steatotischen Leber.
42-jähriger Patient mit einer FNH im Segment 4 mit einem Durchmesser von 2,4 cm.

a T1w nativ IP: hypointens.

b T1w nativ OP: hyperintens durch starken Signalabfall des Lebergewebes i. S. einer Steatose.

c T2w: im Randbereich hypointens durch die Signalsteigerung des Parenchyms bei Steatose.

Fortsetzung ►

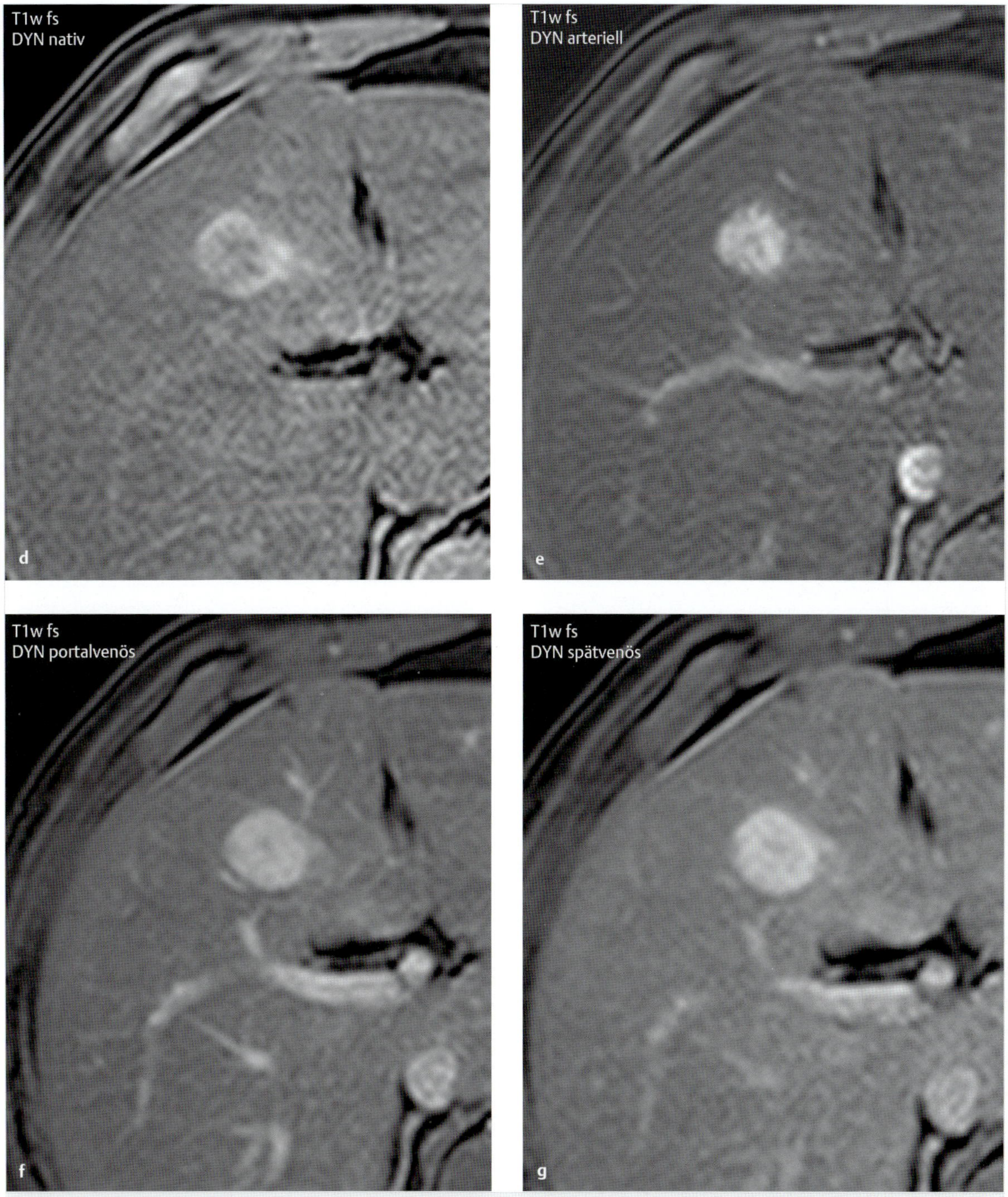

Abb. 6.14 Fortsetzung; Bildmuster einer FNH in der steatotischen Leber.

d T1w Dynamik nativ: hyperintens durch den Signalverlust des umgebenden Leberparenchyms bei Einsatz von Fettsättigungstechniken.

e T1w Dynamik arteriell: hyperintens.

f T1w Dynamik portalvenös: verstärkt hyperintens.

g T1w Dynamik spätvenös: verstärkt hyperintens.

Fortsetzung ▸

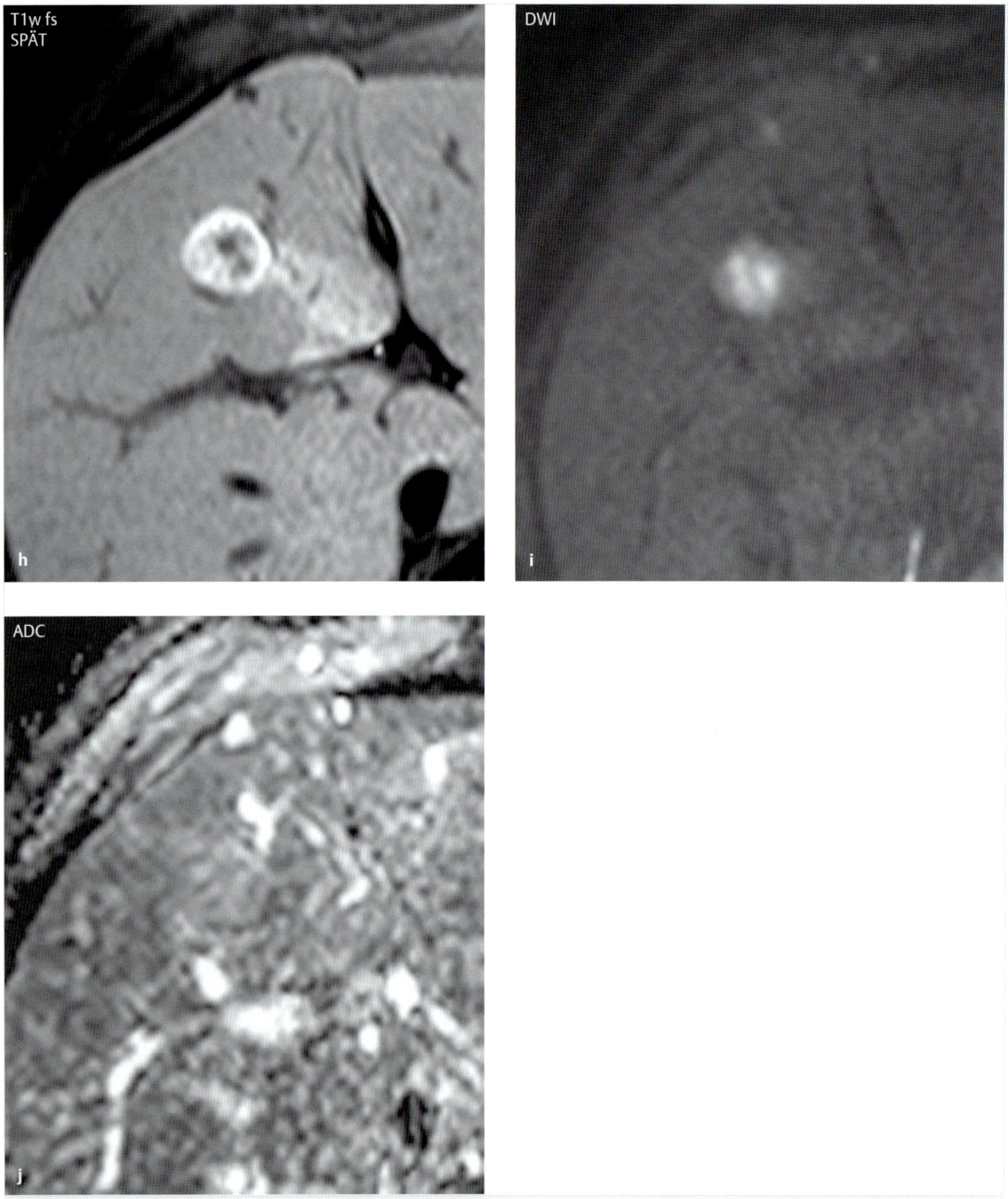

Abb. 6.14 Fortsetzung; Bildmuster einer FNH in der steatotischen Leber.
h T1w spät: randbetont hyperintens.
i DWI: hyperintens.
j ADC: unverändert im Vergleich zum umgebenden Leberparenchym ($1{,}6 \times 10^{-3}$ mm²/s).

6.9 Literatur

[1] An HS, Park HS, Kim YJ et al. Focal nodular hyperplasia: characterisation at gadoxetic acid-enhanced MRI and diffusion-weighted MRI. Br J Radiol 2013; 86: 20 130 299

[2] Bieze M, van den Esschert JW, Nio CY et al. Diagnostic accuracy of MRI in differentiating hepatocellular adenoma from focal nodular hyperplasia: prospective study of the additional value of gadoxetate disodium. AJR Am J Roentgenol 2012; 199: 26–34

[3] Butron Vila MM, Haot J, Desmet VJ. Cholestatic features in focal nodular hyperplasia of the liver. Liver 1984; 4: 387–395

[4] Donati F, Boraschi P, Gigoni R et al. Focal nodular hyperplasia of the liver: diffusion and perfusion MRI characteristics. Magn Reson Imaging 2013; 31: 10–16

[5] Fujiwara H, Sekine S, Onaya H et al. Ring-like enhancement of focal nodular hyperplasia with hepatobiliary-phase Gd-EOB-DTPA-enhanced magnetic resonance imaging: radiological-pathological correlation. Jpn J Radiol 2011; 29: 739–743

[6] Grazioli L, Bondioni MP, Haradome H et al. Hepatocellular adenoma and focal nodular hyperplasia: value of gadoxetic acid-enhanced MR imaging in differential diagnosis. Radiology 2012; 262: 520–529

[7] Grazioli L, Morana G, Kirchin MA et al. Accurate differentiation of focal nodular hyperplasia from hepatic adenoma at gadobenate dimeglumine-enhanced MR imaging: prospective study. Radiology 2005; 236: 166–177

[8] Grieser C, Steffen IG, Seehofer D et al. Histopathologically confirmed focal nodular hyperplasia of the liver: gadoxetic acid-enhanced MRI characteristics. Magn Reson Imaging 2013; 31: 755–760

[9] Gupta RT, Iseman CM, Leyendecker JR et al. Diagnosis of focal nodular hyperplasia with MRI: multicenter retrospective study comparing gadobenate dimeglumine to gadoxetate disodium. AJR Am J Roentgenol 2012; 199: 35–43

[10] Halankar JA, Kim TK, Jang HJ et al. Understanding the natural history of focal nodular hyperplasia in the liver with MRI. Indian J Radiol Imaging 2012; 22: 116–120

[11] Hussain SM, Terkivatan T, Zondervan PE et al. Focal nodular hyperplasia: findings at state-of-the-art MR imaging, US, CT, and pathologic analysis. Radiographics 2004; 24: 3–17

[12] International Working Party. Terminology of nodular hepatocellular lesions. Hepatology 1995; 22: 983–993

[13] Karam AR, Shankar S, Surapaneni P et al. Focal nodular hyperplasia: central scar enhancement pattern using Gadoxetate Disodium. J Magn Reson Imaging 2010; 32: 341–344

[14] Makhlouf HR, Abdul-Al HM, Goodman ZD. Diagnosis of focal nodular hyperplasia of the liver by needle biopsy. Hum Pathol 2005; 36: 1210–1216

[15] Nahm CB, Ng K, Lockie P et al. Focal nodular hyperplasia – a review of myths and truths. J Gastrointest Surg 2011; 15: 2275–2283

[16] Ronot M, Paradis V, Duran R et al. MR findings of steatotic focal nodular hyperplasia and comparison with other fatty tumours. Eur Radiol 2013; 23: 914–923

[17] Vander Borght S, Libbrecht L, Blokzijl H et al. Diagnostic and pathogenetic implications of the expression of hepatic transporters in focal lesions occurring in normal liver. J Pathol 2005; 207: 471–482

[18] Wanless IR, Mawdsley C, Adams R. On the pathogenesis of focal nodular hyperplasia of the liver. Hepatology 1985; 5: 1194–1200

[19] Weimann A, Ringe B, Klempnauer J et al. Benign liver tumors: differential diagnosis and indications for surgery. World J Surg 1997; 21: 983–990

[20] Whelan TJ Jr, Baugh JH, Chandor S. Focal nodular hyperplasia of the liver. Ann Surg 1973; 177: 150–158

[21] Zech CJ, Grazioli L, Breuer J et al. Diagnostic performance and description of morphological features of focal nodular hyperplasia in Gd-EOB-DTPA-enhanced liver magnetic resonance imaging: results of a multicenter trial. Invest Radiol 2008; 43: 504–511

Kapitel 7

Hepatozelluläres Adenom

7 Hepatozelluläres Adenom

7.1 Epidemiologie

Das hepatozelluläre Adenom (HCA) ist ein seltener Lebertumor. In Europa und Amerika liegt die Inzidenz zwischen 3 und 4 pro 100 000 Einwohner. Am häufigsten tritt das Adenom bei Frauen im 3.–4. Lebensjahrzehnt auf [14].

7.2 Ätiologie, Aufbau und Subtypen

Das heptozelluläre Adenom kann unifokal oder multifokal auftreten.

▸ **Adenomatose.** Bei mehr als 10 Läsionen in einer nicht steatotischen Leber und fehlender Assoziation mit Hormoneinnahmen oder einer Speicherkrankung spricht man von einer Adenomatose. Weit über 100 Adenome können dabei in der Leber lokalisiert sein. Die Läsionen sind unterschiedlich groß und teils nur mikroskopisch als Mikroadenome zu identifizieren [9] [18].

▸ **Hormoneinnahme.** Da das Leberadenom vor der Einführung hormoneller Kontrazeptiva in der Literatur deutlich seltener (1 : 1 Mio.) beschrieben wurde, geht man heute davon aus, dass ein Zusammenhang mit der langjährigen Einnahme von Östrogen besteht [11]. Das Risiko für die Entwicklung eines Adenoms steigt mit der Östrogenkonzentration und Dauer der Einnahme [13] [16]. Überraschenderweise sind nach Absetzen der oralen Kontrazeption sowohl eine Rückbildung, aber auch eine Größenprogredienz von hepatischen Adenomen beschrieben [1]. Beim Mann ist das Auftreten von Adenomen wesentlich seltener und wird durch die Einnahme von Androgenen begünstigt [17].

Des Weiteren besteht eine Assoziation von hepatischen Adenomen mit dem metabolischen Syndrom, das abdominelle Fettleibigkeit, Hypertonie, Dyslipidämie und Insulinresistenz – infolge einer permanenten Überernährung und von Bewegungsmangel – beinhaltet [3]. Weiterhin existieren Fallberichte, die eine vermehrte Manifestation bei Patienten mit Glykogenspeicherkrankheiten beschreiben [1].

▸ **Zusammensetzung.** Im Gegensatz zur polyklonalen FNH (s. Kap. 6.2) ist das Adenom eine echte neoplastische, monoklonale Raumforderung. Mikroskopisch besteht das Adenom aus in Trabekeln angeordneten Hepatozyten. In Abgrenzung zur FNH fehlen proliferierende Gallengänge und Portalfelder. Das Transporterprofil der betroffenen Hepatozyten verändert sich (s. Kap. 7.3.3). Degenerative Veränderungen wie Narben, Fibrosen und hämorrhagische Komponenten finden sich häufig bei größeren Adenomen (> 5 cm).

▸ **Subtypen.** Insgesamt werden 4 Subtypen des Adenoms mit einer prognostischen Bedeutung beschrieben.

7.2.1 Inflammatorisches Adenom

Das inflammatorische Adenom (I-HCA) ist mit 30–50 % am häufigsten [12], kommt meist bei Frauen vor und zeigt eine Assoziation zum *metabolischen Syndrom*. In über 50 % finden sich eine begleitende hepatische Steatose und Übergewicht [5]. Früher wurde das inflammatorische Adenom als teleangiektatische FNH oder peliotische Form bezeichnet [19].

Eine Identifikation des Subtyps gelingt mittels spezifischer Antikörper in der immunhistochemischen Analyse durch den Nachweis einer vermehrten Expression von Serum-Amyloid A (SAA) und C-reaktivem Protein (CRP). Histologisch demarkieren sich entzündliche Infiltrate, sinusoidale Dilatationen und eine Peliose. Tritt eine Verfettung der intraläsionalen Hepatozyten auf, ist diese eher fokal und mild.

7.2.2 HNF-1α-inaktiviertes Adenom

Das HNF-1α-inaktivierte Adenom (H-HCA) ist die zweithäufigste Form mit 30–35 % der beschriebenen Fälle [4]. Besonders beim H-HCA scheinen *Östrogene* als genotoxische Agenzien zu fungieren. Somit tritt dieser Subtyp vor allem bei Frauen unter der Einnahme hormoneller Kontrazeptiva auf [15] [22].

Eine Identifikation gelingt in der immunhistochemischen Analyse durch fehlende Färbung mit dem spezifischen Antikörper gegen das HNF-1α-Protein im Vergleich zum normalen Lebergewebe [4]. Das Transkriptionsgen HNF-1α (Hepatocyte Nuclear Factor 1α) oder auch TCF1-Gen (T-Cell Factor 1) kodiert das HNF-1α-Protein, das auch LFABP (Liver Fatty Acid-binding Protein) genannt wird. Im Falle einer biallelen Mutation im Gen sinkt die Expression von LFABP. In der Folge werden eine intrazelluläre Steatose und eine Leberzellproliferation induziert. Deshalb wird dieser Subtyp auch als LFABP-negatives oder *steatotisches Adenom* bezeichnet.

7.2.3 β-Catenin-aktiviertes Adenom

Das β-Catenin-aktivierte Adenom (B-HCA, ca. 10–15 %) [4] manifestiert sich gehäuft bei männlichen Patienten und bei Patienten mit einer *Glykogenspeicherkrankheit* [1].

Die Identifikation gelingt durch den immunhistochemischen Nachweis von β-Catenin [3]. Ursächlich ist eine

7

Mutation im β-Catenin-1-Gen, die zu einer verlängerten Aktivierung des β-Catenins führt. Das Molekül spielt eine Rolle bei der Entwicklung, Differenzierung und Regeneration der Hepatozyten. Infolgedessen proliferieren die Hepatozyten vermehrt und weisen ein autonomes Wachstum auf. Dieses Gen ist auch bei 20–40 % der hepatozellulären Karzinome aktiviert und wird als Onkogen betrachtet. Deshalb wird dieser Adenomsubtyp als Borderline-Läsion zwischen Adenom und HCC interpretiert. Eine intraläsionale Steatose und eine inflammatorische Komponente sind nicht nachzuweisen.

7.2.4 Unklassifiziertes Adenom

Per definitionem handelt es sich um ein unklassifiziertes Adenom (ca. 10 %), wenn sich weder eine Steatose noch eine inflammatorische Komponente oder eine der vorher beschriebenen spezifischen genetischen Auffälligkeiten nachweisen lässt.

7.3 T1-gewichtete Bildgebung

7.3.1 Native Bildgebung

Da es sich beim hepatozellulären Adenom histologisch um lebereigenes Gewebe handelt, ist die Läsion primär isointens. Je nach Fettgehalt des umgebenden Lebergewebes kann die Raumforderung aber auch hypointens zur Darstellung kommen. In der opposed Phase ist bei steatotischen Adenomarealen ein Signalabfall innerhalb der Läsion nachzuweisen. Dieser Signalverlust ist beim inflammatorischen Adenom leicht ausgeprägt, während sich beim HNF-1α-inaktivierten Adenom ein diffuser Signalabfall bis hin zum vollständigen Signalverlust findet (▶ Abb. 7.1). Das β-Catenin-aktivierte und das unklassifizierte Adenom verfetten nicht. Das Signalverhalten ändert sich also nicht zwischen In und opposed Phase [22].

▶ **Degenerative Veränderungen.** Vor allem bei größeren Läsionen treten degenerative Veränderungen auf und führen zu einem inhomogenen Erscheinungsbild. Einblutungen und makroskopische Verfettung (u. a.) steigern die Signalintensität. Vernarbungen und Verkalkungen (u. a.) demarkieren sich als hypointense Areale. Eine irreguläre Begrenzung kann Folge einer Einblutung oder eines Infarktes sein. Durch Kompression des umgebenden Lebergewebes kann sich ein hypointenser Randsaum im Sinne einer Pseudokapsel ausbilden.

7.3.2 Kontrastmitteldynamik

Das hepatische Adenom zeigt in den meisten Fällen eine vermehrte KM-Anreicherung in der arteriellen Phase der Dynamik. Die Anreicherung kann gleichmäßig (▶ Abb. 7.2) oder auch heterogen mit einer Betonung der peripheren Areale (▶ Abb. 7.3) auftreten, ist im Vergleich zur FNH aber eher moderat ausgeprägt [10]. Ein kräftiger arterieller Blush zeigt sich lediglich in 10–20 % der Fälle und tritt vor allem beim inflammatorischen Subtyp auf [15].

▶ **Wash-out.** Der Verlauf der Dynamik in der portal- und spätvenösen Phase ist unspezifisch. Ein echtes Wash-out des Kontrastmittels in den venösen Phasen ist vorrangig beim HNF-1α-inaktivierten Adenom beschrieben. Im Gegenzug persistiert das KM in den venösen Phasen beim inflammatorischen Adenom aufgrund von vergrößerten interstitiellen Räumen [15].

▶ **Pseudokapsel.** Die Ausbildung einer Pseudokapsel bei größeren Adenomen – durch Kompression von umgebendem Lebergewebe und konsekutive entzündliche Prozesse – kann beim Einsatz extrazellulärer Kontrastmittel oder von Gd-BOPTA in der portalvenösen Phase und im Equilibrium zu einem hyperintensen Randsaum führen [14].

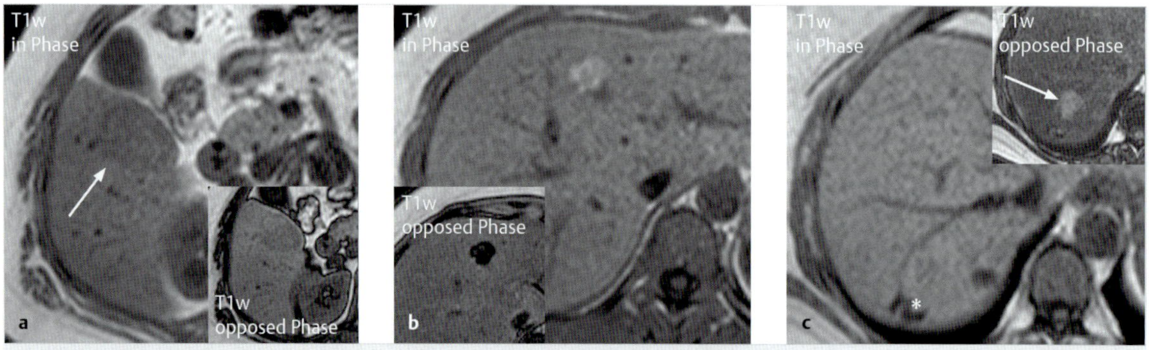

Abb. 7.1 T1w native Bilder des Adenoms.
a Isointens zum umgebenden Leberparenchym (Pfeil).
b Durch Verfettung hyperintens in der in Phase und vollständiger Signalverlust in der opposed Phase.
c Isointens zur Umgebung in der in Phase und durch eine diffuse Steatose der Leber, fokaler Signalabfall (*) i. S. degenerativer Veränderungen (Verkalkung); dadurch Läsion hyperintens in der opposed Phase (Pfeil).

> **Praxistipp**
>
> Aufgrund von degenerativen Veränderungen und/oder einer Steatose des umgebenden Leberparenchyms kann sich das Adenom bereits in der nativen Phase der dynamischen Sequenz mit Fettsättigungsimpuls hyperintens manifestieren. Deshalb sollte die dynamische Bildgebung immer durch eine Subtraktionsaufnahme ergänzt werden, um das Kontrastmittelverhalten sicher beurteilen zu können (▶ Abb. 7.4).

7.3.3 Spätphase

Obwohl es sich um lebereigenes Gewebe handelt, demarkieren sich Adenome zu über 90 % hypointens vom umgebenden Leberparenchym [2] (▶ Abb. 7.5a u. ▶ Abb. 7.5b). Ursache ist ein verändertes Transporterprofil der Hepatozyten mit Defiziten in der Kontrastmittelaufnahme. So fehlen OATP-8-Transporter nahezu vollständig oder werden nur fokal exprimiert, dafür kommt es zu einer diffusen Expression von MRP-3 [23].

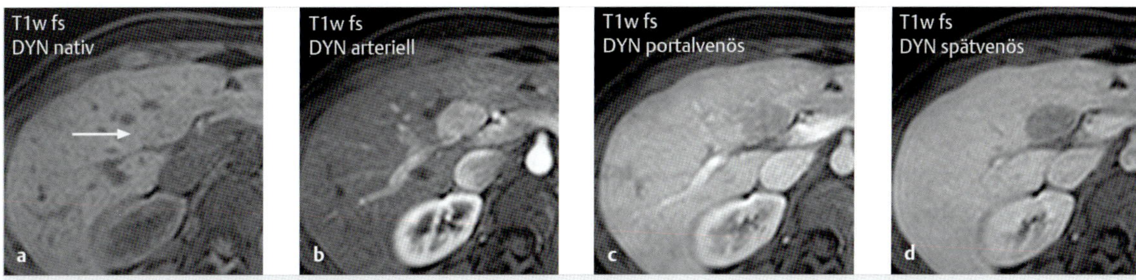

Abb. 7.2 T1w dynamische Bilder des Adenoms.
a Nativ: isointens zum umgebenden Parenchym (Pfeil).
b Arteriell: hyperperfundiert mit kräftiger homogener Signalsteigerung.
c Portalvenös: Wash-out.
d Spätvenös: Wash-out.

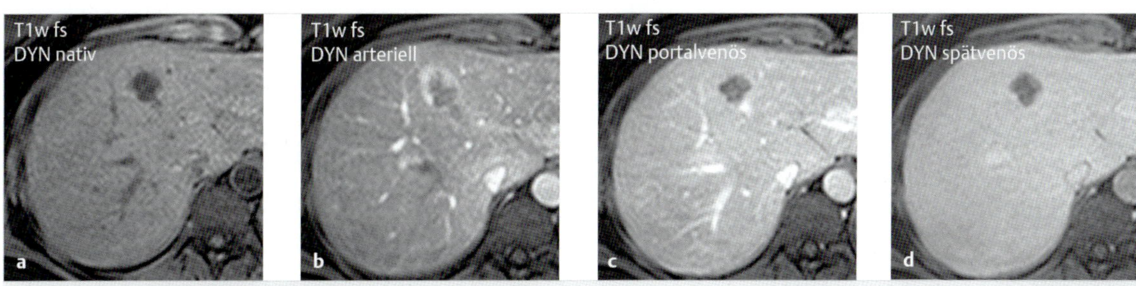

Abb. 7.3 T1w dynamische Bilder des Adenoms.
a Nativ: hypointens zur Umgebung.
b Arteriell: randständige Anreicherung.
c Portalvenös: hypointens im Vergleich zum umgebenden Parenchym.
d Spätvenös: hypointenses Signal.

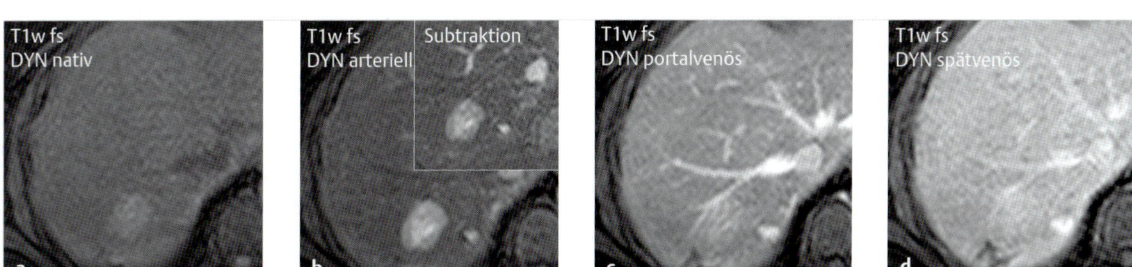

Abb. 7.4 T1w dynamische Bilder des Adenoms.
a Nativ: hyperintens (Pfeil).
b Arteriell: kräftige heterogene KM-Anreicherung, bestätigt durch die Subtraktionsaufnahme.
c Portalvenös: isointens zum umgebenden Leberparenchym.
d Spätvenös: isointens zum umgebenden Leberparenchym.

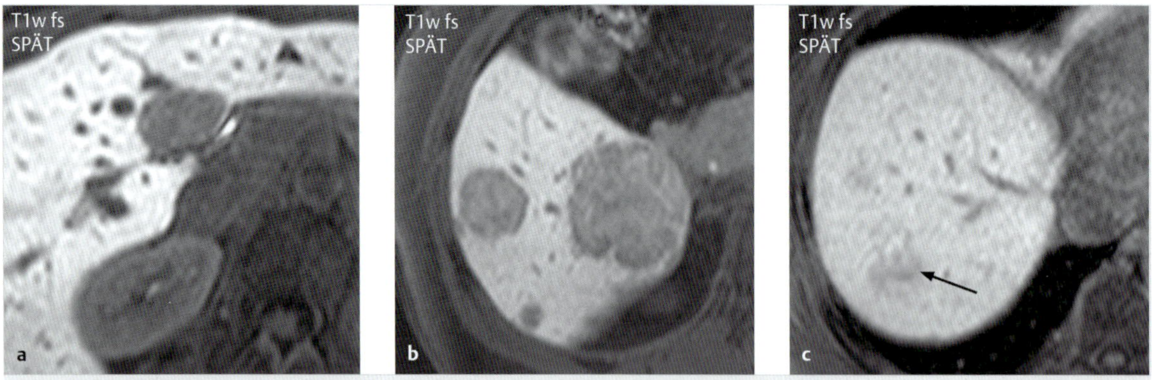

Abb. 7.5 T1w Spätphase des Adenoms.
a Homogen hypointens zum umgebenden Leberparenchym.
b Inhomogen hypointens zur Umgebung.
c Nahezu isointens zum Leberparenchym (Pfeil).

Werden die Transporter im Einzelfall regelrecht exprimiert, ist das Adenom in der Spätphase isointens (10%). Ein schwach hyperintenses Erscheinungsbild ist ebenfalls beschrieben (▶ Abb. 7.5c). Dies gilt vor allem für unklassifizierte Adenome und den Randbereich der inflammatorischen Adenome. Ursächlich ist wahrscheinlich ein Pooling des Kontrastmittels in peliotischen Anteilen der Läsion [10] [18].

Cave

Zu beachten ist, dass eine diffuse Steatose des Leberparenchyms durch die Fettsättigung der Spätaufnahmen auch zu einer relativen Hyperintensität der Läsion führen kann.

7.4 T2-gewichtete Bildgebung

In der T2-Wichtung imponiert das Adenom primär isointens. Je nach Fettgehalt der Läsion und des umgebenden Lebergewebes kann die Läsion aber auch hypo- oder hyperintens zur Darstellung kommen (▶ Abb. 7.6). Die verstärkte Dilatation der Sinusoide und entzündliche Infiltrate des inflammatorischen Subtyps führen zu einer zunehmenden Hyperintensität, die zum Teil randbetont ist und dann als „Atoll Sign" bezeichnet wird [22]. Degenerative Veränderungen bei größeren Läsionen führen zu einem inhomogenen Erscheinungsbild.

7.5 Diffusionsbildgebung

Die Diffusionswichtung ist für die Diagnose des Adenoms unspezifisch und damit von untergeordneter Bedeutung. Die Läsion kommt meist isointens zur Darstellung und zeigt ADC-Werte, die denen des umgebenden Leberparenchyms entsprechen. Durch Unterschiede in der Gewebearchitektur und eine erhöhte Zellularität kann auch eine Hyperintensität in der DWI mit korrespondierend reduzierten ADC-Werten auftreten (▶ Abb. 7.7). Eine eingeschränkte Diffusion schließt somit ein benignes Adenom nicht aus [12].

7.6 Differenzialdiagnosen

▶ **Hepatozelluläres Karzinom.** Die wichtigste Differenzialdiagnose des Adenoms ist das hepatozelluläre Karzinom. Eine eindeutige Abgrenzung mittels MRT ist leider nicht in allen Fällen möglich (▶ Abb. 7.8a). Grundsätzlich spricht das Vorliegen einer chronischen Lebererkrankung – d. h. einer Zirrhose – für das Vorliegen eines HCC. Für das Adenom sprechen das Vorliegen des metabolischen Syndroms, eine langjährige Einnahme von Kontrazeptiva oder anderer östrogenhaltiger Medikamente, das Vorliegen einer Glykogenspeicherkrankheit, eine Steroidtherapie oder ein Anabolikaabusus.

▶ **Metastasen.** Auch hyperperfundierte Metastasen sind bei einem bekannten hypervaskularisierten Primarius bildmorphologisch nicht mit letzter Sicherheit auszuschließen (▶ Abb. 7.8b). Eine intraläsionale Verfettung spricht allerdings gegen das Vorliegen einer Metastase.

▶ **FNH.** In Abgrenzung zur klassischen FNH zeigt das hepatische Adenom in der arteriellen Phase der Dynamik eine geringere KM-Anreicherung. Lediglich der inflam-

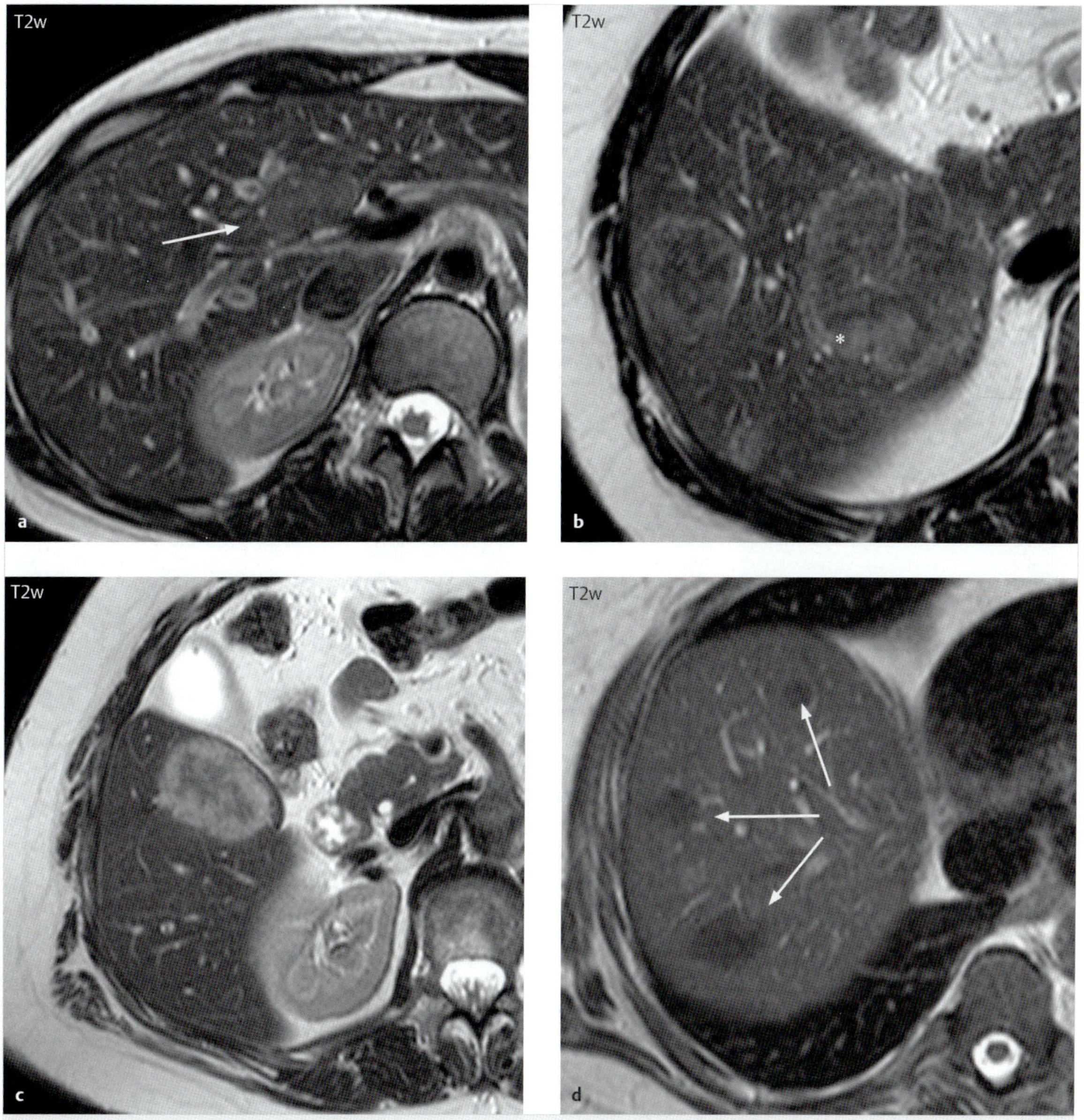

Abb. 7.6 T2w Bilder des Adenoms.
a Homogen isointens zum umgebenden Leberparenchym (Pfeil).
b Im Randbereich hyperintens (*) i. S. eines Atoll Sign.
c Inhomogen hyperintens.
d Hypointens zur Umgebung aufgrund einer Steatose des Leberparenchyms (Pfeile).

matorische Subtyp des Adenoms kann arteriell ebenfalls deutlich hyperperfundiert zur Darstellung kommen. In der Spätphase demarkiert sich das Adenom klassischerweise hypointens (▶ Abb. 7.8c) und die FNH hyperintens vom umgebenden Leberparenchym [10] (s. ▶ Abb. 7.14). In Analogie zur arteriellen Kontrastmittelphase zeigt vor allem das inflammatorische Adenom durch eine verzögerte Abflutung des Kontrastmittels ein gesteigertes Signalverhalten in den venösen Phasen und kann in der Spätphase isointens zur Darstellung kommen.

▶ **Subtypen.** Die MR-tomografische Subtypisierung des Adenoms gelingt in Einzelfällen. Eine starke Verfettung der Läsion ist ein Hinweis auf ein HNF-1α-inaktiviertes Adenom. Eine mäßige Verfettung in Kombination mit einer erhöhten Signalintensität in den T2w Aufnahmen

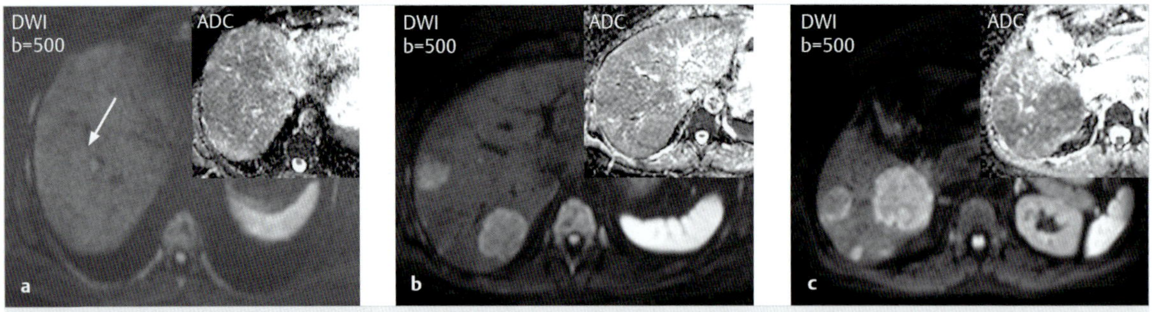

Abb. 7.7 Diffusionswichtung des Adenoms.
a Isointens zum umgebenden Leberparenchym (Pfeil), ADC unverändert zum umgebenden Leberparenchym.
b Hyperintens zur Umgebung, hoher ADC i. S. eines T2-Shine-through-Effekts.
c Hyperintens zur Umgebung, niedriger ADC als Korrelat einer eingeschränkten Diffusion.

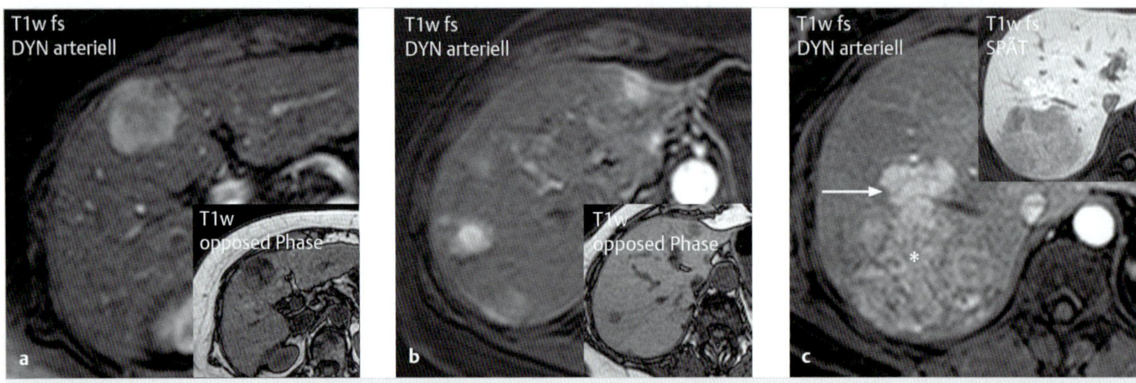

Abb. 7.8 Wichtige Differenzialdiagnosen des Adenoms.
a HCC: inhomogen hyperperfundiert, Signalabfall in der opposed Phase i. S. einer intraläsionalen Verfettung (s. ▶ Abb. 8.21).
b Metastase eines Nierenzellkarzinoms: hyperperfundiert, multiple Läsionen, kein Hinweis auf eine Verfettung in der opposed Phase (s. ▶ Abb. 10.10).
c FNH (Pfeil): kräftig hyperperfundiert und stark hyperintens in der Spätphase im Gegensatz zum Adenom (*) (s. ▶ Abb. 7.14).

und einer persistierenden Kontrastmittelanreicherung in den venösen Phasen spricht für den inflammatorischen Subtyp.

7.7 Klinische Relevanz und aktuelle Therapieansätze

In der Regel verursacht ein kleines Adenom keine Symptome und stellt einen Zufallsbefund dar.

> **Cave**
>
> Bei größeren Adenomen (> 5 cm) und einer subkapsulären Lage steigt das Risiko einer Ruptur mit einer lebensgefährlichen Blutung in die freie Bauchhöhle.

▶ **Entartungsrisiko.** Eine maligne Transformation eines Adenoms in ein HCC wird in der Literatur mit 4,2 % angegeben [20]. Ein wesentlicher Risikofaktor ist die Größe des Adenoms. Bisher ist lediglich ein einziger Fall der malignen Transformation bei einer kleineren Läsion von 3 cm dokumentiert [1]. Die Entartung ist bei den β-Catenin-mutierten Subtypen häufiger. Deshalb werden diese Adenome auch als Borderline-Läsionen angesehen [20]. Auch bei Patienten mit assoziierten Glykogenosen ist das Entartungsrisiko deutlich erhöht [1] [8]. Die Adenomatose stellt kein erhöhtes Risiko für eine Entartung dar [9].

▶ **Biopsie und Verlaufskontrollen.** Bei Verdacht auf ein Adenom sollte eine Biopsie zur sicheren Diagnosestellung mit immunhistochemischer Subtypisierung erfolgen. Das weitere MR-tomografische Follow-up bzw. die Indikation zur Resektion richtet sich primär nach der Adenomgröße und dem histologischen Subtyp. Grundsätzlich wird bei Vorliegen eines Adenoms empfohlen, auf systemische

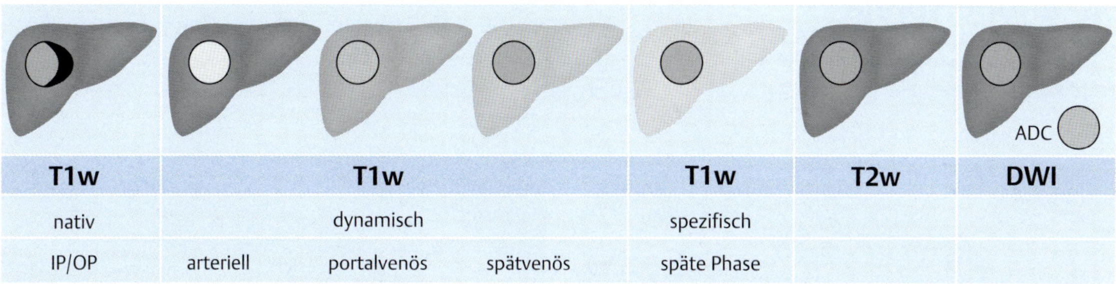

Abb. 7.9 Typische Signalmuster des Adenoms.

hormonelle Kontrazeptiva zu verzichten. Für alle Adenome < 5 cm werden halbjährliche Verlaufskontrollen in den 2 Jahren nach Erstdiagnose, danach alle 2 Jahre empfohlen [15]. In kürzeren Abständen sollten die Verlaufskontrollen bei β-Catenin-positiven Adenomen erfolgen. Auch die Indikation zur operativen Exzision wird hier großzügiger gestellt [6] [22].

▶ **Exzision.** Größere Adenome werden aufgrund der Gefahr der Entartung häufig operativ entfernt. Ein Schwellenwert zur Indikation der Exzision existiert aber nicht. Bei subkapsulärer Lage kann das Risiko einer lebensgefährlichen Blutung auch durch eine minimalinvasive Embolisation verringert werden [7] [21].

Adenom im Überblick

Das Adenom ist eine seltene Raumforderung der Leber. Es besteht ein Zusammenhang mit der langjährigen Einnahme von oralen Kontrazeptiva bzw. von Androgenen und eine Assoziation mit dem metabolischen Syndrom. Es werden 4 Subtypen unterschieden. Bei mehr als 10 Läsionen spricht man von einer Adenomatose.

Das Adenom ist in der Regel arteriell mäßig hyperperfundiert und speichert kein hepatozytenspezifisches Kontrastmittel in der Spätphase (▶ Abb. 7.9). Das steatotische und das inflammatorische Adenom sind oft verfettet. Abhängig von der Größe und dem immunhistochemischen Subtyp kann eine maligne Transformation auftreten. Dabei entartet das β-Catenin-aktivierte Adenom häufiger in ein hepatozelluläres Karzinom.

Bei großen Adenomen und einer subkapsulären Lage besteht ein Risiko für eine Blutung. Somit ist bei wachsenden und größeren Adenomen wie auch bei einer subkapsulären Lage ggf. eine operative Resektion indiziert. Kleinere Adenome sollten im Verlauf kontrolliert werden. MR-tomografisch ist eine sichere Abgrenzung vom HCC nicht in allen Fällen möglich. Bei Vorliegen einer Leberzirrhose ist grundsätzlich von einem HCC auszugehen.

7.8 Bildbeispiele

Die folgenden Bildbeispiele zeigen die Bildmuster von unterschiedlichen Subtypen des Adenoms (▶ Abb. 7.10 u. ▶ Abb. 7.11), von Adenomen verschiedener Größe (▶ Abb. 7.12 u. ▶ Abb. 7.13) sowie des Ademoms im Vergleich zur FNH (▶ Abb. 7.14).

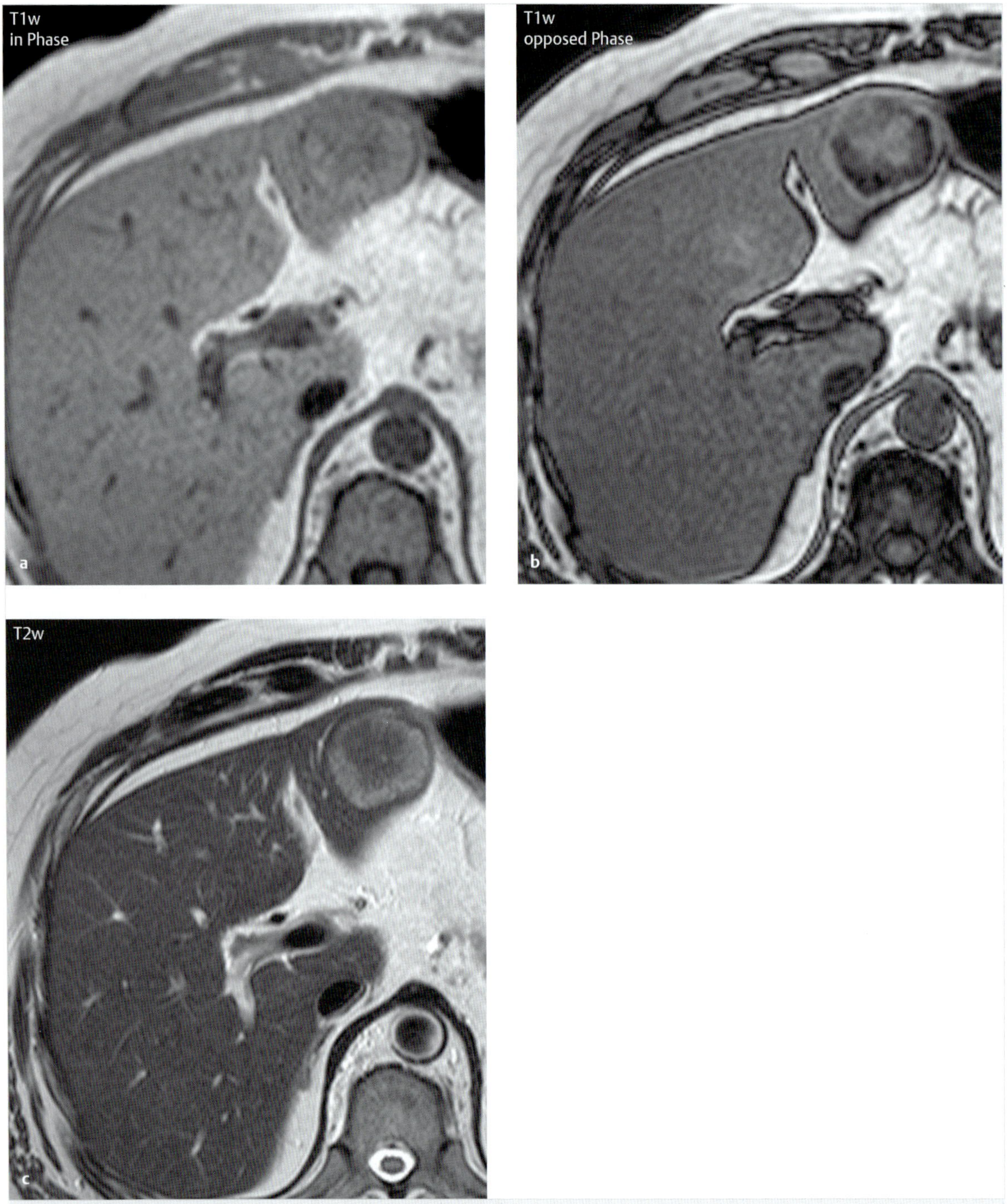

Abb. 7.10 Bildmuster eines (steatotischen) Adenoms.
57-jähriger Patient mit einem Adenom im Segment 3 mit einem Durchmesser von 4,2 cm.

a T1w nativ IP: größtenteils isointens, hypointenser Randsaum i. S. einer Pseudokapsel.

b T1w nativ OP: starker Signalabfall peripher i. S. einer hochgradigen Verfettung der Läsion und mäßiger Signalverlust des Lebergewebes i. S. einer diffusen Steatose.

c T2w: durch die peripher hochgradige Verfettung breiter hyperintenser Randsaum.

Fortsetzung ▶

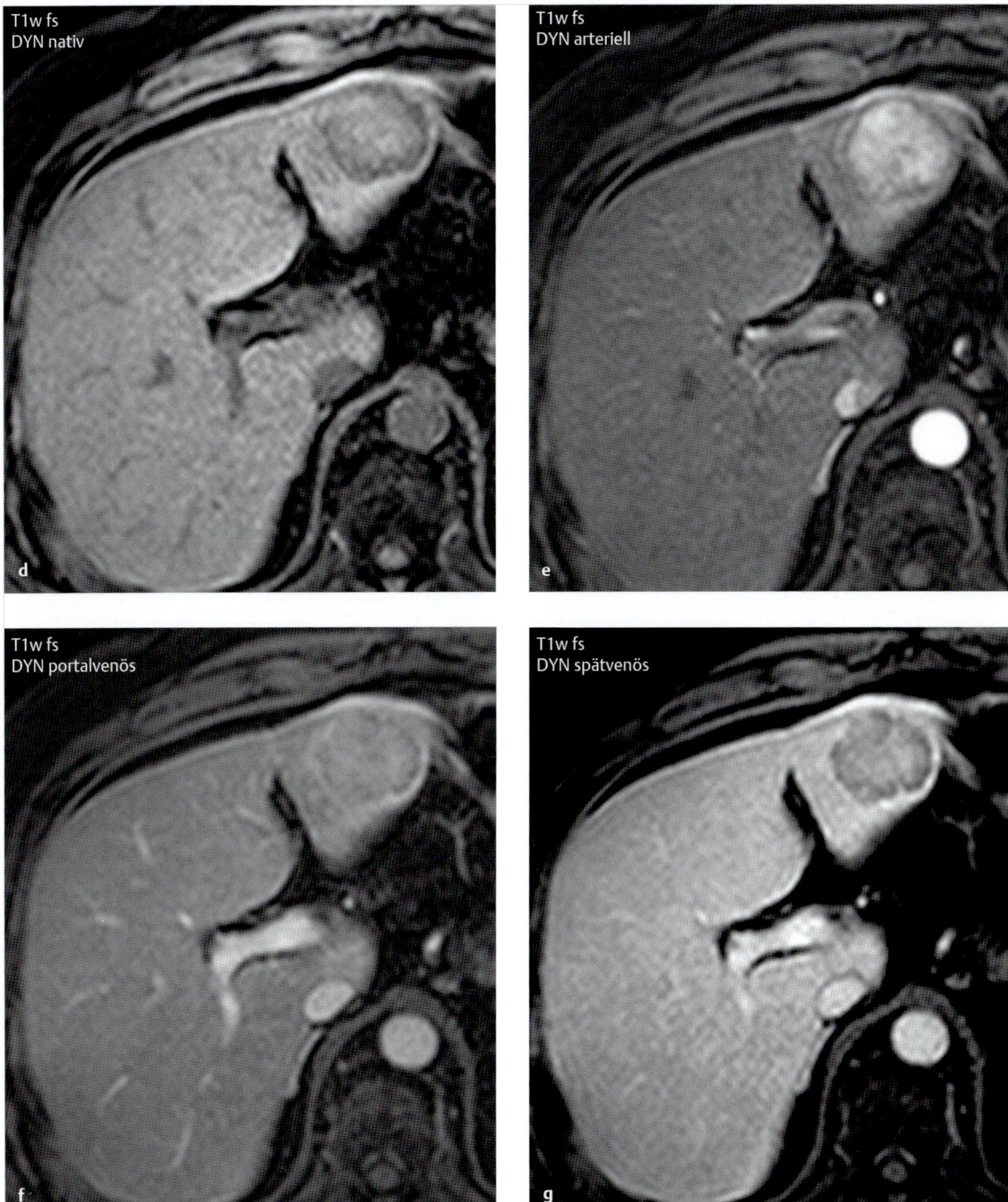

Abb. 7.10 Fortsetzung; Bildmuster eines (steatotischen) Adenoms.
d T1w Dynamik nativ: durch die Fettsättigungstechnik im Randbereich hypointens.
e T1w Dynamik arteriell: kräftige KM-Anreicherung.
f T1w Dynamik portalvenös: Wash-out.
g T1w Dynamik spätvenös: Wash-out.

Fortsetzung ▶

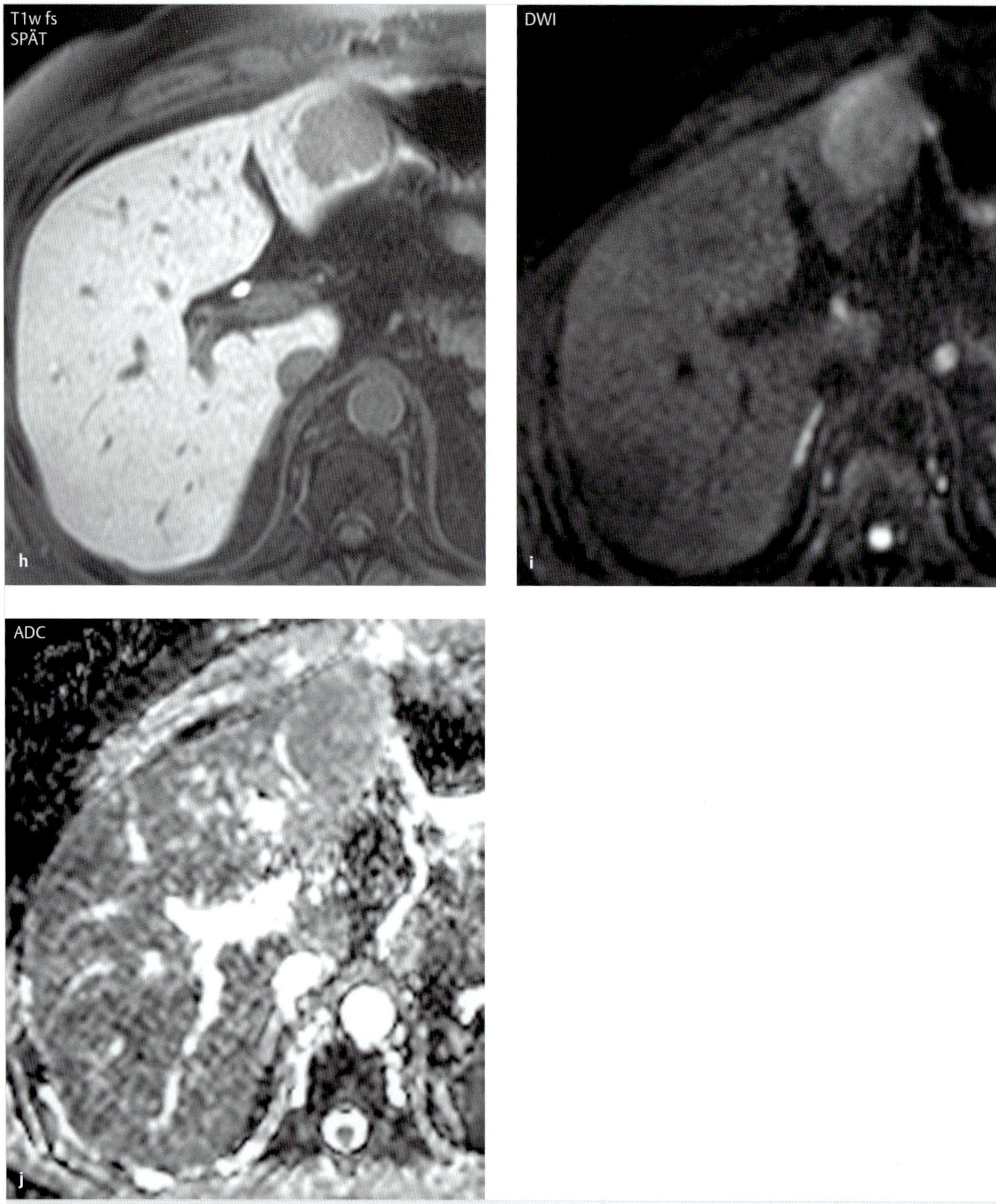

Abb. 7.10 Fortsetzung: Bildmuster eines (steatotischen) Adenoms.
h T1w spät: homogen hypointens.
i DWI: schwach hyperintens.
j ADC: unverändert im Vergleich zum umgebenden Lebergewebe ($1{,}9 \times 10^{-3}$ mm^2/s).

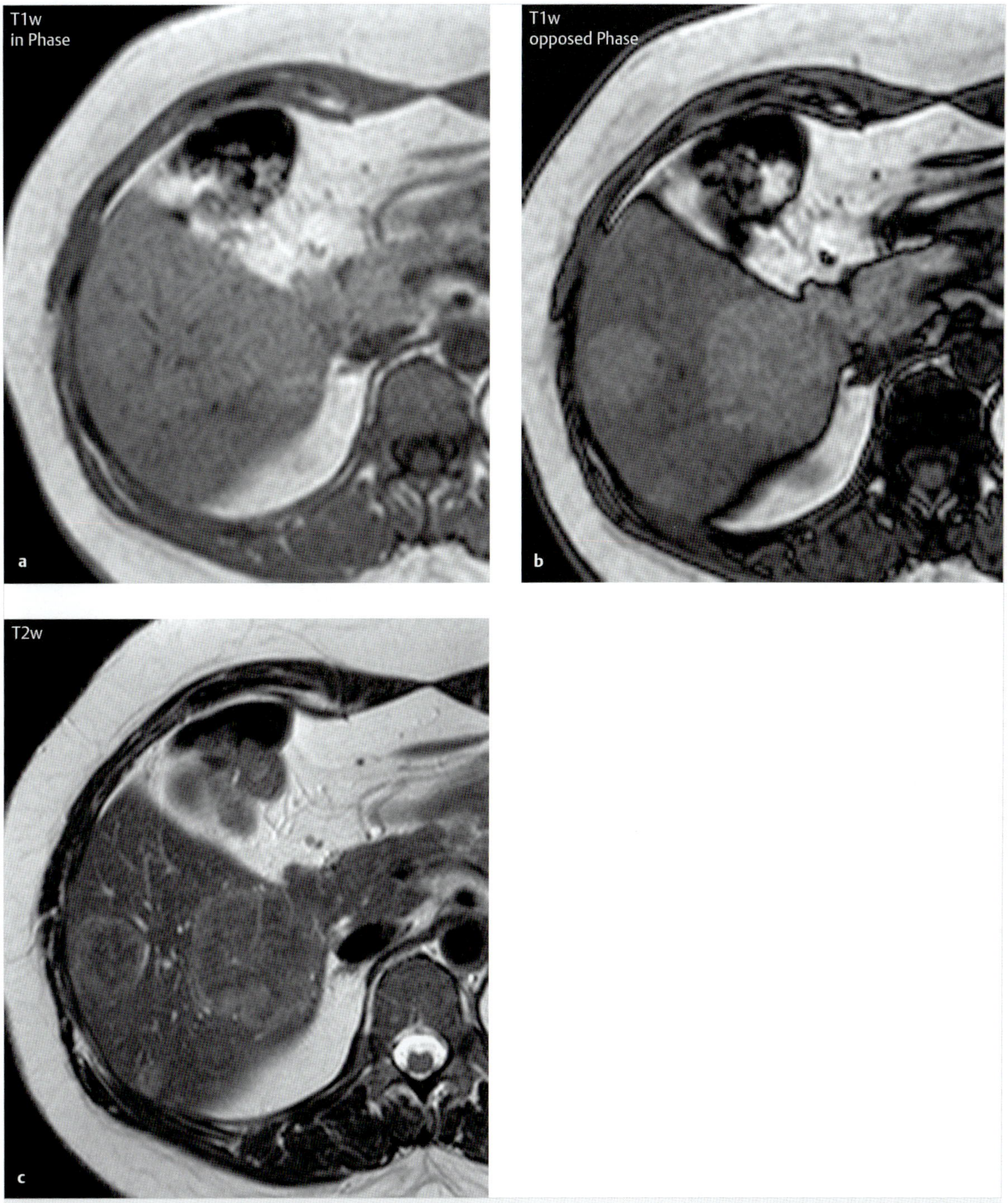

Abb. 7.11 Bildmuster eines (inflammatorischen) Adenoms.
49-jährige Patientin mit mehreren Adenomen im Segment 5/6 mit Durchmessern von 1,4–5,3 cm.
a T1w nativ IP: isointens.
b T1w nativ OP: relativ hyperintens durch den Signalverlust des Lebergewebes bei diffuser Steatose.
c T2w: hyperintenser Randsaum i. S. des Atoll Sign.

Fortsetzung ►

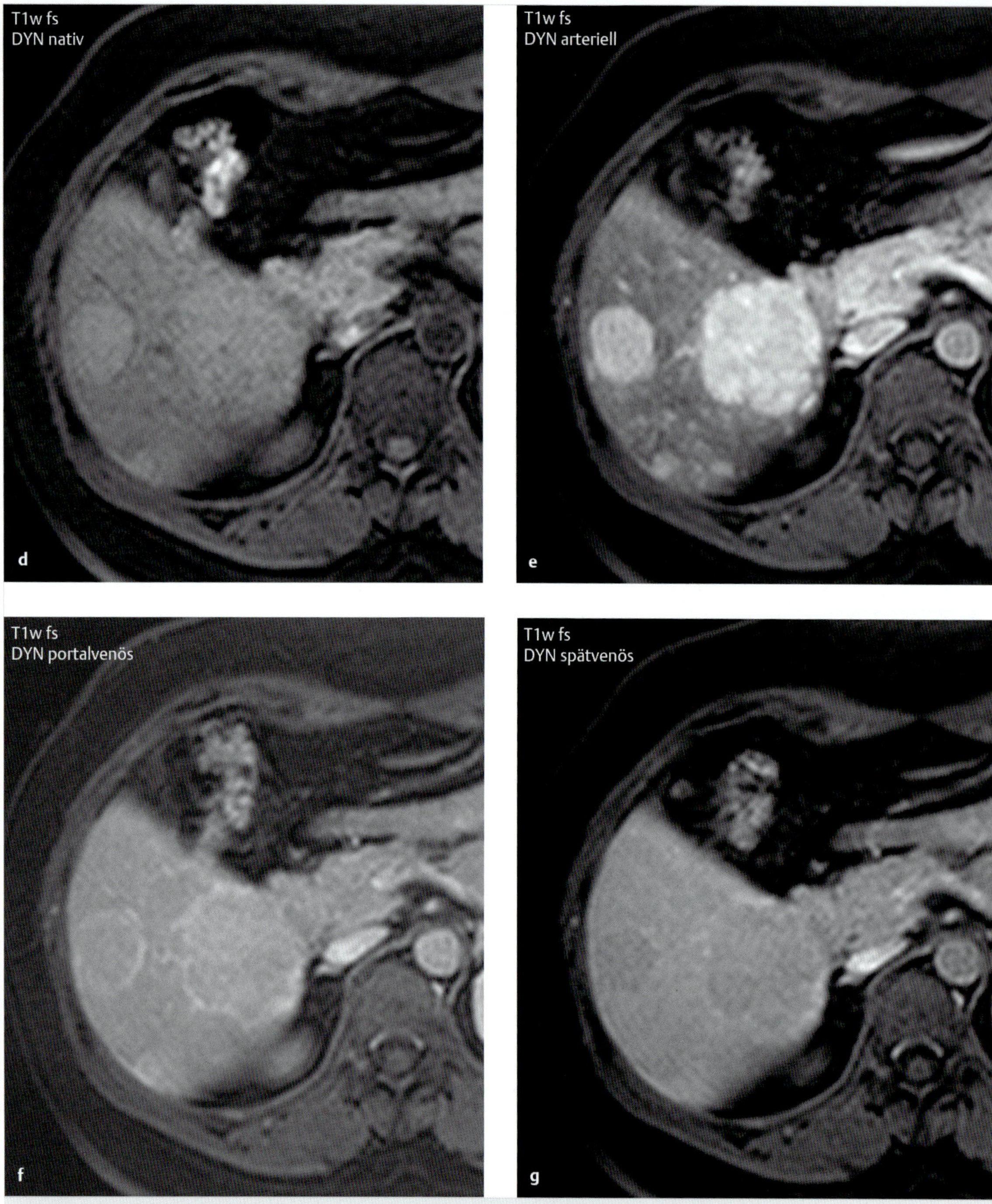

Abb. 7.11 Fortsetzung: Bildmuster eines (inflammatorischen) Adenoms.
d T1w Dynamik nativ: durch die Fettsättigungstechnik schwach hyperintens.
e T1w Dynamik arteriell: kräftige KM-Anreicherung.
f T1w Dynamik portalvenös: schwach hyperintens.
g T1w Dynamik spätvenös: schwach hypointens.

Fortsetzung ►

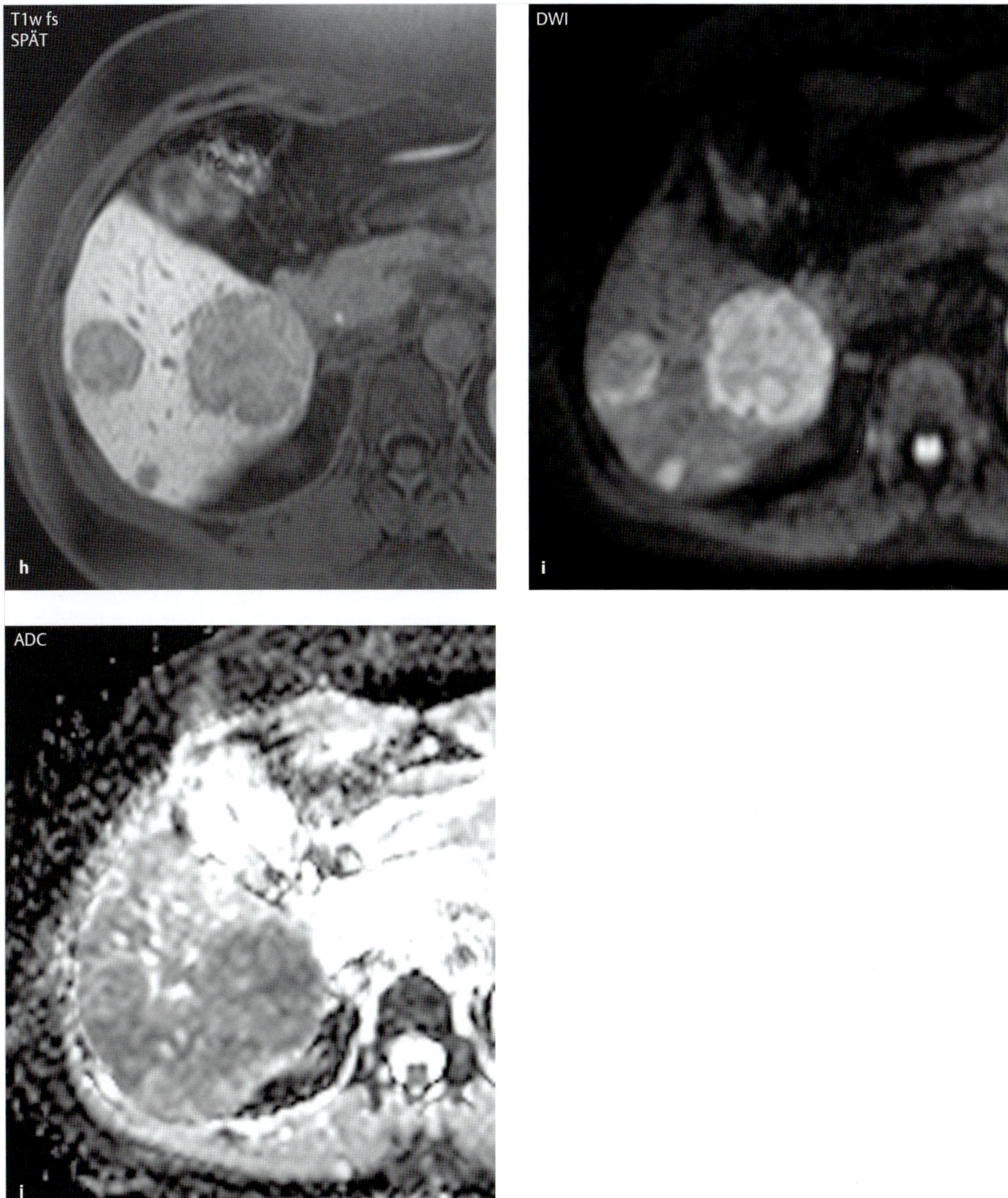

Abb. 7.11 Fortsetzung; Bildmuster eines (inflammatorischen) Adenoms.
h T1w spät: inhomogen hypointens.
i DWI: hyperintens.
j ADC: niedrig i. S. einer Diffusionseinschränkung ($0{,}9 \times 10^{-3}$ mm^2/s).

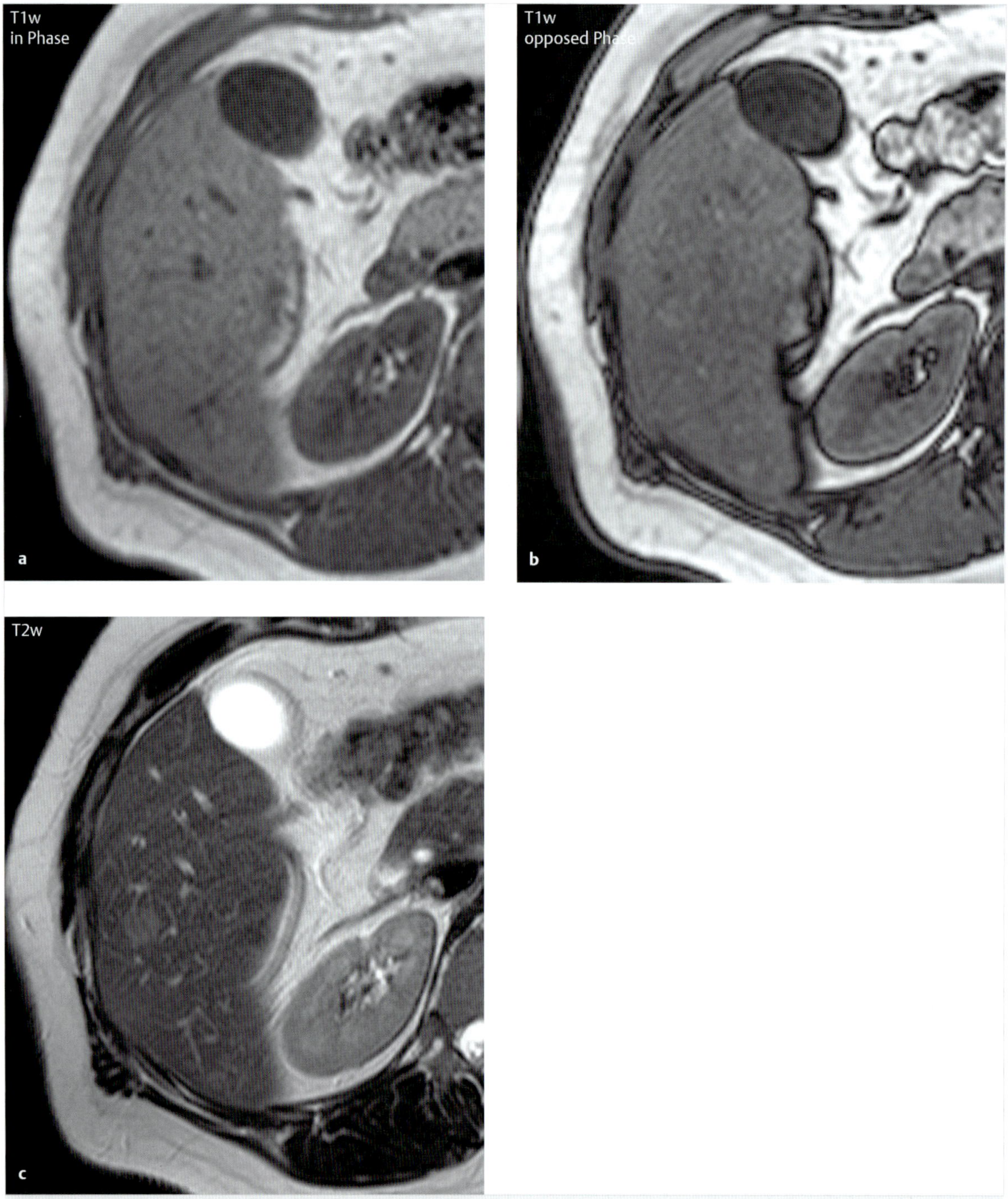

Abb. 7.12 Bildmuster eines kleinen Adenoms.
41-jährige Patientin mit Adenom im Segment 6 mit einem Durchmesser von 11 mm.
a T1w nativ IP: isointens, nicht abzugrenzen.
b T1w nativ OP: leicht hyperintens durch einen diskreten Signalverlust des Lebergewebes i. S. einer leichten Steatose.
c T2w: schwach hyperintens.

Fortsetzung ►

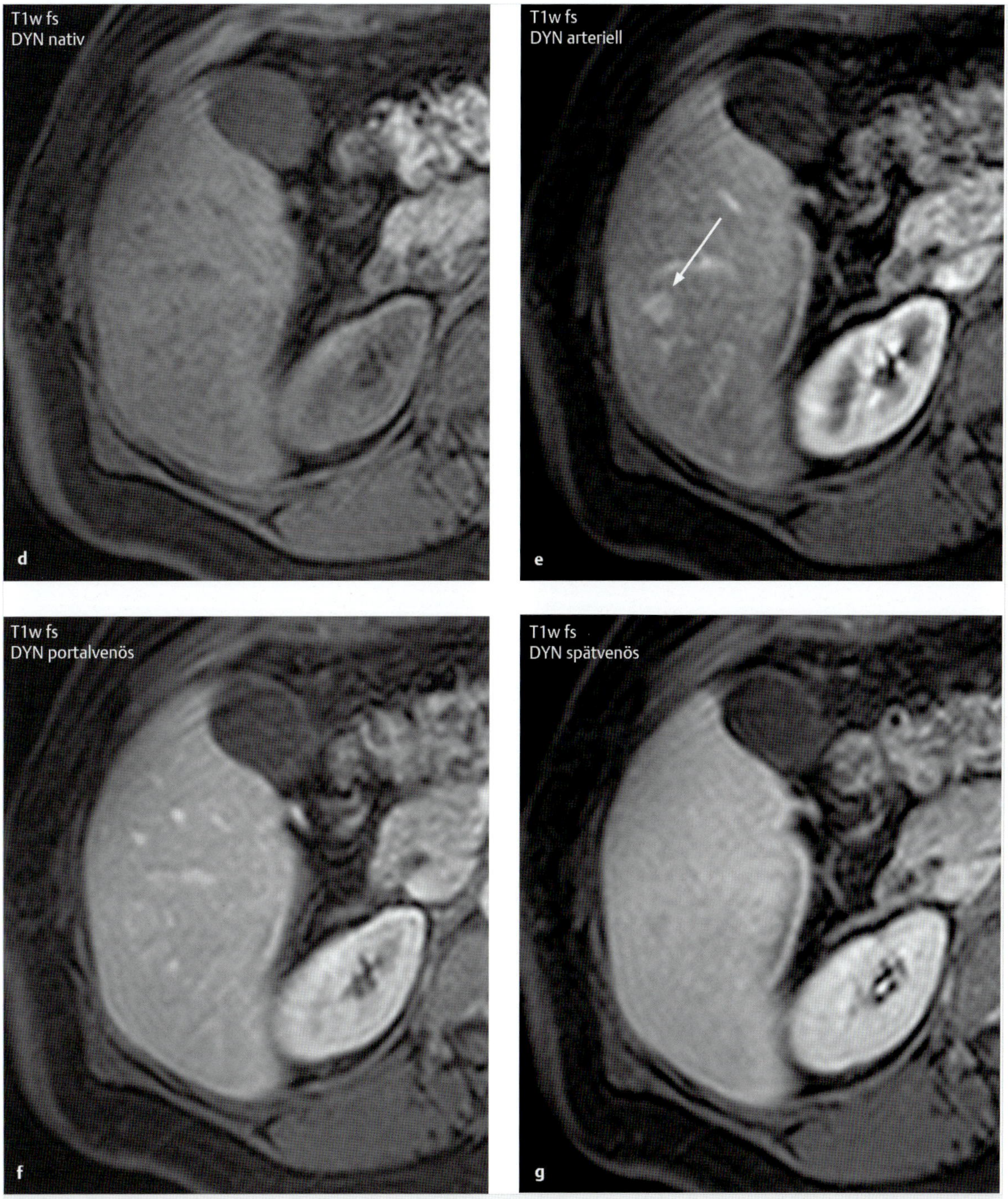

Abb. 7.12 Fortsetzung; Bildmuster eines kleinen Adenoms.
d T1w Dynamik nativ: isointens.
e T1w Dynamik arteriell: KM-Anreicherung (Pfeil).
f T1w Dynamik portalvenös: persistierende Anreicherung.
g T1w Dynamik spätvenös: schwach hypointens.

Fortsetzung ►

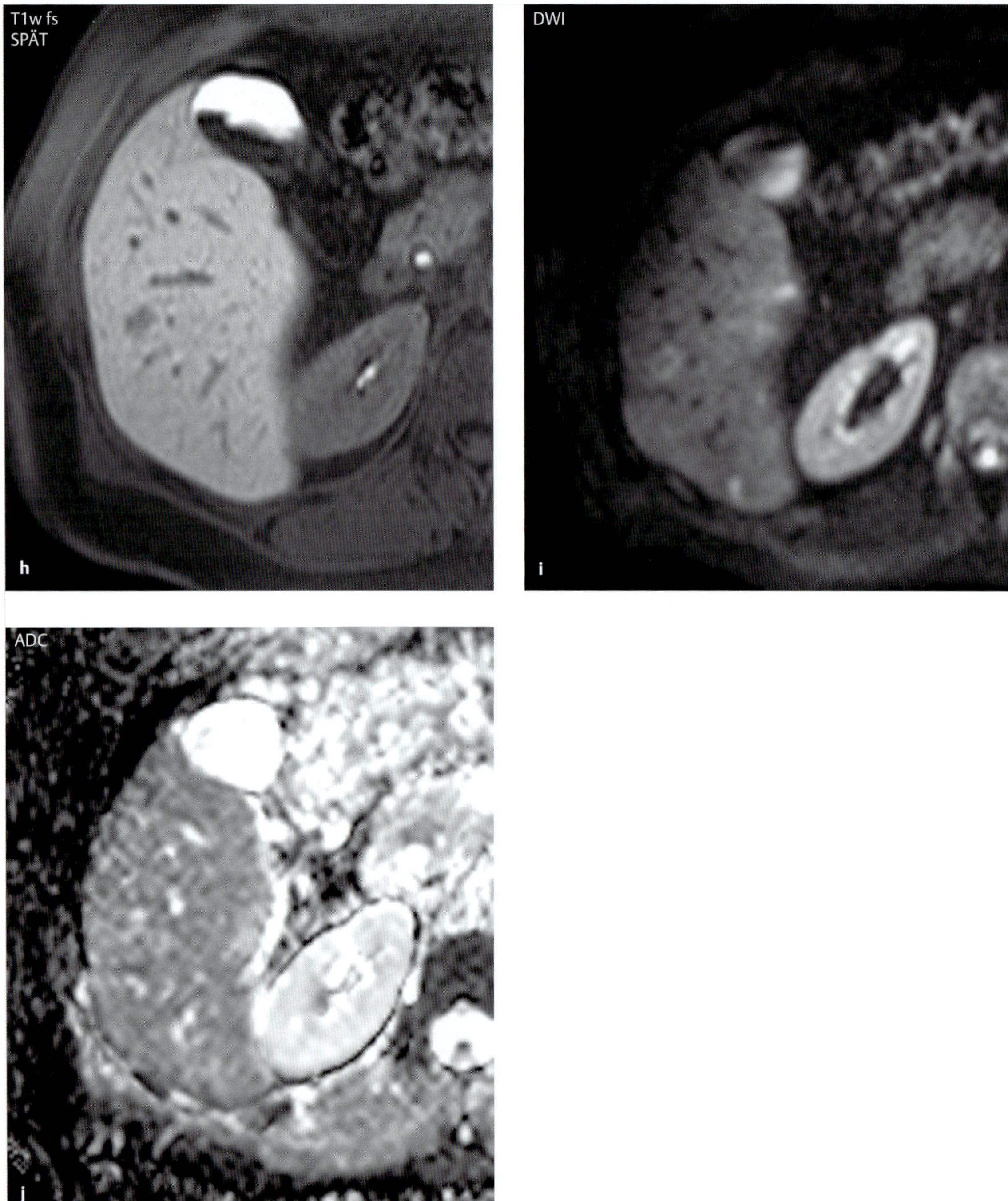

Abb. 7.12 Fortsetzung; Bildmuster eines kleinen Adenoms.
h T1w spät: hypointens.
i DWI: schwach hyperintens.
j ADC: unverändert im Vergleich zum Lebergewebe ($1{,}5 \times 10^{-3}$ mm^2/s).

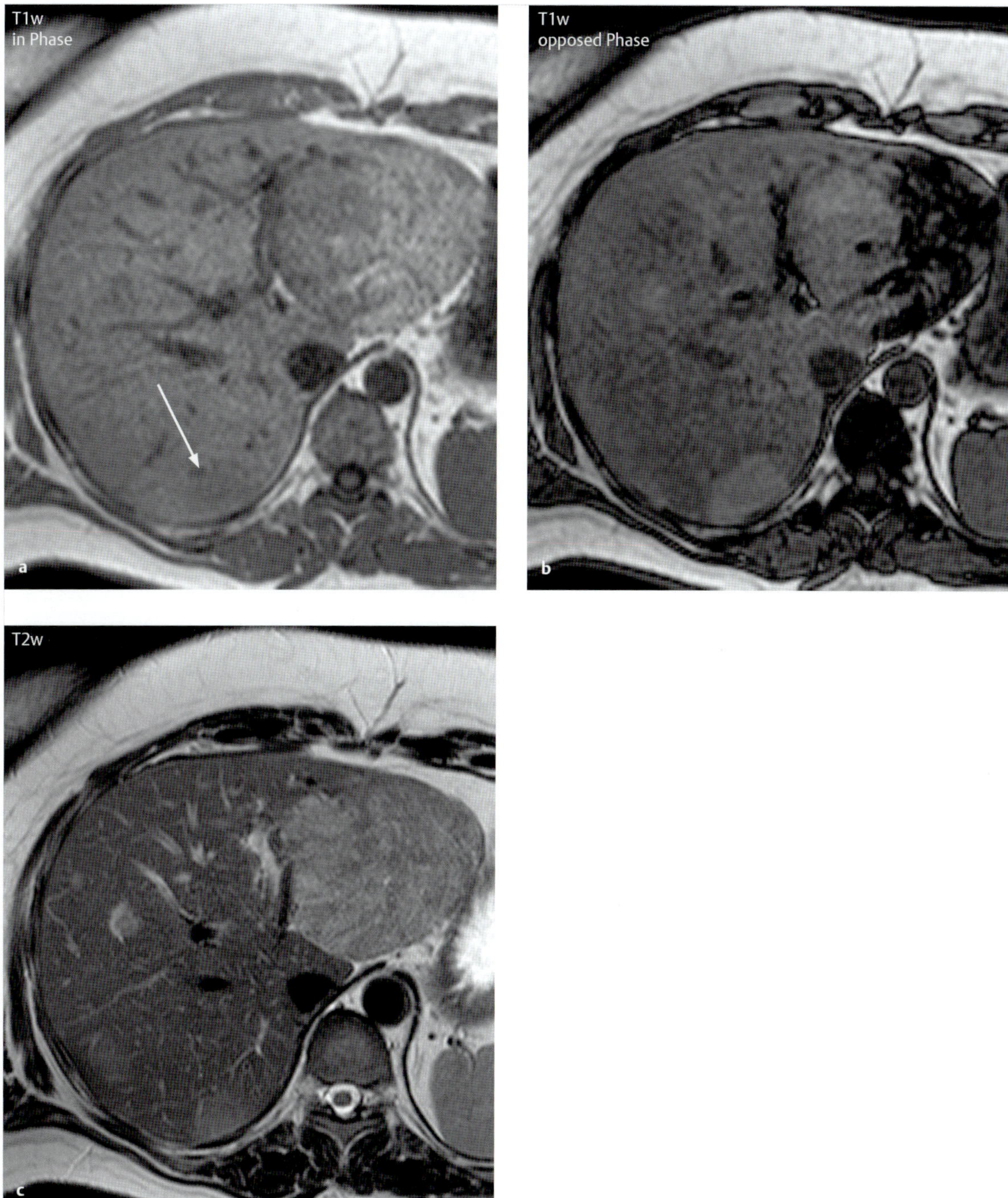

Abb. 7.13 Bildmuster eines großen Adenoms.
39-jährige Patientin mit Adenomen im Segment 2/3 links hepatisch mit einem Durchmesser von 9,7 cm und im Segment 7 rechts hepatisch von 2,5 cm.

a T1w nativ IP: rechts isointens nicht abzugrenzen (Pfeil), links zur Hälfte hyperintens durch eine starke intraläsionale Verfettung, hypointenser Randsaum i. S. einer Pseudokapsel.

b T1w nativ OP: rechts leicht hyperintens durch einen mäßigen Signalverlust des Lebergewebes i. S. einer Steatose, links z. T. starker intraläsionaler Signalabfall i. S. einer hochgradigen Verfettung.

c T2w: rechts allenfalls schwach, links streifig hyperintens.

Fortsetzung ►

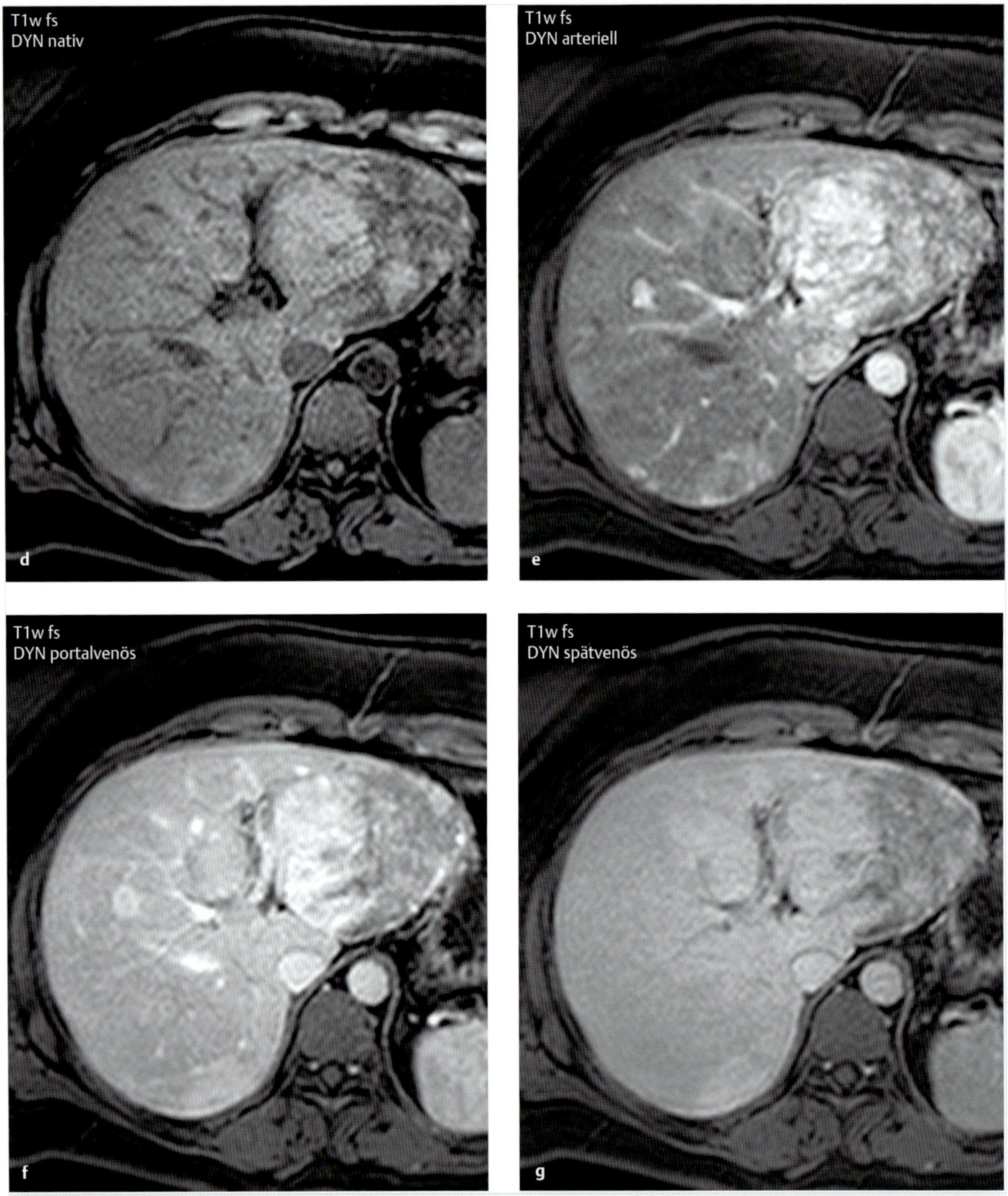

Abb. 7.13 Fortsetzung; Bildmuster eines großen Adenoms.
d T1w Dynamik nativ: durch die Fettsättigungstechnik hypointense Abbildung der verfetteten Anteile der linken Raumforderung.
e T1w Dynamik arteriell: inhomogene KM-Anreicherung.
f T1w Dynamik portalvenös: hyperintens.
g T1w Dynamik spätvenös: isointens bis hypointens in den verfetteten Arealen links.

Fortsetzung ▸

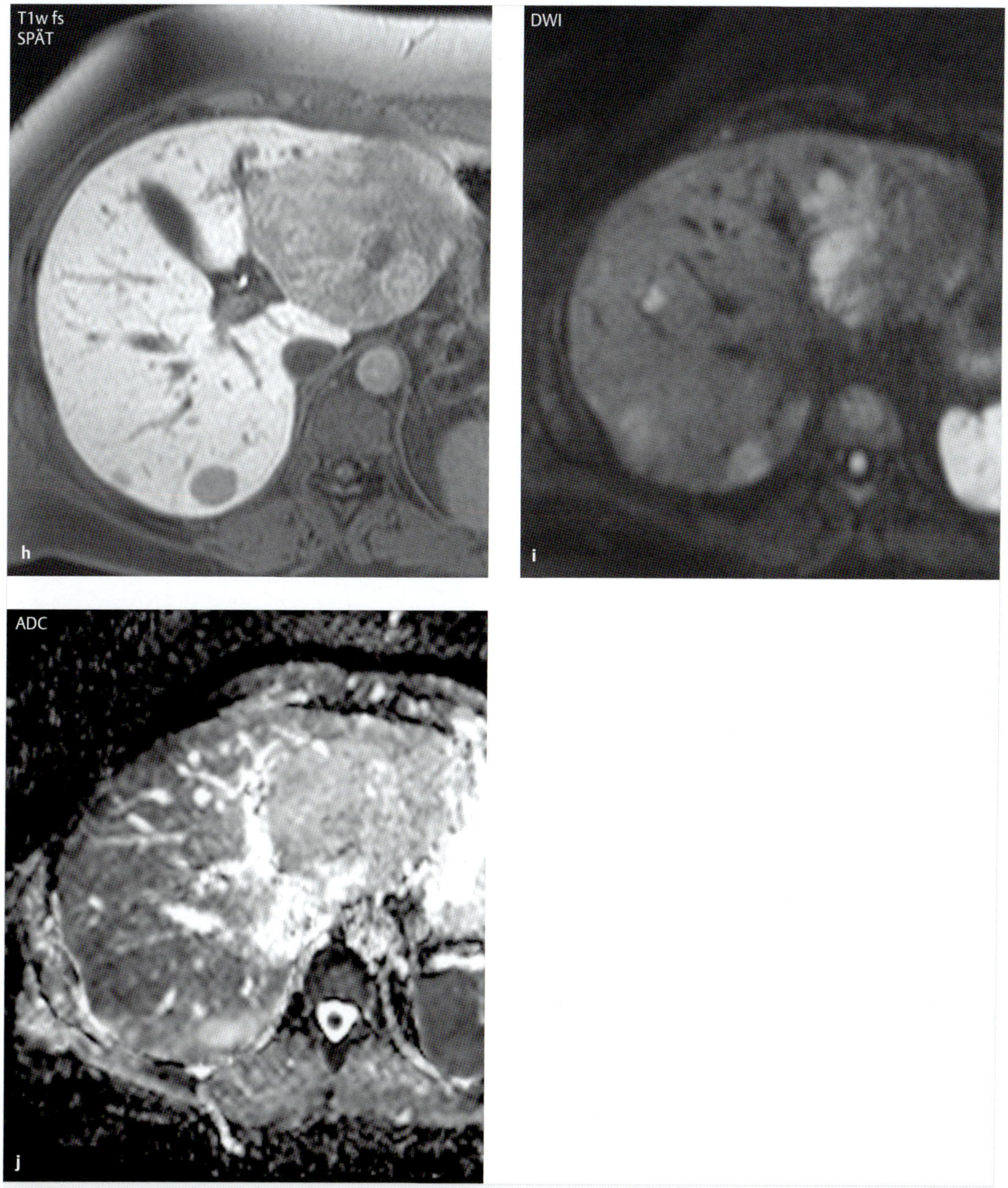

Abb. 7.13 Fortsetzung; Bildmuster eines großen Adenoms.
h T1w spät: rechts homogen hypointens, links inhomogen hypointens.
i DWI: schwach hyperintens.
j ADC: hoch (rechts $2{,}1 \times 10^{-3}$ mm^2/s und links $1{,}7 \times 10^{-3}$ mm^2/s).

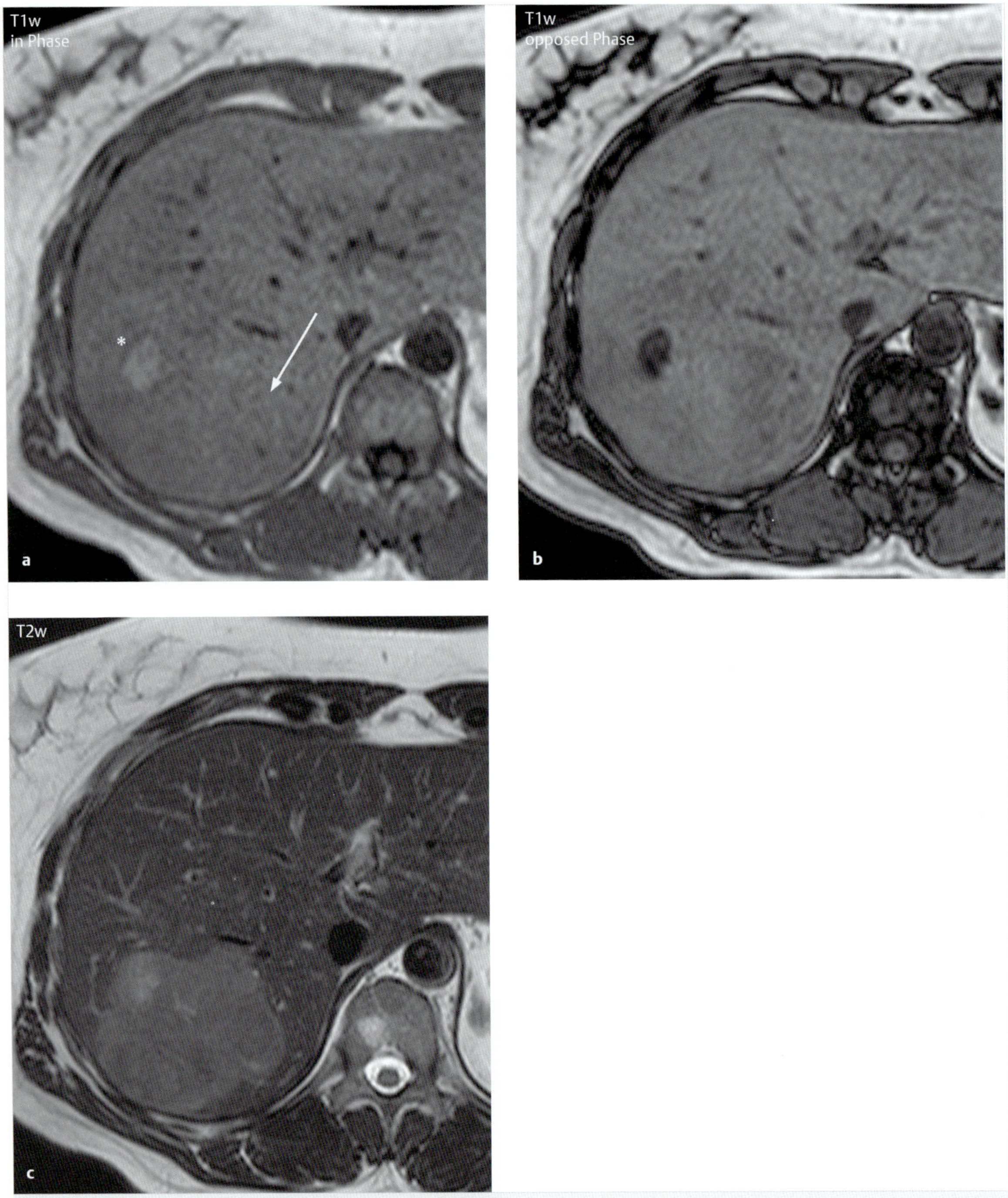

Abb. 7.14 Bildmuster des Adenoms im Vergleich zur FNH.
40-jährige Patientin mit Adenom (Pfeil) und FNH (**) im Segment 7/8 mit einem Durchmesser von 7,4 cm (HCA) und 3,2 cm (FNH).

a T1w nativ IP: HCA bis auf kleinen verfetteten Anteil (*) isointens (Pfeil), FNH komplett isointens nicht abgrenzbar.

b T1w nativ OP: HCA bis auf kleinen verfetteten Anteil isointens, FNH komplett isointens nicht abgrenzbar.

c T2w: HCA schwach hyperintens, FNH isointens nicht abgrenzbar.

Fortsetzung ►

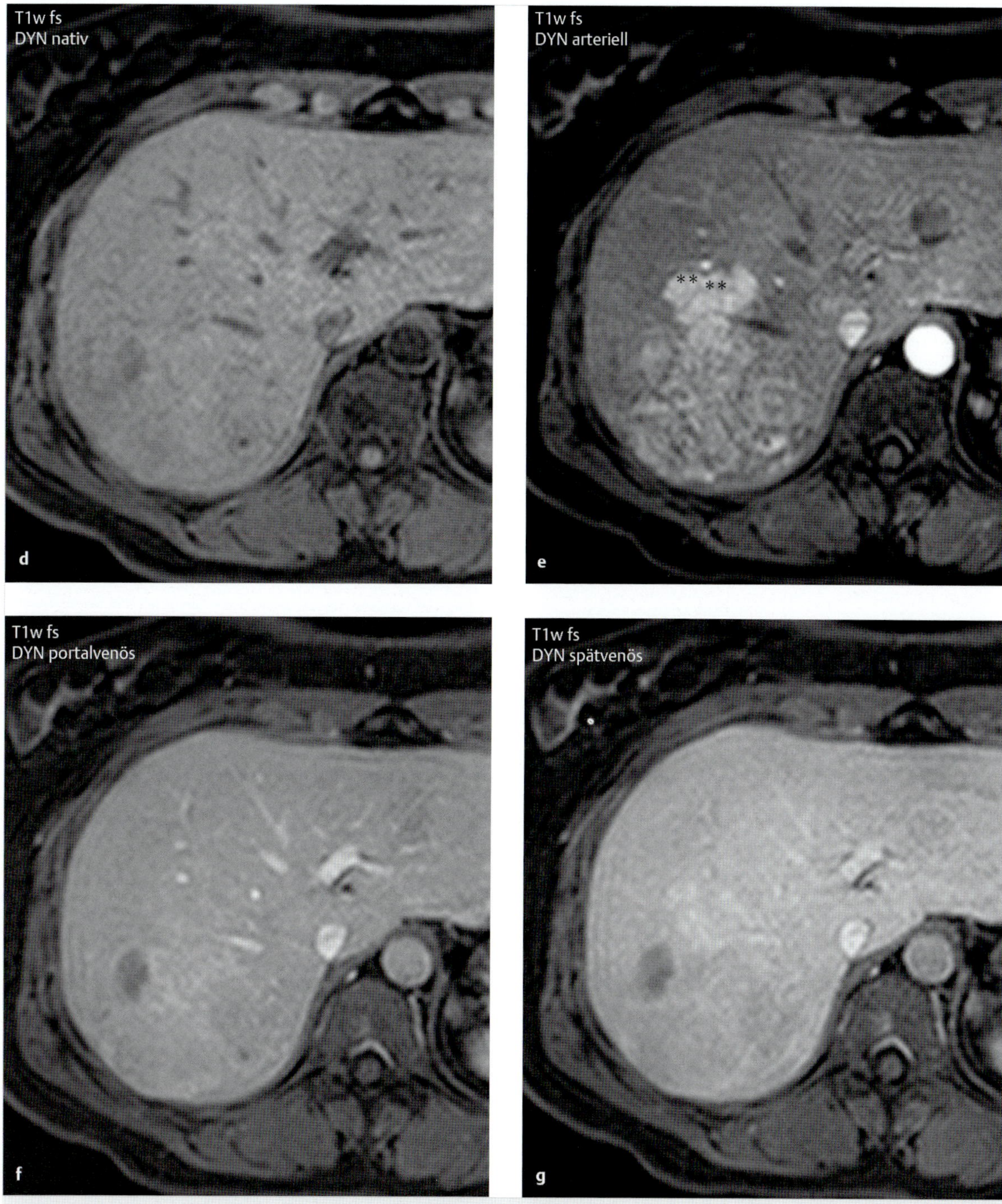

Abb. 7.14 Fortsetzung; Bildmuster des Adenoms im Vergleich zur FNH.
d T1w Dynamik nativ: HCA und FNH isointens.
e T1w Dynamik arteriell: KM-Anreicherung des HCA inhomogen, der FNH kräftig homogen (**).
f T1w Dynamik portalvenös: HCA und FNH isointens.
g T1w Dynamik spätvenös: HCA schwach hypointens, FNH schwach hyperintens.

Fortsetzung ►

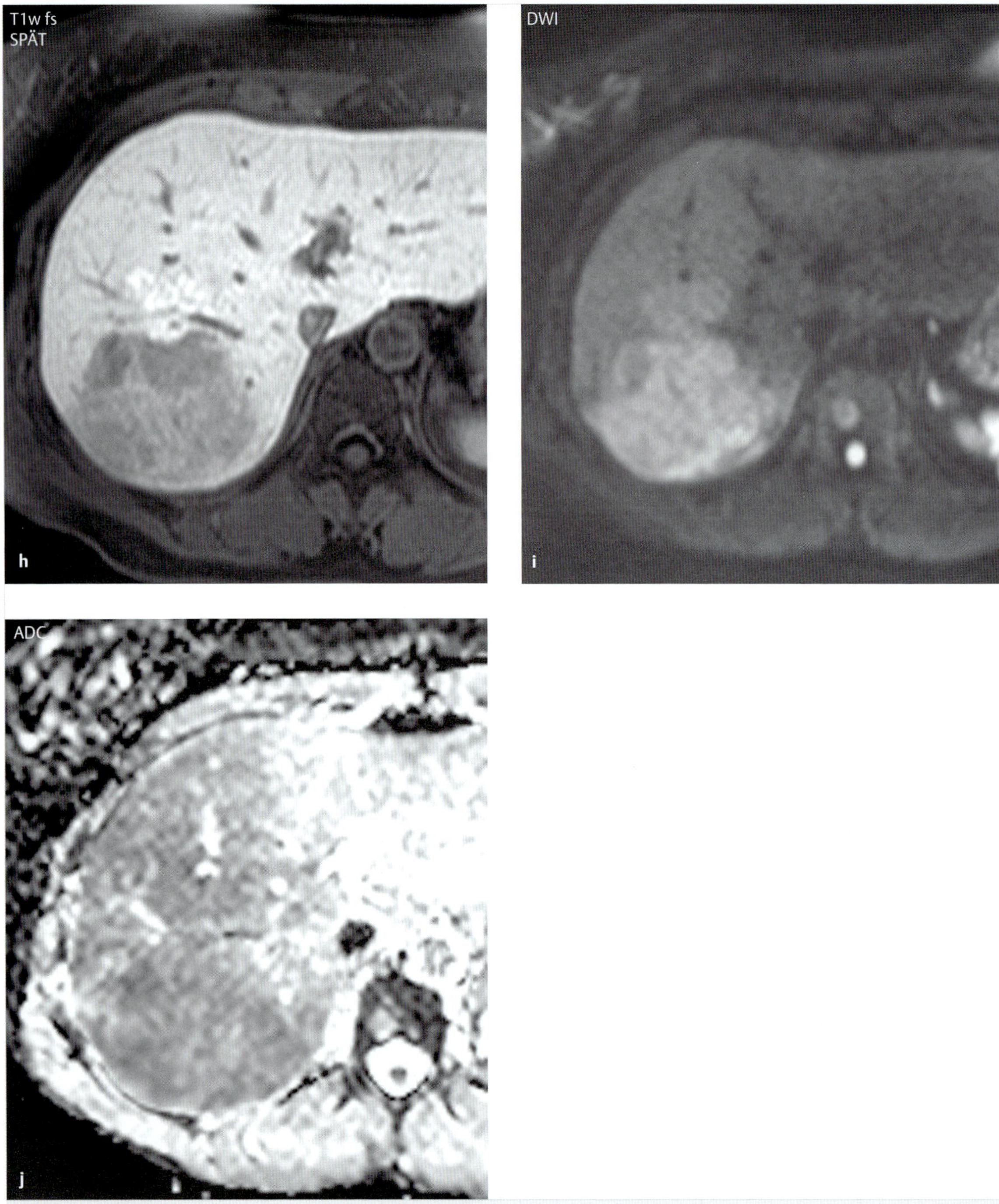

Abb. 7.14 Fortsetzung; Bildmuster des Adenoms im Vergleich zur FNH.
h T1w spät: HCA inhomogen hypointens, FNH hyperintens.
i DWI: HCA und FNH schwach hyperintens.
j ADC: unverändert im Vergleich zum Lebergewebe (HCA und FNH $1{,}6 \times 10^{-3}$ mm^2/s).

7.9 Literatur

[1] Balabaud C, Al-Rabih WR, Chen PJ et al. Focal nodular hyperplasia and hepatocellular adenoma around the world viewed through the scope of the immunopathological classification. Int J Hepatol 2013; 2013: 268 625

[2] Bieze M, van den Esschert JW, Nio CY et al. Diagnostic accuracy of MRI in differentiating hepatocellular adenoma from focal nodular hyperplasia: prospective study of the additional value of gadoxetate disodium. AJR Am J Roentgenol 2012; 199: 26–34

[3] Bioulac-Sage P, Laumonier H, Couchy G et al. Hepatocellular adenoma management and phenotypic classification: the Bordeaux experience. Hepatology 2009; 50: 481–489

[4] Bioulac-Sage P, Rebouissou S, Thomas C et al. Hepatocellular adenoma subtype classification using molecular markers and immunohistochemistry. Hepatology 2007; 46: 740–748

[5] Bioulac-Sage P, Taouji S, Possenti L et al. Hepatocellular adenoma subtypes: the impact of overweight and obesity. Liver Int 2012; 32: 1217–1221

[6] Cho SW, Marsh JW, Steel J et al. Surgical management of hepatocellular adenoma: take it or leave it? Ann Surg Oncol 2008; 15: 2795–2803

[7] Erdogan D, Busch OR, van Delden OM et al. Management of spontaneous haemorrhage and rupture of hepatocellular adenomas. A single centre experience. Liver Int 2006; 26: 433–438

[8] Farges O, Ferreira N, Dokmak S et al. Changing trends in malignant transformation of hepatocellular adenoma. Gut 2011; 60: 85–89

[9] Flejou JF, Barge J, Menu Y et al. Liver adenomatosis. An entity distinct from liver adenoma? Gastroenterology 1985; 89: 1132–1138

[10] Grazioli L, Bondioni MP, Haradome H et al. Hepatocellular adenoma and focal nodular hyperplasia: value of gadoxetic acid-enhanced MR imaging in differential diagnosis. Radiology 2012; 262: 520–529

[11] Grazioli L, Federle MP, Brancatelli G et al. Hepatic adenomas: imaging and pathologic findings. Radiographics 2001; 21: 877–892

[12] Grazioli L, Olivetti L, Mazza G et al. MR Imaging of hepatocellular adenomas and differential diagnosis dilemma. Int J Hepatol 2013; 2013: 374 170

[13] Henderson BE, Preston-Martin S, Edmondson HA et al. Hepatocellular carcinoma and oral contraceptives. Br J Cancer 1983; 48: 437–440

[14] Hussain SM, van den Bos IC, Dwarkasing RS et al. Hepatocellular adenoma: findings at state-of-the-art magnetic resonance imaging, ultrasound, computed tomography and pathologic analysis. Eur Radiol 2006; 16: 1873–1886

[15] Katabathina VS, Menias CO, Shanbhogue AK et al. Genetics and imaging of hepatocellular adenomas: 2011 update. Radiographics 2011; 31: 1529–1543

[16] La Vecchia C, Tavani A. Female hormones and benign liver tumours. Dig Liver Dis 2006; 38: 535–536

[17] Leese T, Farges O, Bismuth H. Liver cell adenomas. A 12-year surgical experience from a specialist hepato-biliary unit. Ann Surg 1988; 208: 558–564

[18] Lewin M, Handra-Luca A, Arrivé L et al. Liver adenomatosis: classification of MR imaging features and comparison with pathologic findings. Radiology 2006; 241: 433–440

[19] Paradis V, Benzekri A, Dargère D et al. Telangiectatic focal nodular hyperplasia: a variant of hepatocellular adenoma. Gastroenterology 2004; 126: 1323–1329

[20] Stoot JH, Coelen RJ, De Jong MC et al. Malignant transformation of hepatocellular adenomas into hepatocellular carcinomas: a systematic review including more than 1600 adenoma cases. HPB (Oxford). 2010; 12: 509–522

[21] Stoot JH, van der Linden E, Terpstra OT et al. Life-saving therapy for haemorrhaging liver adenomas using selective arterial embolization. Br J Surg 2007; 94: 1249–1253

[22] van Aalten SM, Thomeer MG, Terkivatan T et al. Hepatocellular adenomas: correlation of MR imaging findings with pathologic subtype classification. Radiology 2011; 261: 172–181

[23] Vander Borght S, Libbrecht L, Blokzijl H et al. Diagnostic and pathogenetic implications of the expression of hepatic transporters in focal lesions occurring in normal liver. J Pathol 2005; 207: 471–482

Kapitel 8

Hepatozelluläres Karzinom

8 Hepatozelluläres Karzinom

8.1 Epidemiologie

Das Leberzellkarzinom oder hepatozelluläre Karzinom (HCC) ist der häufigste (> 90 %) primäre maligne Lebertumor. Weltweit ist das HCC mit ca. 750 000 Neuerkrankungen pro Jahr die fünfthäufigste bösartige Neoplasie und die dritthäufigste tumorbedingte Todesursache (World Health Organisation [WHO], Stand 2012). Dabei zeigen sich jedoch ausgeprägte geografische Unterschiede. In asiatischen und afrikanischen Ländern mit einer hohen Prävalenz an *Hepatitisinfektionen* oder einer *Aflatoxinexposition* durch kontaminiertes Getreide ist das Karzinom der Leber deutlich häufiger als in den Industrienationen. Hier treten über 85 % der weltweit registrierten Fälle auf.

Aber auch in Deutschland steigt die Inzidenz (aktuell Männer 9,4/100 000, Frauen 3,1/100 000) (Gesellschaft der epidemiologischen Krebsregister in Deutschland [GEKID], Stand 2011). Diese Tendenz wird mit der steigenden Inzidenz der nichtalkoholischen Fettleber und dem Alkoholabusus in Zusammenhang gebracht. In einer nicht vorgeschädigten Leber ohne assoziierte Risikofaktoren ist das Auftreten eines HCC selten. Meist handelt es sich dann um junge Patienten. Hier erfolgt die Diagnose häufig als Zufallsbefund bei einer klinisch manifesten Hepatomegalie.

8.2 Ätiologie und Aufbau des HCC und seiner Vorstufen

▸ **Risikofaktoren.** Studien zufolge entwickeln bis zu 30 % der Patienten mit chronisch viraler Hepatitis ein HCC [6]. Der stärkste prädisponierende Faktor für die Entstehung des Tumors bleibt die Leberzirrhose mit einer jährlichen Inzidenz von 2–6,6 %. Insgesamt entwickelt ca. ein Drittel aller Zirrhosepatienten im Verlaufe ihres Lebens ein HCC [17] [36]. Weitere Risikofaktoren sind metabolische Erkrankungen wie die Hämochromatose, der Morbus Wilson oder der α_1-Antitrypsin-Mangel. Seit einigen Jahren wird auch die NAFLD (Nonalcoholic fatty Liver Disease), eine nicht maßgeblich durch erhöhten Alkoholkonsum verursachte Steatose der Leber, als Risikofaktor diskutiert. Die nichtalkoholische Fettleber ist mittlerweile die am häufigsten diagnostizierte Ursache einer chronischen Lebererkrankung in den Industrienationen. In Europa beträgt die Häufigkeit der NAFLD schätzungsweise 20–30 % [3]. Ursächlich hierfür dürfte die Zunahme metabolischer Erkrankungen wie Adipositas und Diabetes sein.

▸ **Pathophysiologie.** Das Leberzellkarzinom entwickelt sich klassischerweise in der Leberzirrhose aus den Hepatozyten in einer stufenweisen Progression durch graduelle Akkumulation von genetischen und epigenetischen Veränderungen aus einem zunächst niedrig, dann höhergradig dysplastischen Knoten, der letztendlich zum Karzinom transformiert [51].

8.2.1 Zirrhose und Regeneratknoten

Die Zirrhose ist die irreversible Endstrecke einer chronischen Lebererkrankung. Als weitgehend uniforme Reaktion der Leber auf fast alle signifikanten Leberverletzungen entsteht durch lokale Proliferationen von Hepatozyten und ihrem unterstützenden Stroma der Regeneratknoten (RN). Ursächlich ist wahrscheinlich eine zunehmende Konzentration von Wachstumsfaktoren bei parallel vorliegender Verminderung der funktionellen Lebermasse [24]. Knoten < 3 mm werden als mikronodulär, > 3 mm als makronodulär bezeichnet [24]. Die Knoten können bis 5 cm wachsen und eine echte Raumforderung imitieren. Wie beim gesunden Leberparenchym erfolgt die Blutversorgung in der Regel aus der Portalvene mit einem nur minimalen Beitrag der A. hepatica [1] [52].

▸ **Siderotische Knoten.** Der RN kann in unterschiedlichem Ausmaß Hämosiderin, Kupfer, Zink und Glykogen speichern. Zum Teil werden hohe Fett- und Proteinkonzentrationen gefunden. Bei einem stark vermehrten Eisengehalt spricht man vom siderotischen Knoten. Die fokale Akkumulation von Eisen in den Knoten ist interessanterweise unabhängig von Eisenspeichererkrankungen wie der Hämochromatose oder der Siderose [57].

8.2.2 Dysplastischer Knoten

Dysplastische Knoten (DN) entstehen meist multifokal, zeigen eine Größenzunahme bis über 2 cm und können sich im Verlauf auch spontan zurückbilden [24]. DN kommen zu 15–25 % in der zirrhotischen Leber vor und sind sogar in der nicht zirrhotischen Leber anzutreffen [52]. Kleine dysplastische Knoten (< 6 mm Durchmesser) werden nur zu einem geringen Prozentsatz (12 %) in der MR-Untersuchung entdeckt [19]. Die Hepatozyten im DN unterscheiden sich vom Regeneratknoten durch sog. Small-Cell-Change-Kennzeichen, wie pathologische zytoplasmatische Färbungen und Kerngrößen, Kernatypien, mehr oder weniger intrazelluläres Fett und Glykogen im Vergleich zur Umgebung. Portalfelder sind mehr am Rand als im Zentrum anzutreffen. Unpaare Arterien und eine Zunahme der sinusoidalen Kapillarisierung können in geringer Anzahl vorkommen [52].

▸ **LGDN und HGDN.** Low-Grade-dysplastische Knoten (LGDN) bestehen aus Leberzellen mit minimalen Atypien und sind MR-tomografisch z. T. schwer von Regenerat-

8

knoten zu unterscheiden. High-Grade-dysplastische Knoten (HGDN) haben eine erhöhte Zelldichte und weisen gelegentlich Mitosen auf. Sie gelten als Präkanzerose und können in weniger als 4 Monaten maligne transformieren [14]. Auf dem Boden dieser Vorstufe entsteht dann zunächst ein HCC-Fokus innerhalb oder am Rand des dysplastischen Knoten, welcher auch „Nodule in Nodule" genannt wird [16].

8.2.3 Kleines HCC

Histologische Kriterien für die Malignität eines Knotens sind prominente Kernatypien, Mitosen, eine erhöhte Zelldichte und vor allem die stromale Invasion der umgebenden Portalfelder [23]. Das kleine HCC ist per definitionem kleiner als 2 cm im Durchmesser. Das Erscheinungsbild ist variabel.

▸ **Typen.** Der unbestimmte Typ (indistinct vaguely) wird auch als Früh-HCC bezeichnet. Der Tumor ist gut differenziert. Gallengänge und Portalfelder sind größtenteils erhalten. Eine Infiltration umgebender Strukturen besteht nicht. Somit ist dieser Typ als eine Art Carcinoma in situ zu interpretieren.

Der eindeutig noduläre Typ (distinctly nodular) entspricht einem klassischen HCC mit einer Größe bis zu 2 cm. Lokale Invasivität mit kleinen Satellitenläsionen in der Umgebung tritt in diesem frühen Stadium in 10–25 % der Fälle auf [17].

8

8.2.4 Klassisches HCC

▸ **Zusammensetzung.** Beim klassischen HCC sind keine portalen Felder mehr vorhanden. Grundsätzlich nimmt während der Karzinogenese die normale portalvenöse Versorgung ab und es entstehen zunehmend sog. unpaare, nontriadale arterielle Gefäße und eine vermehrte sinusoidale Kapillarisierung. Diese Umverteilung der Blutversorgung wird regelmäßig ab einer Tumorgröße von über 1,5–2 cm beobachtet [33]. Eine echte Tumorkapsel – bestehend aus fibrösen Komponenten und einer variablen Anzahl kleiner Gefäße – ist ein weiteres spezifisches Zeichen des klassischen HCC. Sie ist relativ häufig (60–82 %) und 0,2–6 mm dick, d. h. in der Regel auch mittels MRT sichtbar [18] [21]. Alternativ entsteht eine Pseudokapselformation aus komprimiertem Lebergewebe und inflammatorischen Infiltraten [25]. Durch unterschiedliche Zentren der Differenzierung entsteht ein Tumormosaik. Das Mosaikmuster beschreibt einen Knoten, der sich aus mehreren, durch Septen getrennten kleinen Knoten innerhalb einer Kapsel zusammensetzt. Zellanhäufungen, Tumornekrosen, szirrhöse oder pseudoglanduläre Anteile mit intraläsionaler Cholestase, Metall- und Fettakkumulationen führen zu einer Variabilität der Merkmale und Anreicherungsmuster [21].

▸ **Typen.** Das klassische HCC zeigt ein kompaktes oder trabekuläres Wachstumsmuster. Zusätzlich werden weitere HCC-Varianten unterschieden:

- Beim undifferenzierten Typ zeigen die Zellen eine erhebliche Zellpolymorphie und das trabekuläre Muster geht verloren.
- Der pseudoglanduläre Typ bildet drüsenartige Strukturen und produziert Galle.
- Die szirrhösen Karzinome (4–5 %) zeigen vermehrt sklerosiertes Bindegewebe zwischen den Tumorsträngen und ähneln dem cholangiozellulären Karzinom [34].
- Die Prävalenz cholangiohepatozellulärer Mischtumoren mit histologischen Eigenschaften beider Tumorentitäten wird zwischen 0,4–14,2 % angegeben [22].
- Das fibrolamelläre HCC stellt eine weitere Besonderheit dar und ist vor allem bei jungen Patienten ohne Leberzirrhose anzutreffen [41].

▸ **Wachstums- und Ausbreitungsmuster.** In 50 % der Fälle liegt ein HCC solitär vor. Durch eine transhepatisch-hämatogene Aussaat, einen multifokalen Ursprung oder beides ist das HCC häufig (40 %) auch multifokal [14]. In 10 % verbreitet sich das HCC diffus in der Leber. Bei der diffusen Form des HCC ist eine substanzielle Erhöhung des Tumormarkers α-Fetoprotein häufig (80 %) und eine begleitende maligne Pfortaderthrombose die Regel [14]. Differenzialdiagnostisch handelt es sich um einen reinen Gerinnungsthrombus, der in 4,5–26 % im Rahmen einer Leberzirrhose und in bis zu 40 % bei HCC-Patienten vorkommen kann [10].

Die Infiltration der Pfortader durch das HCC erfolgt häufig frühzeitig, während eine Ausbreitung in die Lebervenen und die großen Gallengänge eher selten ist. Fernmetastasen manifestieren sich in erster Linie in der Lunge (25 %) und den Knochen (5–20 %) [35]. Lokale Lymphknotenmetastasen sind möglich, vergrößerte Lymphknoten stellen sich aber auch ohne maligne Infiltration in über 50 % der Leberzirrhosen dar.

Die Verdopplungszeit des Tumorvolumens (nicht des Durchmessers!) beträgt zwischen 66 und 207 Tagen [49]. Jedoch wird in einzelnen Fällen auch eine noch langsamere Verdopplungszeit beschrieben. Im Gegenzug wachsen kleinere HCC insgesamt etwas schneller. Hier liegt die Verdopplungszeit im Durchschnitt bei 75 Tagen [49].

8.3 T1-gewichtete Bildgebung

8.3.1 Native Bildgebung

Kleines HCC

Das kleine HCC, vor allem das Früh-HCC, ist meist isointens. Deshalb ist über die Hälfte der Läsionen in der nativen Bildgebung okkult [45]. Durch degenerative Veränderungen wird das Erscheinungsbild inhomogen. Fett- und Proteinansammlungen führen zu einem hyperintensen Signal. Die Akkumulation von Kupfer als Ursache der Hyperintensität bleibt umstritten [15] [31]. In der Opposed-Phase-Technik kommt es bei steatotischen Arealen zum Signalabfall innerhalb der Läsion (▶ Abb. 8.1b).

Eine im Verlauf neu aufgetretene Hyperintensität ist Hinweis auf eine Verfettung und spricht für eine zunehmende Entdifferenzierung [16] [21]. Die Akkumulation von Fett lässt sich durch eine zunehmende Hypoxie des Gewebes durch den Verlust der Portalfelder bei gleichzeitig verzögerter neoplastischer Arterialisierung erklären.

Klassisches HCC

Cave

Das MRT-Bildmuster des HCC ist extrem variabel.

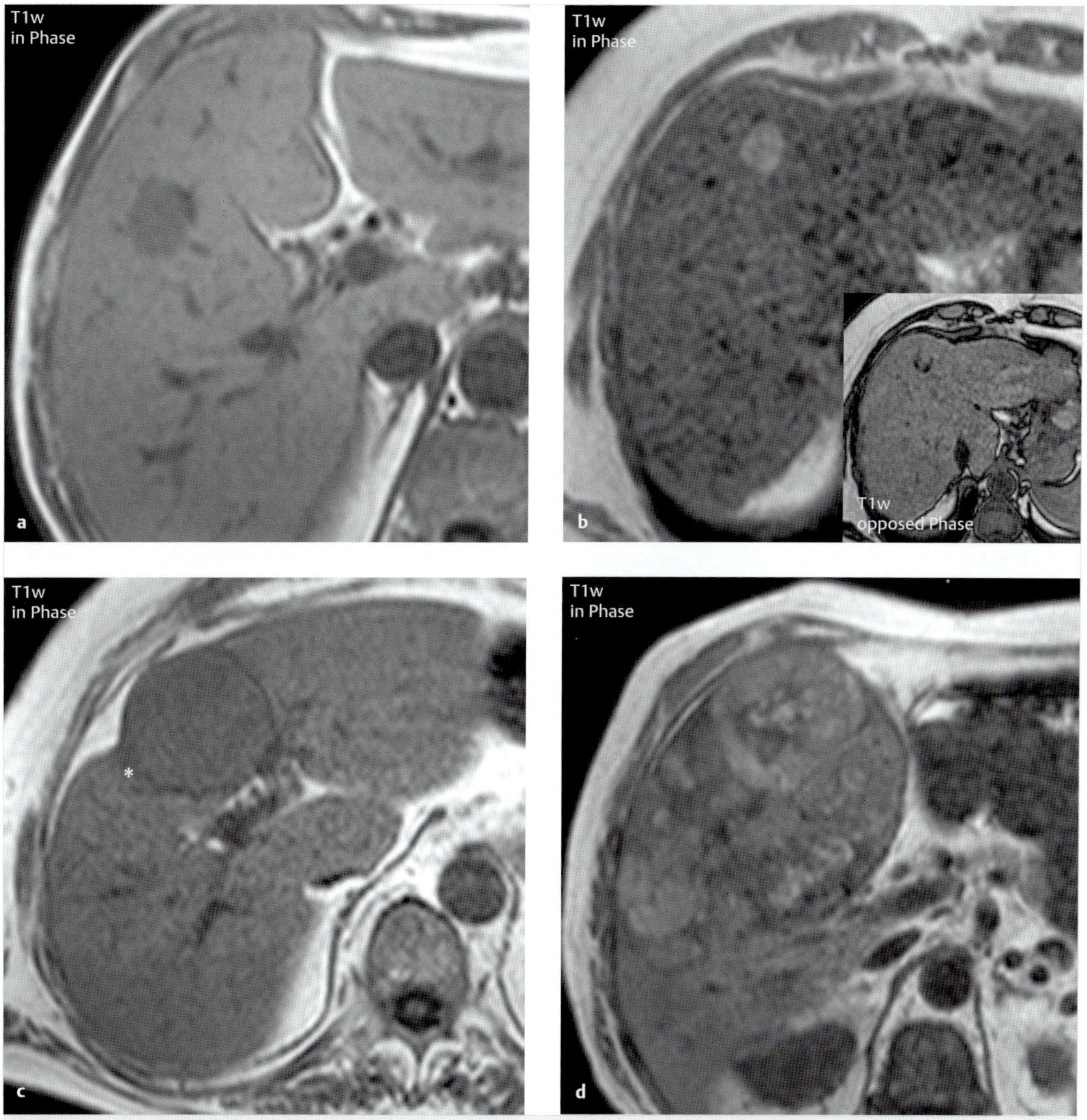

Abb. 8.1 T1w native Bilder des HCC.

a Hypointens zum umgebenden Leberparenchym.

b Kleines HCC: hyperintens zur Umgebung, Signalabfall in der opposed Phase i. S. einer Verfettung.

c Isointens bis schwach hypointens zur Umgebung, hypointenser Randsaum (*) i. S. einer Tumorkapsel.

d Hypointens zur Umgebung, Mosaikmuster und zentral hyperintense Areale i. S. von Einblutungen und fokalen Steatosen, Akkumulation von Metaboliten u. a.

Im Allgemeinen ist das Karzinom hypointens, bei gut differenzierten Varianten aber auch isointens zum Leberparenchym [32]. Charakteristische Merkmale sind das Mosaikmuster und die Tumorkapsel (▸ Abb. 8.1). Die Kapsel stellt sich als hypointenser Randwall unterschiedlicher Ausprägung dar. Ein typisches Mosaikmuster entsteht durch das Nebeneinander von konfluierenden kleinen Knoten und nekrotischen Bereichen. Unterschiedliche Galle-, Protein-, Fett- und Glykogenansammlungen sowie Hämorrhagien können zu variablen Signalintensitäten der einzelnen Mosaikanteile führen.

▸ **HCC-Varianten.** Die histologischen HCC-Varianten können vom klassischen MR-Bildmuster abweichen:

- Sarkomatoide Formen und aggressive entdifferenzierte Varianten sind selten abgekapselt.
- Das kombinierte Cholangio-HCC ist bildmorpholgisch heterogen.
- Der szirrhöse Typ enthält reichlich fibröses Stroma und kann deshalb analog zum CCC zu einer Retraktion der Leberkapsel führen.
- Beim fibrolammellären Karzinom sind intratumorale Einblutungen und Verkalkungen häufig (20–30 %). Nekrotische Anteile liegen fast immer vor [7]. Diese HCC-Variante ist meist bei Diagnosestellung fortgeschritten und Durchmesser von 5–20 cm sind nicht selten [41]. In 20–50 % bildet sich eine zentrale Narbe. Kräftige fibröse Septen und Verkalkungen in der Narbe (35–55 %) können zu einem nodulären bis sternförmigen Signalverlust führen [41] [44].
- Das diffuse HCC demarkiert sich aufgrund seines permeativen Wachstums und der Heterogenität des zirrhotischen Leberparenchyms in der nativen Bildgebung kaum [29].

▸ **Pfortaderthromben.** Suggestiv für einen Tumorthrombus ist eine Auftreibung der Pfortader mit variabler Signalintensität. Ein frischer Gerinnungsthrombus ist hyperintens. Der häufiger vorliegende chronische Gerinnungsthrombus, wie auch der Tumorthrombus, sind hypointens (s. ▸ Abb. 8.25).

8.3.2 Kontrastmitteldynamik

Kleines HCC

▸ **Gefäßversorgung.** Die Neoangiogenese mit Ausbildung der typischen unpaaren Arterien entsteht in der Regel erst ab einem Durchmesser von 1–2 cm [4]. Portalfelder bleiben zum Teil noch erhalten. So zeigen nur 30–40 % der kleinen HCC unter 2 cm eine typische Kontrastmitteldynamik (▸ Abb. 8.2) mit arteriellem Enhancement und venösem Wash-out [4]. In bis zu einem Drittel liegt ein isoliertes Wash-out in den venösen Phasen vor. Ursächlich ist hier eine Abnahme der portalvenösen Versorgung, während die arterielle Neoangiogenese noch nicht vorhanden ist [45].

▸ **Nodule in Nodule.** Entsteht das klassische HCC in einem Früh-HCC oder dem dysplastischen Knoten zeigt sich eine arterielle Anreicherung des kleinen HCC innerhalb eines größeren Knotens (meist größer als 1 cm), welcher nicht anreichert. Der Befund entspricht dem Nodule-in-Nodule-Erscheinungsbild, das in der Literatur in bis zu 6 % beschrieben wird [16] (s. ▸ Abb. 8.18).

Praxistipp

Die Subtraktion der dynamischen Phasen von einer nativen T1-Matrize empfiehlt sich bei Vorliegen von bereits in der nativen Bildgebung hyperintensen Läsionen, da das arterielle Kontrastmittelenhancement sonst übersehen werden kann (s. Kap. 2.2.3). Bereits nativ signalreiche Knoten mit einer zusätzlichen Hyperperfusion in der arteriellen Phase sind als HCC zu interpretieren [47].

Klassisches HCC

▸ **Gefäßversorgung.** Typisch ist die arterielle Hyperperfusion mit anschließendem Wash-out des Kontrastmittels in den venösen Phasen (▸ Abb. 8.2). Das Wash-out ist definiert als Hypointensität der Raumforderung im Vergleich zum umgebenden Leberparenchym in den venösen Phasen aufgrund einer verstärkten arteriellen Perfusion und früheren venösen Drainage. Zusätzlich kann es aufgrund der portalvenösen Drainage zu einer verstärkten Anreicherung in der unmittelbaren Umgebung des Tumors kommen (Corona-Enhancement).

Bei einer persistierenden portalvenösen Versorgung verbleibt das Signal des HCC isointens in den venösen Phasen. So ist das venöse Wash-out nur in etwa 60 % der Fälle nachzuweisen [45], während ca. 90 % der klassischen HCC eine arterielle Hyperperfusion zeigen.

Im Vergleich zu anderen hypervaskularisierten Läsionen wie der FNH oder dem Hämangiom ist die arterielle Kontrastmittelanreicherung des HCC moderat ausgeprägt. In kleineren Läsionen ist die Anreicherung homogen, in größeren Raumforderungen erscheint die Anreicherung aufgrund des Mosaikmusters heterogen mit nodulären Variationen. Nekrotische Bereiche innerhalb des Tumors sind nicht vaskularisiert und verbleiben somit hypointens (▸ Abb. 8.3).

Bis zu 10 % der HCC sind hypovaskulär (▸ Abb. 8.4). Ursächlich wird hier eine auf niedrigem Niveau persistierende normale arterielle Versorgung bei verminderter Neoangiogenese und parallel bereits reduzierten Portalfeldern diskutiert [4]. Diese HCC sind typischerweise klein und gut differenziert.

▸ **Septen und Kapsel.** Korrelierend zur Gefäßversorgung weisen dünne fibröse Septen im klassischen HCC und die echte Tumorkapsel eher eine späte Kontrastmittelanreicherung in der spätvenösen Phase auf [18].

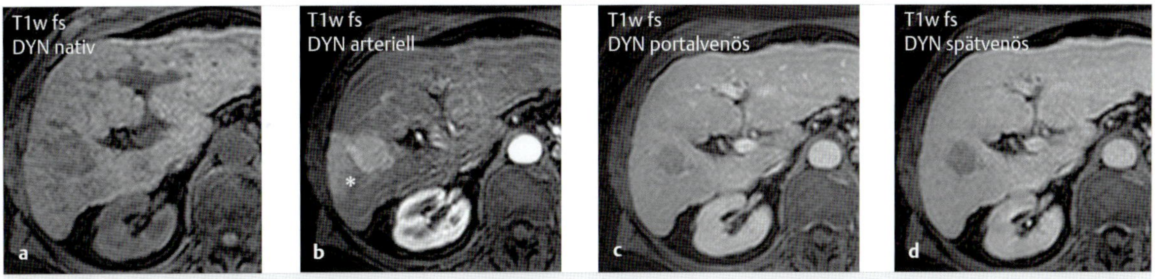

Abb. 8.2 T1w Kontrastmitteldynamik des HCC.
a Nativ: schwach hypointens zur Umgebung (Pfeil).
b Arteriell: hyperfundiert; infolge einer tumorbedingten Pfortaderthrombose kompensatorische keilförmige arterielle Perfusion subkapsulär (*).
c Portalvenös: Wash-out.
d Spätvenös: Wash-out.

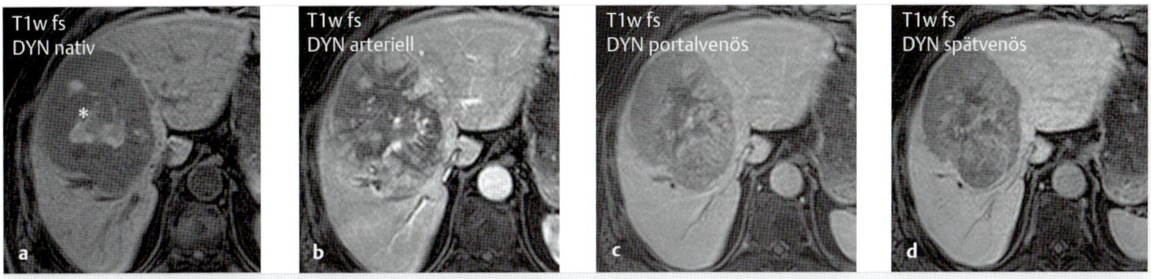

Abb. 8.3 T1w Kontrastmitteldynamik des HCC.
a Nativ: großes HCC, überwiegend hypointens, hyperintense Anteile (*) am ehesten durch Einblutungen.
b Arteriell: heterogene KM-Anreicherung, Mosaikmuster.
c Portalvenös: Mosaikmuster, inhomogene KM-Dynamik.
d Spätvenös: Mosaikmuster, inhomogene KM-Dynamik.

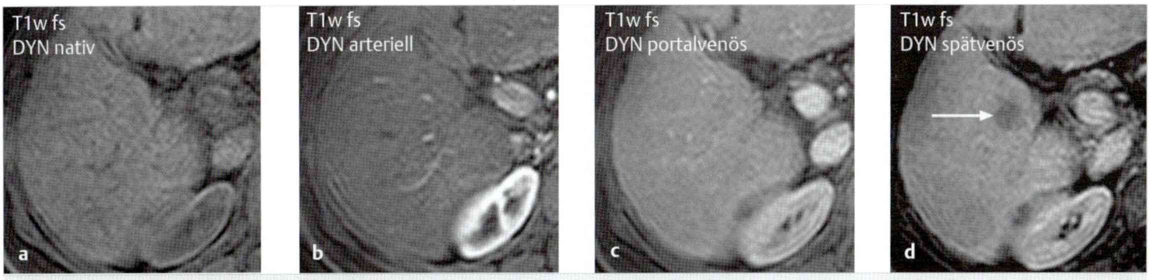

Abb. 8.4 T1w Kontrastmitteldynamik des HCC.
a Nativ: isointens, nicht abgrenzbar.
b Arteriell: hypoperfundiert und isointens, nicht erkennbar.
c Portalvenös: isointens.
d Spätvenös: nur in der spätvenösen Phase hypointens abzugrenzen (Pfeil).

Cave

Es ist zu beachten, dass bei der Verwendung des hepatozytenspezifischen Kontrastmittels Gd-EOB-DTPA keine Anreicherung der Septen und der Tumorkapsel auftritt.

Ursächlich sind die empfohlene geringere Gadoliniumkonzentration von einem Viertel im Vergleich zu extrazellulären Kontrastmitteln und die bereits zunehmende Signalintensität des Parenchyms in der venösen Phase.

► **HCC-Varianten.** Varianten des klassischen HCC können vom üblichen MR-Bildmuster abweichen:

- Das diffuse HCC neigt zu einer geringen und/oder fleckigen Kontrastanreicherung in der arteriellen Phase. Das Wash-out ist geringer ausgeprägt oder kann fehlen. Insgesamt erinnert das Erscheinungsbild an eine konfluierende Fibrose (s. ► Abb. 8.24).
- Das szirrhöse HCC und der cholangiozelluläre Anteil eines kombinierten Cholangio-HCC zeigen ein eher prolongiertes Enhancement [28].
- Beim fibrolamellären HCC weisen nekrotische Anteile und die zentrale Narbe meist keine Kontrastmittelanreicherung auf. Eine atypisch gesteigerte Vaskularisierung ist aber möglich und dann mit einer atypischen Hyperintensität der Narbe in der T2-Wichtung assoziiert [41].

► **Pfortaderthromben.** Der Pfortaderthrombus ist als Füllungsdefekt in der portalvenösen und venösen Phase abzugrenzen. Eine Expansion des Hauptstammdurchmessers auf > 1,8 cm in Kombination mit einer unproportionalen Vergrößerung der Seitenäste beim Vergleich mit der nicht betroffenen Seite sind allgemeine Hinweise auf eine Thrombose [46] (s. ► Abb. 8.25). Ein Tumorthrombus grenzt in der Regel unmittelbar an das verursachende HCC an [52]. Er zeigt eine stärkere Kontrastmittelanreicherung und Expansion im Vergleich zu reinen Gerinnungsthromben. Selten können aber auch benigne chronische Thromben eine Kontrastmittelanreicherung durch eine Neovaskularisation aufweisen.

8

8.3.3 Spätphase

Kleines HCC

In der Regel geht die verminderte Aufnahme spezifischer hepatobiliärer Kontrastmittel – aufgrund der zunehmend eingeschränkten Hepatozytenfunktion – der Neoangiogenese und dem Verlust der Portalfelder voraus [32]. Deshalb demarkieren sich kleine HCC größtenteils hypointens in der Spätphase [45] und sind – auch bei isointensem Signalverhalten in allen anderen Sequenzen – somit zunächst als malignomsuspekt zu werten. Jedoch kann auch der dysplastische Knoten bei beginnender Hepatozytendysfunktion eine reduzierte Kontrastmittelaufnahme zeigen. Eine sichere Differenzierung zwischen dem HCC und seinen Vorstufen ist folglich allein auf dem Boden der Spätphase nicht möglich.

> **Praxistipp**
>
> Der isoliert hypointense Knoten der Spätphase sollte weiter abgeklärt oder zumindest im Verlauf kontrolliert werden.

Klassisches HCC

Durch die Abnahme des Differenzierungsgrades fehlen die Anionentransporter und damit die Aufnahme des hepatozytenspezifischen Kontrastmittels in die Tumorzelle. Über 90 % der HCC stellen sich deshalb hypointens oder mit einem großen Anteil hypointenser Areale dar [32] [45] (► Abb. 8.5a u. ► Abb. 8.5b).

In bis zu 10 % der HCC-Manifestationen sind die Transportsysteme partiell funktionsfähig. Kommt es zu einer Überexpression der Transporter, die die Kontrastmittelaufnahme in die Zelle vermitteln, und/oder einer Sekretion des Kontrastmittels in neoplastisch entstandene Pseudodrüsen, stellt sich das HCC paradox iso- bis hyperintens dar (► Abb. 8.5c) [14] [50]. Diese HCC-Typen entsprechen den grünen Hepatomen der makroskopischen Pathologie [35].

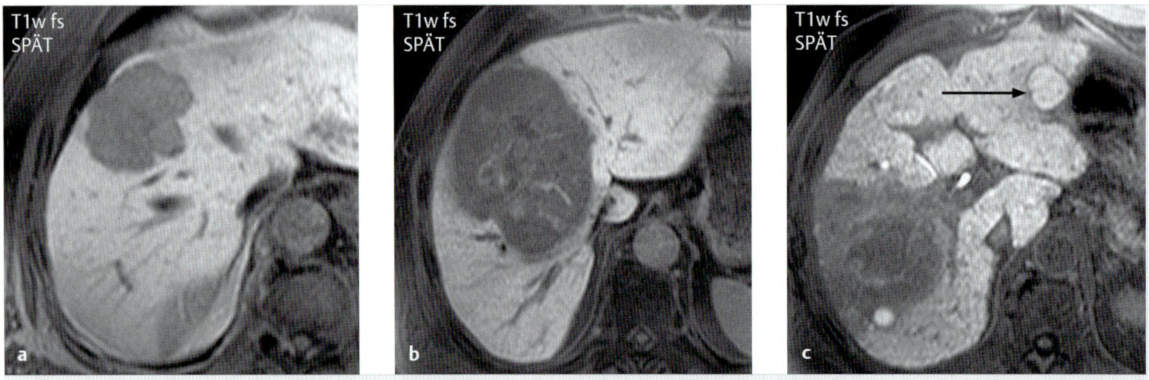

Abb. 8.5 T1w Spätphase des HCC.
a Homogen hypointens zum umgebenden Leberparenchym.
b Hypointens, heterogenes Muster durch intratumorale Einblutungen.
c Iso- bis hyperintens i. S. eines gut differenzierten Karzinoms (Pfeil).

► **HCC-Varianten.** Die histologischen HCC-Varianten können vom üblichen MR-Bildmuster abweichen:

- Bei szirrhösen HCC kann es durch eine Akkumulation des Kontrastmittels im interstitiellen Raum des fibrösen Stromas zu einer Signalsteigerung in den zentralen Anteilen des Tumors kommen, während die vitalen Tumoranteile in der Peripherie das Kontrastmittel auswaschen [11]. Damit ähnelt das MR-tomografische Erscheinungsbild des szirrhösen HCC der Bildmorphologie des CCC oder von Metastasen anderer Adenokarzinome (s. Kap. 9.3.3).
- Das fibrolammelläre Karzinom ist z. T. gut differenziert und kann histologisch Gallepigment enthalten. Es existieren jedoch aktuell keine Daten über das Erscheinungsbild in der hepatozytenspezifischen Spätphase.
- Das diffuse HCC imponiert hypointens fleckig und kann durch die Heterogenität der zirrhotischen Leber maskiert werden (s. ► Abb. 8.24).

8.4 T2-gewichtete Bildgebung

► **Kleines HCC.** Das kleine HCC weist in der T2-Wichtung eine variable Signalintensität auf [21]. Nur 10 % der frühen HCC kommen hyperintens zur Darstellung, 50 % verbleiben isointens und sind nicht vom umgebenden Leberparenchym abzugrenzen [45]. Grundsätzlich gilt, dass ein in der T1- und T2-Wichtung hyperintenser Knoten als malignomsuspekt zu werten ist. Insbesondere eine im Verlauf neu aufgetretene Hyperintensität als Hinweis auf fettige Veränderungen spricht für eine maligne Transformation. Eine Korrelation mit den T1w IP/OP Aufnahmen bestärkt den Verdacht.

Ein hypointenser Knoten ist in erster Linie als vermehrte Eisenablagerung im Sinne eines siderotischen Regeneratknotens zu interpretieren. Da das HCC und der HGDN ihre Fähigkeit verlieren, Eisen zu speichern, ist ein eisenarmes, hyperintenses Areal in einem hypointensen Knoten als maligne zu werten und mit einem Nodule in Nodule gleichzusetzen [57] (► Abb. 8.6a).

► **Klassisches HCC.** Bis zu einem Drittel der klassischen HCC verbleiben isointens oder leicht hypointens. Eine zumindest moderate Hyperintensität in den T2w Aufnahmen liegt in 50–80 % der HCC vor [19] [45] (► Abb. 8.6b). Die Hyperintensität wird durch eine Zunahme von arteriellen Bluträumen und einen gesteigerten Blutfluss erklärt [16]. Analog zur nativen T1w Aufnahme demarkiert sich aufgrund der konfluierenden kleinen Knoten mit unterschiedlichen Einlagerungen von Fett, Proteinen, Metallen und Glykogen ein Mosaikmuster (► Abb. 8.6c). Die fibrotische Tumorkapsel ist hypointens, die inflammatorische Pseudokapsel hyperintens abzugrenzen.

► **HCC-Varianten**

- Die zentrale fibrotische oder verkalkte Narbe des fibrolamellären HCC demarkiert sich in der Regel hypointens.
- Das diffuse HCC ist in der T2-Wichtung, wie auch in der nativen T1-Wichtung, schlecht oder gar nicht abzugrenzen.

► **Pfortaderthromben.** Suggestiv für einen Pfortaderthrombus sind ein fehlendes Flow Void, d. h. eine hohe Signalintensität in der T2-Wichtung, und die Expansion des Gefäßdurchmessers in Kombination mit einer Kontrastmittelaussparung in der Dynamik (s. ► Abb. 8.25).

Cave

Eine verlässliche Unterscheidung zwischen Tumorthrombus und blandem Gerinnungsthrombus gelingt mittels T2-Wichtung nicht.

8

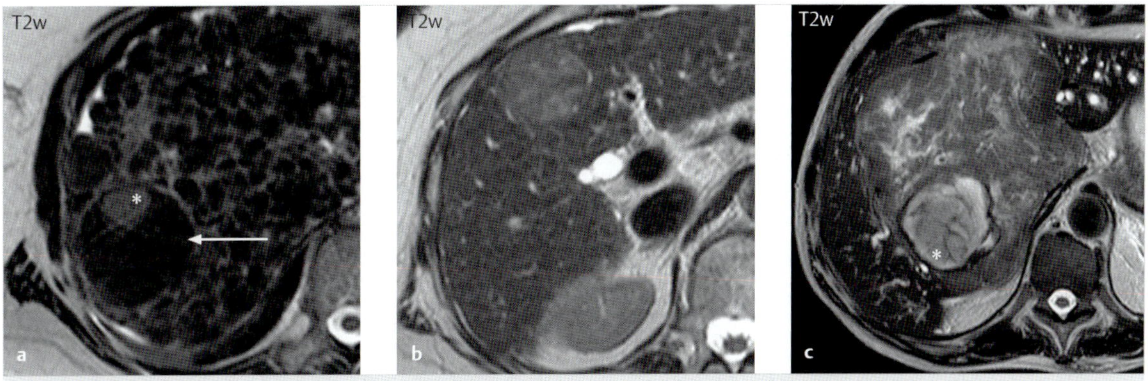

Abb. 8.6 T2w Bilder des HCC.
a Hyperintens kleiner Knoten (*) in einem großen hypointensen Regeneratknoten (Pfeil) i. S. eines Nodule in Nodule.
b Hyperintens zum umgebenden Leberparenchym.
c Heterogen hyperintens mit lokaler Einblutung (*) i. S. eines Mosaikmusters.

8.5 Diffusionsbildgebung

Die DWI trägt in der Regel nicht wesentlich zur Diagnose des HCC und zur Differenzierung der Vorstufen bei. Neuere Studien beschreiben eine Korrelation der Entdifferenzierung mit dem ADC-Wert und die Möglichkeit, den dysplastischen Knoten durch höhere Werte ($> 1{,}5 \times 10^{-3}$ mm^2/s) von einem HCC zu unterscheiden [43] [53]. Grundsätzlich führt aber die Zirrhose – wahrscheinlich durch eine zunehmende Kompression der Sinusoide durch das vermehrte Bindegewebe – ebenfalls zu einer Einschränkung der Diffusion. So hat der ADC-Wert der fortgeschrittenen Zirrhose signifikant niedrigere Werte als das normale Leberparenchym und liegt im Durchschnitt bei 1 (▸ Abb. 8.7). Bei einer Hämosiderose können die Werte bis unter 0,5 abfallen [8] [28]. Damit heben sich die niedrigen ADC-Werte des HCC nicht wesentlich von dem umgebenden zirrhotischen Parenchym ab. Folglich sinkt die Sensitivität für den Nachweis eines HCC mittels Diffusionsbildgebung in der Leberzirrhose unter 50 % ab.

8.6 Differenzialdiagnosen

8.6.1 In der nicht zirrhotischen Leber

Wie bereits beschrieben, ist eine HCC-Manifestation in gesundem Lebergewebe selten. Betroffen sind meist junge Patienten und bei Erstdiagnose liegt häufig bereits eine ausgedehnte Raumforderung in Kombination mit einer Hepatomegalie vor.

▸ **HCA.** Vor diesem Hintergrund ist das hepatozelluläre Adenom die wichtigste Differenzialdiagnose in der nicht zirrhotischen Leber (▸ Abb. 8.8a). Hilfreich ist hier vor allem die Patientenanamnese. Ursächlich für ein Adenom ist eine hepatozelluläre Stimulation, z. B. durch orale Kontrazeptiva, anabole Steroide oder einen abnormen Kohlenhydratmetabolismus (familiärer Diabetes, Glykogenspeicherkrankheiten). Wenn keiner dieser Faktoren vorliegt, ist die Diagnose Adenom weniger wahrscheinlich.

▸ **Metastasen.** Bei Vorliegen eines hypervaskularisierten malignen Primarius sind hyperperfundierte Metastasen, insbesondere bei einer multifokalen Manifestation, wahrscheinlicher als ein HCC. Außerdem ist die arterielle Kontrastmittelanreicherung von Metastasen eher randständig betont.

▸ **FNH.** Auch die klassischerweise arteriell hyperperfundierte FNH gehört in der gesunden Leber zu den Differenzialdiagnosen eines HCC, insbesondere da das HCC vereinzelt die paradoxe Fähigkeit besitzt, in der Spätphase vermehrt Kontrastmittel aufzunehmen. In Abgrenzung zum HCC sind bei der FNH allerdings die arterielle Hyperperfusion und die Hyperintensität in der Spätphase deutlich stärker ausgeprägt (▸ Abb. 8.8b).

▸ **HCC-CCC.** Die MR-tomografische Diagnose eines gemischten HCC-CCC ist nicht möglich, da Bildcharakteristika beider Entitäten vorkommen. Des Weiteren ist zu beachten, dass kleine CCC (▸ Abb. 8.8c) das HCC-typische MR-Muster einer arteriellen Kontrastmittelanreicherung mit anschließendem Wash-out aufweisen können. Im Gegenzug besitzt das szirrhöse HCC mit einem eher randständigen Kontrastmittelenhancement und einer zentralen moderaten Signalsteigerung in der Spätphase (Target Sign) Eigenschaften eines typischen CCC.

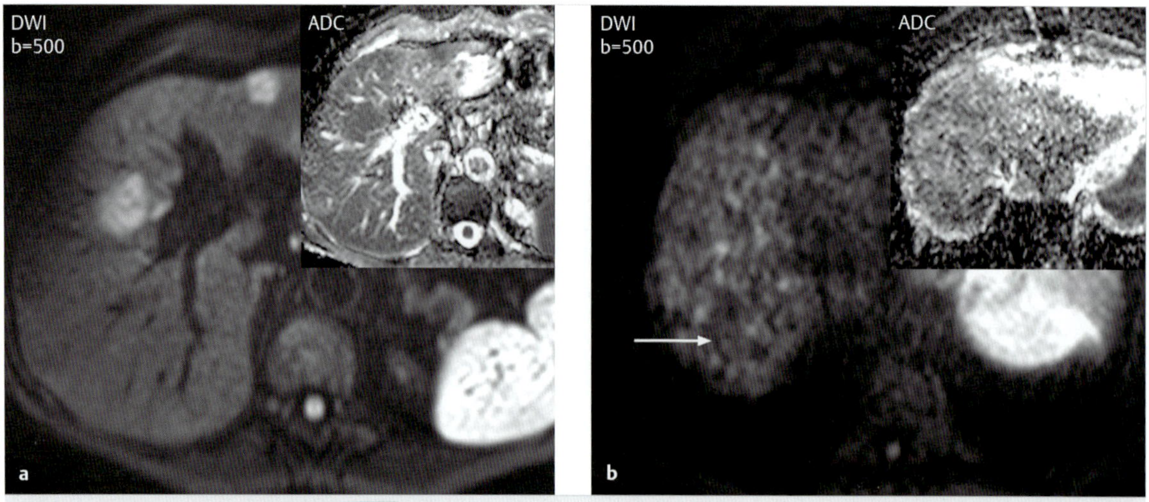

Abb. 8.7 Diffusionswichtung des HCC.
a Hyperintens zum umgebenden Leberparenchym, niedriger ADC-Wert als Korrelat einer eingeschränkten Diffusion.
b Isointens (Pfeil) zur inhomogen retikulär hyperintensen Umgebung i. S. einer fortgeschrittenen Zirrhose, diffus verteilt hohe und niedrige ADC-Werte.

Praxistipp

Grundsätzlich sind in bildmorphologisch unklaren Fällen – in Abhängigkeit von der klinischen Wahrscheinlichkeit – zumindest Verlaufskontrollen oder eine Diagnosesicherung mittels Biopsie und Histologie notwendig.

8.6.2 In der zirrhotischen Leber

Regeneratknoten und dysplastischer Knoten

Da es sich bei Regeneratknoten (▶ Abb. 8.9) und dysplastischen Knoten histologisch um lebereigenes Gewebe handelt, sind die Knoten primär isointens zum umgebenden Leberparenchym. Bis zu 50 % der DN bleiben auch bei zunehmender Dysplasie isointens und sind zunächst nicht vom umliegenden Leberparenchym abzugrenzen [45]. Erst die Entwicklung von Bindegewebssepten ermöglicht eine MR-tomografische Abgrenzung der Knoten vom gesunden, portal konfigurierten Leberparenchym. Multifokale RN führen dann zu einer knotig-netzartigen Architektur des Leberparenchyms. Treten degenerative Veränderungen auf, wird das MR-tomografische Erscheinungsbild zunehmend inhomogen. Vernarbungen, Verkalkungen und der siderotische Knoten stellen sich hypointens dar. Protein- und Lipidansammlungen führen zu einem hyperintensen Signal. Infarzierte oder nekrotische Regeneratknoten können, wenn sie nicht ausreichend von Bindegewebe umgeben sind, konfluieren und eine „echte" Raumforderung vortäuschen [30].

▶ **Dynamik.** Da der RN – wie auch das gesunde Leberparenchym – seine Blutversorgung hauptsächlich aus der

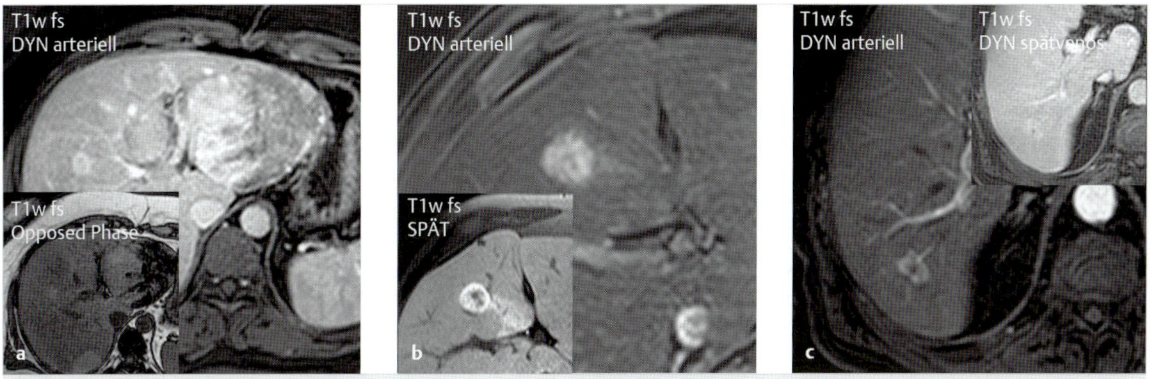

Abb. 8.8 Wichtige Differenzialdiagnosen des HCC.
a Adenom: inhomogen hyperperfundiert in der arteriellen Phase der Dynamik, Signalabfall in der opposed Phase i. S. einer intraläsionalen Verfettung, eine eindeutige Unterscheidung zum HCC ist nicht möglich (s. ▶ Abb. 7.13).
b FNH: hyperperfundiert, randständig betonte Hyperintensität in der Spätphase (s. ▶ Abb. 6.13).
c CCC: randständig hyperperfundiert, zunehmende zentripetale Anreicherung in der spätvenösen Phase der Dynamik (s. ▶ Abb. 9.12).

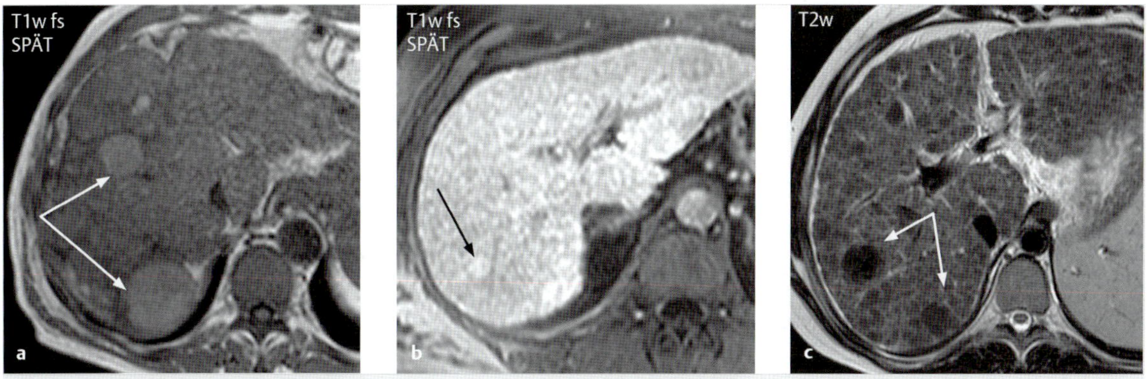

Abb. 8.9 Bilder des Regeneratknotens.
a Hyperintens zum umgebenden Leberparenchym (Pfeile) in einer größtenteils mikronodulären Leberzirrhose.
b Schwach hyperintens zur Umgebung (Pfeil) in einer mikronodulären Leberzirrhose.
c Hypointens zur Umgebung (Pfeile) i. S. siderotischer Knoten in einer größtenteils makronodulären Leberzirrhose.

Portalvene bezieht, zeigt er in der Dynamik ein isointenses Signalverhalten zum umgebenden Leberparenchym. Selten führen kleine Gefäßformationen in Fibrosezonen zu hyperperfundierten Arealen. Zentrale vitale Anteile innerhalb eines nekrotischen Knotens können eine normale Kontrastmittelaufnahme aufweisen und sich dadurch deutlich vom nekrotischen Rand abheben. In dieser Konstellation ist eine eindeutige Abgrenzung zu malignen Neoplasien MR-tomografisch schwierig. Ein Wash-out in den venösen Phasen der Dynamik und ein hypointenses Signal in der Spätphase gelten grundsätzlich als Zeichen der Malignität und treten bei benignen Knoten in der Regel nicht auf [2].

▸ **Spätphase.** Es ist zu beachten, dass bei einer fortgeschrittenen Zirrhose die Anzahl der funktionsfähigen Hepatozyten und somit die spezifische Aufnahme hepatobiliärer Kontrastmittel deutlich reduziert sein kann. Infolgedessen ist die Signalintensität des Leberparenchyms in der hepatozytenspezifischen Spätphase sehr variabel und schwer vorauszusagen. Parallel steigt die Plasmahalbwertszeit, und die hepatobiliären Kontrastmittel persistieren in den Gefäßen [14]. Diese imponieren deshalb z. T. noch in der Spätphase hyperintens und die Leber ist verwaschen und kontrastarm. Aufgrund der fehlenden Hepatozyten demarkieren sich die fibrotischen Septen als feines und/oder grobes hypointenses Netzwerk. Im Rahmen einer konfluierenden Fibrose entstehen flächige, überwiegend subkapsulär lokalisierte hypointense Areale mit der Basis zur Leberkapsel.

Transiente hepatische Intensitätsdifferenz

Die transiente hepatische Intensitätsdifferenz (THID) bezieht sich auf eine Vielzahl unspezifischer Entitäten, sog. Pseudoläsionen, die in der hepatisch arteriellen Phase vermehrt Kontrastmittel anreichern (▸ Abb. 8.10 u. ▸ Abb. 8.11). Ein Wash-out fehlt hier immer, ganz im Gegenteil zeigt sich eher ein prolongiertes Enhancement oder ein Kontrastausgleich in den späteren venösen Phasen [56].

Die THID wird sehr häufig in der zirrhotischen Leber beobachtet und stellt deshalb eine wichtige Differenzialdiagnose dar. Ist die Zirrhose ausgeprägt, beträgt die Prävalenz bis zu 35 % [20]. Somit sind ein Großteil der Hyperperfusionen in der zirrhotischen Leber Pseudoläsionen.

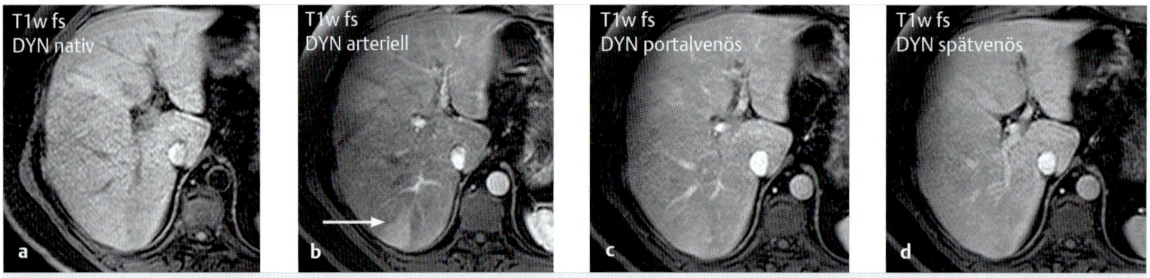

Abb. 8.10 Dynamische Bilder der THID.
a Nativ: nicht erkennbar.
b Arteriell: keilförmige Hyperperfusion (Pfeil).
c Portalvenös: nahezu isointens.
d Spätvenös weiter zunehmend isointens.

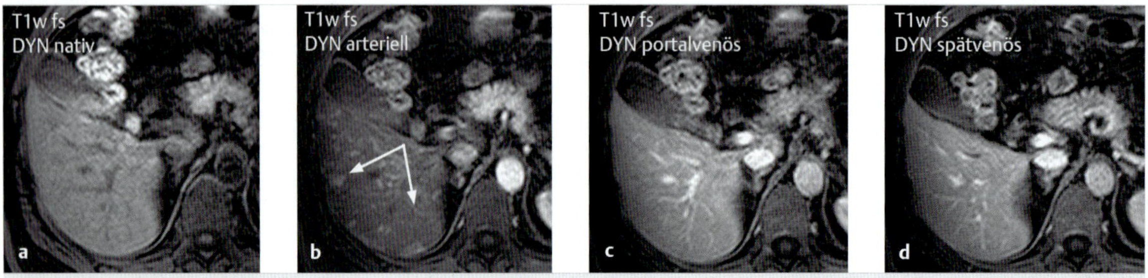

Abb. 8.11 Dynamische Bilder der THID.
a Nativ: nicht erkennbar.
b Arteriell: diffus retikuläre bis noduläre KM-Anreicherungen in der arteriellen Phase (Pfeile).
c Portalvenös: nicht mehr abzugrenzen.
d Spätvenös: nicht abzugrenzen.

Nur ca. 10 % der arteriellen Anreicherungen entstehen auf dem Boden einer echten Neoplasie [14] [27].

Praxistipp

Die THID kann in einigen Fällen allerdings auch einen Hinweis auf eine kleine, MR-tomografisch okkulte Neoplasie darstellen. Das ist dann der Fall, wenn ein neoplastisch bedingter Pfortaderastverschluss zu einer kompensatorischen Versorgung des betroffenen Lebersegmentes durch einen Ast der A. hepatica führt. Diese arterielle Hyperperfusion ist typischerweise flächig, keilförmig und die Spitze des betroffenen Segmentes weist zur auslösenden Neoplasie.

Da die THID keine echte Raumforderung darstellt, werden vaskuläre Leberparenchymstrukturen nicht verlagert. In der nativen Bildgebung haben die Areale im Allgemeinen eine unauffällige Signalintensität. Eine diskrete Hyperintensität in der T2-Wichtung aufgrund einer Ödematisierung oder einer fokalen Verfettung ist jedoch möglich [40]. In den meisten Fällen bleibt die Hepatozytenfunktion erhalten und die Aufnahme des hepatozytenspezifischen Kontrastmittels führt zum Kontrastausgleich in der Spätphase. Bei eingeschränkter Funktion der Hepatozyten können sich die Areale aber auch diskret hypointens abgrenzen [42]. Das hyperperfundierte Areal ist oft segmental keilförmig aufgebaut (▶ Abb. 8.10), kann sich jedoch durch die transversale Schnittbildgebung bei vertikaler Orientierung des Segmentes auch rund abgrenzen (▶ Abb. 8.12).

▶ **Ursachen.** Ursächlich für die hyperperfundierten Pseudoläsionen ist in der Regel eine *portale Hypoperfusion* aufgrund einer Thrombose oder Kompression der Pfortader. Es entsteht eine relative Konzentrationssteigerung des KM im Versorgungsgebiet der okkludierten Pfortaderäste, da die Konzentration im First Pass der Leber nicht mehr durch den stärkeren portalvenösen Blutstrom verdünnt wird. Zusätzlich induziert ein reduzierter portalvenöser Fluss einen gesteigerten arteriellen Fluss. Physiologisch kommunizieren die Arterien mit der Portalvene direkt über Vasa vasorum und indirekt über die hepatischen Sinusoide, die über interlobuläre Arteriolen und den peribiliären Plexus mit der Arterie in Verbindungen stehen (▶ Abb. 8.13). Diese arteriellen Verbindungen werden durch den zunehmenden Sauerstoffabfall und einen Anstieg von Metaboliten aufgrund der portalen Hypoperfusion geöffnet [5] [26].

Weitere Gründe für hyperperfundierte Pseudoläsionen sind *pathologische Shunts* und *traumatische Pseudoaneurysmata* (z. B. durch eine Biopsie). Makroskopische Fisteln führen in der arteriellen Phase auch zur Darstellung des subsegmentalen portalvenösen Astes [12] [13].

Eine *Entzündung* im Rahmen einer Hepatitis oder Fibrose kann ebenfalls eine veränderte Leberperfusion mit umschriebenen irregulären Arealen von arterieller Hyperperfusion induzieren. Ursache kann eine sekundäre portale Flussreduktion durch ein interstitielles Ödem aufgrund einer Inflammation der periportalen Räume oder alternativ eine Vasodilatation mit gesteigertem hepatischen Blutfluss sein [39].

Eine weitere Ursache ist die *aberrante venöse Drainage.* Dabei handelt es sich um akzessorische Venen, die in das subkapsuläre Leberparenchym münden (Third Inflow Vessels). Eine Kommunikation mit portalvenösen Ästen führt zu einer portalen Hypoperfusion und reaktiven arteriellen Hyperperfusion. Häufig zeigen sich assoziierte metabolische Veränderungen, d. h. Mehr- oder Minderverfettungen. Bevorzugte Lokalisationen sind hilär über die cholezystische Vene, die pankreatikoduodenale Vene

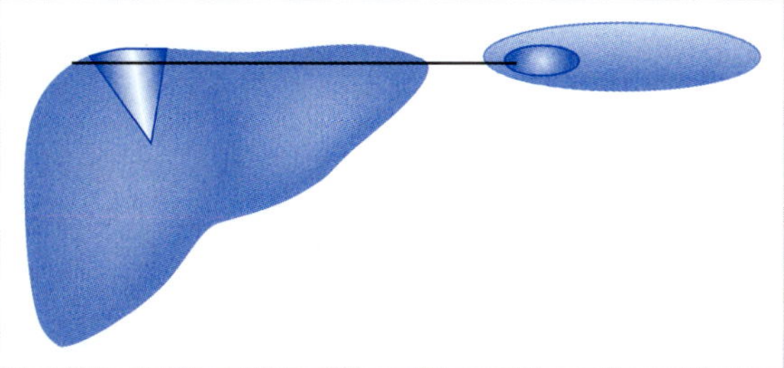

Abb. 8.12 Konfiguration der THID. Darstellung eines vertikal orientierten Keils als noduläre Pseudoläsion in der transversalen Schnittbildgebung.

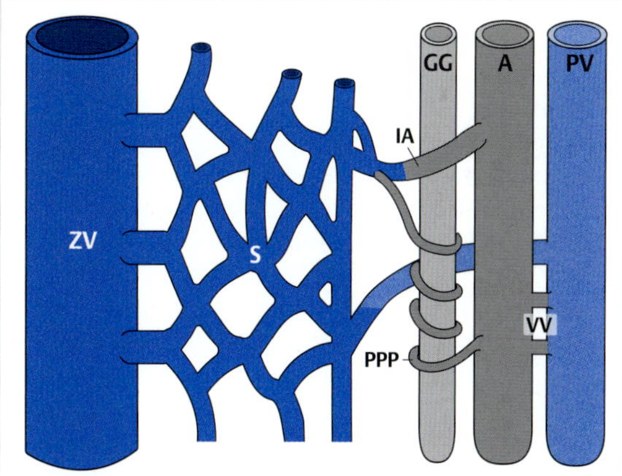

Abb. 8.13 Schema der physiologischen arterioportalen Kommunikation. Direkte Verbindung der Arterie (A) zur Portalvene (PV) über Vasa vasorum (VV). Indirekte Verbindung über den peribiliären Plexus (PPP) und interlobuläre Arteriolen (IA), die in die hepatischen Sinusoide (S) münden. Arterialisierung über die Vasa vasorum bei Blockade auf Höhe des portalen Stammes vor den Sinusoiden. Erhöhter Druck in den Sinusoiden und der Zentralvene (ZV) durch Zirrhose mit konsekutivem transsinusoidalem Shunt aufgrund eines retrograden Flusses in den Portalvenen. GG: Gallengang.

oder die aberrante rechte gastrische oder pylorische Vene und im linken Leberlappen über die aberrante linke gastrische Vene und ein epigastrisch-paraumbilikales venöses System [55].

Eine verminderte portalvenöse Perfusion und dadurch verursachte verstärkte arterielle Durchblutung ist auch durch eine Kompression des Gewebes *von außen*, z. B. durch eine Rippe, das Zwerchfell oder eine extrahepatische Raumforderung möglich. Die Hyperperfusion ist allerdings reversibel und besteht nur zum Zeitpunkt des verstärkten Druckes [54].

8.6.3 Sicherung der Diagnose

Die Diagnose des klassischen, großen HCC kann anhand bildmorphologischer Kriterien gestellt werden [9]. Eine zusätzliche Diagnosesicherung mittels Biopsie wird kontrovers diskutiert, da das Risiko der Tumoraussaat durch Stichkanalmetastasen mit bis zu 2,7 % in einem mittleren Intervall von 17 Monaten beschrieben wird [48]. Bei kleinen Läsionen sind zusätzlich histologische Fehlbefunde häufig (30 %) [4] [17]. Falsch negative Ergebnisse entstehen auch dadurch, dass ein kleiner HCC-Fokus innerhalb eines dysplastischen Knotens nicht immer im Biopsiematerial enthalten ist [4].

8

Cave

Die positive Diagnose ist klinisch verlässlich, aber die negative Biopsie schließt das HCC nicht aus!

▸ **Verlaufskontrollen.** Bei negativem Biopsieergebnis empfiehlt sich die Kontrolle im Verlauf. Das optimale Intervall ist nicht definiert und wird von der Tumorverdopplungszeit beeinflusst. Da kleine HCC die Tendenz haben schneller zu wachsen, wird ein Follow-up nach 3–5 Monaten vorgeschlagen [49] [52]. Im Falle einer Größenregredienz oder fehlender Größenprogredienz nach 2 Jahren handelt es sich um einen benignen Befund [52].

▸ **Pfortaderthromben.** Problematisch gestaltet sich die Diagnose eines neoplastischen Thrombus, da auch die Ausbildung von reinen benignen Gerinnungsthromben in der Zirrhose häufig ist. Bei therapeutischer Relevanz muss die Diagnose mittels Biopsie und Histologie erzwungen werden. Alternativ ist eine Verlaufskontrolle hilfreich, da sich ein reiner Gerinnungsthrombus nach Einleitung einer antikoagulativen Therapie innerhalb eines Monats auflösen sollte.

8.7 Staging, Prognose und aktuelle Therapieansätze

▸ **Tumorparameter.** Da das HCC meist auf dem Boden einer Leberzirrhose entsteht, ist für das Staging und die daraus resultierende Therapieentscheidung die isolierte Bestimmung von histologischen Charakteristika, Tumorausdehnung, Lymphknotenbeteiligung und Metastasierungsstatus nicht ausreichend. Eine deutliche Verschlechterung der Prognose ergibt sich u. a. durch den Nachweis einer Gefäßinvasion. So verringert sich das mittlere Überleben eines HCC-Patienten bei Vorliegen einer Pfortaderthrombose von 24,4 Monaten auf 2,7–4 Monate [37]. Da die Gefäßinvasion die Rezidivgefahr steigert, ist ein operativer Ansatz in diesem Fall obsolet.

▸ **Child-Pugh-Klassifikation und AZ.** Essenziell für die Wahl der Therapie ist die zusätzliche Erfassung der Leberfunktion, definiert durch die Child-Pugh-Klassifikation (Bilirubin, Albumin, Gerinnung, Aszites, Zeichen für hepatische Enzephalopathie), und des Allgemeinzustandes (AZ) sowie der körperlichen Einschränkungen, definiert durch den ECOG (Eastern Cooperative Oncology Group) oder den Karnofsky-Index (Patienten-Performance).

8.7.1 BCLC-Stadieneinteilung

In der Vergangenheit wurden verschiedene Staging-Systeme vorgeschlagen. Durchgesetzt hat sich in den Leitlinien der European Association for the Study of the Liver und der European Organisation for Research and Treatment of Cancer (EASL-EORTC) das Barcelona-Clinic-Liver-Cancer-Staging-System (BCLC) (▸ Abb. 8.14). In Zusammenschau der 4 Faktoren Tumorstadium, Leberfunktion, Allgemeinzustand und Effekt der Therapie werden die Patienten unterschiedlichen Stadien (0, A, B, C, D) bzw. Prognosegruppen zugeordnet und Therapieempfehlungen ausgesprochen.

▸ **Stadium 0 und Stadium A.** Das *frühe* Stadium (0) ist definiert durch einen Einzeltumor < 2 cm (0) oder einen Einzeltumor > 2 cm oder 3 Tumormanifestationen < 3 cm im Durchmesser (A) bei Patienten mit gutem Allgemeinzustand (ECOG 0) und erhaltener Leberfunktion (Child A). Die 5-Jahres-Überlebenszeit beträgt in dieser Patientengruppe 80–90 % (0) bzw. 50–70 % (A). Grundsätzlich wird hier ein *kurativer Therapieansatz* verfolgt, welcher neben einer operativen Leberteilresektion auch die Lebertransplantation beinhaltet. Bei Kontraindikationen zur Operation werden fokal ablative Methoden eingesetzt.

▸ **Stadium B.** Das *intermediäre* Stadium (B) bezeichnet Patienten mit großen (> 5 cm) oder multinodulären (> 3) HCC-Manifestationen ohne Nachweis einer vaskulären Invasion oder einer extrahepatischen Aussaat in Kombination mit einer kompensierten Zirrhose. Die 5-Jahres-

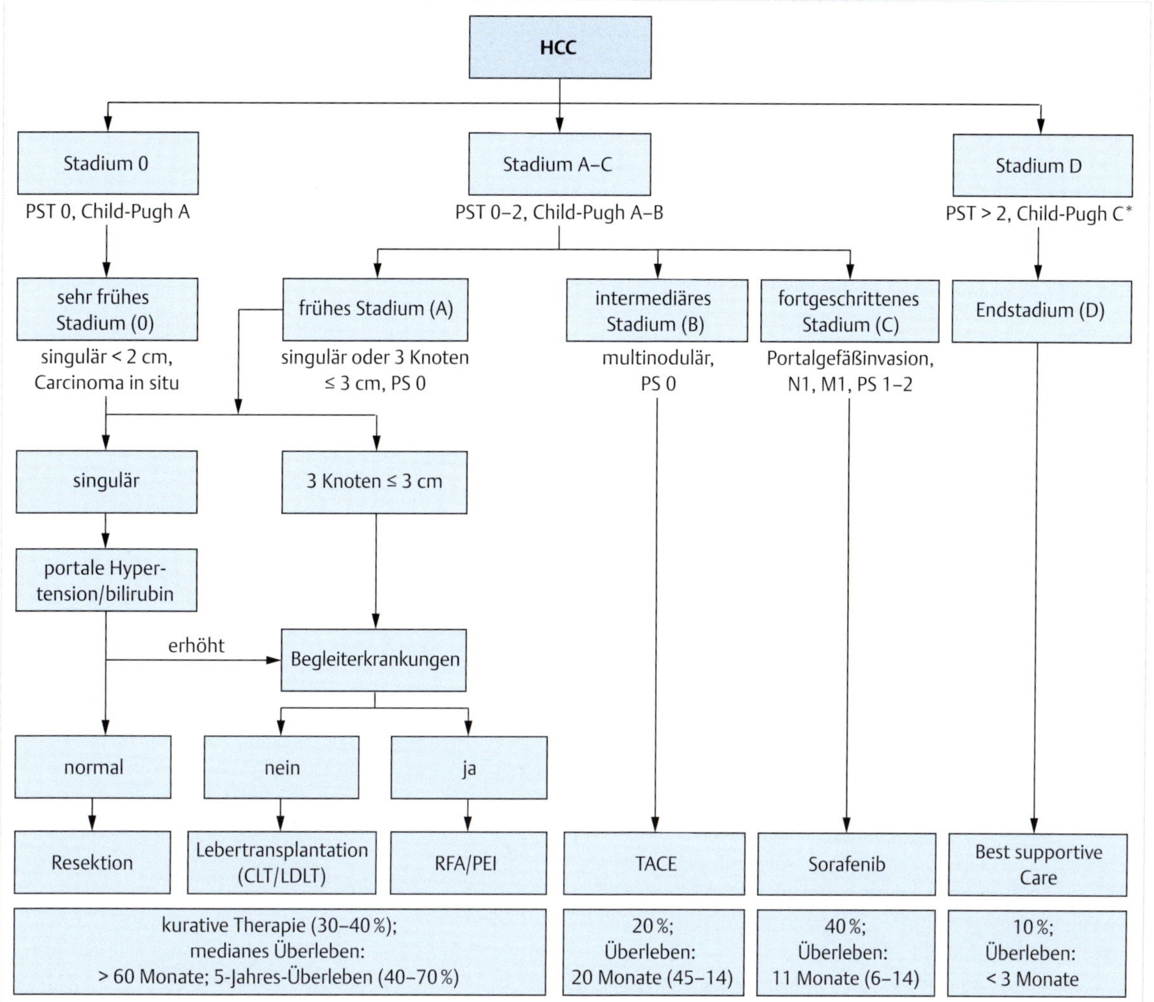

Abb. 8.14 BCLC-Staging-System. Stadieneinteilung des hepatozellulären Karzinoms (HCC) mit Zuordnung der therapeutischen Optionen. Kurative Ansätze werden nur für die frühen Stadien empfohlen. PST: Performance Status Test, CLT: Cadaveric Liver Transplantation, LDLT: Living Donor Liver Transplantation, RFA: Radiofrequenzablation, PEI: perkutane Ethanolinjektion, TACE: transarterielle Chemoembolisation.

Überlebenszeit liegt bei 50 %. Als Therapie kommen *individuelle operative Therapieansätze*, fokale Ablationen oder die *transarterielle Chemoembolisation* (TACE) zum Einsatz.

► **Stadium C.** Das *intermediär fortgeschrittene* Stadium (C) beschreibt einen lokal fortgeschrittenen Tumor mit vaskulärer Beteiligung und extrahepatischer Aussaat in Kombination mit einem reduzierten Allgemeinzustand. Das 3-Jahres-Überleben liegt unter 10 %. Als interventionelle Therapieoption wird zunehmend die *interne Radiotherapie* (SIRT) eingesetzt. *Sorafenib*, ein oraler Multikinase-Inhibitor, steht als einzige systemische Therapie für das fortgeschrittene HCC zur Verfügung [38].

► **Stadium D.** Das *Endstadium* (D) umfasst lokal und systemisch fortgeschrittene Tumorstadien in Kombination mit einer stark einschränkten Leberfunktion. Das Überleben in dieser Patientengruppe liegt bei 3–4 Monaten. Die Behandlung besteht lediglich in einer pflegerisch unterstützenden Therapie im Sinne von *Best supportive Care.*

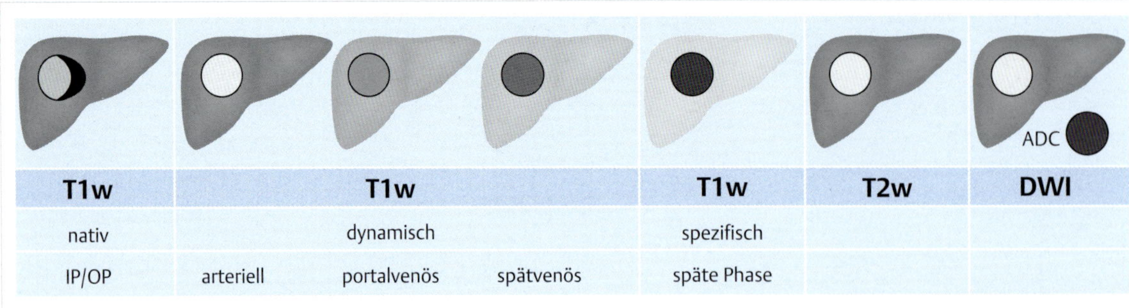

Abb. 8.15 Typische Signalmuster des HCC.

HCC im Überblick

Das hepatozelluläre Karzinom ist die häufigste primäre maligne Neoplasie der Leber. Chronische Lebererkrankungen, besonders die Hepatitis und Zirrhose zählen zu den wichtigsten Risikofaktoren. Die typische Bildmorphologie des HCC beinhaltet (▶ Abb. 8.15)

- eine Größe über 2 cm,
- eine arterielle Hyperperfusion in Kombination mit einem venösen Wash-out,
- ein hyperintenses Signal in der T2-Wichtung und
- ein schnelles Wachstum im Intervall.

Ein Mosaikmuster und der Nachweis einer echten Kapsel stützen die Diagnose zusätzlich. Liegen alle Charakteristika vor, kann die Diagnose HCC bereits bildmorphologisch mit hoher Sicherheit gestellt werden.

Besonders in der zirrhotischen Leber können jedoch kleine HCC und diffuse HCC-Varianten der Detektion entgehen, da die meisten Hyperperfusionen in der arteriellen Phase lediglich Pseudoläsionen (THID) entsprechen. Zusätzlich müssen in der Leberzirrhose der Regeneratknoten und der dysplastische Knoten von einem HCC abgegrenzt werden. Für die Diagnose eines kleinen HCC spricht die Kombination aus einer intraläsionalen Verfettung, einem hyperintensen Signal in T2w Aufnahmen und einer umschriebenen Hypointensität in der Spätphase. Das Verhalten in der T1-Dynamik variiert bei kleineren HCC-Manifestationen, ist also bildmorphologisch unspezifisch.

Entscheidend für die Therapie und damit für die Prognose des Patienten sind die Tumorgröße, die Anzahl der intrahepatischen Läsionen, das Vorliegen einer Pfortaderthrombose und die verbliebene Leberfunktion bei zugrunde liegender chronischer Lebererkrankung. In fortgeschrittenen Stadien ist die Prognose schlecht.

8.8 Bildbeispiele

Die folgenden Bildbeispiele zeigen die Bildmuster einer THID (▶ Abb. 8.16), eines Regeneratknotens (▶ Abb. 8.17) und unterschiedlicher kleiner HCC (▶ Abb. 8.18, ▶ Abb. 8.19 u. ▶ Abb. 8.20). Ein klassisches HCC zeigt ▶ Abb. 8.21. Es folgen die Bildmuster eines großen HCC ohne Zirrhose (▶ Abb. 8.22), eines gut differenzierten HCC (▶ Abb. 8.23), eines diffusen HCC (▶ Abb. 8.24) sowie einer malignen Pfortaderthrombose bei HCC (▶ Abb. 8.25).

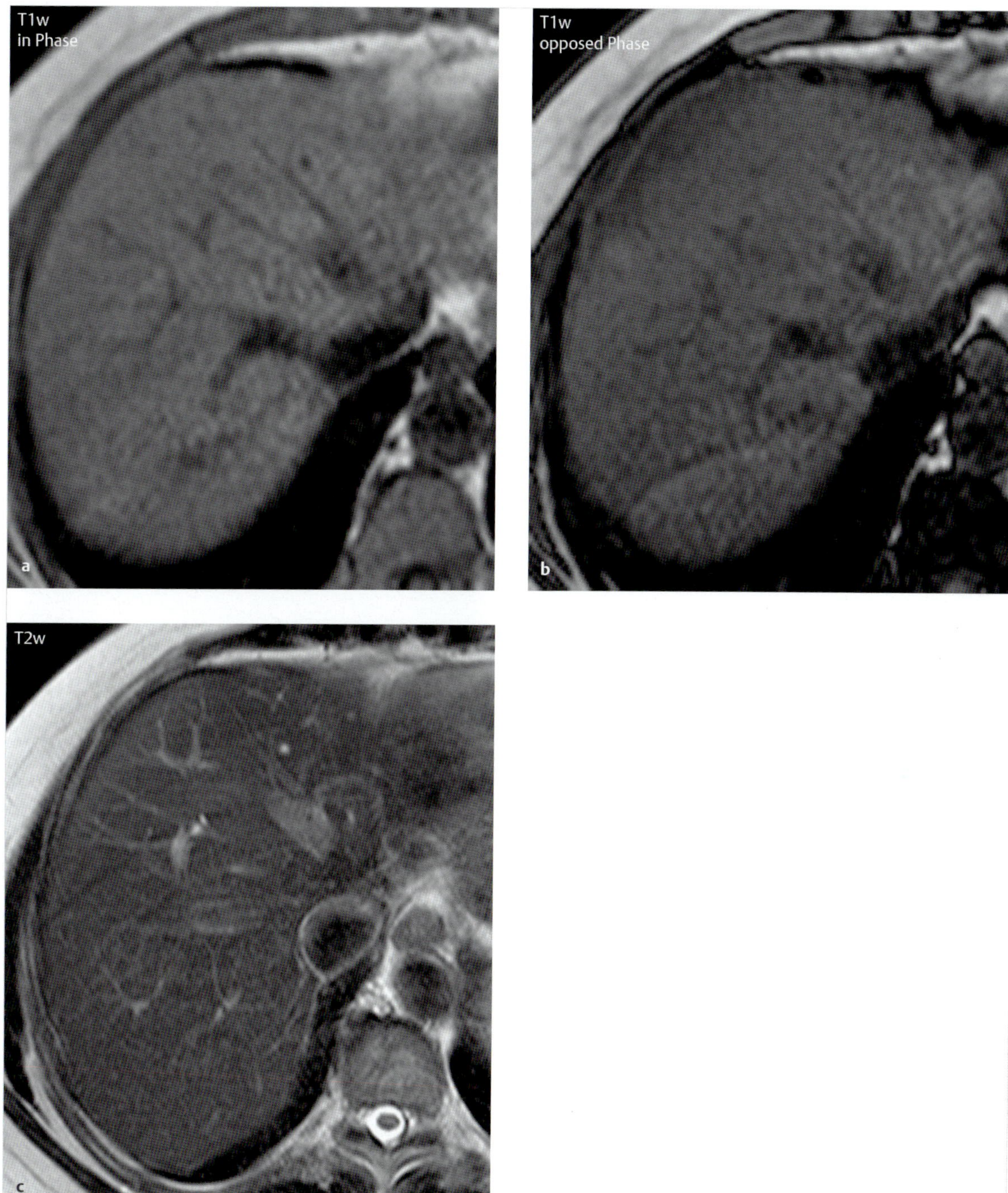

Abb. 8.16 Bildmuster einer transienten hepatischen Intensitätsdifferenz (THID).
45-jährige Patientin mit einer fokalen arteriellen Hyperperfusion im Segment 8 mit einem Durchmesser von 9 mm.
a T1w nativ IP: isointens.
b T1w nativ OP: isointens.
c T2w: isointens.

Fortsetzung ▶

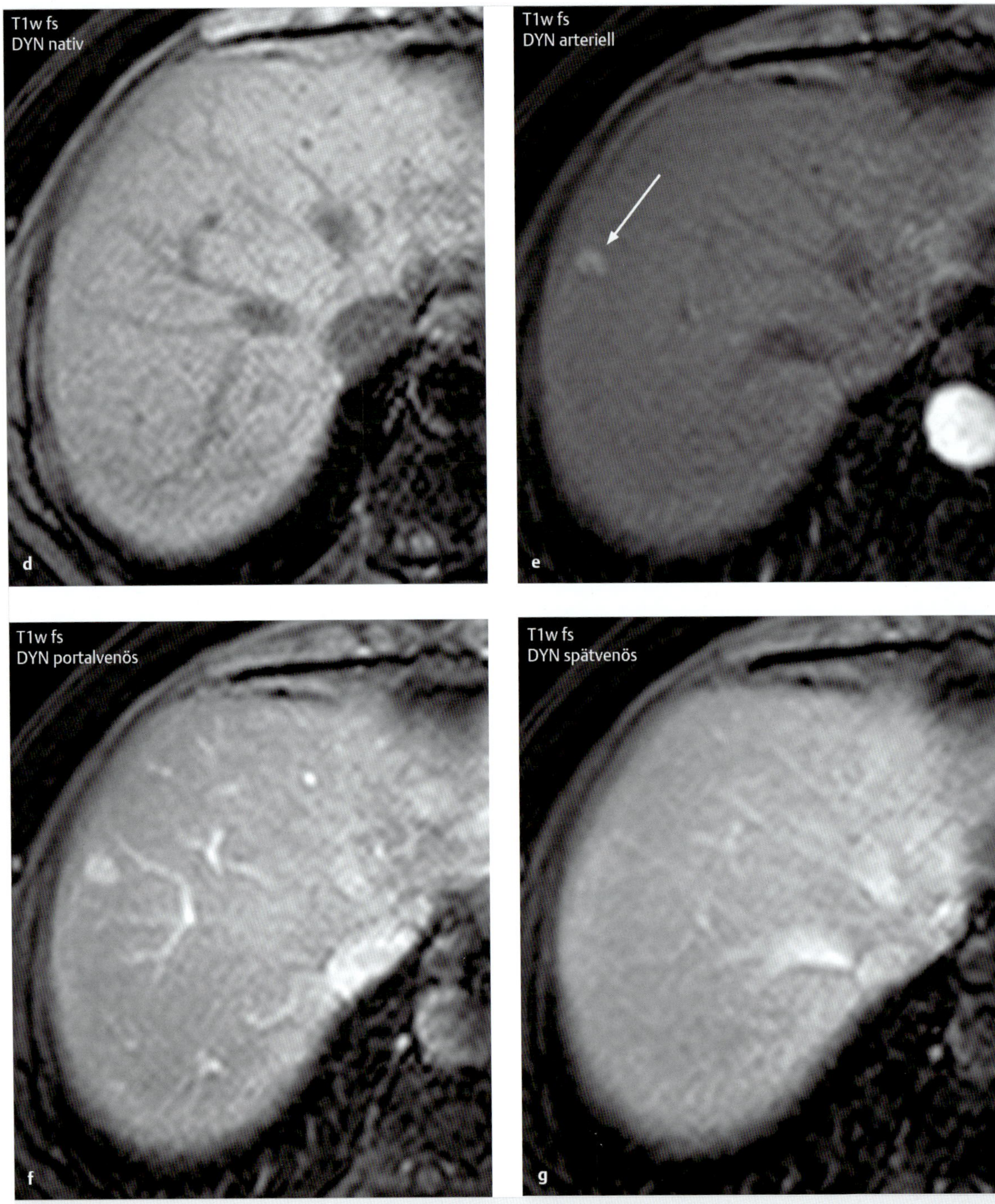

Abb. 8.16 Fortsetzung; Bildmuster einer transienten hepatischen Intensitätsdifferenz (THID).
d T1w Dynamik nativ: hypointens.
e T1w Dynamik arteriell: starke KM-Anreicherung (Pfeil).
f T1w Dynamik portalvenös: hyperintens.
g T1w Dynamik spätvenös: isointens.

Fortsetzung ►

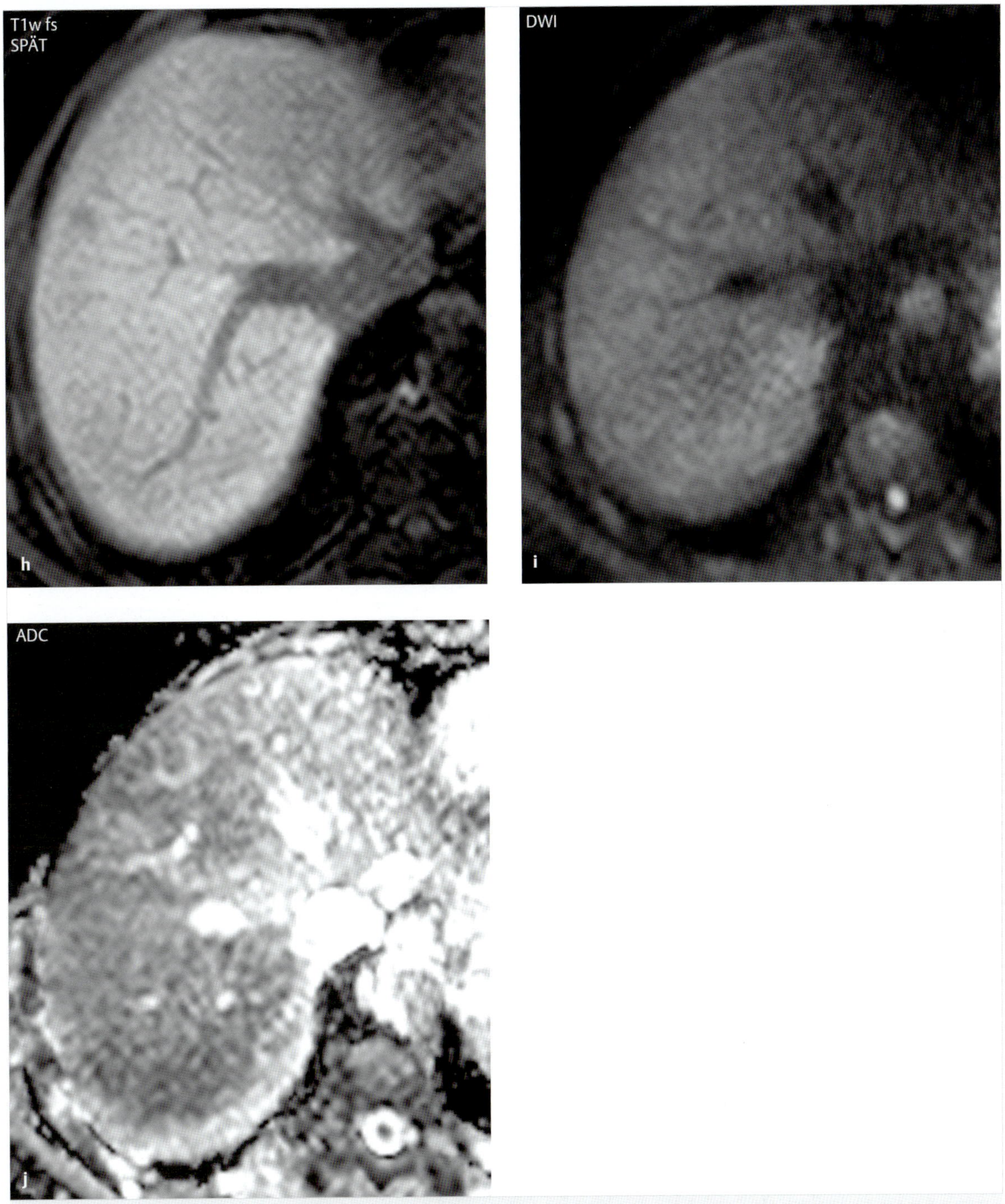

Abb. 8.16 Fortsetzung; Bildmuster einer transienten hepatischen Intensitätsdifferenz (THID).
h T1w spät: schwach hypointens mit unscharfer Begrenzung i. S. eines trophischen Defizites.
i DWI: isointens.
j ADC: unverändert im Vergleich zum umgebenden zirrhotischen Leberparenchym ($1{,}3 \times 10^{-3}$ mm^2/s).

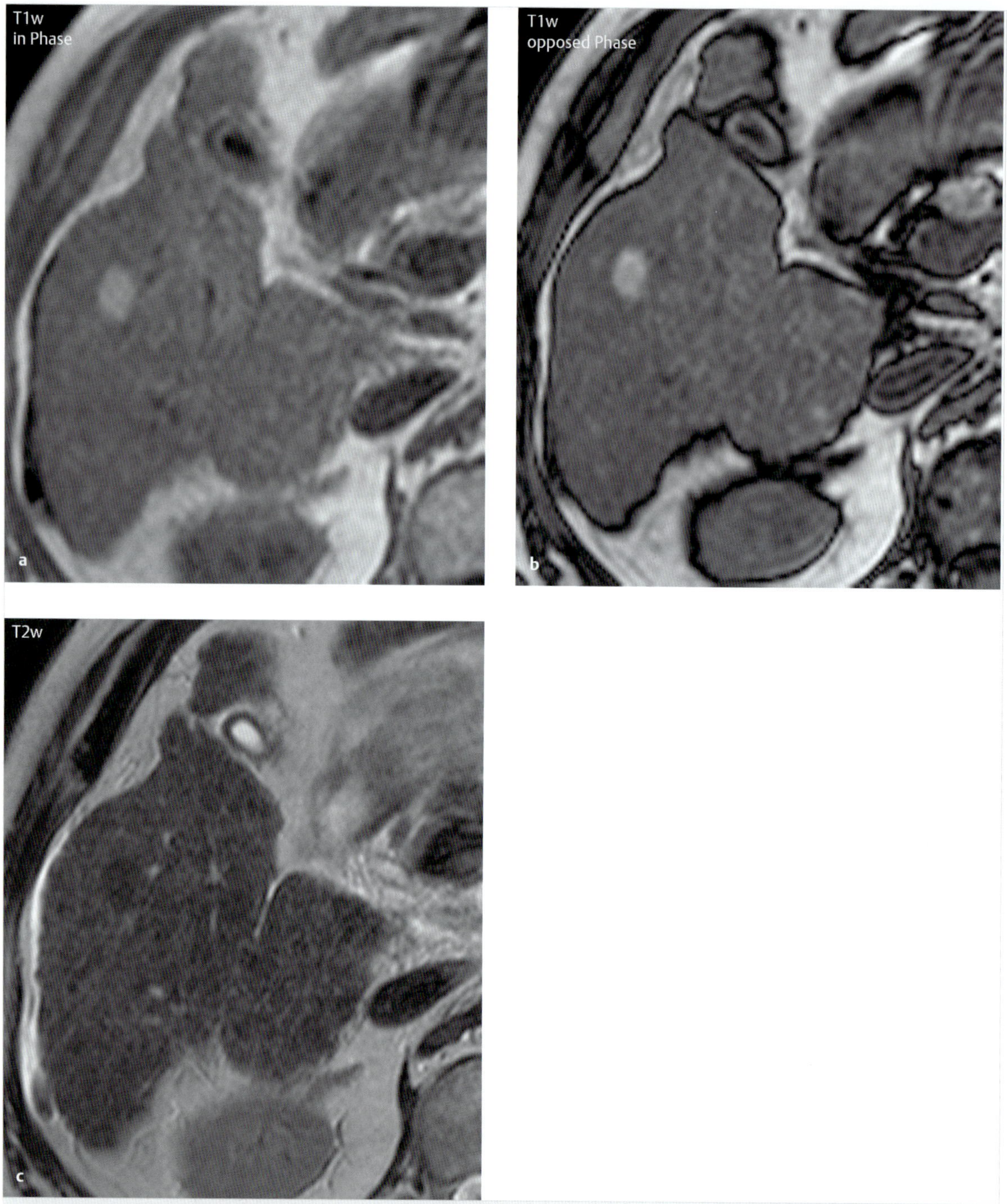

Abb. 8.17 Bildmuster eines Regeneratknotens.
56-jähriger Patient mit einem Regenartknoten im Segment 5 mit einem Durchmesser von 1,4 cm.
a T1w nativ IP: hyperintens.
b T1w nativ OP: hyperintens.
c T2w: hypointens.

Fortsetzung ►

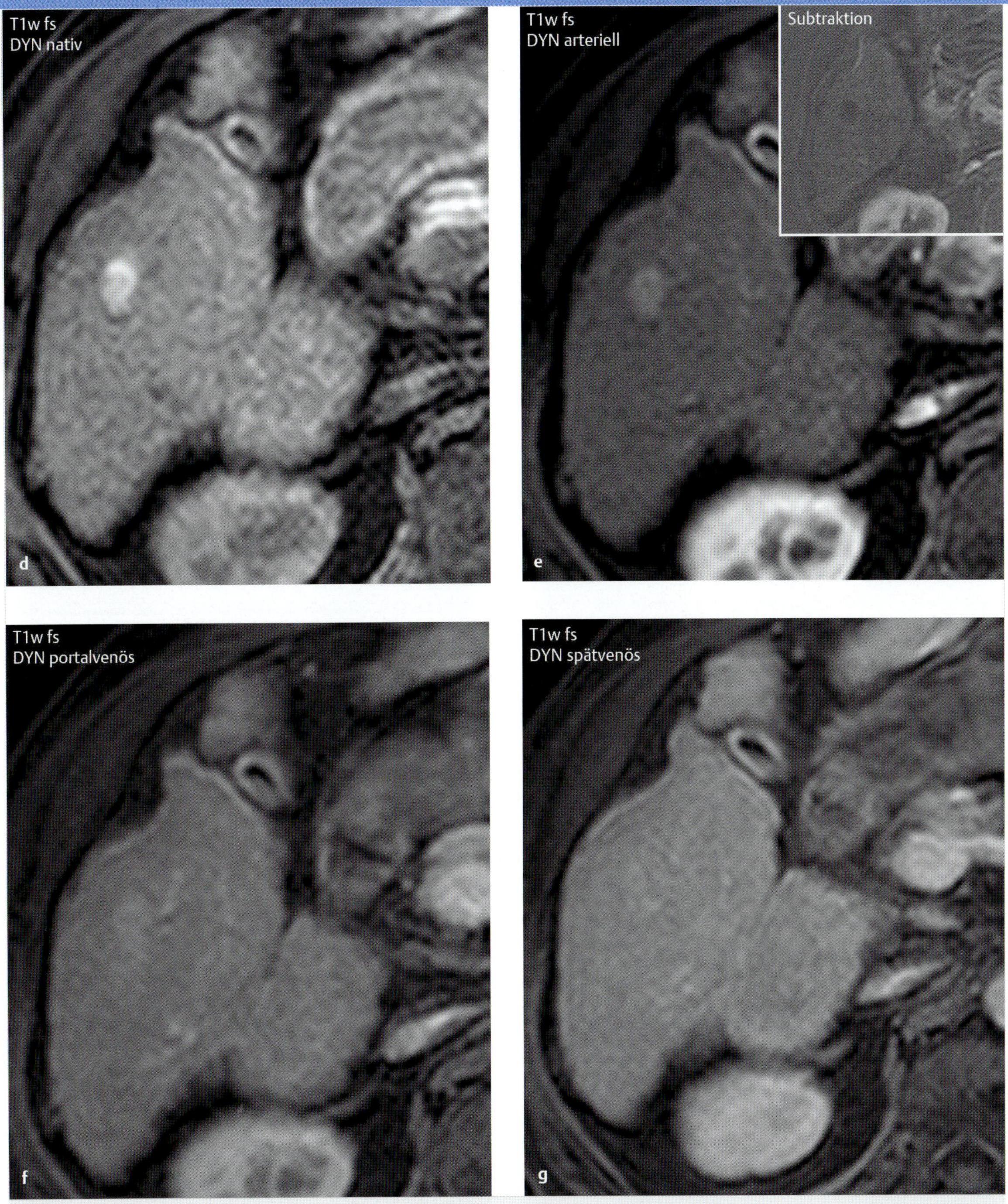

Abb. 8.17 Fortsetzung; Bildmuster eines Regeneratknotens.
d T1w Dynamik nativ: hyperintens.
e T1w Dynamik arteriell: keine KM-Anreicherung.
f T1w Dynamik portalvenös: diskret hyperintens.
g T1w Dynamik spätvenös: isointens.

Fortsetzung ▶

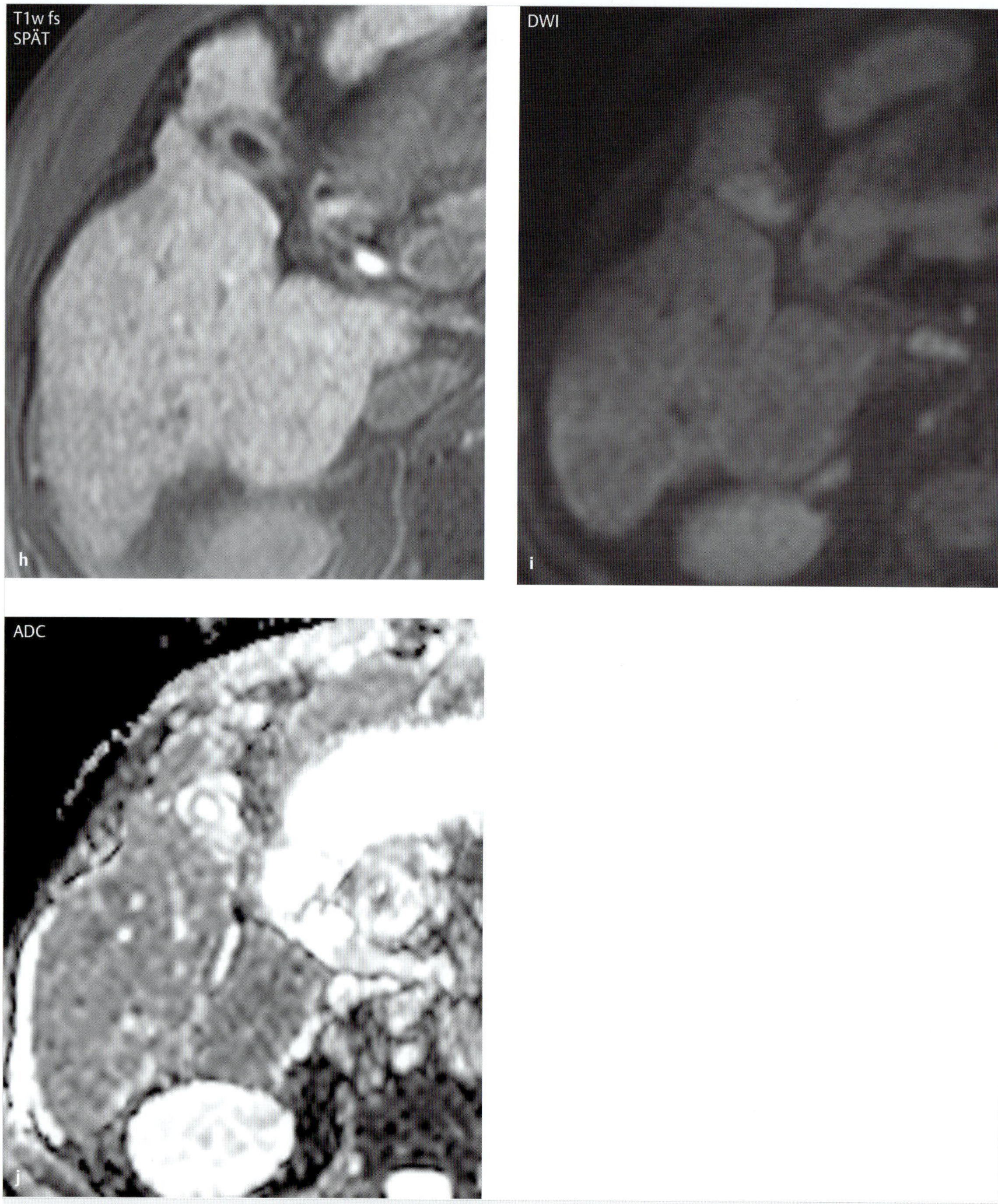

Abb. 8.17 Fortsetzung; Bildmuster eines Regeneratknotens.
h T1w spät: isointens.
i DWI: isointens.
j ADC: unverändert im Vergleich zum umgebenden zirrhotischen Leberparenchym ($1{,}2 \times 10^{-3}$ mm^2/s).

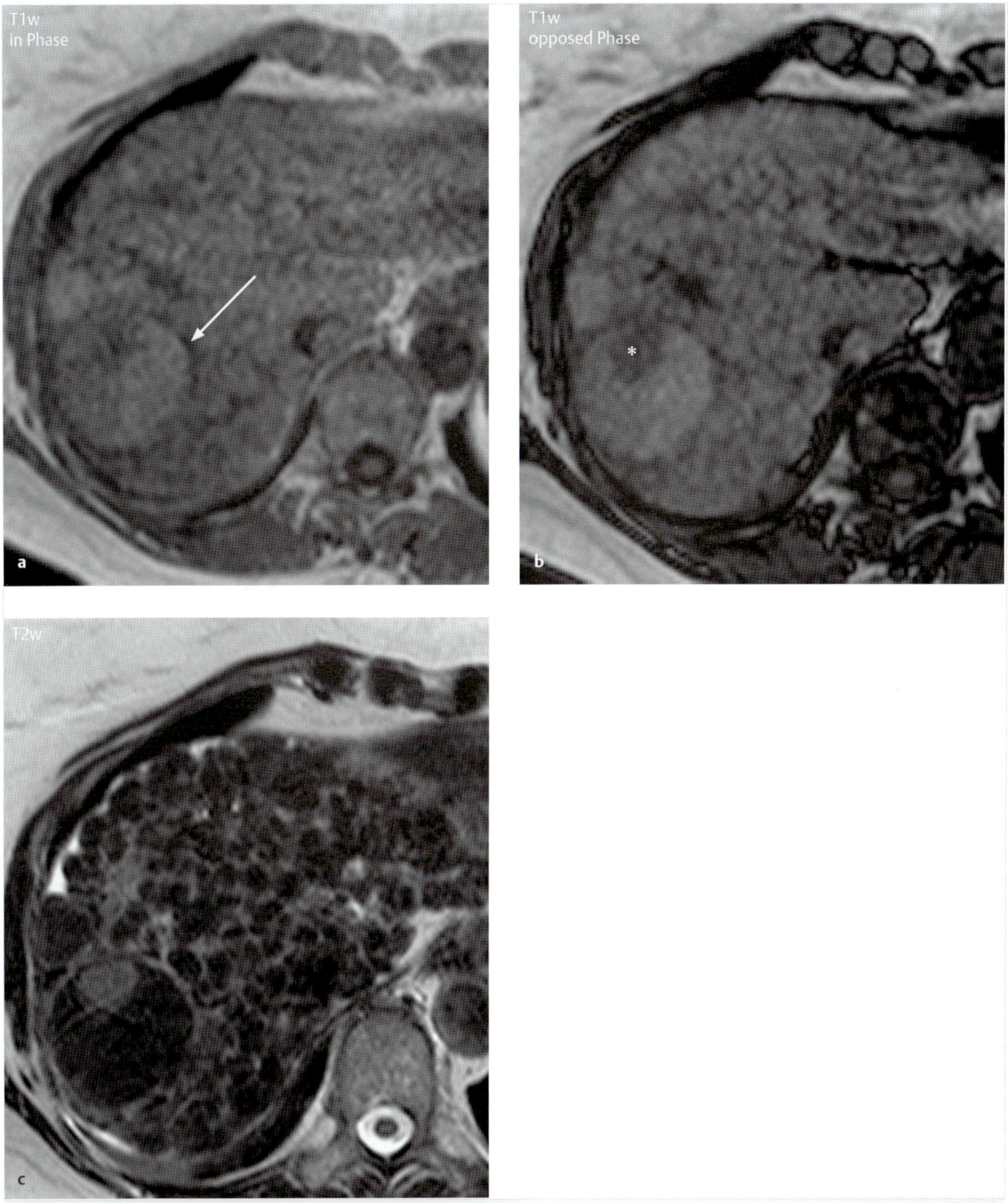

Abb. 8.18 Bildmuster eines kleinen HCC (Nodule in Nodule).
64-jährige Patientin mit einem HCC-Fokus am Rand eines dysplastischen Knotens (Nodule in Nodule) im Segment 7 mit einem Durchmesser von 1,6 cm.

a T1w nativ IP: hypointens innerhalb eines großen Regeneratknotens (Pfeil).

b T1w nativ OP: hypointens (Stern), deutlich abgrenzbar im Regeneratknoten (Nodule in Nodule).

c T2w: isointens.

Fortsetzung ▸

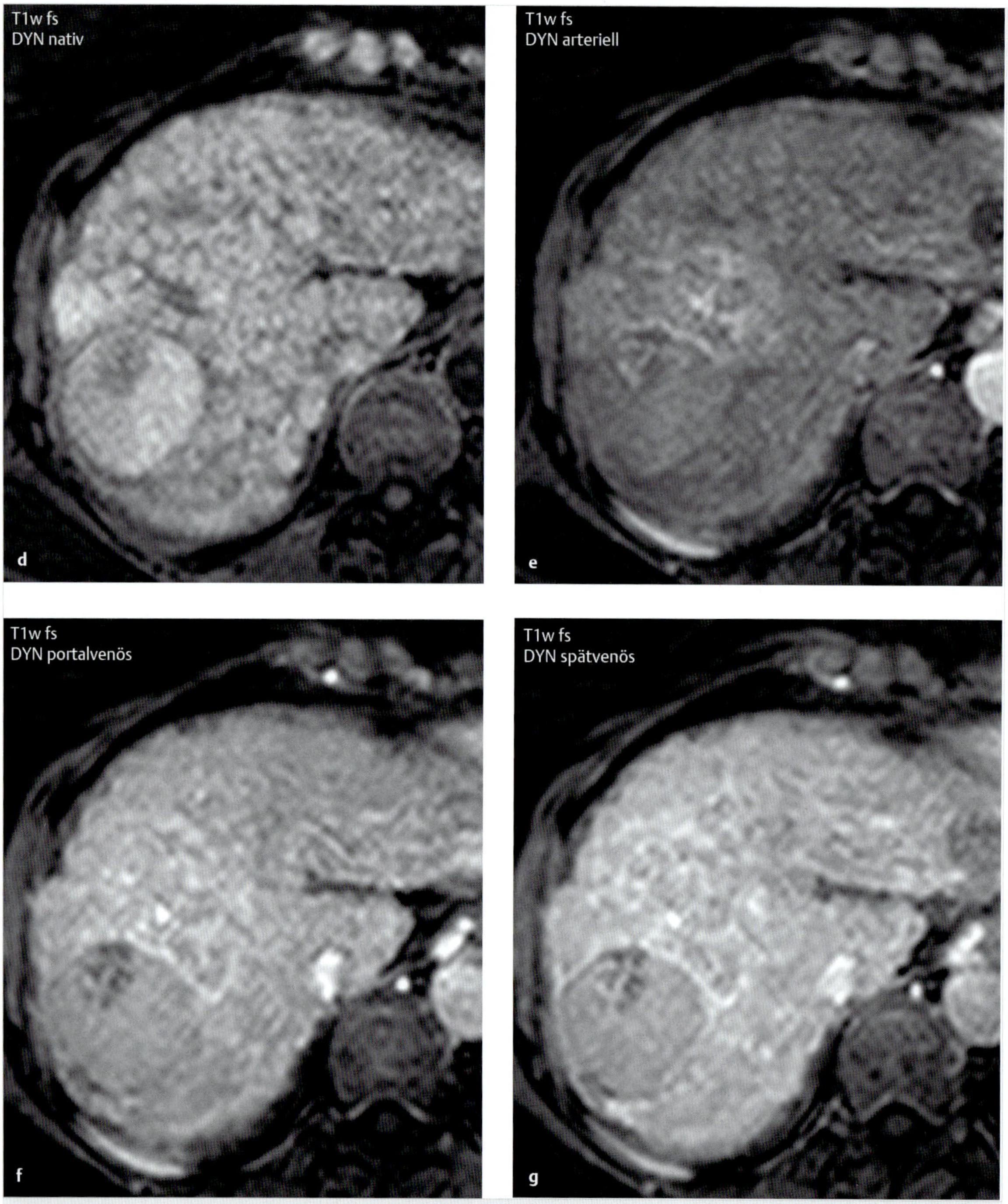

Abb. 8.18 Fortsetzung; Bildmuster eines kleinen HCC (Nodule in Nodule).
d T1w Dynamik nativ: hypointens.
e T1w Dynamik arteriell: KM-Anreicherung.
f T1w Dynamik portalvenös: Wash-out.
g T1w Dynamik spätvenös: Wash-out.

Fortsetzung ►

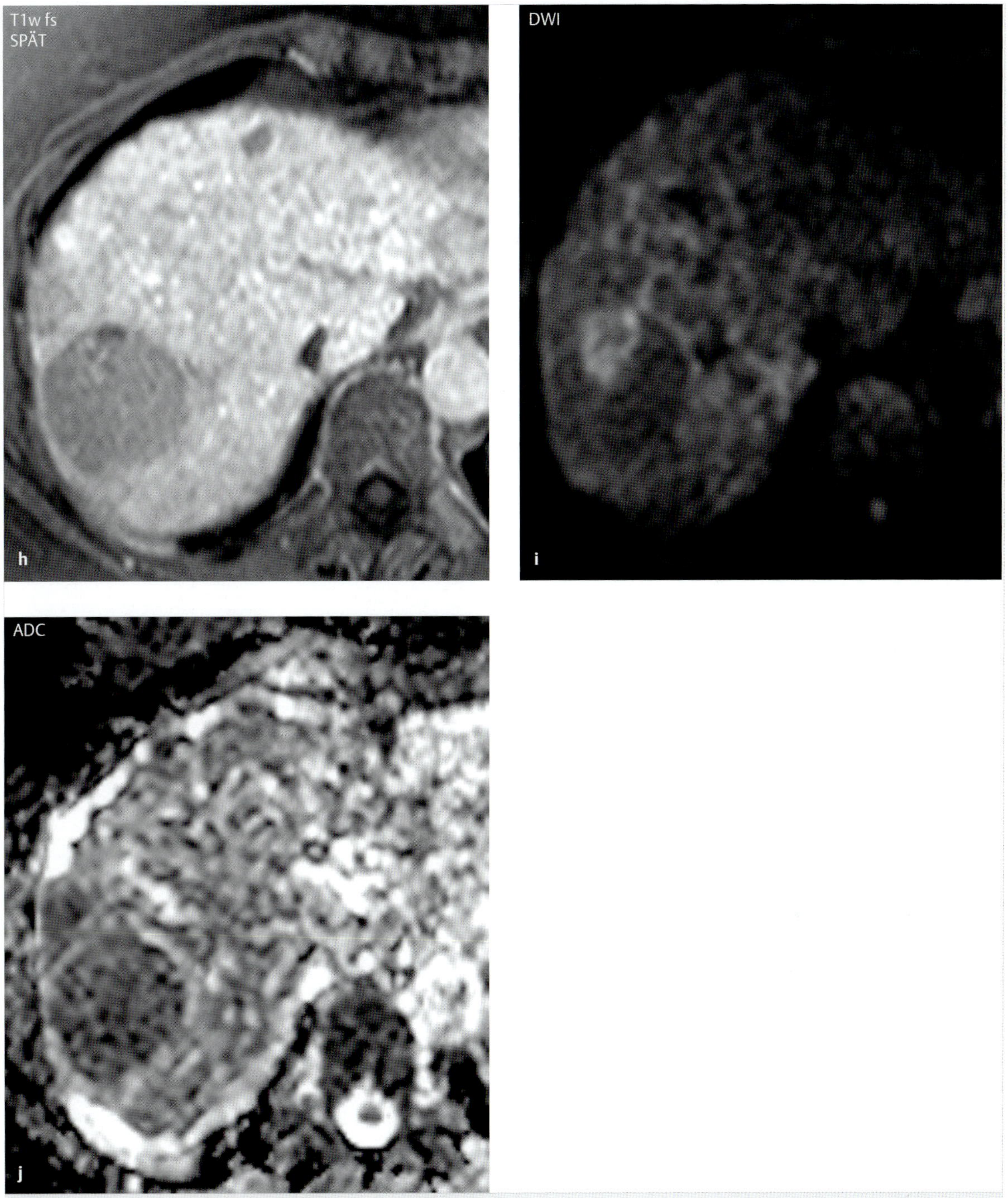

Abb. 8.18 Fortsetzung; Bildmuster eines kleinen HCC (Nodule in Nodule).
h T1w spät: hypointens.
i DWI: hyperintens.
j ADC: niedrig im gesamten Knoten ($0{,}8 \times 10^{-3}$ mm^2/s).

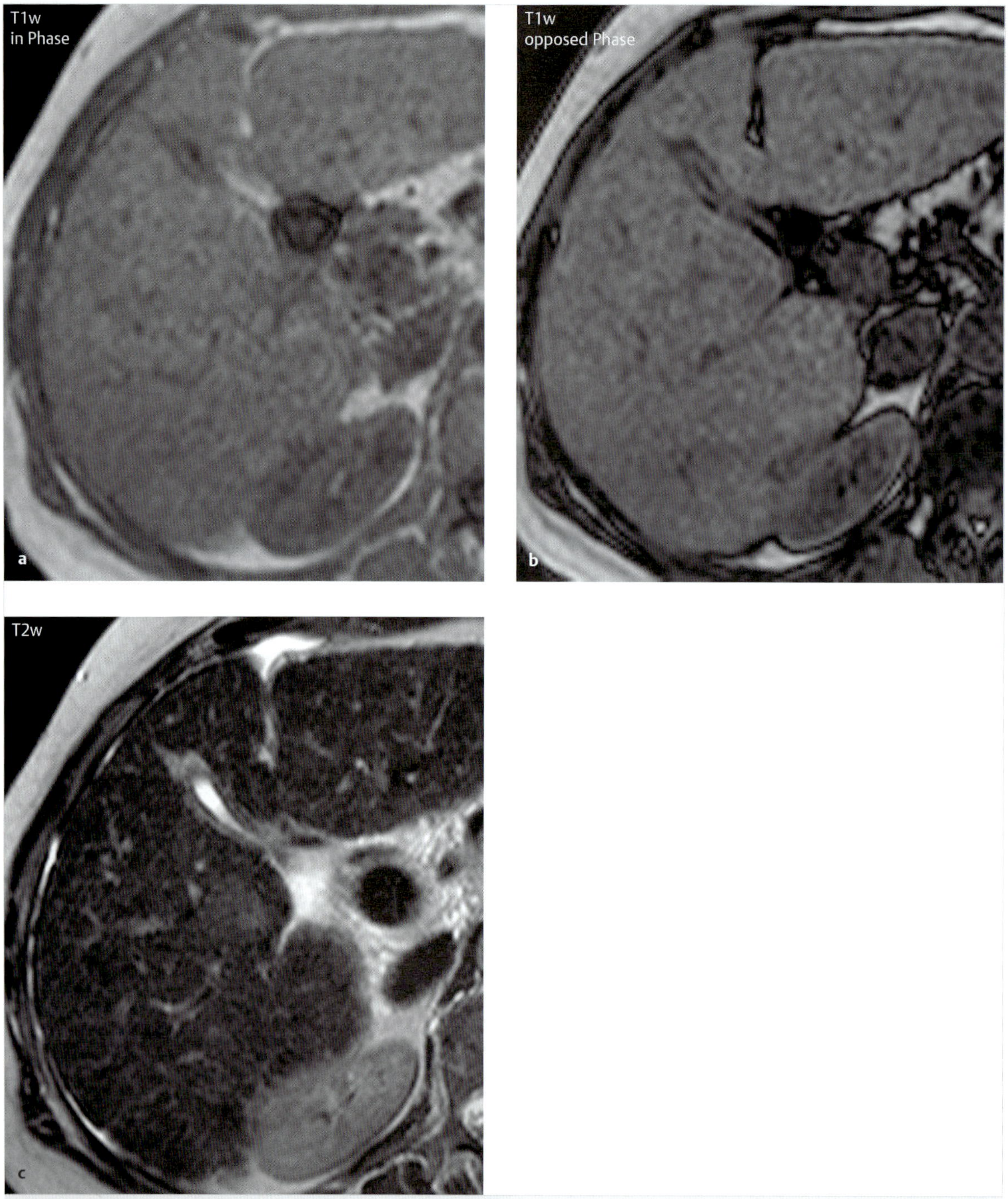

8

Abb. 8.19 Bildmuster eines hypoperfundierten kleinen HCC.
67-jährige Patientin mit einem kleinen hypoperfundierten HCC im Segment 5 mit einem Durchmesser von 1,7 cm.

a T1w nativ IP: isointens.
b T1w nativ OP: isointens.
c T2w: isointens.

Fortsetzung ►

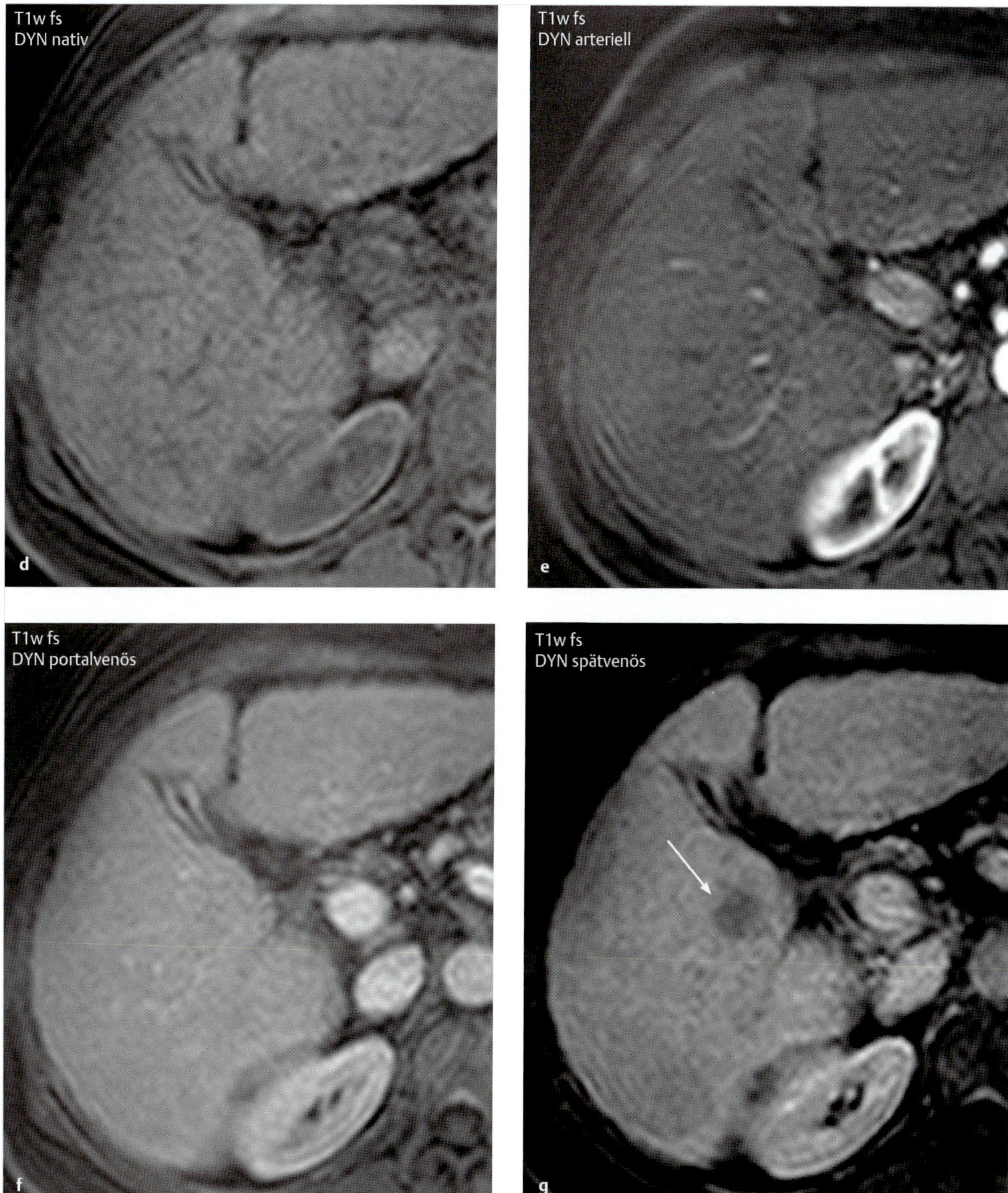

Abb. 8.19 Fortsetzung; Bildmuster eines hypoperfundierten kleinen HCC.
d T1w Dynamik nativ: isointens.
e T1w Dynamik arteriell: keine KM-Anreicherung.
f T1w Dynamik portalvenös: isointens.
g T1w Dynamik spätvenös: hypointens (Pfeil).

Fortsetzung ▶

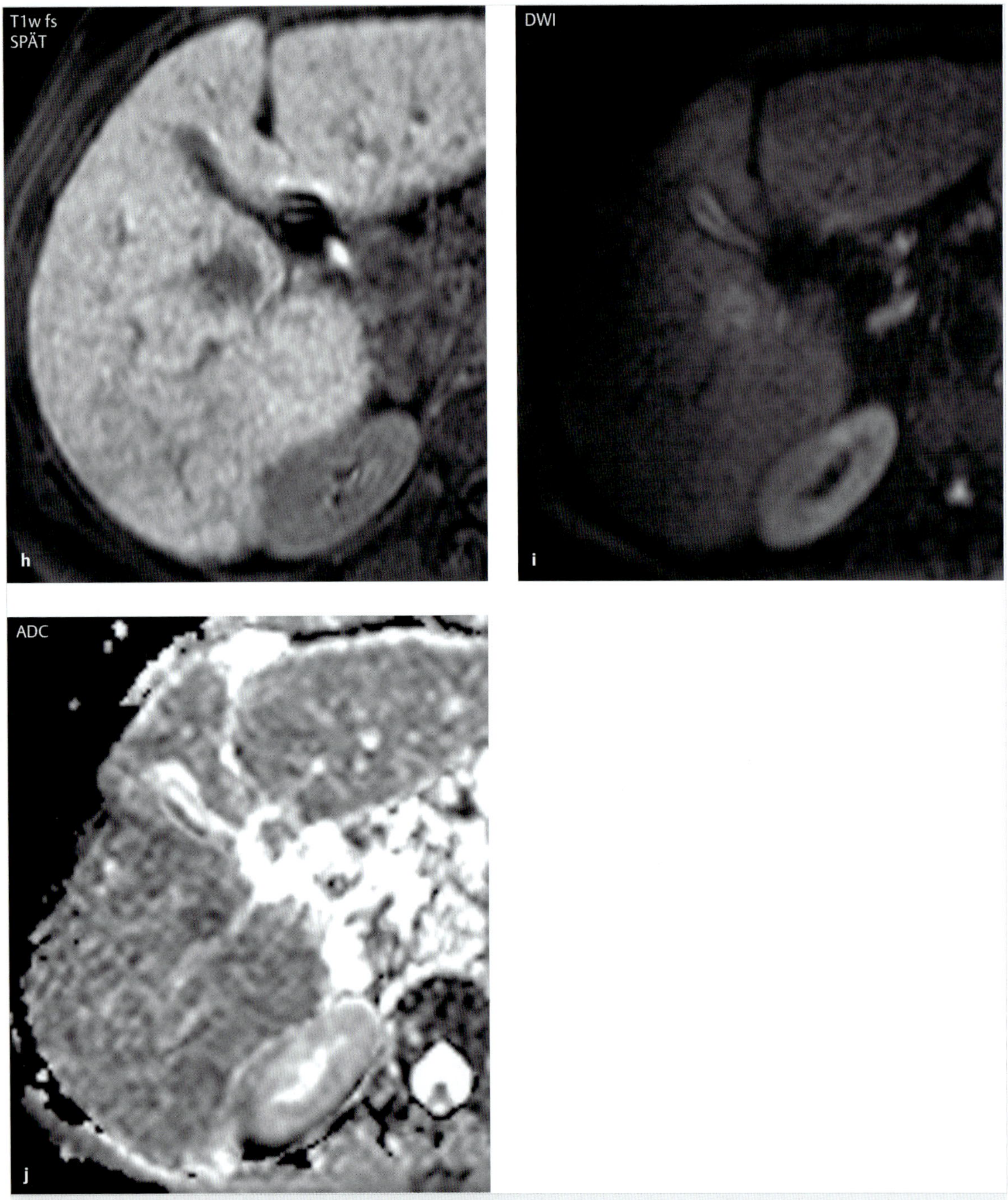

Abb. 8.19 Fortsetzung; Bildmuster eines hypoperfundierten kleinen HCC.
h T1w spät: hypointens (Pfeil).
i DWI: isointens.
j ADC: unverändert im Vergleich zum umgebenden zirrhotischen Leberparenchym ($1{,}5 \times 10^{-3}$ mm^2/s).

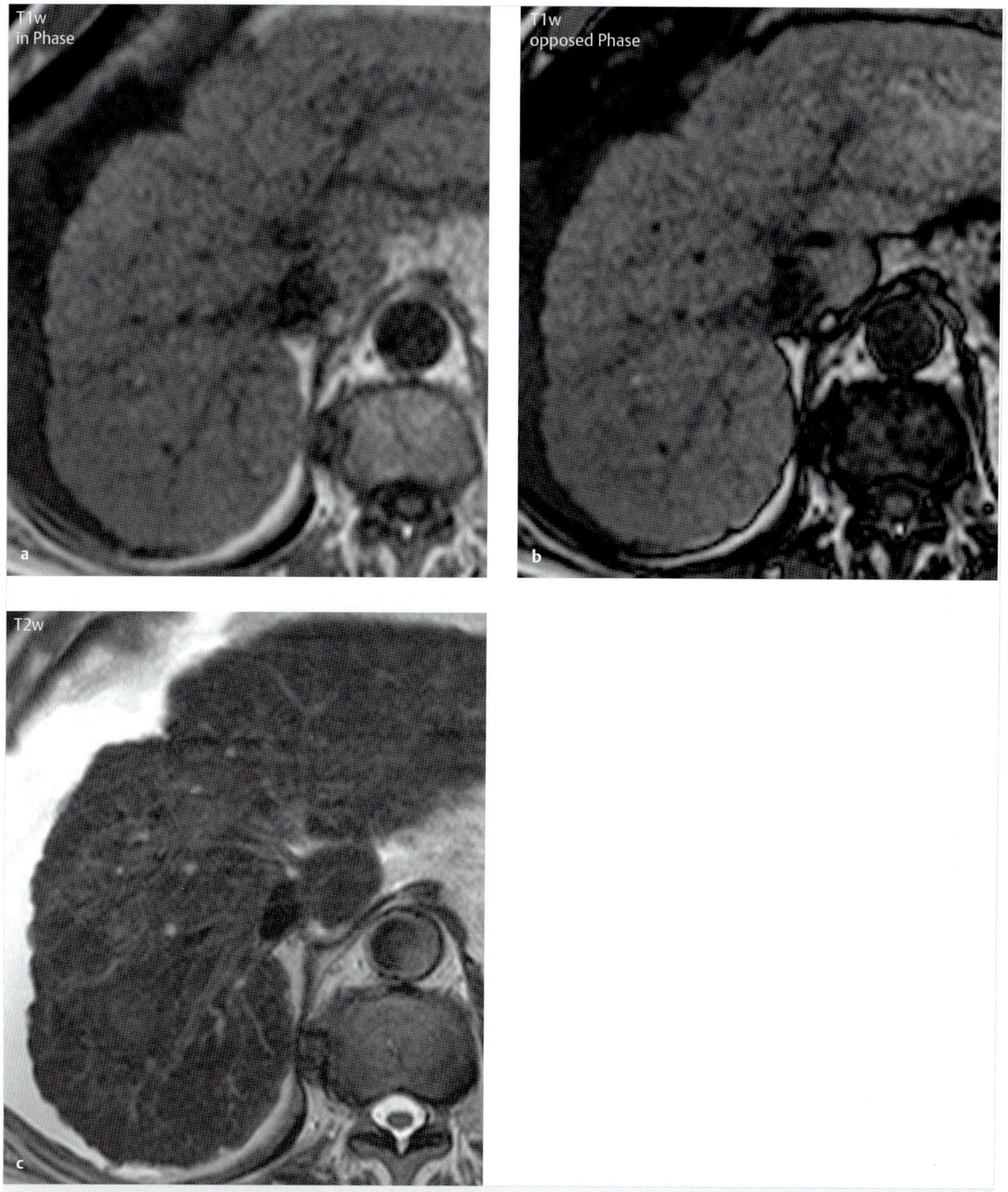

Abb. 8.20 Bildmuster eines kleinen HCC.
80-jähriger Patient mit einem kleinen HCC im Segment 7 mit einem Durchmesser von 1,3 cm.
a T1w nativ IP: isointens.
b T1w nativ OP: isointens.
c T2w: isointens.

Fortsetzung ▸

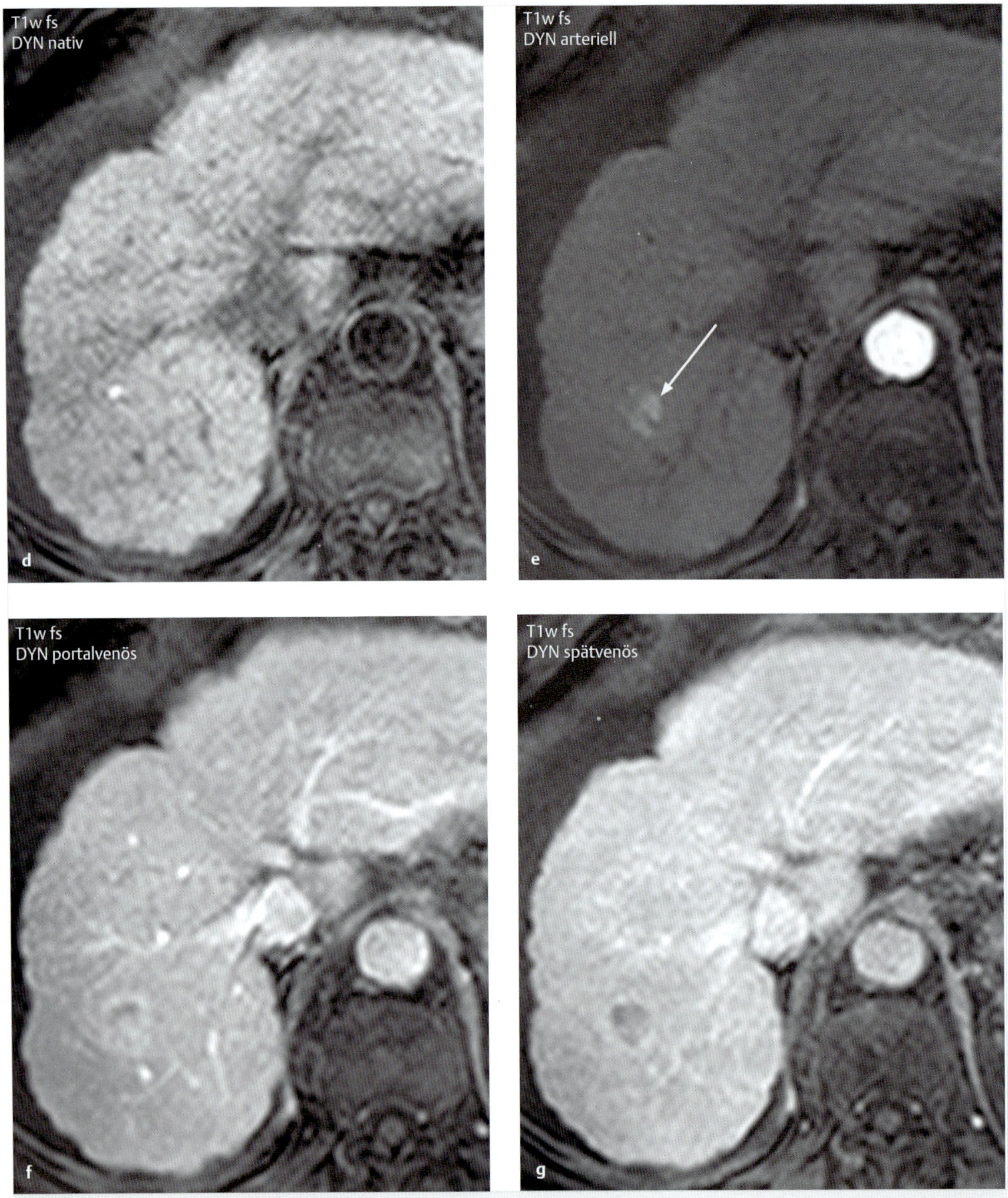

Abb. 8.20 Fortsetzung; Bildmuster eines kleinen HCC.
d T1w Dynamik nativ: hypointens.
e T1w Dynamik arteriell: KM-Anreicherung (Pfeil).
f T1w Dynamik portalvenös: Wash-out.
g T1w Dynamik spätvenös: Wash-out.

Fortsetzung ►

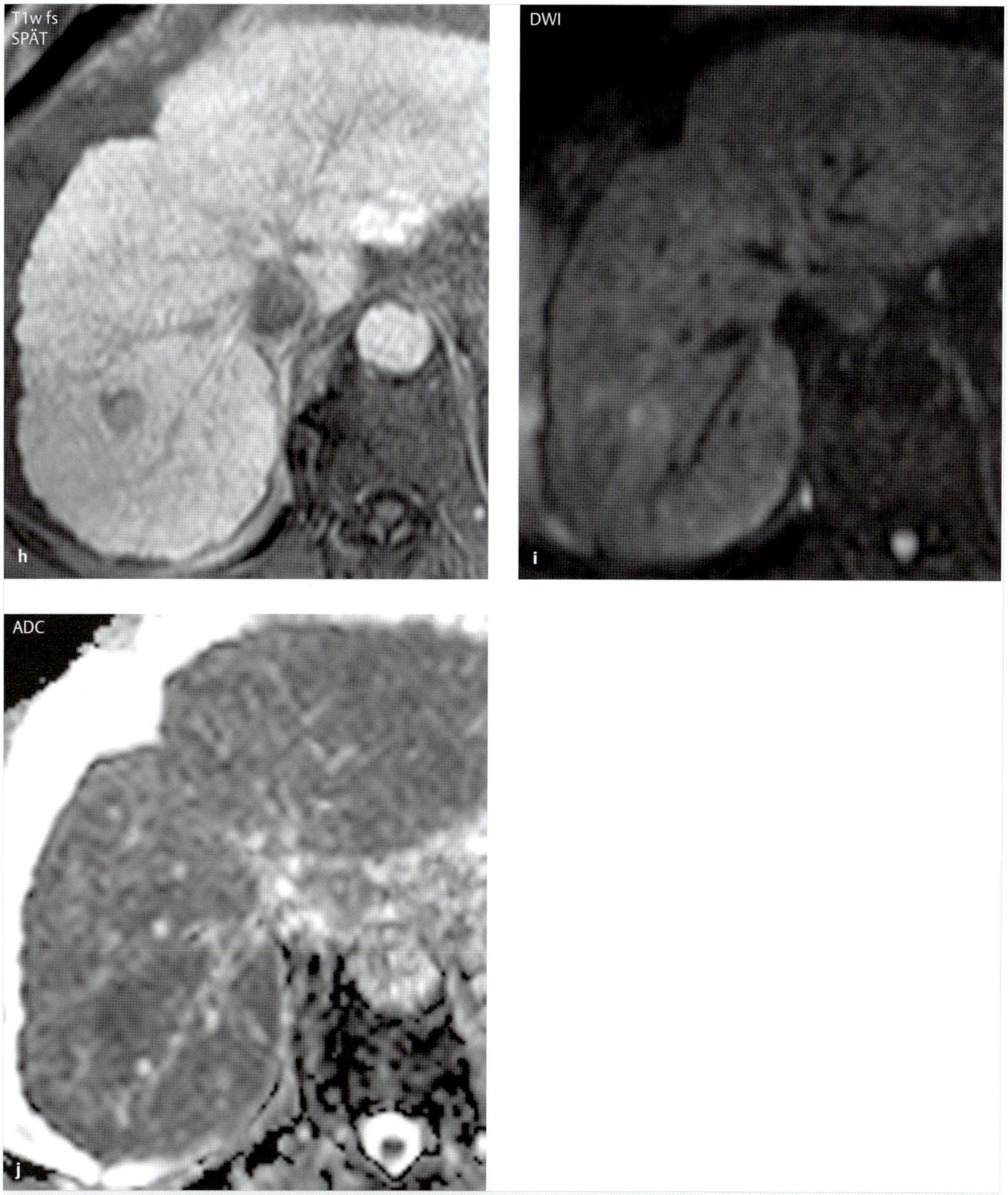

Abb. 8.20 **Fortsetzung; Bildmuster eines kleinen HCC.**
h T1w spät: hypointens.
i DWI: schwach hyperintens.
j ADC: unverändert im Vergleich zum umgebenden zirrhotischen Leberparenchym ($1{,}0 \times 10^{-3}$ mm²/s).

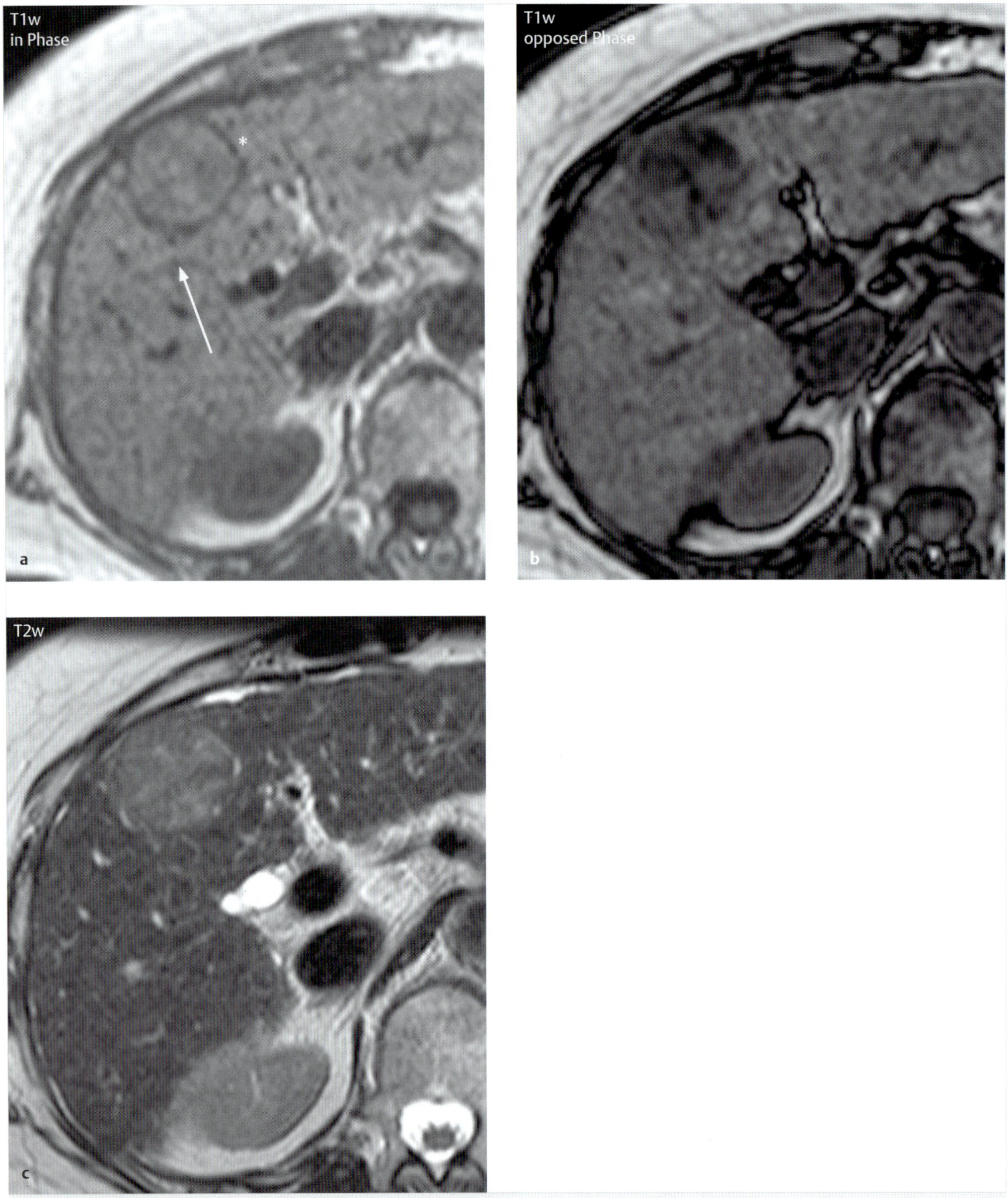

Abb. 8.21 Bildmuster eines klassischen HCC.
82-jährige Patientin mit einem klassischen HCC im Segment 4 mit einem Durchmesser von 3,5 cm.
a T1w nativ IP: isointens (Pfeil) mit hypointensem Randsaum i. S. einer Kapsel (*).
b T1w nativ OP: fokaler Signalabfall i. S. einer intratumoralen Verfettung.
c T2w: hyperintens.

Fortsetzung ►

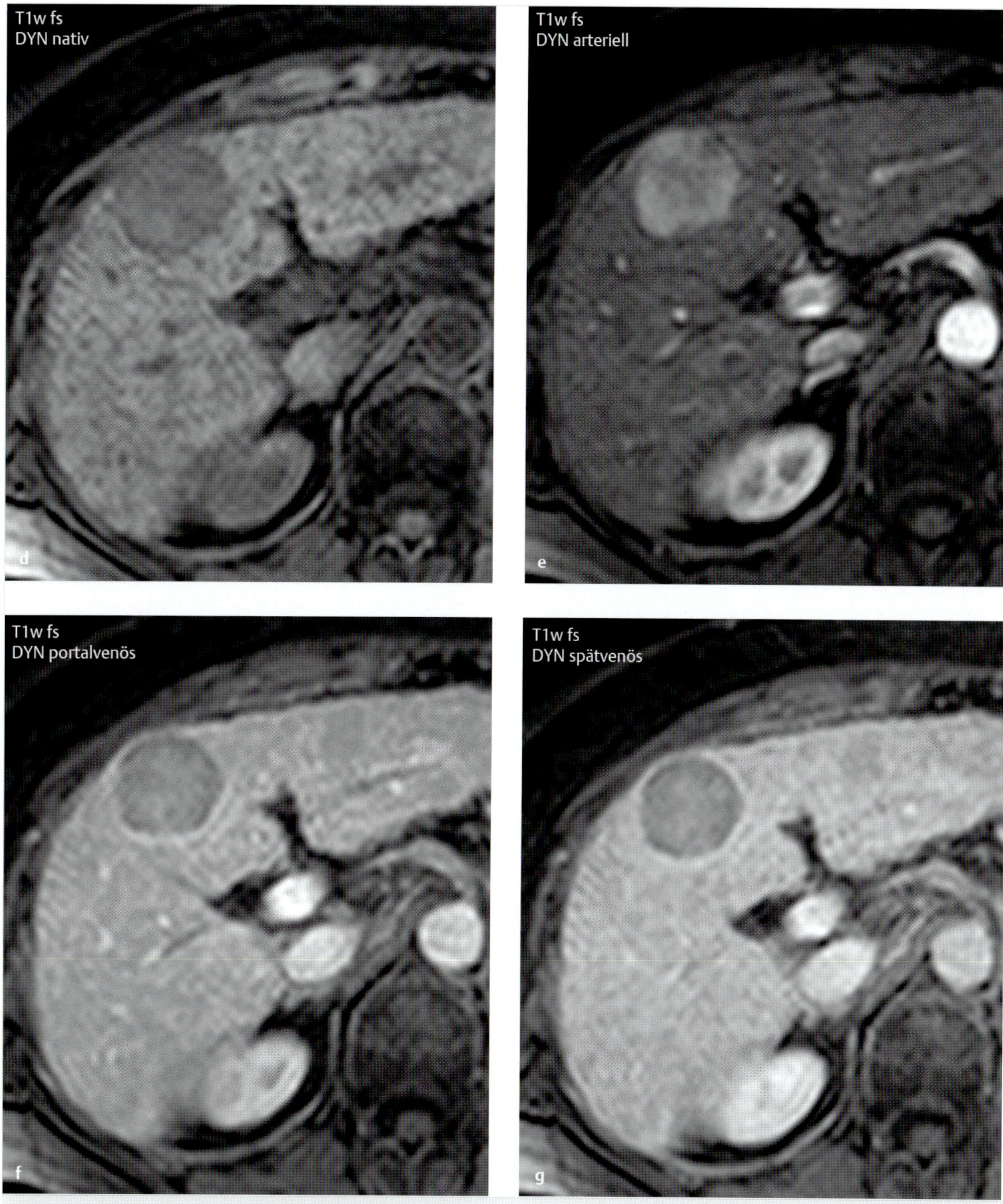

Abb. 8.21 Fortsetzung; Bildmuster eines klassischen HCC.
d T1w Dynamik nativ: hypointens.
e T1w Dynamik arteriell: KM-Anreicherung.
f T1w Dynamik portalvenös: Wash-out.
g T1w Dynamik spätvenös: Wash-out.

Fortsetzung ►

8

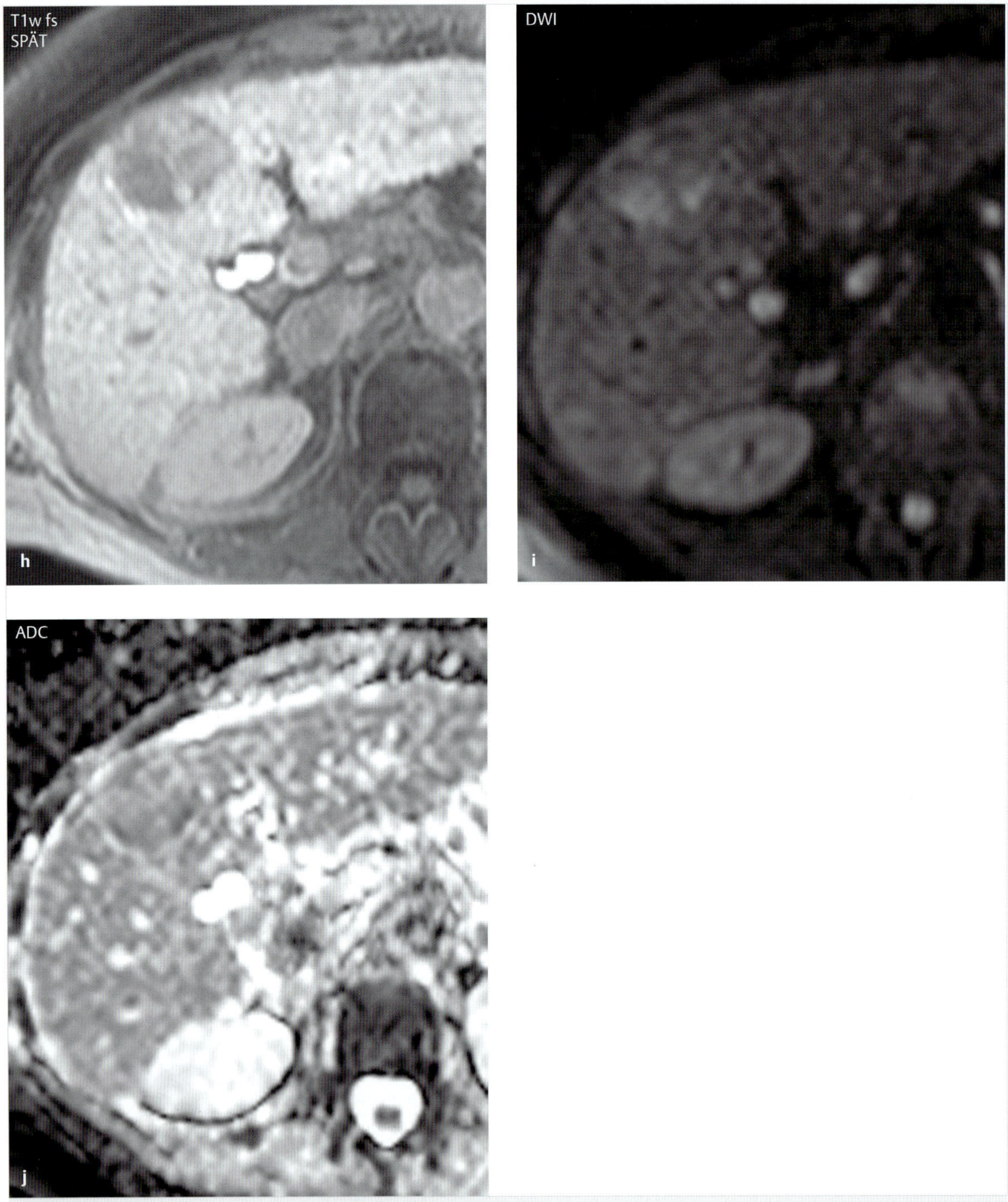

Abb. 8.21 Fortsetzung; Bildmuster eines klassischen HCC.
h T1w spät: hypointens.
i DWI: schwach hyperintens.
j ADC: unverändert im Vergleich zum umgebenden zirrhotischen Leberparenchym ($1{,}1 \times 10^{-3}$ mm^2/s).

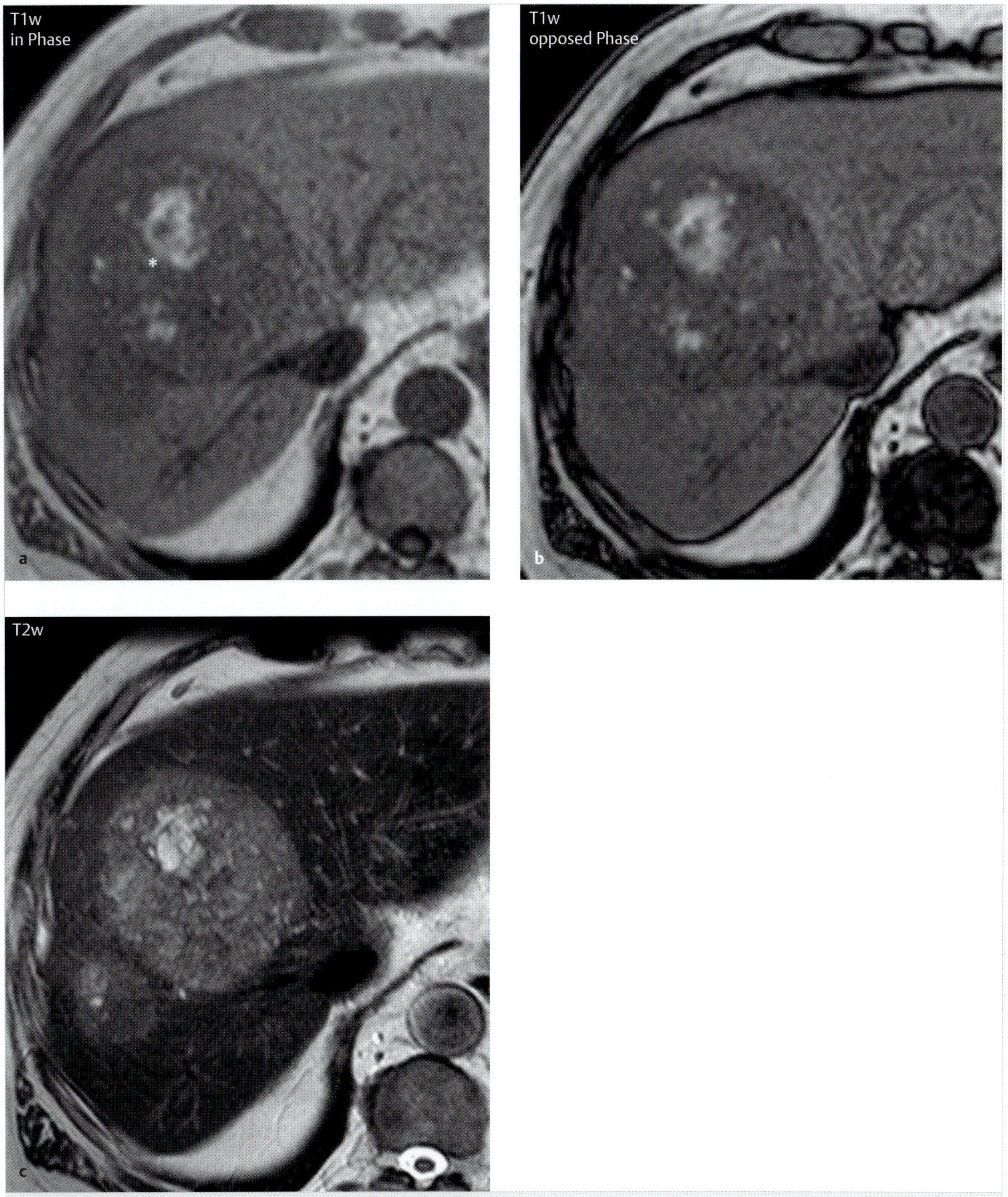

Abb. 8.22 Bildmuster eines großen HCC ohne Zirrhose.
43-jähriger Patient mit einem HCC und einer benachbarten Satellitenläsion im Segment 7 und 8 mit einem Durchmesser von 11 cm.
a T1w nativ IP: hypointens mit fokal hyperintensen Arealen i. S. einer Einblutung (*).
b T1w nativ OP: hypointens mit fokal hyperintensen Arealen i. S. einer Einblutung.
c T2w: heterogen hyperintens i. S. eines Mosaikmusters.

Fortsetzung ►

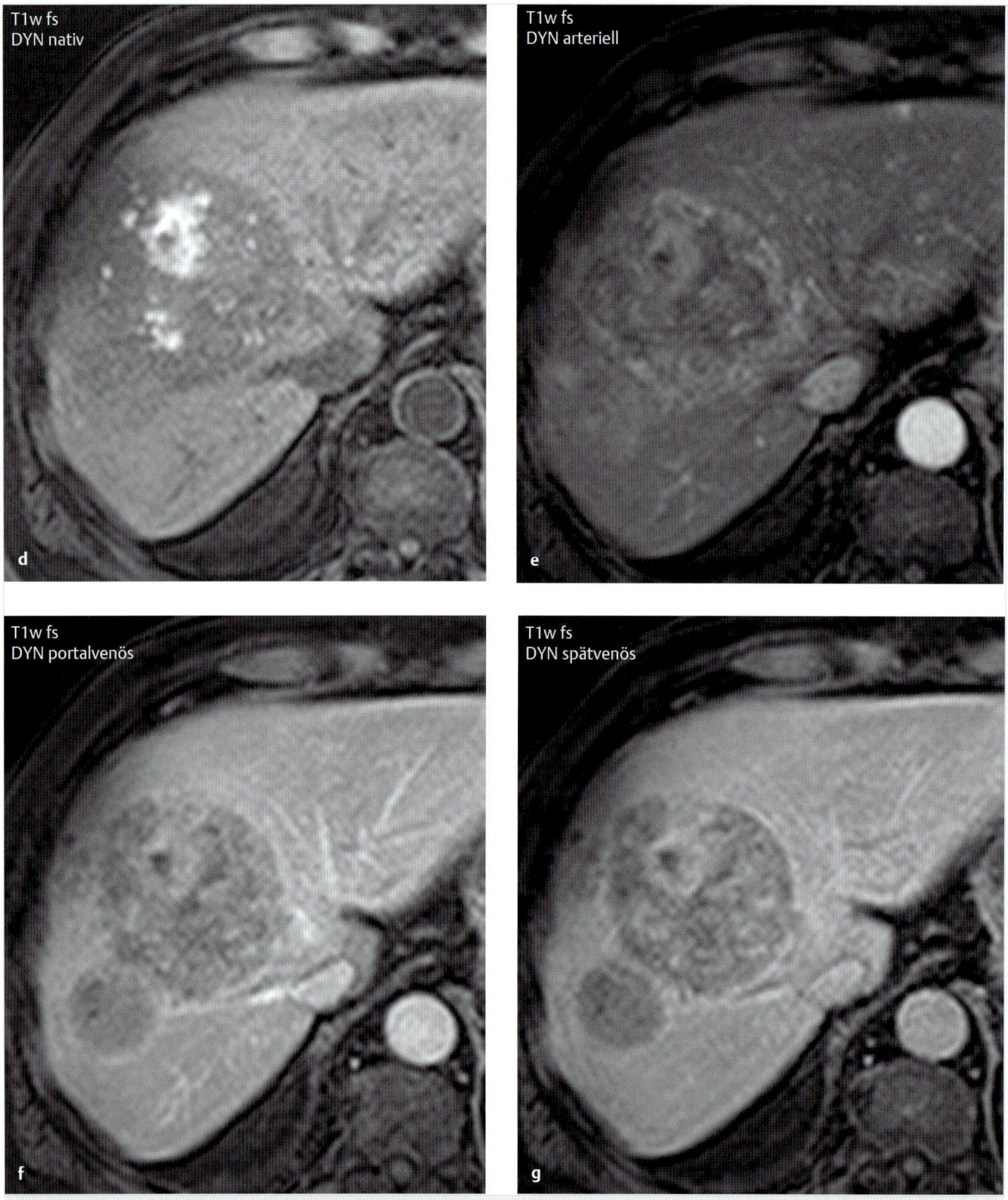

Abb. 8.22 Fortsetzung; Bildmuster eines großen HCC ohne Zirrhose.
d T1w Dynamik nativ: inhomogen hyper- und hypointens.
e T1w Dynamik arteriell: heterogene KM-Anreicherung.
f T1w Dynamik portalvenös: Wash-out.
g T1w Dynamik spätvenös: Wash-out.

Fortsetzung ►

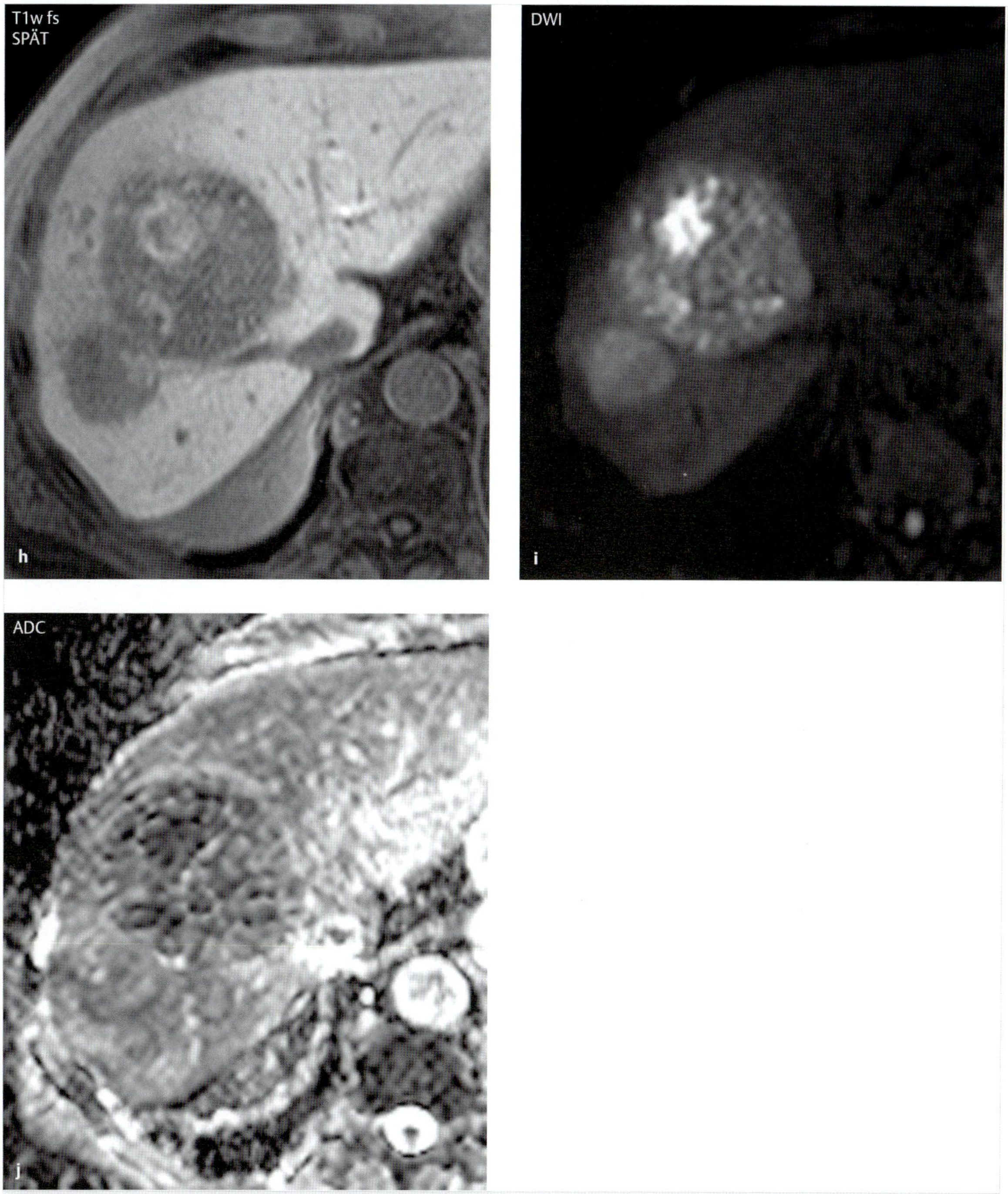

Abb. 8.22 Fortsetzung; Bildmuster eines großen HCC ohne Zirrhose.
h T1w spät: heterogen hypointens.
i DWI: hyperintens.
j ADC: unverändert im Vergleich zum umgebenden Leberparenchym, im Bereich der Einblutung reduziert ($0,7 \times 10^{-3}$ mm^2/s und $0,3 \times 10^{-3}$ mm^2/s).

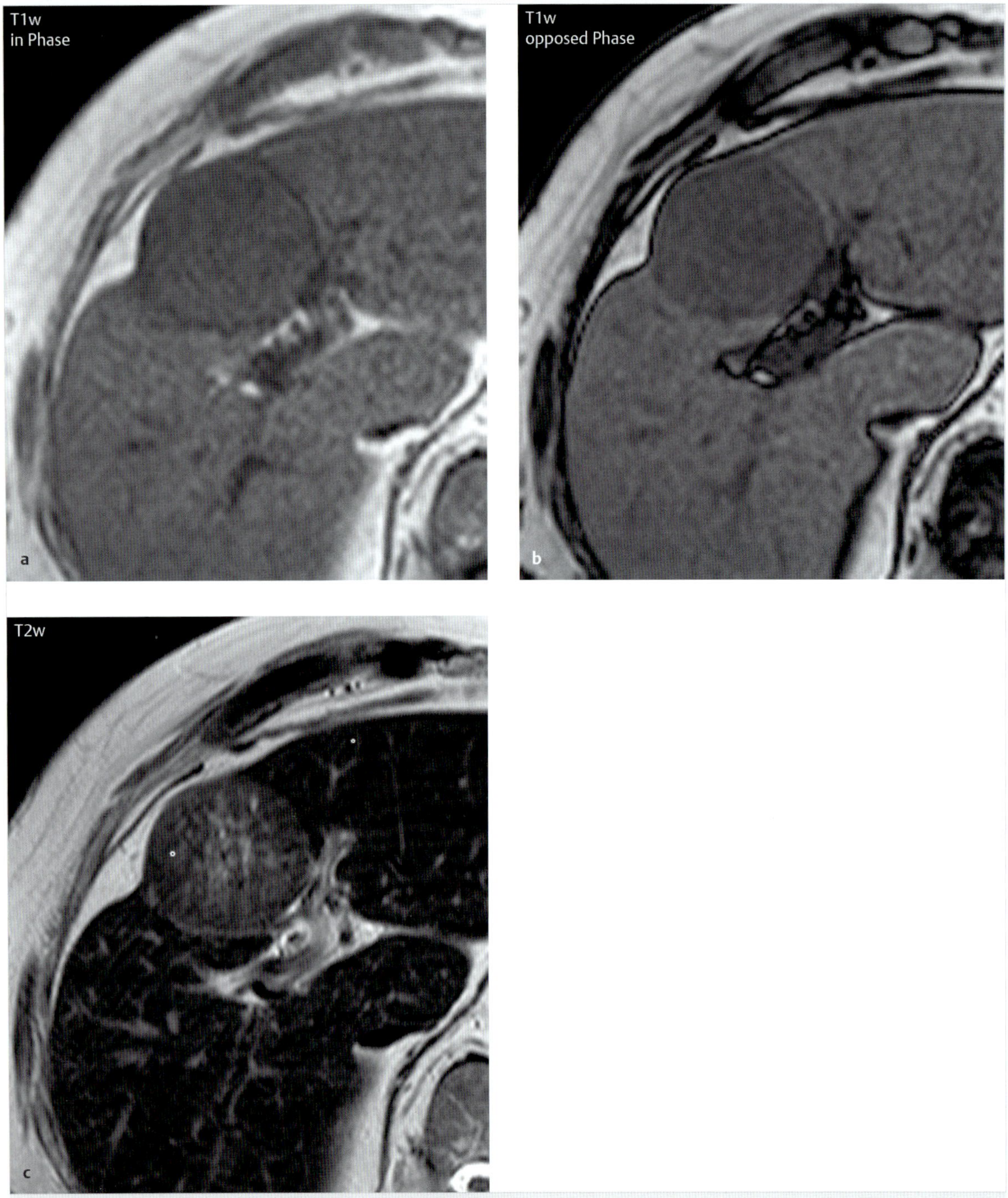

Abb. 8.23 Bildmuster eines gut differenzierten HCC.
85-jähriger Patient mit einem HCC im Segment 4 mit einem Durchmesser von 6 cm.

a T1w nativ IP: hypointens und dunkler Randsaum i. S. einer Kapsel.

b T1w nativ OP: hypointens und dunkler Randsaum i. S. einer Kapsel.

c T2w: heterogen, aber isointens.

Fortsetzung ►

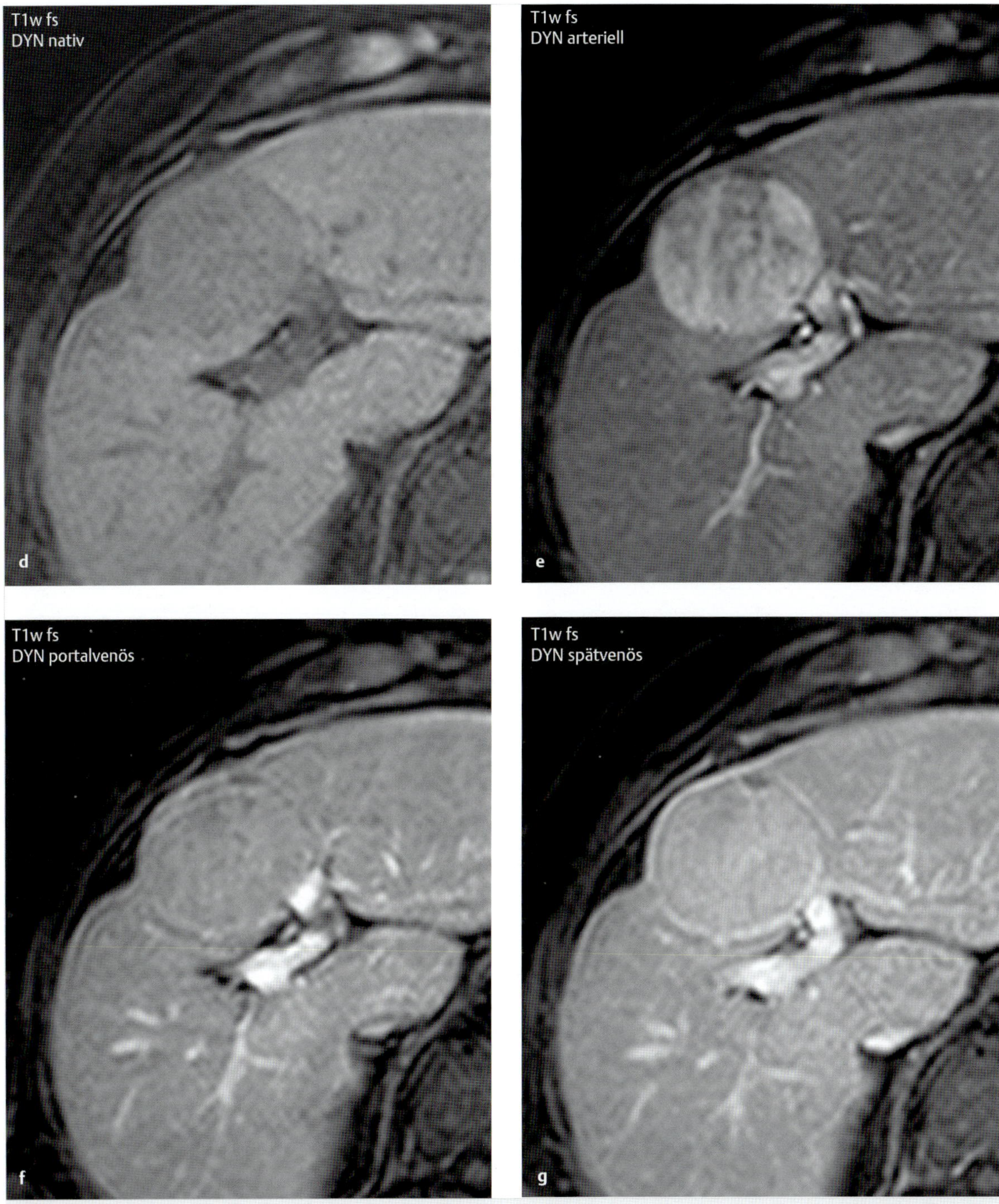

Abb. 8.23 Fortsetzung; Bildmuster eines gut differenzierten HCC.
d T1w Dynamik nativ: hypointens.
e T1w Dynamik arteriell: KM-Anreicherung.
f T1w Dynamik portalvenös: isointens.
g T1w Dynamik spätvenös: isointens.

Fortsetzung ►

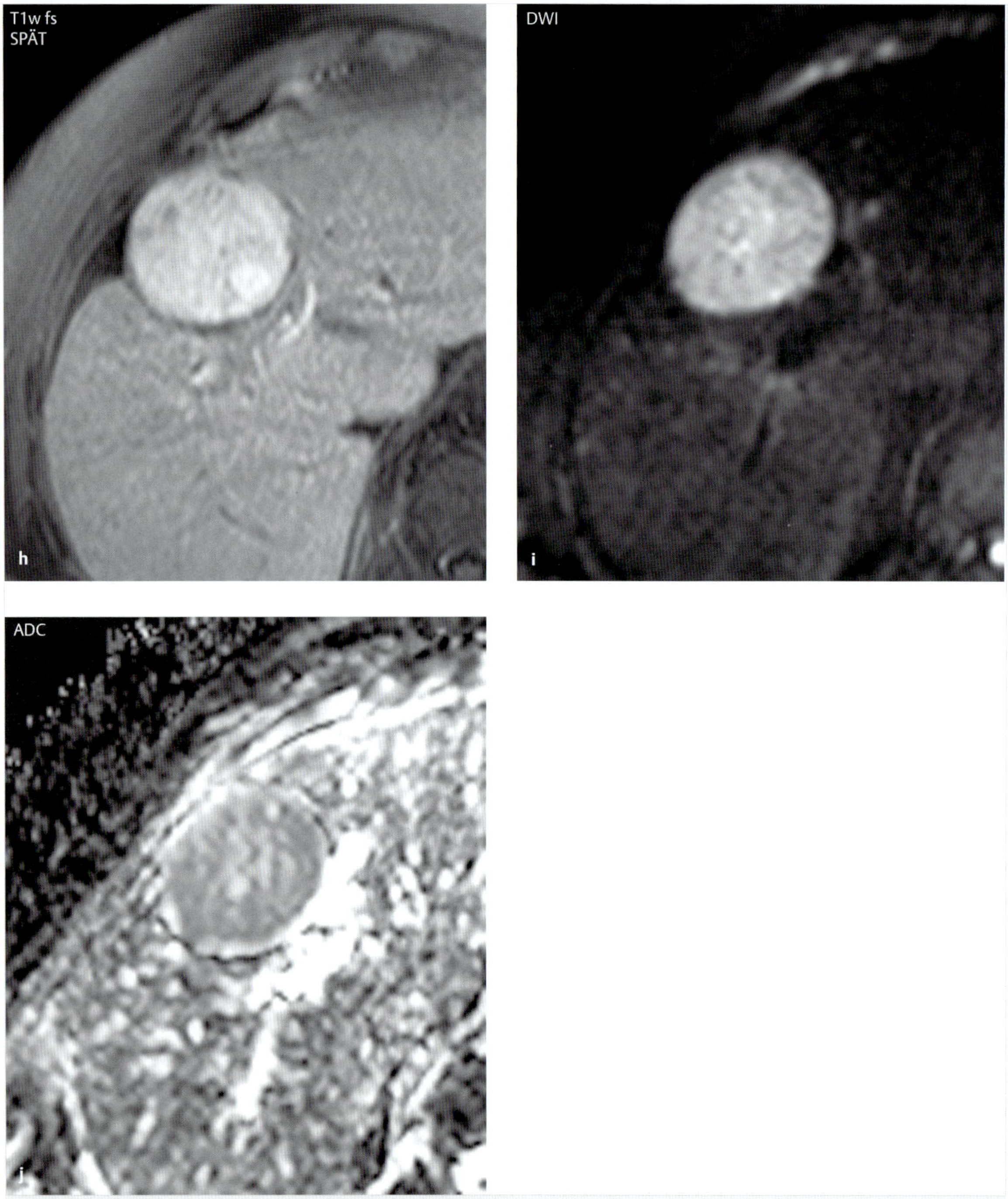

Abb. 8.23 Fortsetzung; Bildmuster eines gut differenzierten HCC.
h T1w spät: hyperintens.
i DWI: hyperintens.
j ADC: unverändert im Vergleich zum umgebenden zirrhotischen Leberparenchym ($1{,}0 \times 10^{-3}$ mm^2/s).

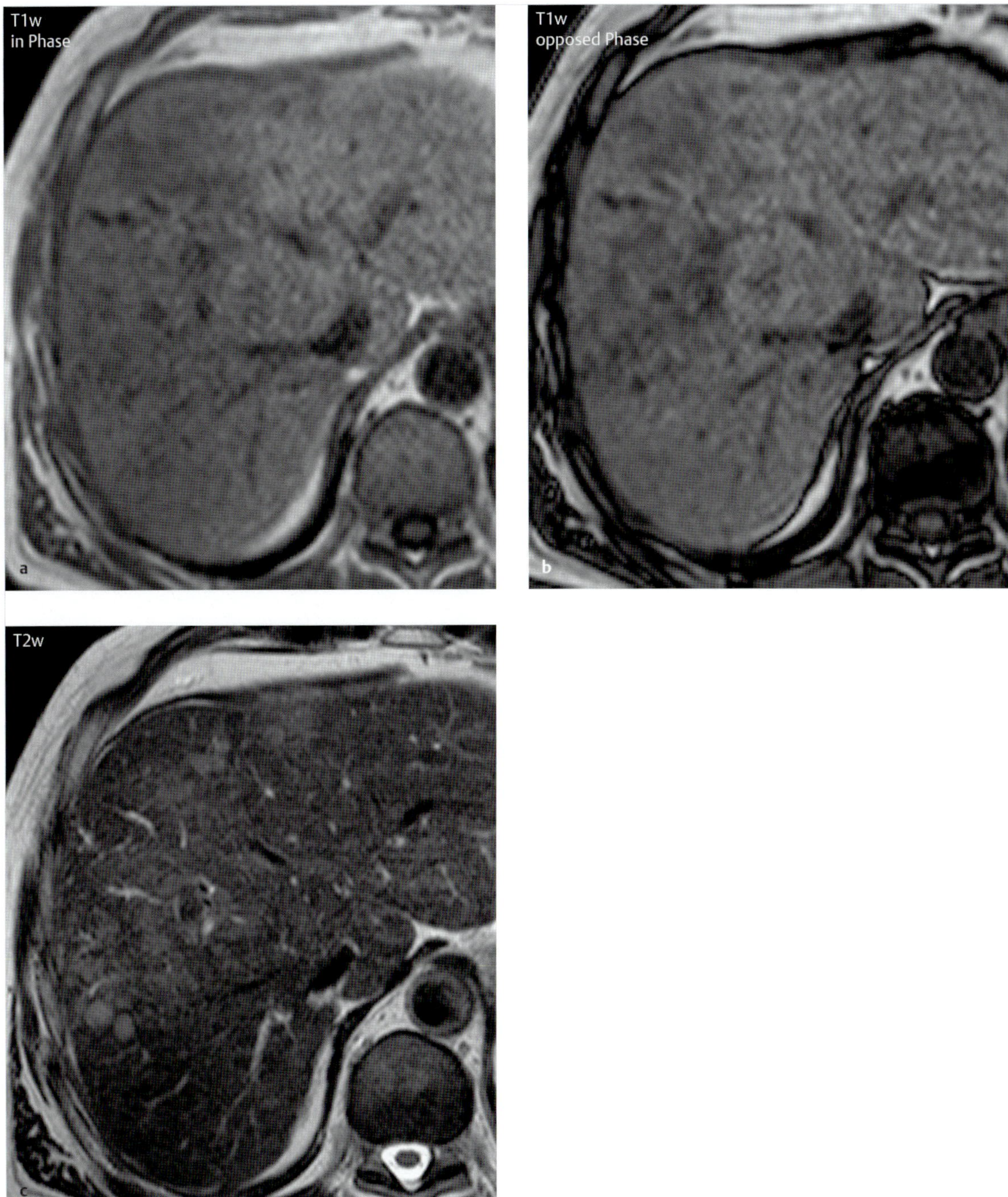

Abb. 8.24 Bildmuster eines diffusen HCC.
61-jähriger Patient mit einem diffusen HCC im Segment 4, 7 und 8.
a T1w nativ IP: fleckig hypointens.
b T1w nativ OP: fleckig hypointens.
c T2w: heterogen hyperintens.

Fortsetzung ►

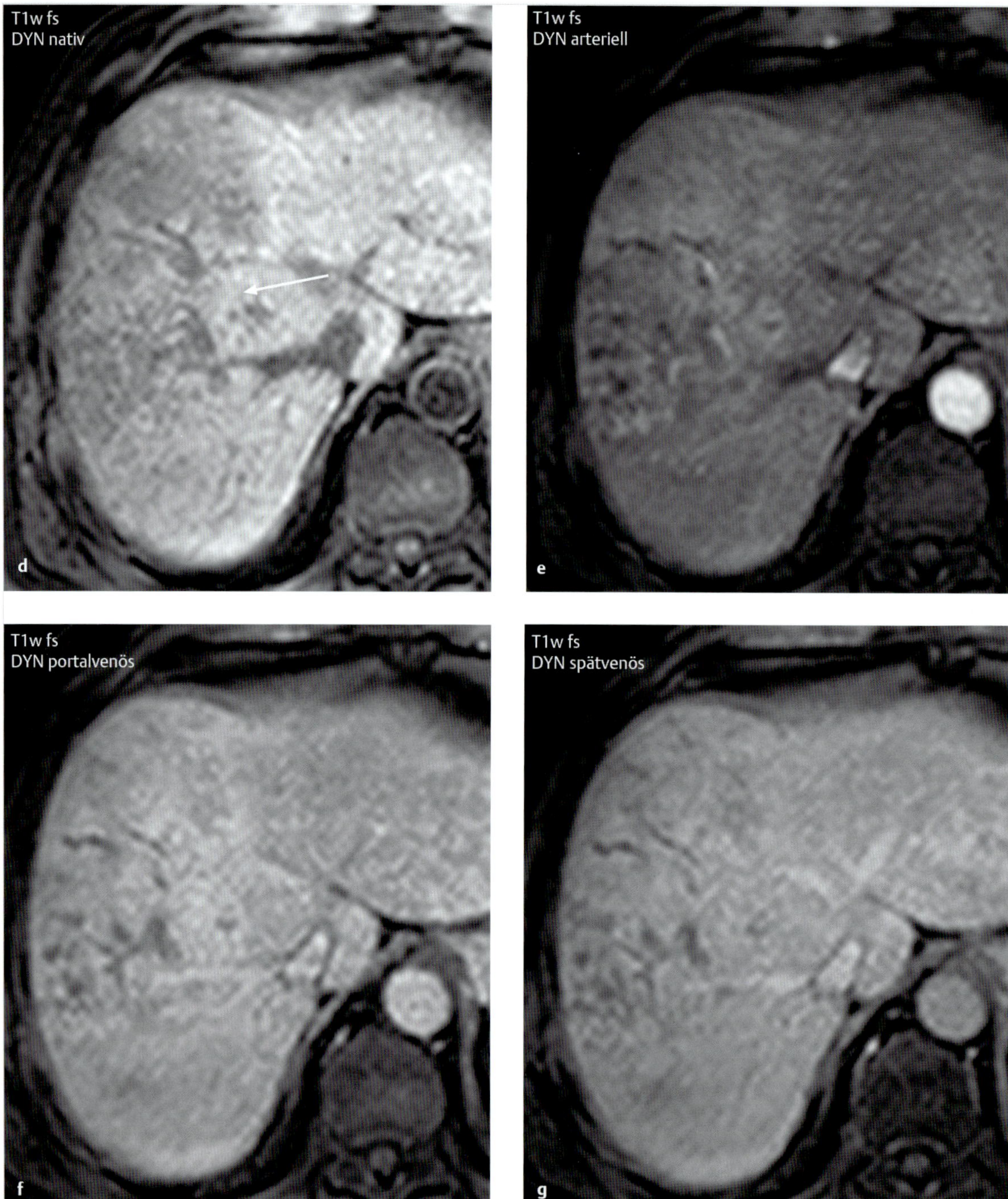

Abb. 8.24 Fortsetzung; Bildmuster eines diffusen HCC.
d T1w Dynamik nativ: inhomogen fleckig hypointens (Pfeil).
e T1w Dynamik arteriell: diskret diffuse KM-Anreicherung.
f T1w Dynamik portalvenös: fleckig iso- bis hypointens.
g T1w Dynamik spätvenös: fleckig iso- bis hypointens.

Fortsetzung ►

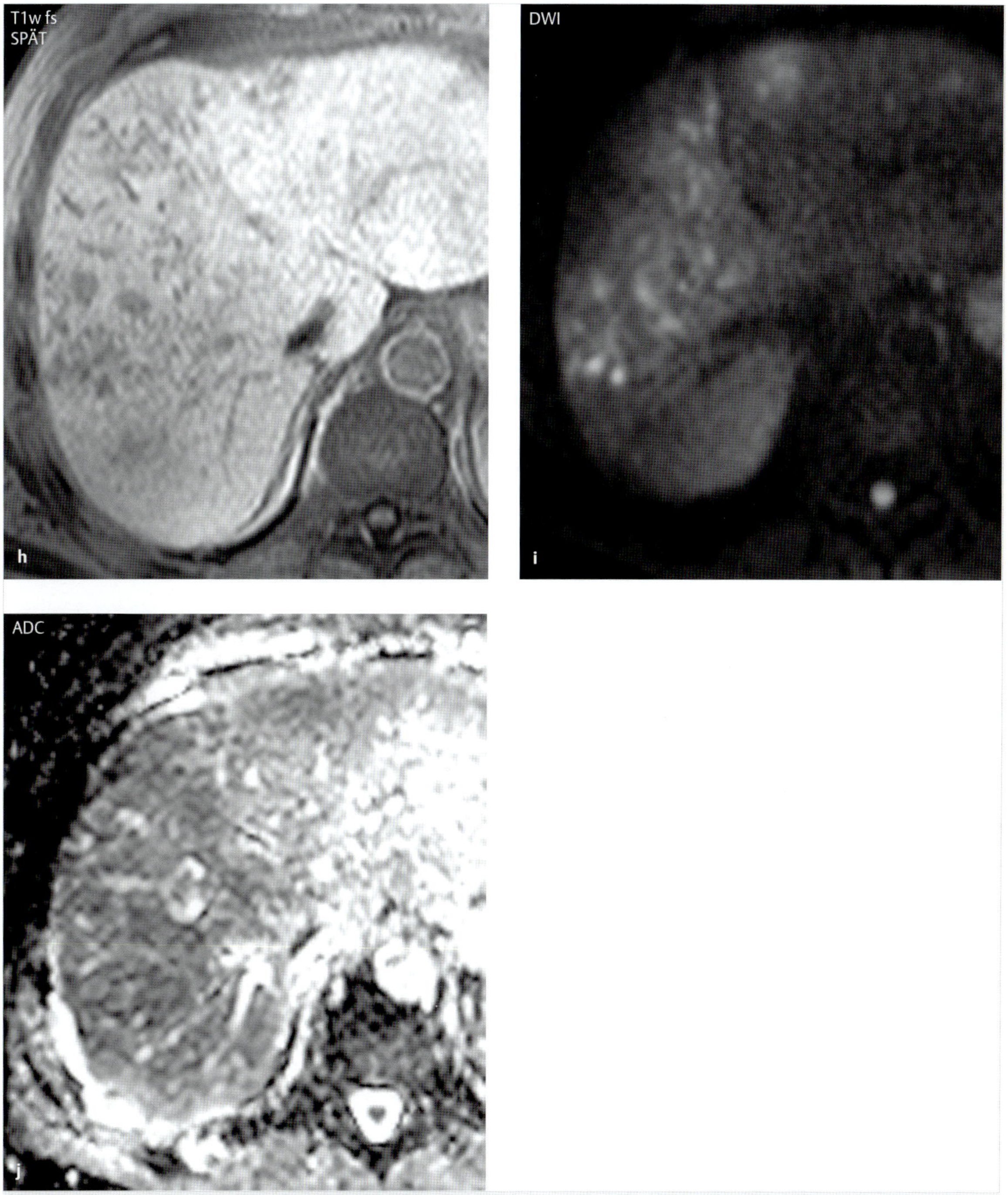

Abb. 8.24 Fortsetzung; Bildmuster eines diffusen HCC.
h T1w spät: fleckig iso- bis hypointens, die genaue Ausdehnung ist bildmorphologisch nicht eindeutig zu bestimmen.
i DWI: schwach hyperintens.
j ADC: niedriger im Vergleich zum umgebenden zirrhotischen Leberparenchym ($0{,}8 \times 10^{-3}$ mm^2/s).

8

8

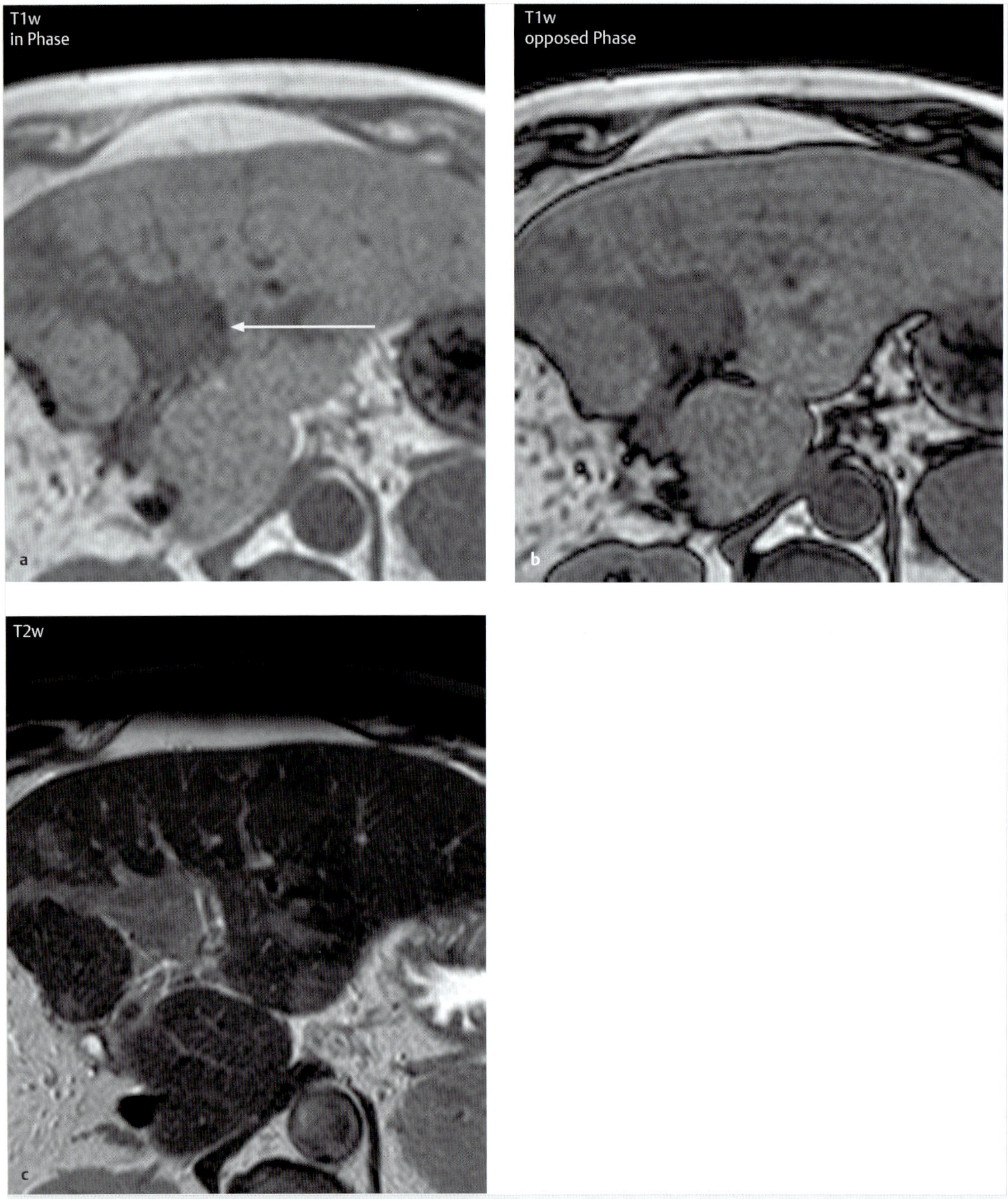

Abb. 8.25 Bildmuster einer malignen Pfortaderthrombose.
76-jähriger Patient mit einem HCC und assoziierter maligner Pfortaderthrombose im linken Hauptstamm bei Z. n. Hemihepatektomie rechts; Expansion des Hauptstammdurchmessers auf 3 cm.

a T1w nativ IP: hypointens (Pfeil).

b T1w nativ OP: hypointens.

c T2w: hyperintens, fehlendes Flow Void.

Fortsetzung ►

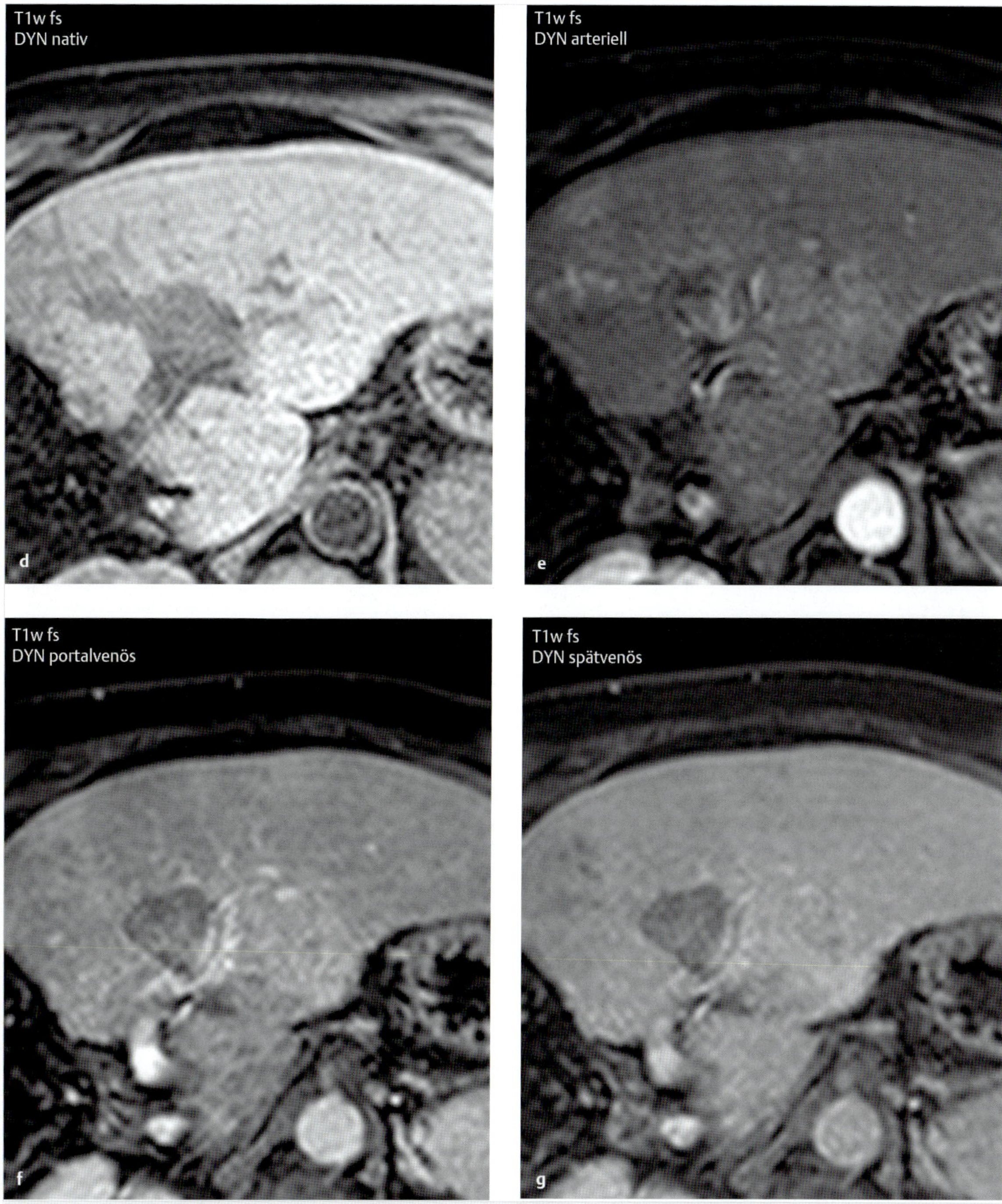

Abb. 8.25 Fortsetung; Bildmuster einer malignen Pfortaderthrombose.
d T1w Dynamik nativ: hypointens.
e T1w Dynamik arteriell: heterogene KM-Anreicherung.
f T1w Dynamik portalvenös: hypointens.
g T1w Dynamik spätvenös: hypointens.

Fortsetzung ▶

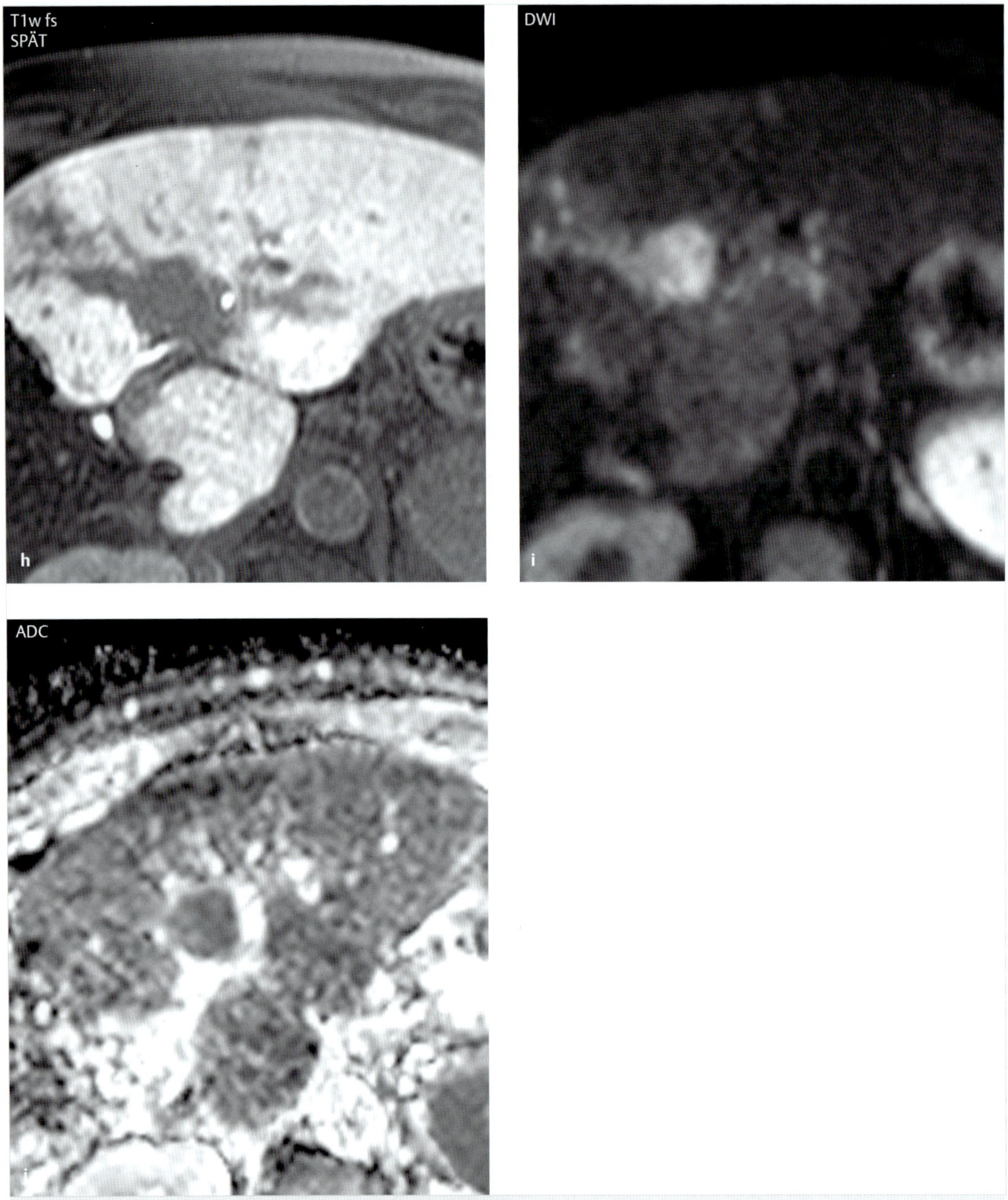

Abb. 8.25 Fortsetung; Bildmuster einer malignen Pfortaderthrombose.
h T1w spät: hypointens.
i DWI: hyperintens.
j ADC: niedrig ($0{,}7 \times 10^{-3}$ mm^2/s).

8.9 Literatur

[1] Baron RL, Peterson MS. From the RSNA refresher courses: screening the cirrhotic liver for hepatocellular carcinoma with CT and MR imaging: opportunities and pitfalls. Radiographics 2001; 21: 117–132

[2] Bartolozzi C, Battaglia V, Bargellini I et al. Contrast-enhanced magnetic resonance imaging of 102 nodules in cirrhosis: correlation with histological findings on explanted livers. Abdom Imaging 2013; 38: 290–296

[3] Blachier M, Leleu H, Peck-Radosavljevic M et al. The burden of liver disease in Europe: a review of available epidemiological data. J Hepatol 2013; 58: 593–608

[4] Bolondi L, Gaiani S, Celli N et al. Characterization of small nodules in cirrhosis by assessment of vascularity: the problem of hypovascular hepatocellular carcinoma. Hepatology 2005; 42: 27–34

[5] Bookstein JJ, Cho KJ, Davis GB et al. Arterioportal communications: observations and hypotheses concerning transsinusoidal and transvasal types. Radiology 1982; 142: 581–590

[6] Bosch FX, Ribes J, Díaz M et al. Primary liver cancer: worldwide incidence and trends. Gastroenterology 2004; 127 (Suppl. 1): S 5–S 16

[7] Brancatelli G, Federle MP, Grazioli L et al. Hepatocellular carcinoma in noncirrhotic liver: CT, clinical, and pathologic findings in 39 U.S. residents. Radiology 2002; 222: 89–94

[8] Bruegel M, Gaa J, Waldt S et al. Diagnosis of hepatic metastasis: comparison of respiration-triggered diffusion-weighted echo-planar MRI and five t2-weighted turbo spin-echo sequences. AJR Am J Roentgenol 2008; 191: 1421–1429

[9] Bruix J, Sherman M; American Association for the Study of Liver Diseases. Management of hepatocellular carcinoma: an update. Hepatology 2011; 53: 1020–1022

[10] Catalano OA, Choy G, Zhu A et al. Differentiation of malignant thrombus from bland thrombus of the portal vein in patients with hepatocellular carcinoma: application of diffusion-weighted MR imaging. Radiology 2010; 254: 154–162

[11] Chong YS, Kim YK, Lee MW et al. Differentiating mass-forming intrahepatic cholangiocarcinoma from atypical hepatocellular carcinoma using gadoxetic acid-enhanced MRI. Clin Radiol 2012; 67: 766–773

[12] Colagrande S, Centi N, Galdiero R et al. Transient hepatic intensity differences: part 1, Those associated with focal lesions. AJR Am J Roentgenol 2007; 188: 154–159

[13] Colagrande S, Centi N, Galdiero R et al. Transient hepatic intensity differences: part 2, Those not associated with focal lesions. AJR Am J Roentgenol 2007; 188: 160–166

[14] Cruite I, Schroeder M, Merkle EM et al. Gadoxetate disodium-enhanced MRI of the liver: part 2, protocol optimization and lesion appearance in the cirrhotic liver. AJR Am J Roentgenol 2010; 195: 29–41

[15] Ebara M, Fukuda H, Kojima Y et al. Small hepatocellular carcinoma: relationship of signal intensity to histopathologic findings and metal content of the tumor and surrounding hepatic parenchyma. Radiology 1999; 210: 81–88

[16] Efremidis SC, Hytiroglou P, Matsui O. Enhancement patterns and signal-intensity characteristics of small hepatocellular carcinoma in cirrhosis: pathologic basis and diagnostic challenges. Eur Radiol 2007; 17: 2969–2982

[17] European Association for the Study of the Liver; European Organisation for Research and Treatment of Cancer. EASL-EORTC clinical practice guidelines: management of hepatocellular carcinoma. J Hepatol 2012; 56: 908–943

[18] Grazioli L, Olivetti L, Fugazzola C et al. The pseudocapsule in hepatocellular carcinoma: correlation between dynamic MR imaging and pathology. Eur Radiol 1999; 9: 62–67

[19] Hecht EM, Holland AE, Israel GM et al. Hepatocellular carcinoma in the cirrhotic liver: gadolinium-enhanced 3D T1-weighted MR imaging as a stand-alone sequence for diagnosis. Radiology 2006; 239: 438–447

[20] Holland AE, Hecht EM, Hahn WY et al. Importance of small (< or = 20-mm) enhancing lesions seen only during the hepatic arterial phase at MR imaging of the cirrhotic liver: evaluation and comparison with whole explanted liver. Radiology 2005; 237: 938–944

[21] Hussain SM, Reinhold C, Mitchell DG. Cirrhosis and lesion characterization at MR imaging. Radiographics 2009; 29: 1637–1652

[22] Hwang J, Kim YK, Park MJ et al. Differentiating combined hepatocellular and cholangiocarcinoma from mass-forming intrahepatic cholangiocarcinoma using gadoxetic acid-enhanced MRI. J Magn Reson Imaging 2012; 36: 881–889

[23] International Consensus Group for Hepatocellular Neoplasia. Pathologic diagnosis of early hepatocellular carcinoma: a report of the international consensus group for hepatocellular neoplasia. Hepatology 2009; 49: 658–664

[24] International Working Party. Terminology of nodular hepatocellular lesions. Hepatology 1995; 22: 983–993

[25] Ishigami K, Yoshimitsu K, Nishihara Y et al. Hepatocellular carcinoma with a pseudocapsule on gadolinium-enhanced MR images: correlation with histopathologic findings. Radiology 2009; 250: 435–443

[26] Itai Y, Matsui O. Blood flow and liver imaging. Radiology 1997; 202: 306–314

[27] Ito K, Fujita T, Shimizu A et al. Multiarterial phase dynamic MRI of small early enhancing hepatic lesions in cirrhosis or chronic hepatitis: differentiating between hypervascular hepatocellular carcinomas and pseudolesions. AJR Am J Roentgenol 2004; 183: 699–705

[28] Kanematsu M, Goshima S, Watanabe H et al. Diffusion/perfusion MR imaging of the liver: practice, challenges, and future. Magn Reson Med Sci 2012; 11: 151–161

[29] Kanematsu M, Semelka RC, Leonardou P et al. Hepatocellular carcinoma of diffuse type: MR imaging findings and clinical manifestations. J Magn Reson Imaging 2003; 18: 189–195

[30] Kim T, Baron RL, Nalesnik MA. Infarcted regenerative nodules in cirrhosis: CT and MR imaging findings with pathologic correlation. AJR Am J Roentgenol 2000; 175: 1121–1125

[31] Kitagawa K, Matsui O, Kadoya M et al. Hepatocellular carcinomas with excessive copper accumulation: CT and MR findings. Radiology 1991; 180: 623–628

[32] Kogita S, Imai Y, Okada M et al. Gd-EOB-DTPA-enhanced magnetic resonance images of hepatocellular carcinoma: correlation with histological grading and portal blood flow. Eur Radiol 2010; 20: 2405–2413

[33] Kumada T, Toyoda H, Tada T et al. Evolution of hypointense hepatocellular nodules observed only in the hepatobiliary phase of gadoxetate disodium-enhanced MRI. AJR Am J Roentgenol 2011; 197: 58–63

[34] Kurogi M, Nakashima O, Miyaaki H et al. Clinicopathological study of scirrhous hepatocellular carcinoma. J Gastroenterol Hepatol 2006; 21: 1470–1477

[35] Lee YT, Geer DA. Primary liver cancer: pattern of metastasis. J Surg Oncol 1987; 36: 26–31

[36] Llovet JM, Burroughs A, Bruix J. Hepatocellular carcinoma. Lancet 2003; 362: 1907–1917

[37] Llovet JM, Bustamante J, Castells A et al. Natural history of untreated nonsurgical hepatocellular carcinoma: rationale for the design and evaluation of therapeutic trials. Hepatology 1999; 29: 62–67

[38] Llovet JM, Ricci S, Mazzaferro V et al.; SHARP Investigators Study Group. Sorafenib in advanced hepatocellular carcinoma. N Engl J Med 2008; 359: 378–390

[39] Martin DR, Seibert D, Yang M et al. Reversible heterogeneous arterial phase liver perfusion associated with transient acute hepatitis: findings on gadolinium-enhanced MRI. J Magn Reson Imaging 2004; 20: 838–842

[40] Matsuo M, Kanematsu M, Kondo H et al. Arterioportal shunts mimicking hepatic tumors with hyperintensity on T2-weighted MR images. J Magn Reson Imaging 2002; 15: 330–333

[41] McLarney JK, Rucker PT, Bender GN et al. Fibrolamellar carcinoma of the liver: radiologic-pathologic correlation. Radiographics 1999; 19: 453–471

[42] Motosugi U, Ichikawa T, Sou H et al. Distinguishing hypervascular pseudolesions of the liver from hypervascular hepatocellular carcinomas with gadoxetic acid-enhanced MR imaging. Radiology 2010; 256: 151–158

[43] Nishie A, Tajima T, Asayama Y et al. Diagnostic performance of apparent diffusion coefficient for predicting histological grade of hepatocellular carcinoma. Eur J Radiol 2011; 80: 29–33

[44] Rieber A, Brambs HJ, Lauchart W et al. Diagnosis of fibrolamellar cancer. Radiologe 1994; 34: 196–201

[45] Sano K, Ichikawa T, Motosugi U et al. Imaging study of early hepatocellular carcinoma: usefulness of gadoxetic acid-enhanced MR imaging. Radiology 2011; 261: 834–844

[46] Shah ZK, McKernan MG, Hahn PF et al. Enhancing and expansile portal vein thrombosis: value in the diagnosis of hepatocellular carcinoma in patients with multiple hepatic lesions. AJR Am J Roentgenol 2007; 188: 1320–1323

[47] Shimizu A, Ito K, Sasaki K et al. Small hyperintense hepatic lesions on T1-weighted images in patients with cirrhosis: evaluation with serial MRI and imaging features for clinical benignity. Magn Reson Imaging 2007; 25: 1430–1436

[48] Silva MA, Hegab B, Hyde C et al. Needle track seeding following biopsy of liver lesions in the diagnosis of hepatocellular cancer: a systematic review and meta-analysis. Gut 2008; 57: 1592–1596

[49] Taouli B, Goh JS, Lu Y et al. Growth rate of hepatocellular carcinoma: evaluation with serial computed tomography or magnetic resonance imaging. J Comput Assist Tomogr 2005; 29: 425–429

[50] Tsuboyama T, Onishi H, Kim T et al. Hepatocellular carcinoma: hepatocyte-selective enhancement at gadoxetic acid-enhanced MR imaging – correlation with expression of sinusoidal and canalicular transporters and bile accumulation. Radiology 2010; 255: 824–833

[51] van den Bos IC, Hussain SM, Terkivatan T et al. Stepwise carcinogenesis of hepatocellular carcinoma in the cirrhotic liver: demonstration on serial MR imaging. J Magn Reson Imaging 2006; 24: 1071–1080

[52] Willatt JM, Hussain HK, Adusumilli S et al. MR Imaging of hepatocellular carcinoma in the cirrhotic liver: challenges and controversies. Radiology 2008; 247: 311–330

[53] Xu PJ, Yan FH, Wang JH et al. Contribution of diffusion-weighted magnetic resonance imaging in the characterization of hepatocellular carcinomas and dysplastic nodules in cirrhotic liver. J Comput Assist Tomogr 2010; 34: 506–512

[54] Yoshimitsu K, Honda H, Kuroiwa T et al. Unusual hemodynamics and pseudolesions of the noncirrhotic liver at CT. Radiographics 2001; 21: 81–96

[55] Yoshimitsu K, Irie H, Aibe H et al. Pitfalls in the imaging diagnosis of hepatocellular nodules in the cirrhotic and noncirrhotic liver. Intervirology 2004; 47: 238–251

[56] Yu JS, Kim KW, Jeong MG et al. Nontumorous hepatic arterial-portal venous shunts: MR imaging findings. Radiology 2000; 217: 750–756

[57] Zhang J, Krinsky GA. Iron-containing nodules of cirrhosis. NMR Biomed 2004; 17: 459–464

Kapitel 9

Cholangiozelluläres Karzinom

9 Cholangiozelluläres Karzinom

9.1 Epidemiologie

Das cholangiozelluläre Karzinom (CCC) ist mit einem Anteil von 10–15 % der zweithäufigste primäre maligne Lebertumor [4]. In Europa und Amerika wird die Inzidenz des Karzinoms aktuell für Männer auf 0,9–1,3 und für Frauen auf 0,4–0,7/100 000 geschätzt [4]. Analog zum hepatozellulären Karzinom zeigen sich ausgeprägte geografische Unterschiede mit dem höchsten Vorkommen in Südostasien (Thailand) mit einer Inzidenz von 96/100 000 Einwohner [4] [13]. Für das häufige Vorkommen wird eine chronische Infektion mit Leberegeln (Clonorchiasis oder auch Opisthorchiasis) verantwortlich gemacht [2] [10]. Der Parasit wird durch Nahrungsmittel übertragen und die Infektion ist in den betroffenen Gebieten unter Menschen endemisch [13].

▸ **Risikofaktoren.** Bei Patienten mit rezidivierender pyogenischer Cholangitis beträgt die Prävalenz des CCC ca. 5–6 % [14], bei Patienten mit einer intrahepatischen Hepatolithiasis 10 % [10], bei primär sklerosierender Cholangitis (PSC) und bei verschiedenen Formen biliärer Malformationen wie Choledochuszysten, Caroli-Syndrom, kongenitale hepatische Fibrose, polyzystische Erkrankung und den Von-Meyenburg-Komplexen 10–15 % [13] [17] [25].

Das CCC steht weiterhin in enger Beziehung zu einer chronischen Leberparenchymerkrankung. So haben Patienten mit einer Leberzirrhose ein 10-fach höheres Risiko, an einem CCC zu erkranken, als die normale Bevölkerung. Auch eine Hepatitis-B- und -C-Infektion [11], chronische Darmentzündungen und der Diabetes mellitus zeigen eine Assoziation mit dem CCC und werden inzwischen zu den Risikofaktoren gezählt [2].

9.2 Ätiologie, Aufbau und Klassifikation

Das cholangiozelluläre Karzinom entwickelt sich ausgehend von kleinen oder großen Gallengängen in oder auch außerhalb der Leber. Dabei werden verschiedene histologische Typen, Lokalisationen und Wachstumsmuster unterschieden. In den meisten Fällen bleibt die Ätiologie letztlich unklar. Das CCC zeigt jedoch – wie oben beschrieben – eine Assoziation mit chronischen Entzündungen des Gallengangssystems, sodass eine Initiierung der neoplastischen Transformation der Cholangiozyten durch chronische Entzündungen und eine persistierende Cholestase angenommen wird [25].

▸ **Histologische Typen.** Klassischerweise handelt es sich histologisch um ein gut bis schlecht differenziertes Adenokarzinom mit reichlich fibrösem Stroma. Andere seltene histologische Varianten sind z. B. das Siegelring- oder Plattenepithelkarzinom oder das cholangiolozelluläre Karzinom (CLC). Beim muzinösen Karzinom beherrscht eine schleimig-muzinöse Komponente die Tumorarchitektur. Das kombinierte HCC/CCC besitzt histologische Eigenschaften von beiden Tumorentitäten. Hier wird weiter unterschieden in den Übergangstyp, den gemischten Typ mit vorherrschend CCC- oder HCC-Anteilen und den Kollisionstumor mit separaten CCC- und HCC-Raumforderungen [7]. Die Variationen führen z. T. zu erheblichen Variationen im bildmorphologischen Muster, ohne dass eine direkte Schlussfolgerung zum histologischen Subtyp möglich ist.

▸ **Lokalisationen.** Aufgrund der Lokalisation werden extra- und intrahepatische CCC unterschieden. Die intrahepatischen Karzinome werden weiter in periphere und zentrale Typen unterteilt. Per definitionem beginnen die peripheren intrahepatischen CCC nach der zweiten Bifurkation des rechten oder linken Gallenganges [2] [25]. Die zentralen intrahepatischen CCC am Ductus hepaticus dexter/sinister und an der Bifurkation des Ductus hepaticus werden auch als Klatskin-Tumoren bezeichnet. Allerdings ist es bei großen hilären CCC-Manifestationen schwierig zu differenzieren, ob das initiale Wachstum primär von einem Ductus hepaticus bzw. der Hepatikusgabel oder einem peripheren Gangsegment ausging und erst sekundär die hilären Strukturen miteinbezieht.

Intrahepatische CCC zeigen klassischerweise ein diffus infiltrierendes Wachstum. Insbesondere ein Wachstum entlang der Gallengänge und eine perineurale Infiltration sind häufig. Durch die Invasion der peripheren Äste der Portalvenen entsteht eine Multizentrizität mit kleinen perifokalen Satelliten. Lymphknotenmetastasen der portokavalen Lymphknoten werden bei über 30 % der betroffenen Patienten beschrieben [13]. Fernmetastasen treten typischerweise in der Lunge, den Knochen und weiteren Oberbauchorganen auf.

Das primär intrahepatisch-periphere CCC verursacht in der Regel zunächst keine Symptome und wird daher häufig erst in einem fortgeschrittenen Stadium diagnostiziert. Im Gegensatz dazu manifestieren sich bei zentralen intrahepatischen und extrahepatischen CCC aufgrund der zentralen Gallengangsobstruktion mit konsekutiver Cholestase frühzeitig Symptome.

Anhand des Wachstums werden nach der Liver Cancer Study Group of Japan 3 Muster unterschieden, die nachfolgend genauer dargestellt werden [13] [14] [16] (▸ Abb. 9.1).

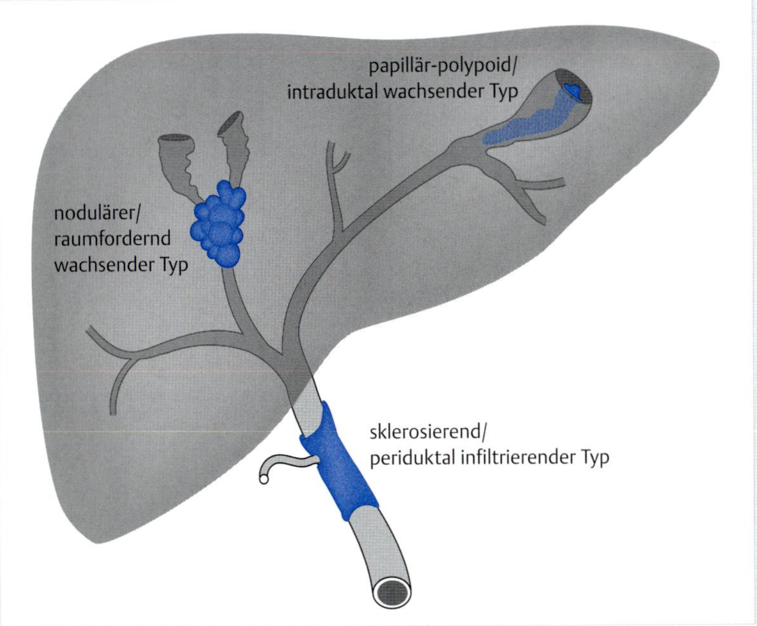

Abb. 9.1 Klassifikation der cholangiozellulären Karzinome. Unterteilung der CCC nach der Liver Cancer Study Group of Japan in 3 Typen.

9.2.1 Raumfordernd wachsender (Mass-like) Typ

Der exophytisch, nodulär oder raumfordernd wachsende (Mass-like) Typ ist die häufigste Form (85 %) der peripher-intrahepatischen Lokalisation [20]. Typischerweise demarkiert sich eine große Raumforderung mit lobulierten Rändern ohne Kapsel. Einblutungen, ausgedehnte Nekrosen und zystische Degenerationen sind ungewöhnlich [7]. Im Tumorzentrum befindet sich häufig eine fibröse Narbe. Die vitalen Tumoranteile liegen vorwiegend in der Peripherie. Aufgrund des diffus infiltrierenden Wachstums finden sich auch jenseits der MR-tomografischen Tumorgrenzen vitale Tumorzellen. Dadurch kommt es häufig zu perifokalen Satellitenherden. Durch eine Obstruktion der Gallengänge entwickelt sich bei ca. einem Drittel der Betroffenen eine Gallengangsdilatation mit Zeichen der Cholestase in den vorgeschalteten Gallengangsabschnitten [11]. Eine tumorbedingte desmoplastische Reaktion kann zu einer Retraktion der Leberkapsel führen. Die makroskopische Infiltration der Pfortader mit Ausbildung eines Tumorthrombus ist eher selten [18].

9.2.2 Periduktal infiltrierender Typ

Das sklerosierend oder periduktal infiltrierende CCC ist der häufigste Vertreter des hilären Klatskin-Tumors (= zentrale intrahepatische Lokalisation). Aufgrund des periduktalen Wachstumsmusters fehlt die raumfordernde Komponente und somit bleibt der eigentliche Tumor MR-tomografisch meist okkult. Hinweisend ist eine Gallengangsstriktur mit distalem Galleaufstau oder die fehlende Abbildung des betroffenen Gallengangssegmentes bzw. der Hepatikusgabel. Eine Verdickung der Gallengangswand und eine verstärkte periduktale Kontrastmittelanreicherung können als indirekte Hinweise dienen [19]. Liegt sowohl eine Obstruktion der Gallengänge wie auch eine Obliteration der begleitenden Portalvene vor, kann sich eine Atrophie des betroffenen Lebersegmentes ggf. in Kombination mit einer kontralateralen Lebersegmenthypertrophie (Atrophie-Hypertrophie-Komplex) entwickeln [5].

9.2.3 Intraduktal wachsender Typ

Das papillär-polypoid oder intraduktal wachsende CCC ist selten (8–18 %) [18]. Die rein intraduktalen Karzinome können sich papillär oder tubulär präsentieren, sich oberflächlich ausbreiten (Papillomatose) oder den Gang ausgießen. Grundsätzlich kommt es erst spät zu einer transmuralen Invasion des Gallenganges. Produziert das CCC viel Muzin, wird es als IPNB (= Intraductal papillary Neoplasm of the Bile Duct) bezeichnet und ist vergleichbar mit der IPMN (intraduktale papilläre muzinöse Neoplasie) des Pankreas [26]. Als Folge der Muzin- und Tumordebris-Ansammlungen entsteht eine diffuse oder fokale Duktektasie bis hin zu einer aneurysmatischen Gallengangsdilatation [15] (s. ▸ Abb. 9.16). Der eigentliche Tumor ist meist klein und deshalb aufgrund der begrenzten Auflösung der MRT schlecht bzw. nicht abzugrenzen. Somit sollte bei einer disproportionalen Erweiterung von intrahepatischen Gallengängen die Differenzialdiagnose des intraduktal wachsenden CCC miteinbezogen werden.

9.3 T1-gewichtete Bildgebung

9.3.1 Native Bildgebung

Das intrahepatische CCC stellt sich hypointens dar. Degenerative Veränderungen, die zu einem heterogenen Erscheinungsbild führen, sind ungewöhnlich [1] [7]. Typisch sind glatt berandete, lobulierte Tumorgrenzen ohne Nachweis einer echten Kapsel. Eine unscharfe irreguläre Berandung tritt deutlich seltener auf (▸ Abb. 9.2).

9.3.2 Kontrastmitteldynamik

Über 80 % der großen CCC (> 3 cm) zeigen in der arteriellen Phase eine bandartige randständige Kontrastmittelanreicherung, die den vitalen Tumoranteil mit hoher Zellularität repräsentiert [8] [11]. In den venösen Phasen steigt die Signalintensität von der Peripherie nach zentral durch die Diffusion des Kontrastmittels in das lose Bindegewebe der Tumormatrix zunehmend an (▸ Abb. 9.3) [11]. Überwiegt die zelluläre Komponente bei nur minimaler Tumorfibrose, kann es auch zu einer initialen kräftigen Kontrastmittelanreicherung mit anschließendem

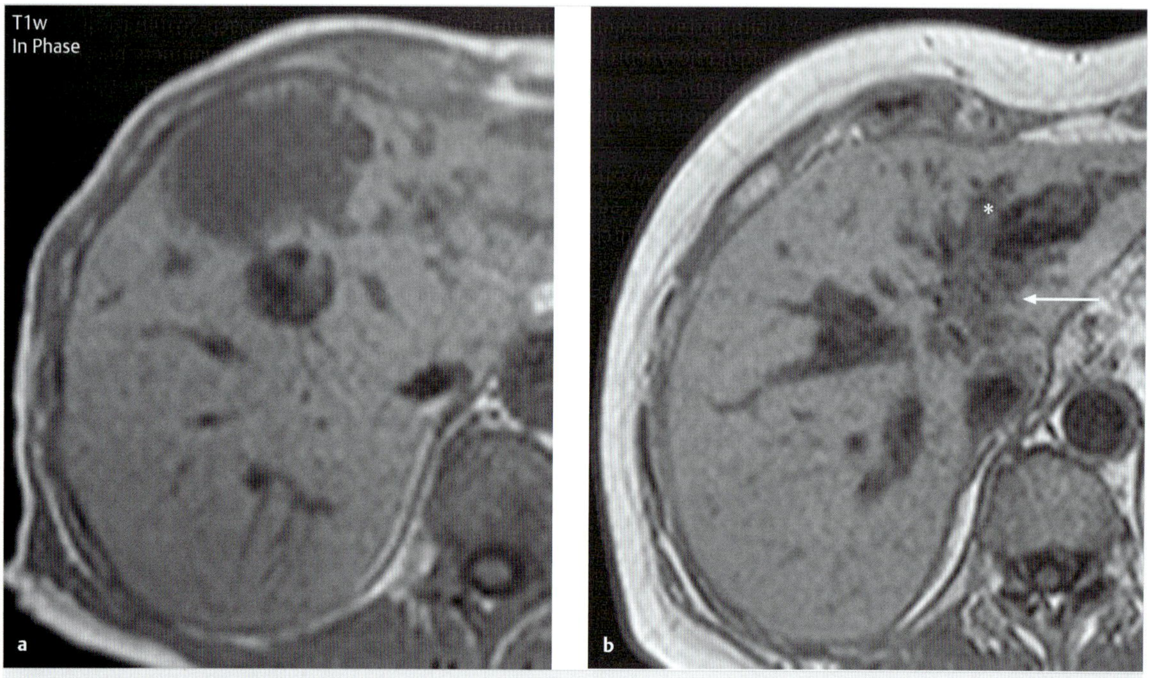

Abb. 9.2 T1w native Bilder des CCC.
a Lobulierte Raumforderung: hypointens zum umgebenden Leberparenchym.
b Klatskin-Tumor: irreguläre hypointense Formation im Leberhilus (Pfeil), peripher hypointense duktale Formationen (*) i. S. einer sekundären Cholestase.

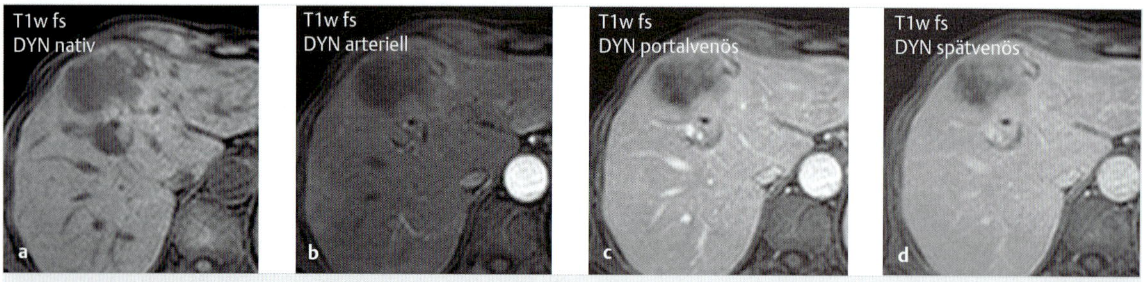

Abb. 9.3 T1w dynamische Bilder des CCC.
a Nativ: hypointens zur Umgebung (Pfeil).
b Arteriell: schwach und randständig hyperperfundiert.
c Portalvenös: im Verlauf zentripetale Füllung aufgrund der peripheren vitalen Tumoranteile in Kombination mit einer vorherrschend fibrösen Matrix zentral.
d Spätvenös: Zunahme der zentripetalen Füllung.

Wash-out kommen (▶ Abb. 9.4). Dieses HCC-typische Kontrastmittelmuster wird für das CCC in ca.15 % der Fälle beschrieben und erschwert somit eine eindeutige Diagnose [11] [18] [21]. Zusätzlich kann der Einsatz des hepatozytenspezifischen Kontrastmittels Gd-EOB-DTPA durch die zunehmende Signalintensität des angrenzenden, gesunden Leberparenchyms ein Wash-out (= Pseudo-Wash-out) vortäuschen [8].

Im Falle eines periduktalen Wachstumsmusters kann eine zunehmende Kontrastmittelanreicherung in den spätvenösen Aufnahmen helfen, die periduktale Ausbreitung abzuschätzen [19] (▶ Abb. 9.5). Beim intraduktalen Typ zeigt sich in der Regel keine MR-tomografisch fassbare Anreicherung. In der venösen Phase können sich allenfalls vereinzelt interne Septen abgrenzen [6].

9.3.3 Spätphase

Eine Aufnahme von hepatozytenspezifischem Kontrastmittel ist nicht zu erwarten, da das CCC vom Gallengangsepithel abstammt. Somit demarkiert sich die Raumforderung hypointens und lässt sich in der Regel gut zum umgebenden Leberparenchym abgrenzen (▶ Abb. 9.6). Die kontrastreiche Abgrenzung des CCC in der Spätphase verbessert nicht nur die Evaluation der Tumorränder, sondern detektiert auch kleine, zusätzlich vorliegende Tumorsatelliten. Infolgedessen wird das therapeutische Prozedere – insbesondere die operative Planung – optimiert [9] [24].

Grundsätzlich können jedoch alle Kontrastmittel – somit auch hepatobiliäre Kontrastmittel – im Interstitium der losen Tumormatrix verbleiben. Infolgedessen liegt dann eine homogen gesteigerte Signalintensität in den zentralen Tumoranteilen mit einem dünnen peripheren hypointensen Randsaum vor (▶ Abb. 9.6). Da die Bildmorphologie an eine Zielscheibe erinnert, ist dieses Erscheinungsbild auch als Target Sign bekannt. Das Muster tritt vor allem auf, wenn die Spätaufnahmen bereits nach 10 min aufgenommen werden. Nach 20 min ist dieses unspezifische Phänomen bereits deutlich abgeklungen [1]. Das unspezifische Target Sign der Spätphase wird ebenfalls gehäuft bei Metastasen angetroffen.

Cave

Es ist zu beachten, dass im Falle einer tumorbedingten Cholestase im vorgeschalteten Leberparenchym nicht nur die Aufnahme, sondern auch die Exkretion von hepatozytenspezifischem Kontrastmittel vermindert sein kann. Diese klassischerweise subkapsulären, keilförmigen hypointensen Areale sind trophischer Natur und dürfen nicht mit einer Tumormanifestation verwechselt werden (▶ Abb. 9.6a).

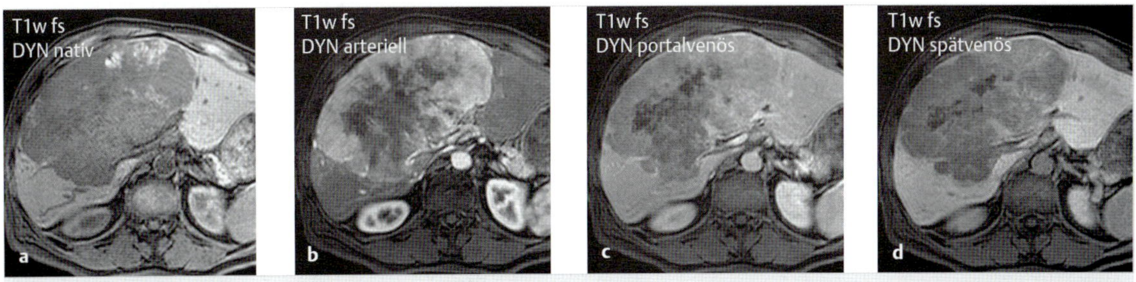

Abb. 9.4 T1w dynamische Bilder des CCC.
a Nativ: hypointens mit hyperintensen Anteilen von lokalen Einblutungen (Pfeil).
b Arteriell: kräftig bandartig randständige Anreicherung. (Leber, cholangiozelluläres Karzinom, MRT, T1w, Kontrastmittel, arteriell)
c Portalvenös: zunehmend isointens in den peripheren Anteilen.
d Spätvenös: inhomogenes Wash-out aufgrund der vorherrschend vitalen Tumoranteile.

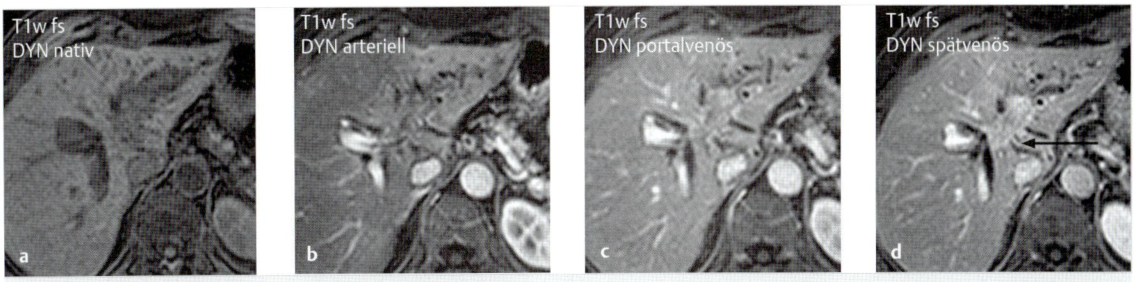

Abb. 9.5 T1w dynamische Bilder des CCC vom periduktalen Typ.
a Nativ: nur indirekt durch die sekundären Cholestome (Pfeil) abzugrenzen.
b Arteriell: weiterhin isointens zur Umgebung.
c Portalvenös.
d Spätvenös: allenfalls schwach hyperintens abzugrenzen (Pfeil)

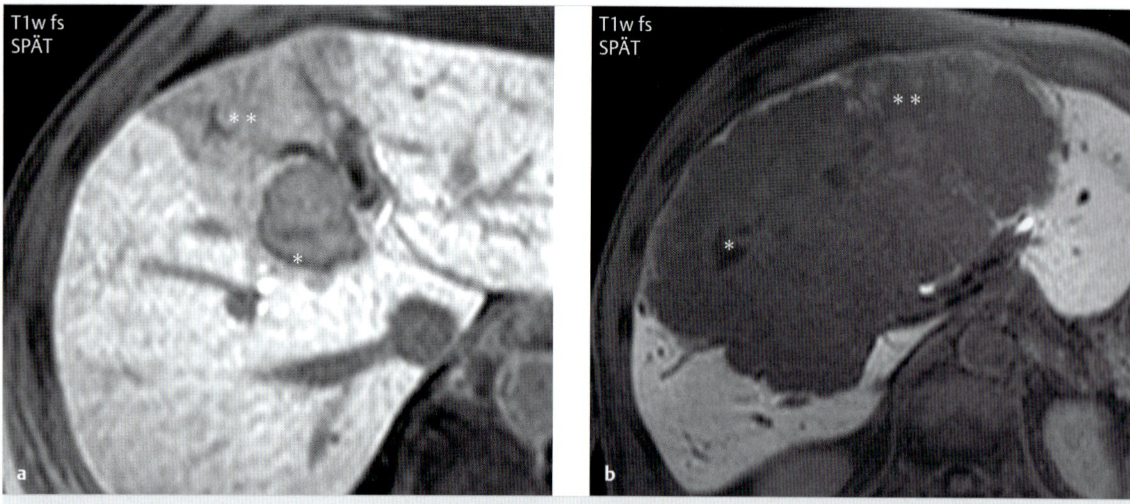

Abb. 9.6 T1w Spätphase des CCC.
a Zentrum intermediär hypointens i. S. einer losen Tumormatrix, schmaler Randsaum deutlich hypointens (*) i. S. eines Target Sign, keilförmiges Areal subkapsulär (**) i. S. einer cholestatisch bedingten Funktionseinschränkung der Hepatozyten.
b Hypointens, aufgrund der fortgeschrittenen Größe des CCC vereinzelt nekrotische Anteile zentral (*) und diskrete Einblutungen peripher (**).

9.4 T2-gewichtete Bildgebung

Obwohl das intrahepatische CCC keine echte Kapsel besitzt, ist es in der T2-Wichtung meist gut abzugrenzen. Die Binnenstruktur stellt sich eher heterogen dar. Vor allem das Tumorzentrum imponiert häufig inhomogen hyperintens (83 %) [1] (▶ Abb. 9.7a). Ursächlich ist hier eine Kombination aus loser Fibrose und einem begleitenden Ödem [7]. Bei größeren Tumormanifestationen (> 5 cm) steigt das Risiko einer zentralen Nekrose mit höherer Signalintensität [24]. Die lakunär-fluiden Formationen ähneln dann der MR-tomografischen Darstellung eines entzündlichen Verhaltes. Im Gegensatz dazu stellt sich eine Koagulationsnekrose – ebenso wie stark fibrotische Tumorkomponenten – in der T2-Wichtung hypointens dar.

▶ **Gallengangsobstruktion.** Eine tumorbedingte Gallengangsobstruktion mit einer Dilatation der vorgeschalteten Gallengänge ist an signalreichen tubulären Formationen zu erkennen (▶ Abb. 9.7b).

Cave

Eine erhöhte Konzentration von hepatozytenspezifischem Kontrastmittel in den obstruktionsbedingt gestauten Gallengängen kann in der T2-Wichtung aufgrund des T2*-Effektes allerdings auch zu einer Signal*auslöschung* führen.

▶ **Periduktal wachsendes CCC.** Periduktal wachsende Karzinome demarkieren sich, abhängig von ihrer Größe, als diskret hyperintense Weichteilmanschette. Eine Abgrenzung zu rein fibrös entzündlichem Gewebe im Rahmen einer chronischen Entzündung (z. B. bei einer primär sklerosierenden Cholangitis) ist jedoch mittels alleiniger T2-Wichtung nicht möglich. Häufiger gelingt der indirekte Nachweis durch eine intrahepatische Gallengangserweiterung mit abruptem Gangabbruch ohne eine signifikante Erweiterung des extrahepatischen Ganges. So manifestiert sich ein Klatskin-Tumor zunächst mit einer MR-tomografischen Separation zwischen rechtem und linkem Hauptgang in Kombination mit einer intrahepatisch hyperintensen Gallengangsdilatation (▶ Abb. 9.7c).

▶ **Intraduktal wachsendes CCC.** Die Muzinansammlung eines intraduktal wachsenden CCC führt zu einer vorwiegend zystischen Erweiterung der Gallengänge. Da Muzin in der T2-Wichtung isointens zu Wasser und Galle imponiert, ist es MR-tomografisch nicht von einer reinen Cholestase zu unterscheiden (s. ▶ Abb. 9.16).

9.5 Diffusionsbildgebung

Aufgrund der hohen Zelldichte und des verkleinerten Extrazellulärraumes sind die ADC-Werte des CCC im Allgemeinen niedriger als die des Leberparenchyms. Dabei demarkiert sich der vitale Tumorrand häufig (75 %) hyperintens, während die lose zentrale Fibrose eher zu einem Signalabfall führt [21] (▶ Abb. 9.8a). Das MR-tomografische Erscheinungsbild erinnert an eine Zielscheibe. Deshalb wird in der Literatur die Terminologie des Target Signs – neben der Spätphase – auch für die Diffusionsbildgebung verwendet.

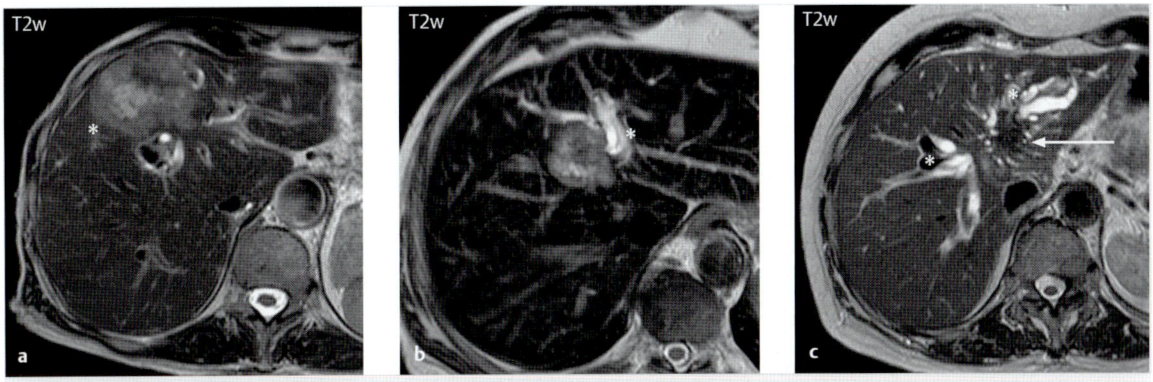

Abb. 9.7 T2w Bilder des CCC.
a Inhomogen hyperintens mit vorwiegend peripher vitalen Tumoranteilen (*).
b Inhomogen hyperintens, hyperintense Gangstrukturen (*) i. S. einer fokalen Cholestase der vorgeschalteten Gallengänge.
c Klatskin-Tumor (Pfeil): intrahepatische Gallengangsdilatation (*) und Separation zwischen rechtem und linkem Hauptgang, hypointense Abgrenzung des Tumors i. S. einer starken Fibrose.

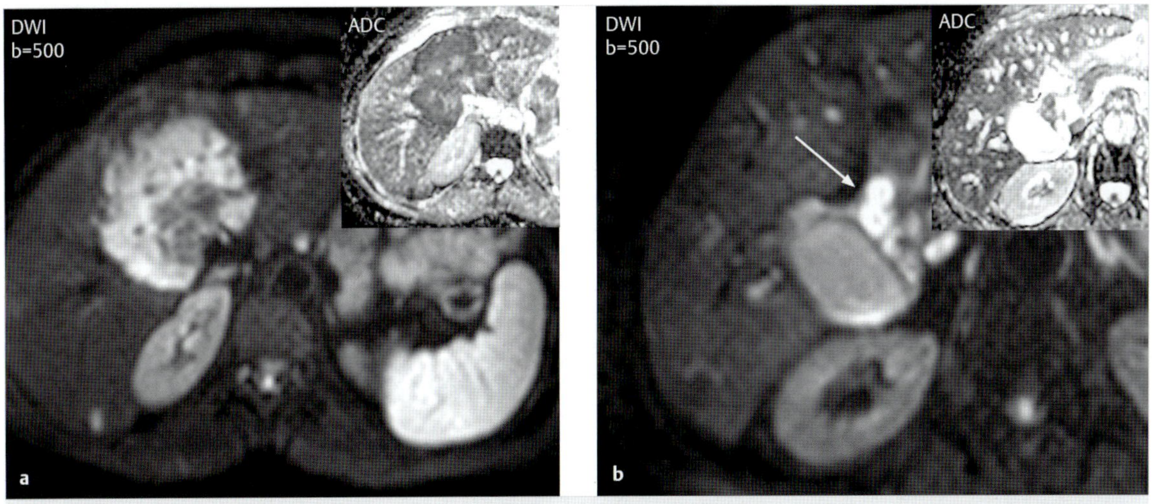

Abb. 9.8 Diffusionswichtung des CCC.
a Inhomogen hyperintens zum umgebenden Leberparenchym, vorwiegend im Randbereich niedriger ADC i. S. eines Target Signs durch die vorwiegend vitalen Tumoranteile in der Peripherie und eine zentrale Fibrose.
b Klatskin-Tumor (Pfeil): hyperintense Manschette um die zentralen Gallengänge, ADC reduziert als Korrelat der periduktalen Tumorausbreitung.

Periduktal und intraduktal wachsende CCC sind in der Regel durch die eingeschränkte räumliche Auflösung der MRT nicht abgrenzbar. Eine persistierende Diffusionseinschränkung entlang der Gallengangswand kann aber auf eine neoplastische Genese hinweisen und somit helfen, eine tumorbedingte Stenose des Gallenganges von einer entzündlichen Striktur zu differenzieren (▶ Abb. 9.8b).

Zusätzlich verbessern eine effiziente Unterdrückung des Hintergrundsignals mittels Fettsättigung und die Eliminierung des Blutflusssignals in den Gefäßen, insbesondere in den hilären Abschnitten, den Kontrast zwischen einem periduktalen CCC und der Umgebung [22].

9.6 Differenzialdiagnosen

▶ **Metastasen eine Adenokarzinoms.** Alleine mittels MR-tomografischer Kriterien ist die Diagnose eines raumfordernd wachsenden intrahepatischen CCC nicht möglich. Das MR-Bild – wie auch das histologische Bild – wird durch die Merkmale eines Adenokarzinoms dominiert und erlaubt keinen sicheren Rückschluss auf das Ursprungsorgan. Die schießscheibenartige Konfiguration infolge des peripheren vitalen Tumorrandes und der zentral gelegenen losen Fibrose liegt folglich auch bei hepatischen Metastasen anderer Adenokarzinome vor (▶ Abb. 9.9a).

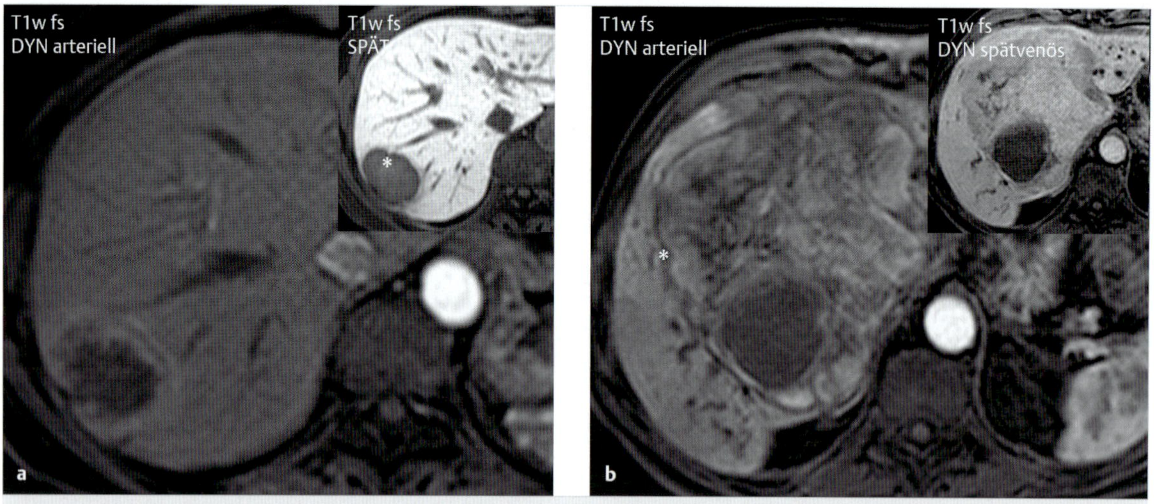

Abb. 9.9 Wichtige Differenzialdiagnosen des CCC.
a Metastase eines Adenokarzinoms: randständig hyperperfundiert in der arteriellen Phase der Dynamik, schmaler hypointenser Randsaum in der Spätphase (*) i. S. eines Target Signs (s. ▶ Abb. 10.12).
b HCC: inhomogen hyperperfundiert, atypisch zunehmende Anreicherung in der spätvenösen Phase, Kapselbildung (*) und Mosaikmuster sind Hinweise für die Diagnose eines HCC.

Die Diagnose eines intrahepatischen CCC wird deshalb dann gestellt, wenn ein extrahepatischer Primarius ausgeschlossen wurde. Das Auftreten einer solitären großen intrahepatischen Raumforderung mit kleinen perifokalen Satellitenherden weist auf eine hepatische Genese hin. Multifokale intrahepatische Raumforderungen in den Segmenten des rechten und linken Leberlappens machen eine metastatische Ätiologie wahrscheinlicher.

▶ **HCC.** Die wichtigste Differenzialdiagnose in der zirrhotischen Leber ist das HCC, da beide Tumorentitäten gehäuft in der chronisch erkrankten Leber auftreten (▶ Abb. 9.9b). Eine eher randständige Kontrastmittelanreicherung, fehlendes Wash-out, eine Kapselretraktion, dilatierte vorgeschaltete Gallengänge und das Target Sign in der Spätphase sprechen für das Vorliegen eines CCC – allerdings gelten die Merkmale auch für den Subtyp des szirrhösen HCC [12] [23]. Eine Differenzierung gemischter HCC-CCC-Tumoren ist MR-tomografisch nicht möglich, da Bildmerkmale beider Entitäten vorliegen. Daher sollte zur Sicherheit eine histologische Abklärung erfolgen [21].

▶ **Zystische Raumforderungen.** Bei einer hepatischen Raumforderung mit hoher Signalintensität in der T2-Wichtung kann es sich weiterhin auch um eine infizierte Zyste oder einen Abszess handeln. Liegen zusätzlich noduläre Wandverdickungen vor ist auch das biliäre Zystadenom oder Zystadenokarzinom nicht auszuschließen.

▶ **Cholangitis.** Eine rezidivierende Cholangitis kann zu einer ähnlichen Bildmorphologie wie ein periduktal oder intraduktal wachsendes CCC führen. Hinweise auf Malignität sind eine langstreckige, irreguläre Striktur des Gallengangssegmentes, eine asymmetrische Gallengangsstenose, periduktal vermehrtes Weichteilgewebe und eine Lymphadenopathie. Eine eindeutige Diagnose ist hier jedoch ebenfalls nur histologisch nach chirurgischer Exzision zu stellen.

9.7 Staging, Prognose und aktuelle Therapieansätze

Im Allgemeinen ist die Prognose von Patienten mit einem intrahepatischen CCC im Vergleich zu HCC-Patienten schlechter. Da die intrahepatischen CCC-Manifestationen erst spät symptomatisch werden, ist das mediane Überleben nach Erstdiagnose kurz. Nach einer R0-Resektion liegt die Überlebenszeit zwischen 18 und 30 Monaten bzw. das 5-Jahres-Überleben bei 29–36 % [13] [25]. Die Prognose verschlechtert sich weiter bei einer multifokalen CCC-Manifestation, Lymphknotenmetastasen und einer hilären Beteiligung. Das mediane Überleben von Patienten mit Klatskin-Tumor beträgt nur 12–24 Monate [13] [22]. Lediglich das intraduktale CCC wächst langsam und hat eine gute Prognose. Meist handelt es sich hier um ein gut differenziertes Adenokarzinom, das erst spät – durch die Penetration der Gallengangswand – invasiv wird.

▶ **Operabilität und Vorgehen.** Die operative Resektion ist die einzig potenziell kurative Therapie [13]. Prognostisch entscheidend ist das Ausmaß der biliären und vaskulären Beteiligung [13] [20]. Von einer arteriellen oder

Tab. 9.1 Hiläres Staging des CCC.

Stadium	Beteiligung
T1	Hepatikusgabel zusätzlich • unilateral zentrale Gallengänge (bis zweite Aufteilung der Äste)
T2	zusätzlich • ipsilateral Hauptstamm der Portalvene
T3	zusätzlich • kontralaterale Portalvene • zentrale Gallengänge bilateral

portalvenösen Infiltration spricht man in der Regel, wenn über 180° der Gefäßzirkumferenz tumorummauert ist [3].

Eine Voraussetzung für das operativ-kurative Vorgehen ist ein tumorfreies Segment des rechten oder linken Ductus hepaticus, der Pfortader und der A. hepatica, um eine Anastomose zu ermöglichen. Kontraindikationen für eine operative Resektion sind somit eine bilaterale oder kontralaterale vaskuläre Infiltration oder eine bilaterale Beteiligung der zentralen Gallengänge über die zweite Aufteilung hinaus (▸ Tab. 9.1). Ein weiterer wichtiger prognostischer Faktor ist die Leberfunktion. Der Befall der regionalen Lymphknoten stellt keine Kontraindikation zur Resektion dar.

▸ **Inoperable Tumoren.** Patienten mit primär inoperablen CCC-Manifestationen versterben in der Regel innerhalb von 12 Monaten nach der Erstdiagnose. Ursächlich ist in den meisten Fällen eine Tumorkachexie, ein Leberversagen oder eine sekundär rezidivierende Sepsis infolge der therapierefraktären Cholestase.

Der Evidenzgrad der aktuellen Studienlage erlaubt keine palliative Chemotherapie außerhalb von Studien. Weitere palliative Therapieformen sind die Bestrahlung mittels intraluminaler Brachytherapie und die fotodynamische Therapie. Gallengangstents helfen die intrahepatische Cholestase zu lindern.

CCC im Überblick

Das cholangiozelluläre Karzinom ist deutlich seltener als das HCC. Das CCC steht in enger Beziehung zu chronischen Entzündungen des Gallengangssystems, kommt aber auch gehäuft in der Leberzirrhose vor.

Das typische intrahepatisch-periphere CCC manifestiert sich als lobulierte Raumforderung ohne Kapsel mit einer arteriell randständig beginnenden Kontrastmittelanreicherung, die sich in den venösen Phasen zentripetal ausbreitet und ein hypointenses Signal in der Spätphase aufweist (▸ Abb. 9.10). Assoziierte Befunde sind eine Dilatation der vorgeschalteten Gallengänge und eine Retraktion der Leberkapsel bis hin zur Atrophie des betroffenen Lebersegmentes.

Hinweisend auf ein periduktales CCC ist ein abrupter Abbruch der betroffenen Gallengänge mit einer distalen Cholestase. Das intraduktal wachsende CCC führt zu einer Erweiterung der betroffenen Gallengänge.

Insgesamt ist die Prognose der betroffenen Patienten schlecht und die operative Resektion die einzige kurative Option. Ziel der präoperativen Bildgebung ist die Beurteilung der Operabilität. Die unilaterale Infiltration von Gallengängen, Arterie und Portalvene ist vereinbar mit einer Resektion.

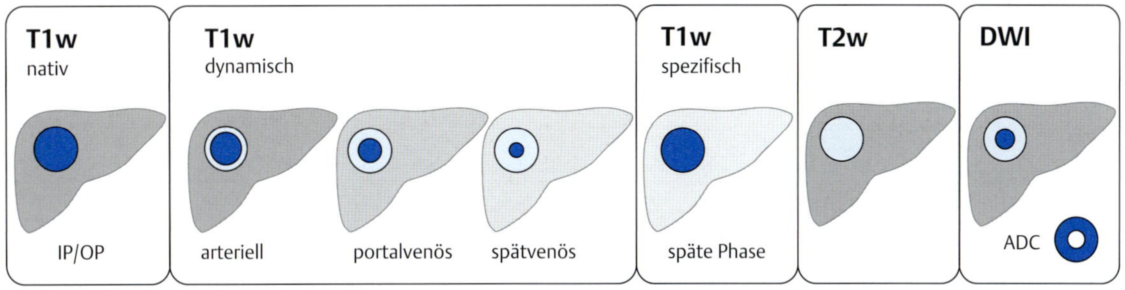

Abb. 9.10 Typisches Signalmuster des CCC.

9.8 Bildbeispiele

Die folgenden Bildbeispiele zeigen die Bildmuster unterschiedlich großer CCC (▶ Abb. 9.11, ▶ Abb. 9.12 u. ▶ Abb. 9.13), die Bildmuster zweier CCC in einer Leberzirrhose (▶ Abb. 9.14 u. ▶ Abb. 9.15) und das MR-tomografische Bild eines intraduktal wachsenden CCC (▶ Abb. 9.16).

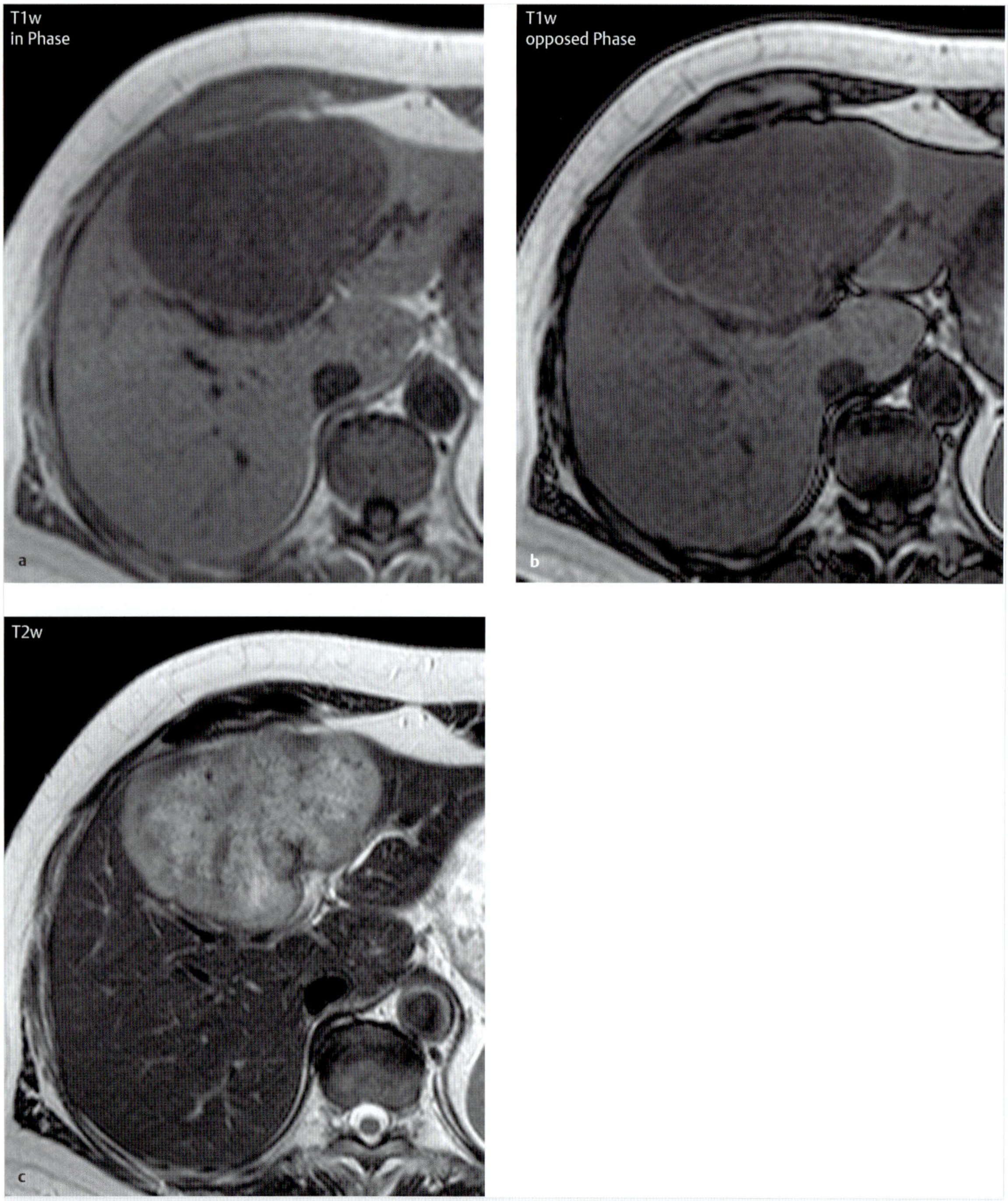

Abb. 9.11 Bildmuster eines CCC.
60-jährige Patientin mit einem CCC im Segment 3 und 4 mit einem Durchmesser von 7 cm.
a T1w nativ IP: homogen hypointens.
b T1w nativ OP: homogen hypointens.
c T2w: heterogen hyperintens.

Fortsetzung ▶

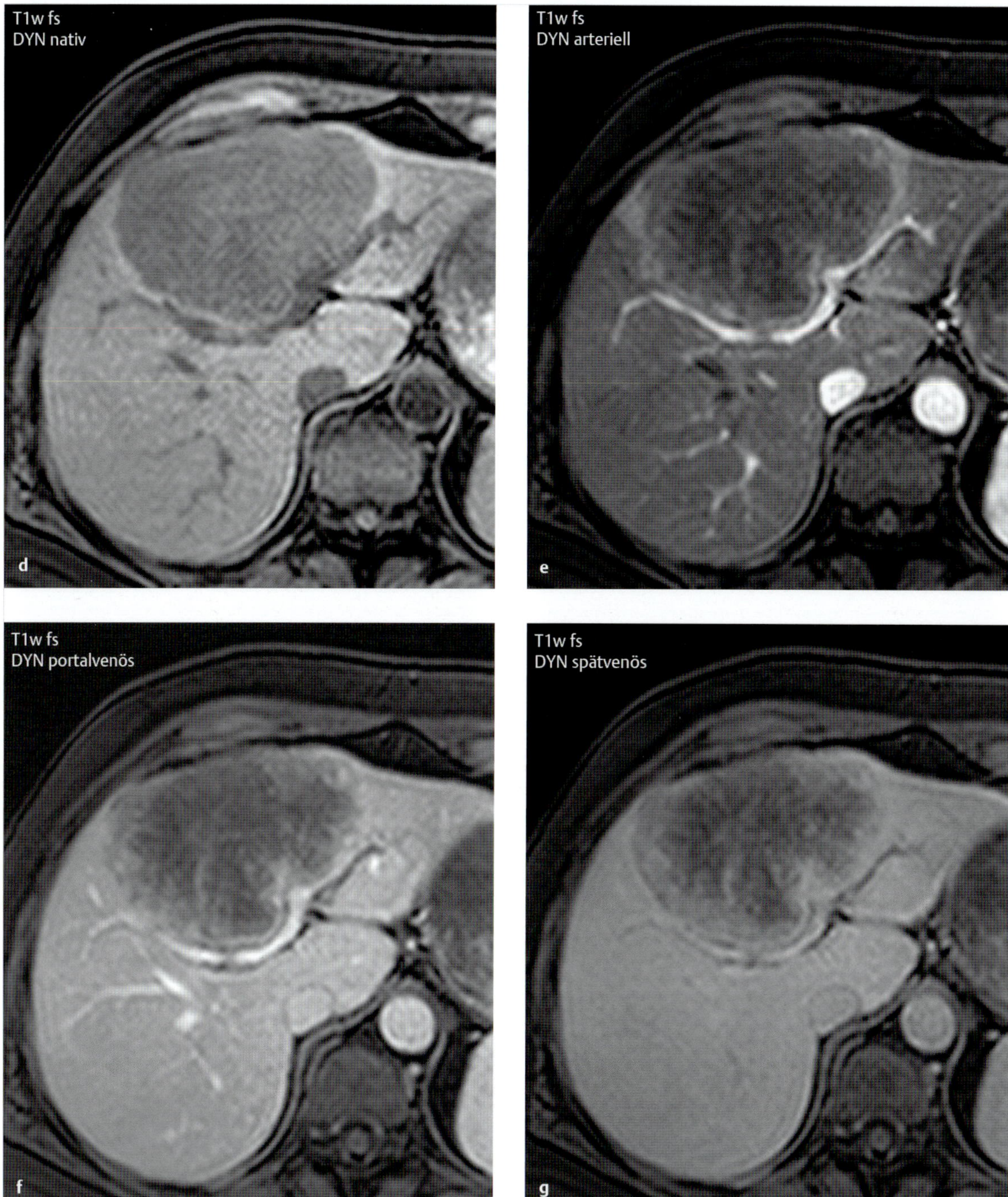

Abb. 9.11 Fortsetzung; Bildmuster eines CCC.
d T1w Dynamik nativ: hypointens.
e T1w Dynamik arteriell: randständige KM-Anreicherung.
f T1w Dynamik portalvenös: zentripetal zunehmendes Signal.
g T1w Dynamik spätvenös: zentripetal zunehmendes Signal.

Fortsetzung ►

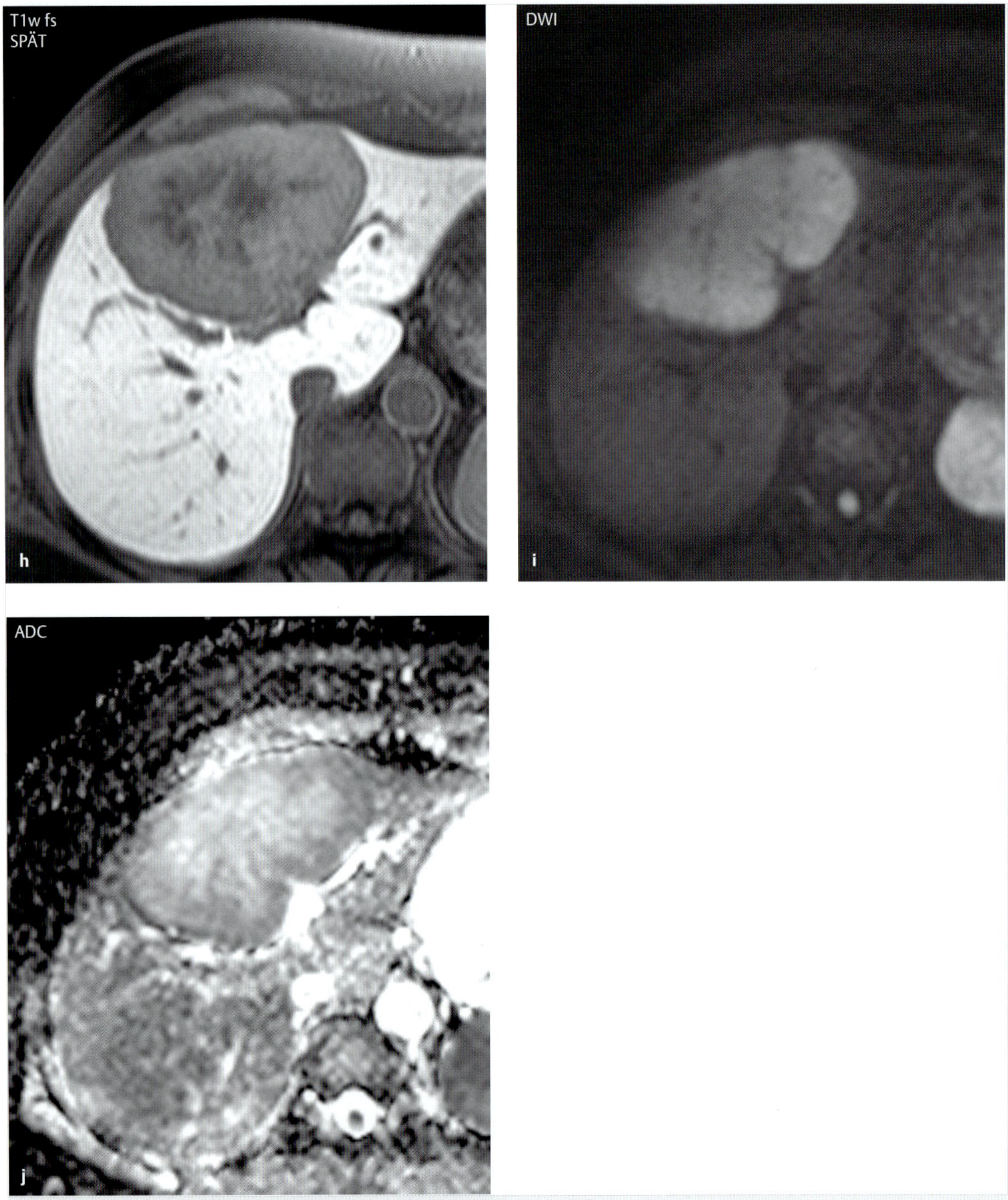

Abb. 9.11 Fortsetzung; Bildmuster eines CCC.
h T1w spät: inhomogen intermediär hypointens.
i DWI: homogen hyperintens.
j ADC: niedrig im peripheren Randsaum und hoch in den zentralen Anteilen i. S. eines Target Signs (peripher $0{,}8 \times 10^{-3}$ mm²/s und zentral $2{,}1 \times 10^{-3}$ mm²/s).

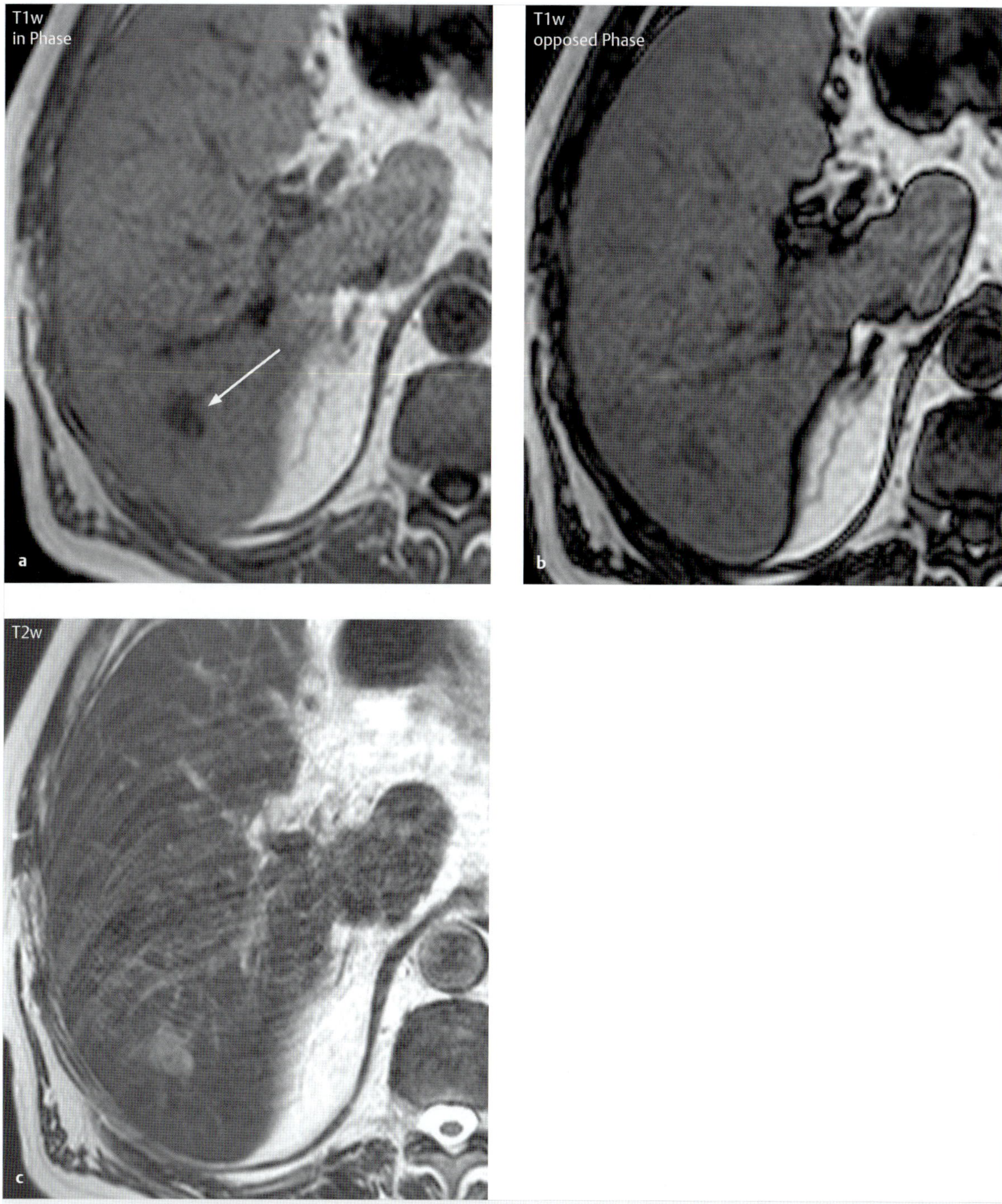

Abb. 9.12 **Bildmuster eines kleinen CCC.**
67-jähriger Patient mit einem CCC im Segment 7 mit einem Durchmesser von 1,4 cm.
a T1w nativ IP: hypointens (Pfeil).
b T1w nativ OP: hypointens.
c T2w: hyperintens.

Fortsetzung ►

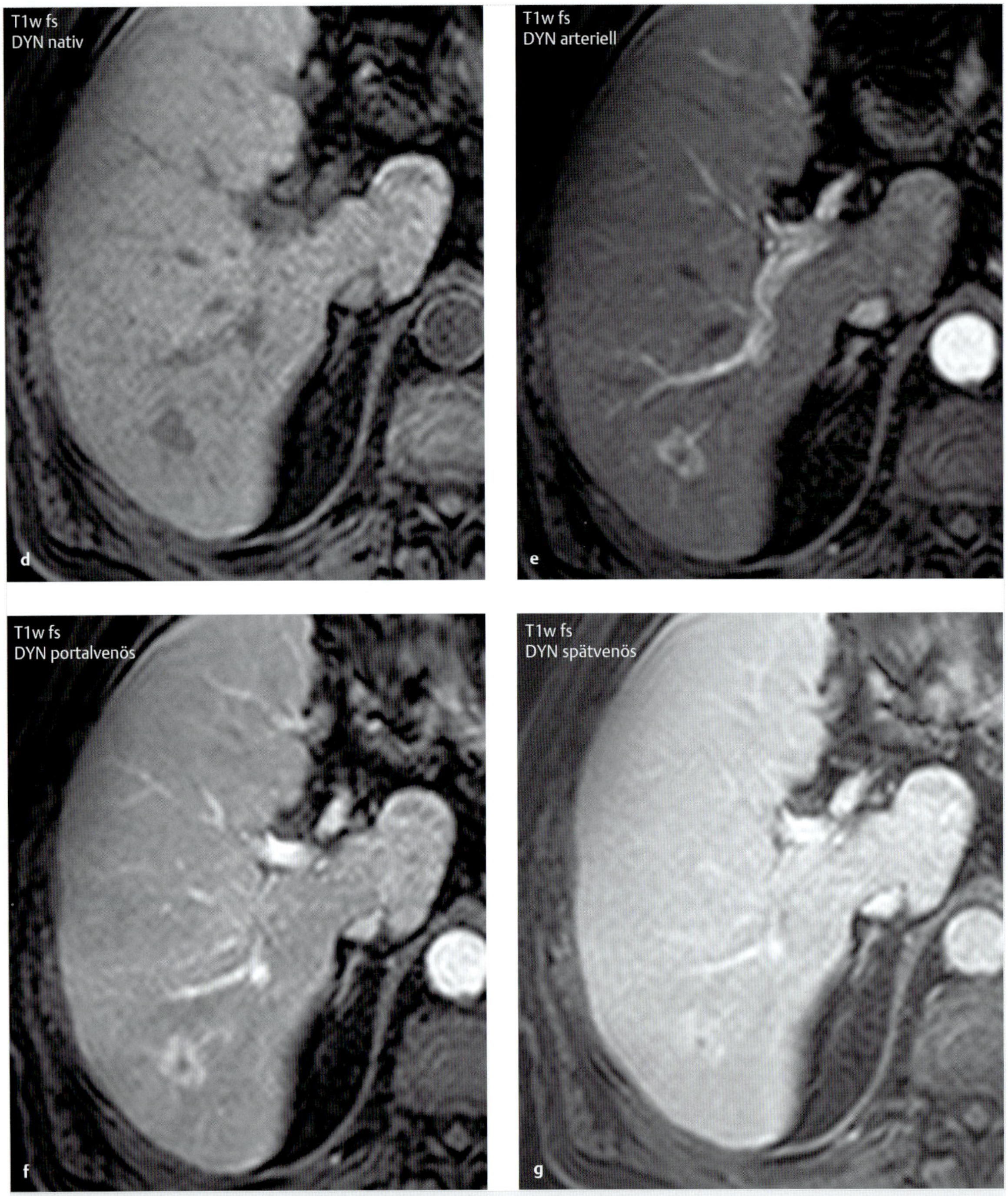

Abb. 9.12 Fortsetzung; Bildmuster eines kleinen CCC.
d T1w Dynamik nativ: hypointens.
e T1w Dynamik arteriell: ringförmige KM-Anreicherung.
f T1w Dynamik portalvenös: ringförmig hyperintens.
g T1w Dynamik spätvenös: zunehmend isointens.

Fortsetzung ►

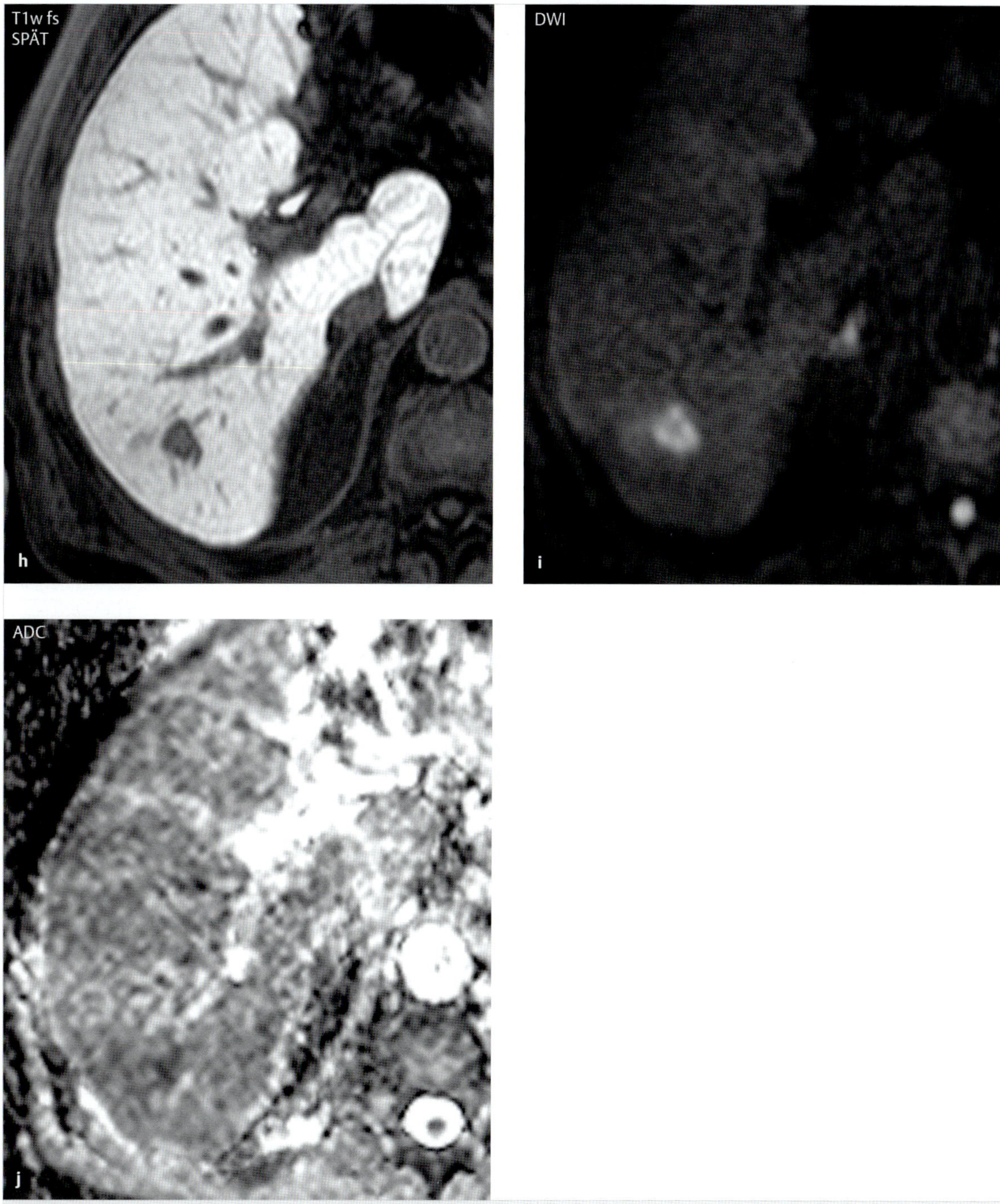

Abb. 9.12 Fortsetzung; Bildmuster eines kleinen CCC.
h T1w spät: hypointens.
i DWI: hyperintens.
j ADC: niedrig im Vergleich zur Umgebung ($0{,}7 \times 10^{-3}$ mm^2/s).

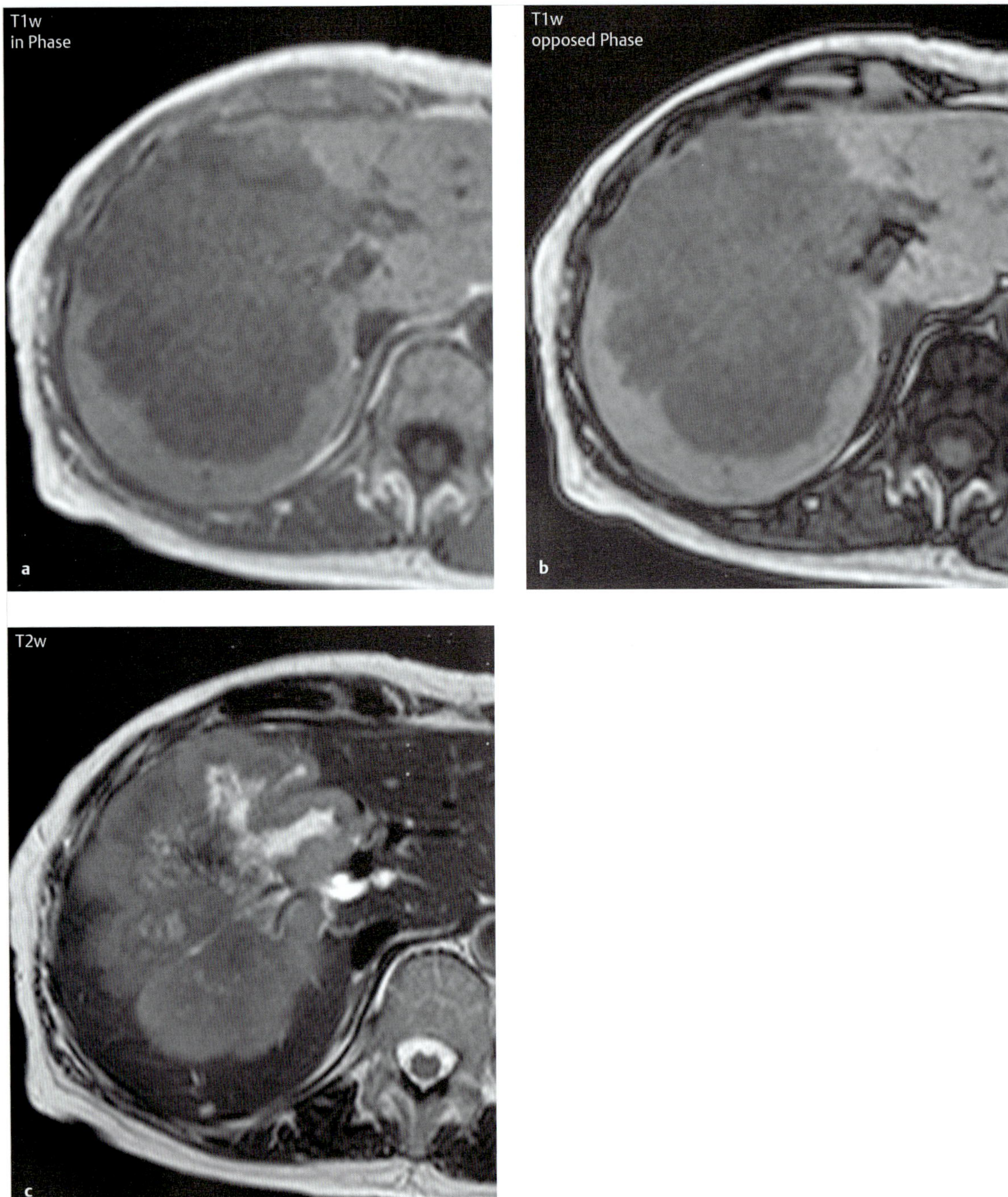

Abb. 9.13 Bildmuster eines großen CCC.
68-jährige Patientin mit einem CCC im Segment 4–8 mit einem Durchmesser von 11 cm.

a T1w nativ IP: homogen hypointens.
b T1w nativ OP: homogen hypointens.
c T2w: inhomogen hyperintens; zentral hypointens und stark hyperintense Anteile i. S. einer Nekrose.

Fortsetzung ►

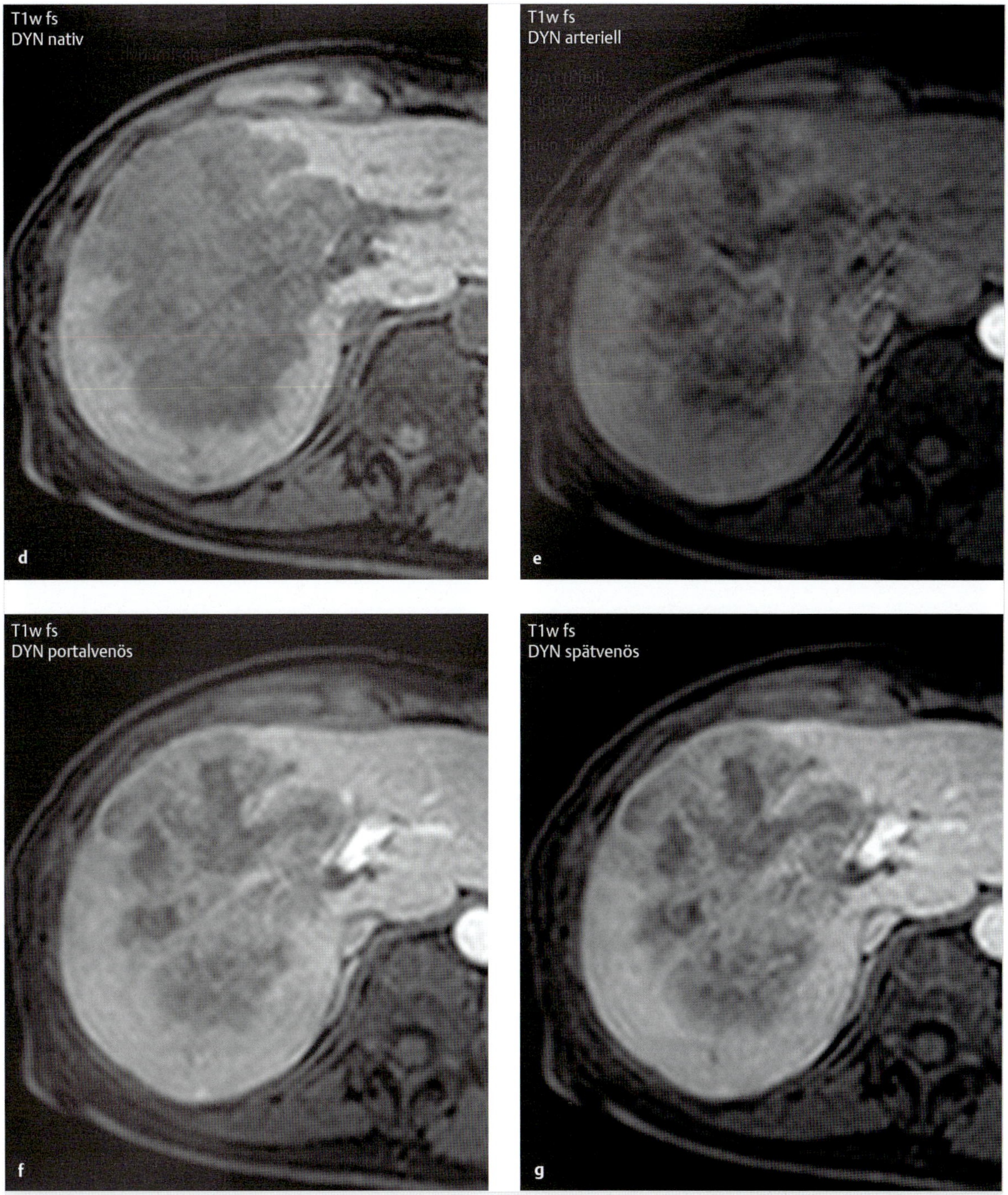

Abb. 9.13 Fortsetzung; Bildmuster eines großen CCC.
d T1w Dynamik nativ: hypointens.
e T1w Dynamik arteriell: inhomogen randständige KM-Anreicherung.
f T1w Dynamik portalvenös: zunehmende KM-Anreicherung.
g T1w Dynamik spätvenös: inhomogen hypointens.

Fortsetzung ►

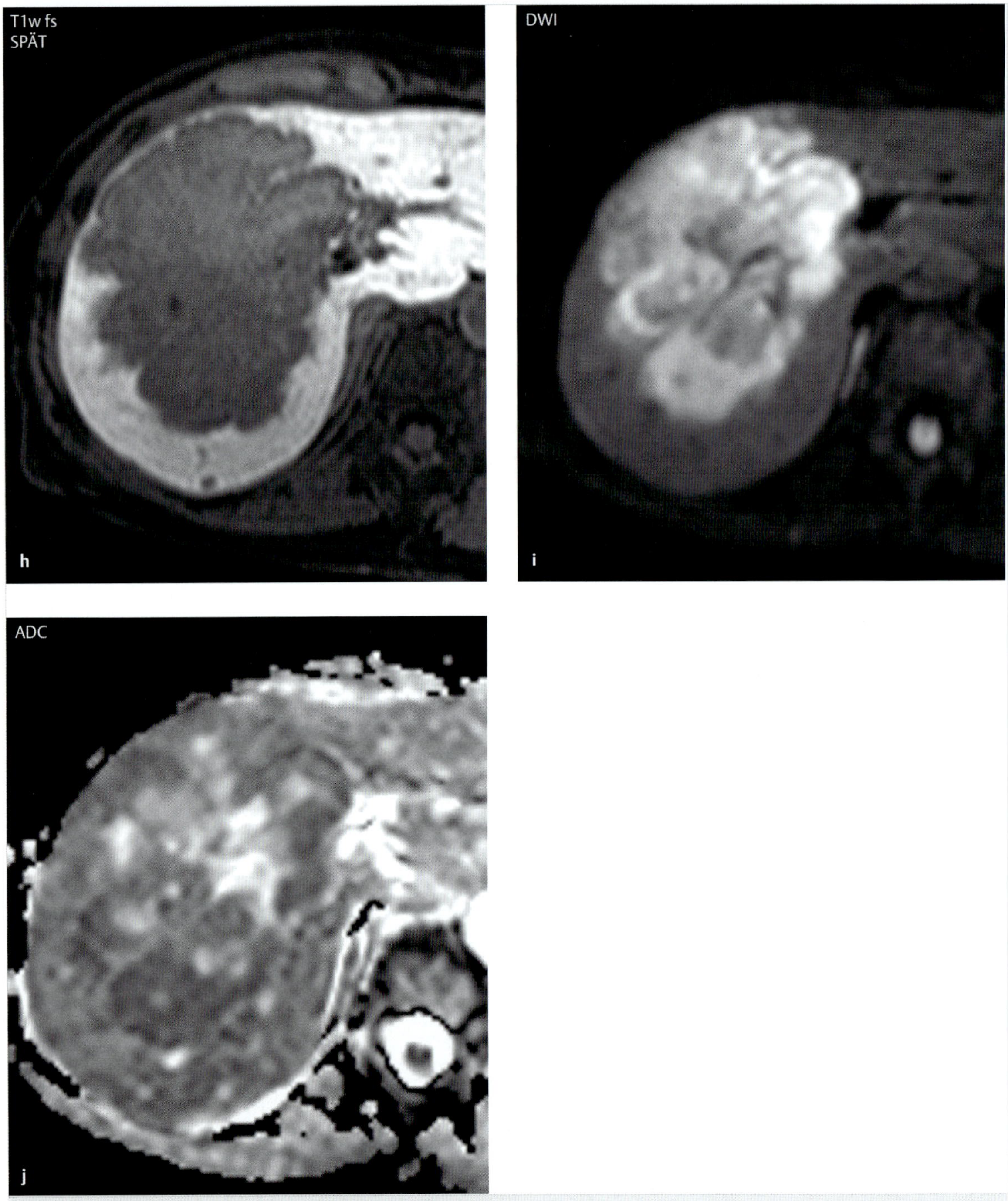

Abb. 9.13 Fortsetzung; Bildmuster eines großen CCC.

h T1w spät: hypointens, schmaler dunkler Randsaum i. S. des Target Signs.

i DWI: hyperintens.

j ADC: niedrig im peripheren Randsaum und hoch in den zentralen Anteilen i. S. eines Target Signs (peripher $0{,}8 \times 10^{-3}$ mm^2/s und zentral $2{,}3 \times 10^{-3}$ mm^2/s).

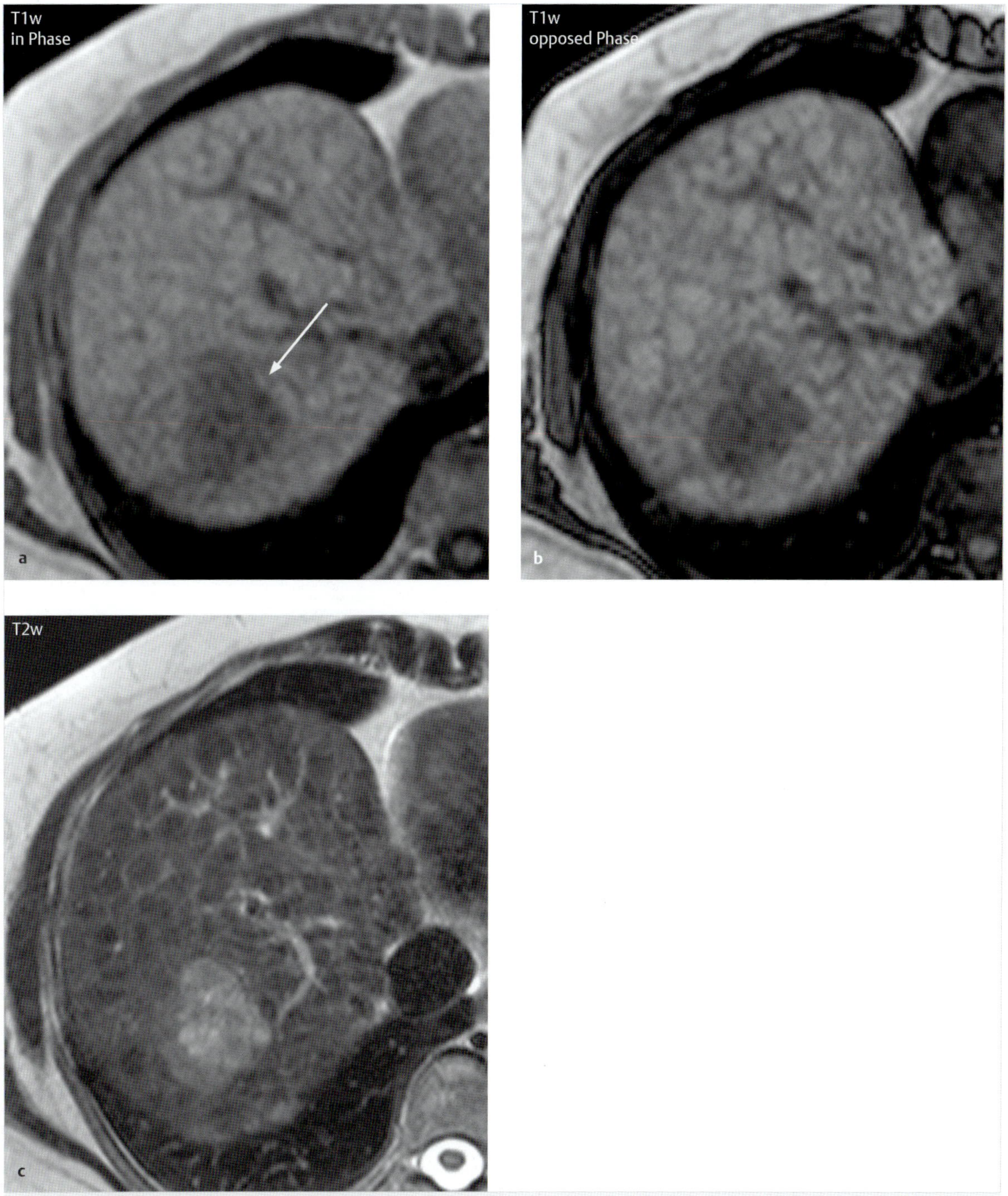

Abb. 9.14 Bildmuster eines CCC in einer Zirrhose.
56-jährige Patientin mit einem CCC im Segment 7 mit einem Durchmesser von 3,8 cm, umgebend mikronodulär zirrhotisches Leberparenchym.

a T1w nativ IP: homogen hypointens.
b T1w nativ OP: homogen hypointens.
c T2w: heterogen hyperintens.

Fortsetzung ►

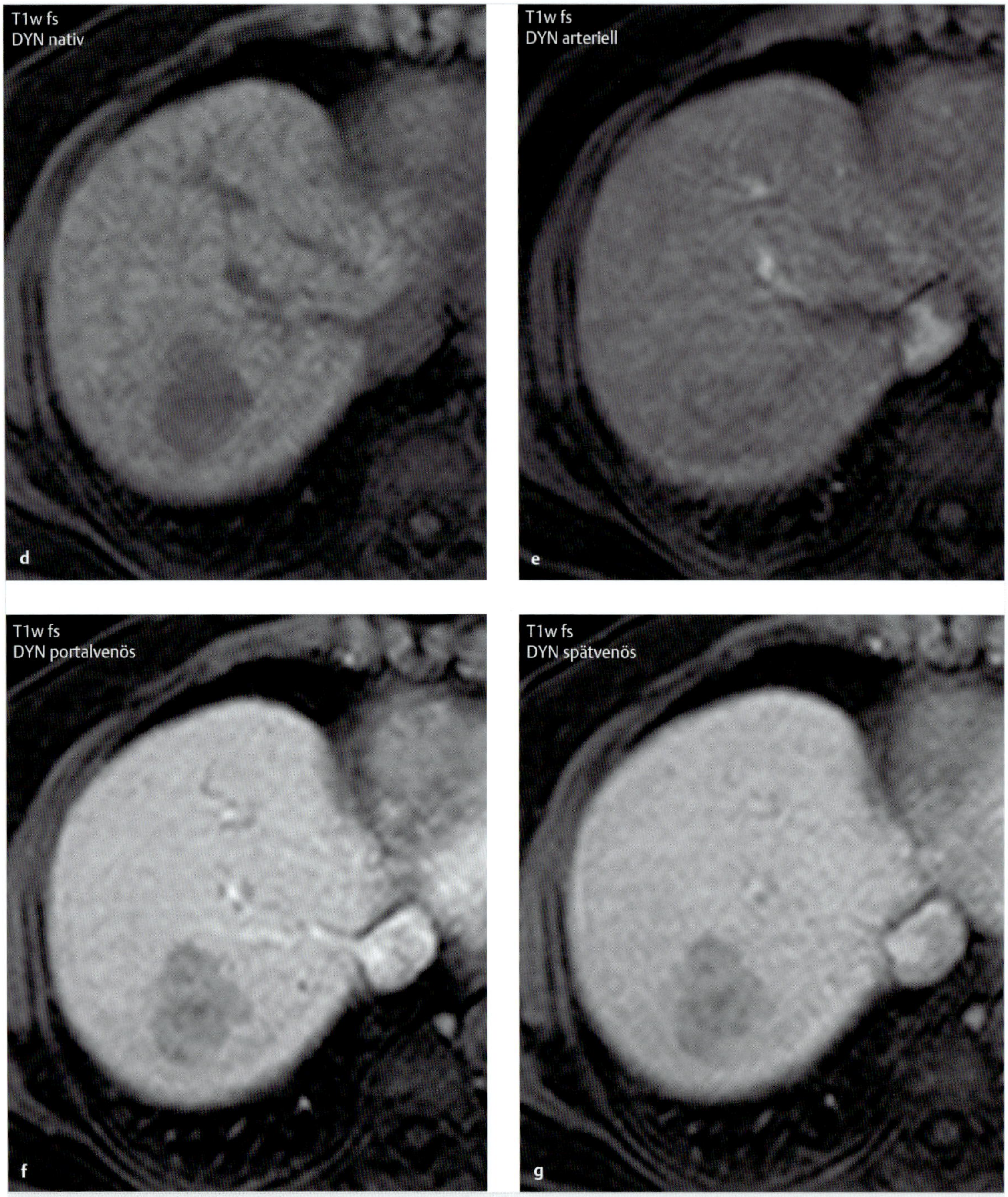

Abb. 9.14 Fortsetzung; Bildmuster eines CCC in einer Zirrhose.
d T1w Dynamik nativ: hypointens.
e T1w Dynamik arteriell: inhomogen isointens.
f T1w Dynamik portalvenös: hypointens.
g T1w Dynamik spätvenös: hypointens.

Fortsetzung ▶

9

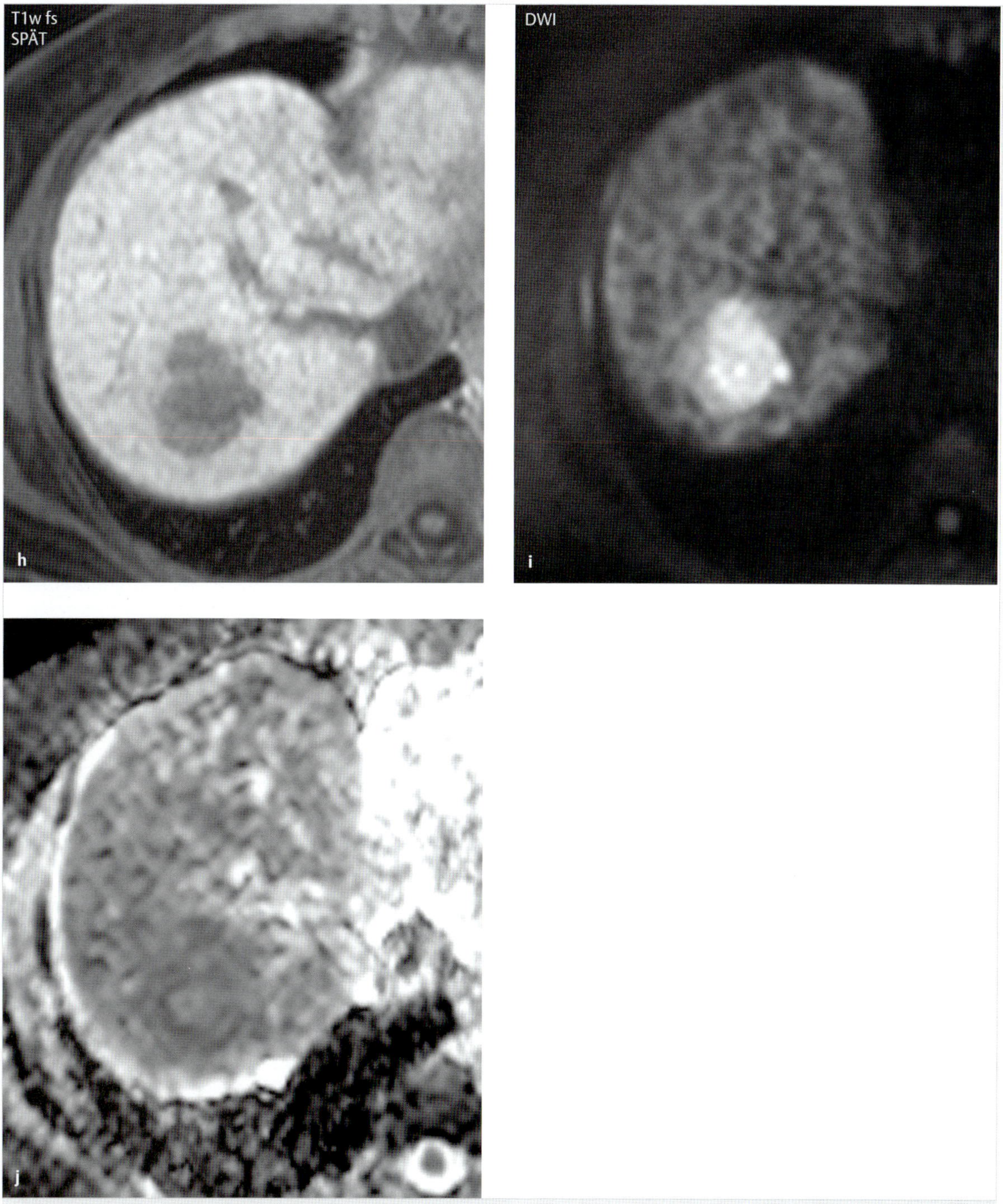

Abb. 9.14 Fortsetzung; Bildmuster eines CCC in einer Zirrhose.
h T1w spät: hypointens.
i DWI: hyperintens.
j ADC: niedrig im Vergleich zur Umgebung ($0{,}7 \times 10^{-3}$ mm^2/s).

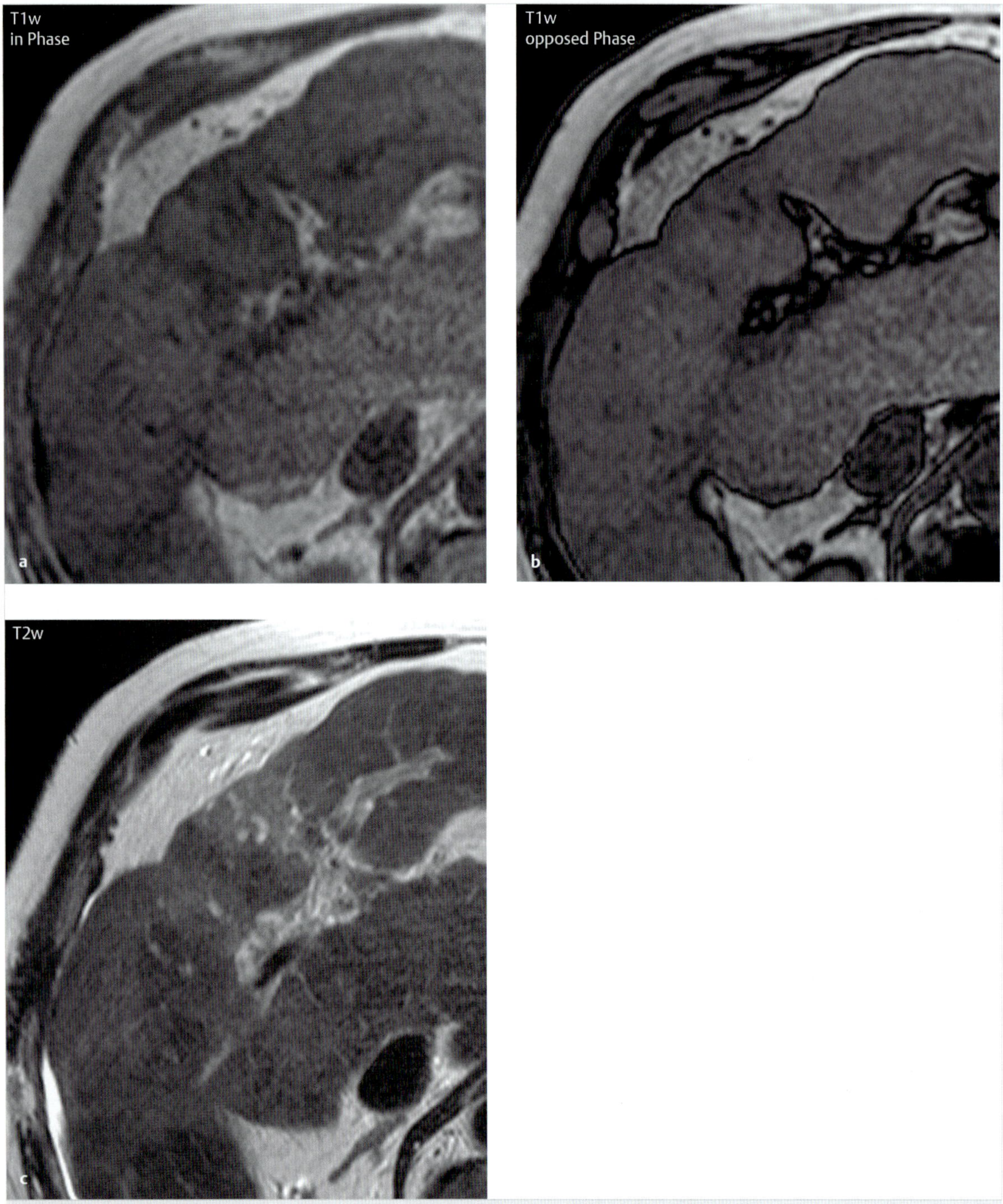

Abb. 9.15 Bildmuster eines CCC in einer Zirrhose.
60-jähriger Patient mit einem CCC im Segment 4 mit einem Durchmesser von 3 cm, umgebend mikro- und makronodulär zirrhotisches Leberparenchym.

a T1w nativ IP: isointens, Einziehung der Leberkapsel.

b T1w nativ OP: isointens.

c T2w: hyperintens.

Fortsetzung ▶

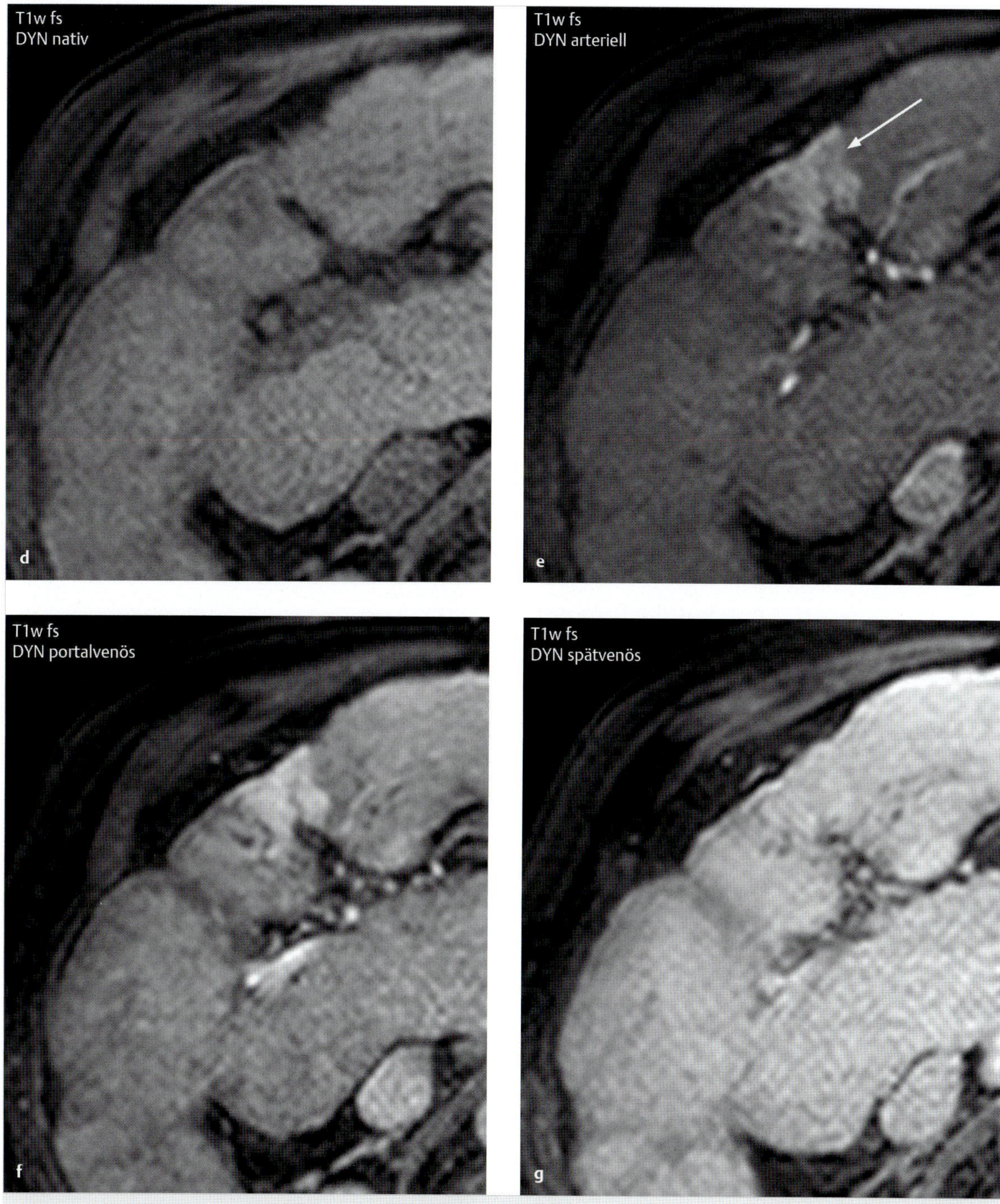

Abb. 9.15 Fortsetzung; Bildmuster eines CCC in einer Zirrhose.
d T1w Dynamik nativ: schwach hypointens.
e T1w Dynamik arteriell: kräftige homogene KM-Anreicherung (Pfeil).
f T1w Dynamik portalvenös: persistierend hyperintens.
g T1w Dynamik spätvenös: isointens zur Umgebung.

Fortsetzung ▶

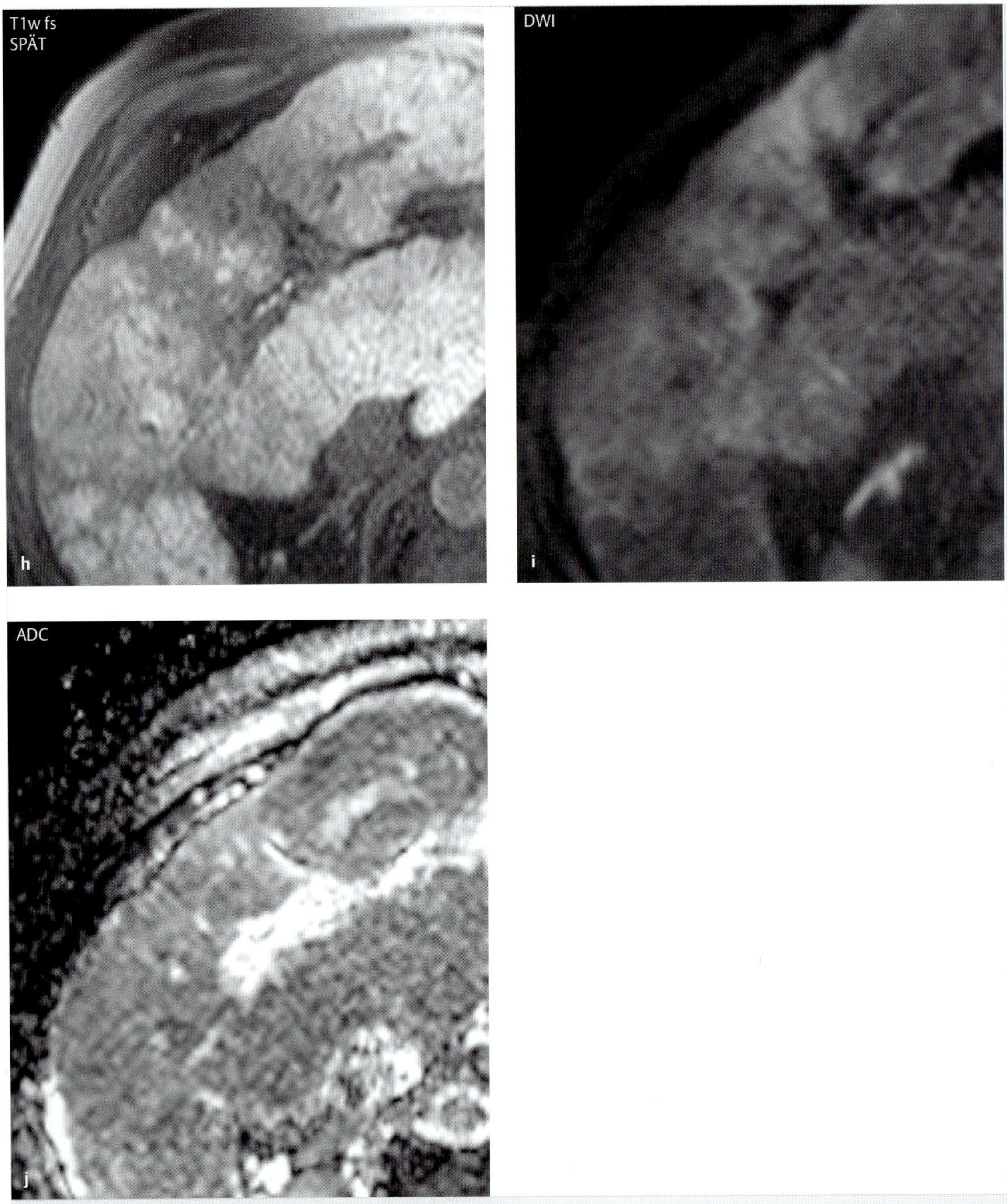

Abb. 9.15 Fortsetzung; Bildmuster eines CCC in einer Zirrhose.
h T1w spät: hypointens bei inhomogener Parenchymstruktur.
i DWI: schwach hyperintens.
j ADC: unverändert im Vergleich zum umgebenden zirrhotischen Leberparenchym ($1{,}6 \times 10^{-3}$ mm^2/s).

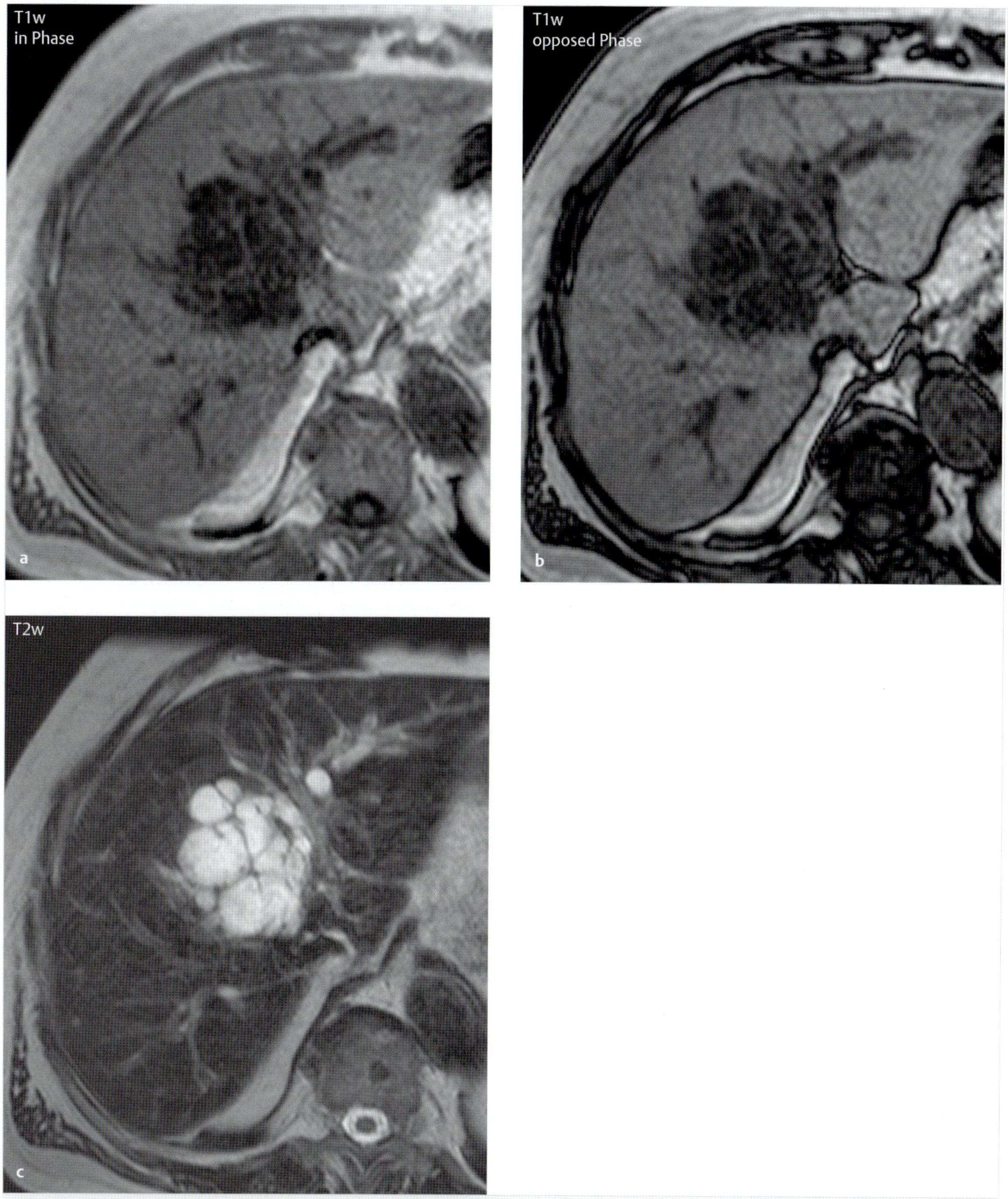

Abb. 9.16 Bildmuster eines intraduktal wachsenden CCC (IPNB).
81-jähriger Patient mit einem zentralen IPNB (Intraductal papillary Neoplasm of the Bile Duct) mit einem Durchmesser von 6 cm.
a T1w nativ IP: septiert hypointens.
b T1w nativ OP: septiert hypointens.
c T2w: zystisch hyperintens.

Fortsetzung ►

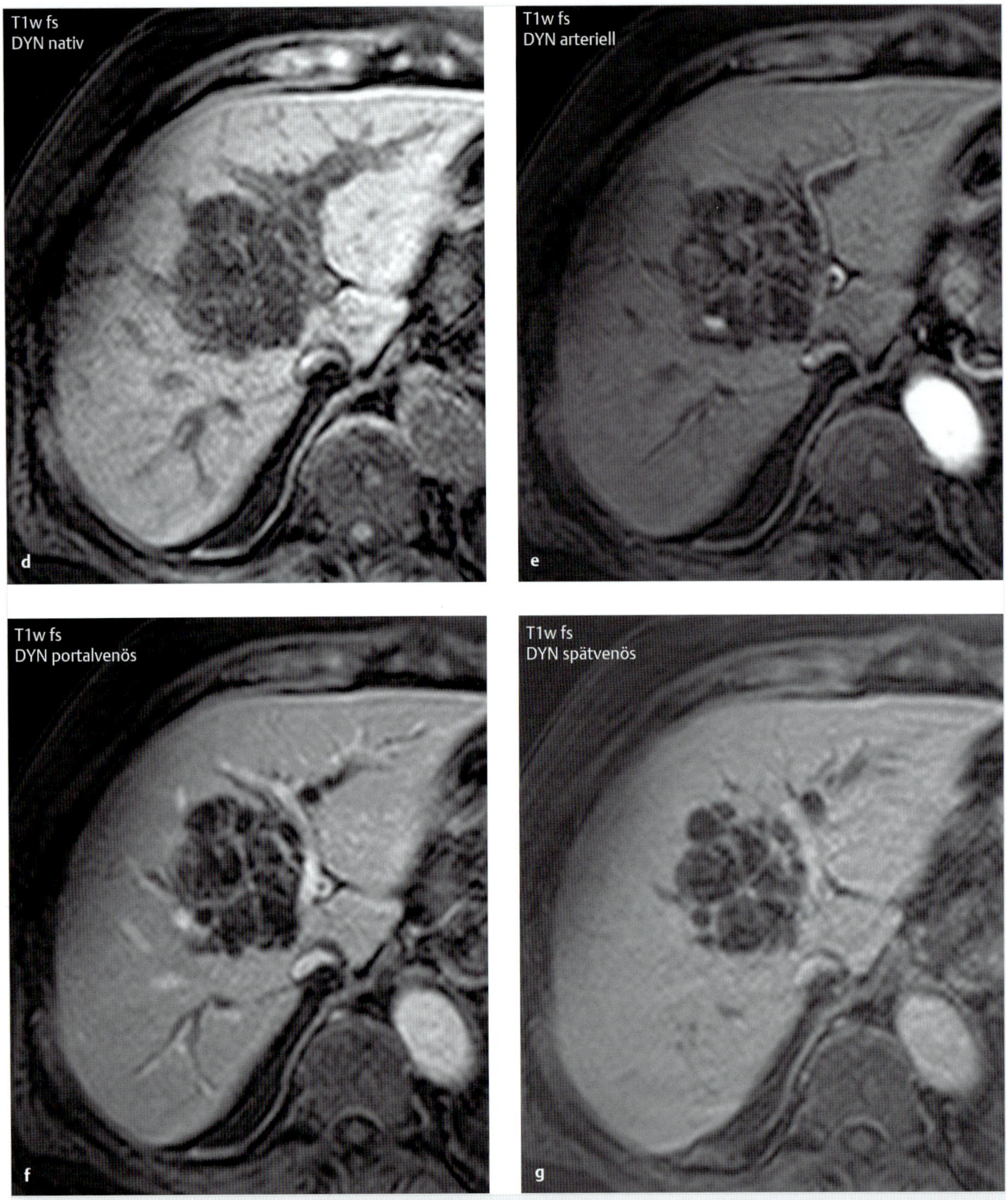

Abb. 9.16 Fortsetzung; Bildmuster eines intraduktal wachsenden CCC (IPNB).

d T1w Dynamik nativ: inhomogen hypointens.

e T1w Dynamik arteriell: KM-Anreicherung der Septen.

f T1w Dynamik portalvenös: hypointens mit hyperintensen Septen.

g T1w Dynamik spätvenös: hypointens mit hyperintensen Septen.

Fortsetzung ►

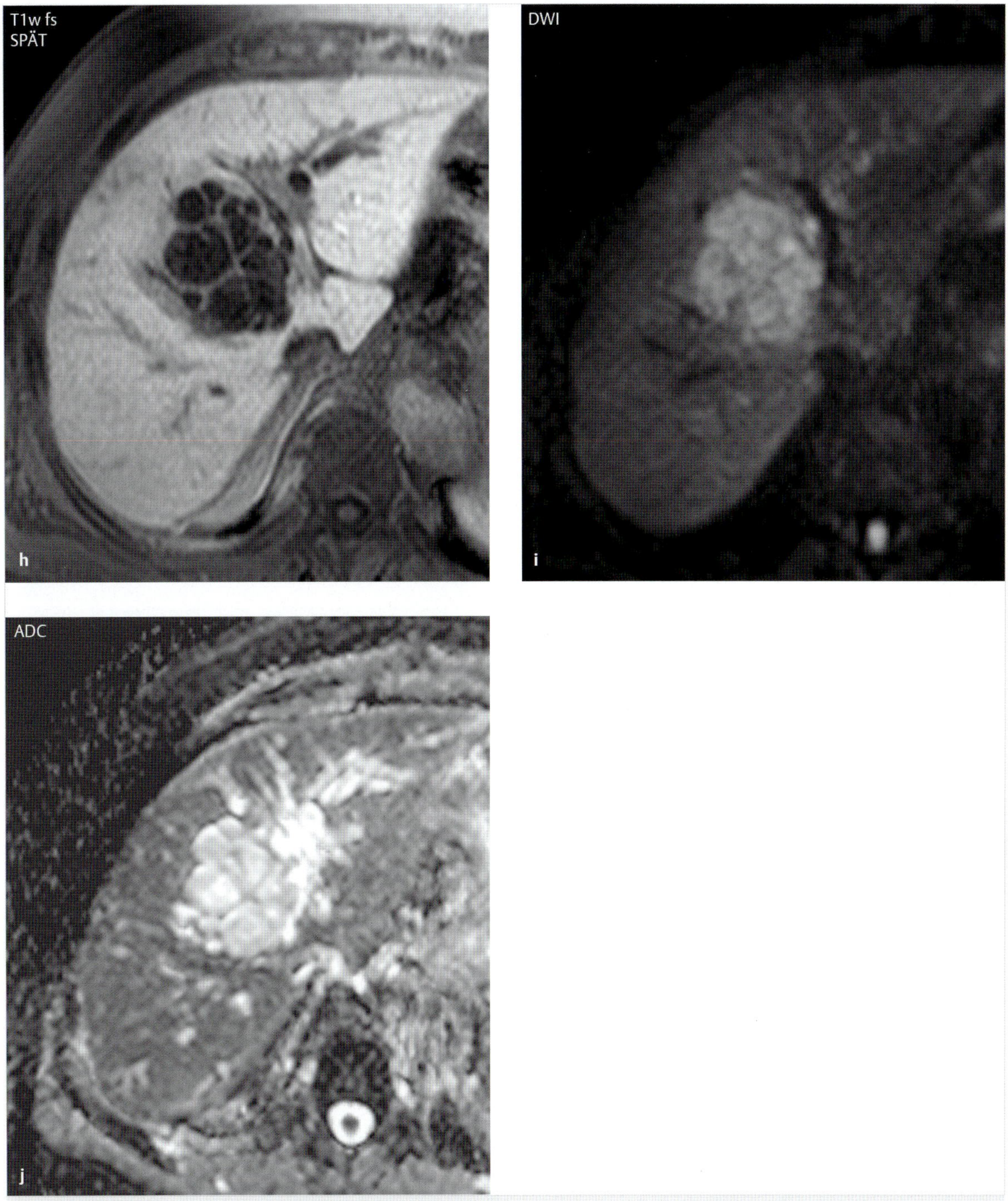

Abb. 9.16 Fortsetzung; Bildmuster eines intraduktal wachsenden CCC (IPNB).
h T1w spät: septiert hypointens.
i DWI: hyperintens.
j ADC: hoch i. S. der dilatierten mit Muzin gefüllten Gallengänge ($2{,}6 \times 10^{-3}$ mm^2/s).

9.9 Literatur

[1] Chong YS, Kim YK, Lee MW et al. Differentiating mass-forming intrahepatic cholangiocarcinoma from atypical hepatocellular carcinoma using gadoxetic acid-enhanced MRI. Clin Radiol 2012; 67: 766–773

[2] Chung YE, Kim MJ, Park YN et al. Varying appearances of cholangiocarcinoma: radiologic-pathologic correlation. Radiographics 2009; 29: 683–700

[3] Deoliveira ML, Schulick RD, Nimura Y et al. New staging system and a registry for perihilar cholangiocarcinoma. Hepatology 2011; 53: 1363–1371

[4] Eckel F, Brunner T, Jelic S; ESMO Guidelines Working Group. Biliary cancer: ESMO Clinical Practice Guidelines for diagnosis, treatment and follow-up. Ann Oncol 2011; 22: 40–44

[5] Hann LE, Getrajdman GI, Brown KT et al. Hepatic lobar atrophy: association with ipsilateral portal vein obstruction. AJR Am J Roentgenol 1996; 167: 1017–1021

[6] Hayashi M, Matsui O, Ueda K et al. Imaging findings of mucinous type of cholangiocellular carcinoma. J Comput Assist Tomogr 1996; 20: 386–389

[7] Hwang J, Kim YK, Park MJ et al. Differentiating combined hepatocellular and cholangiocarcinoma from mass-forming intrahepatic cholangiocarcinoma using gadoxetic acid-enhanced MRI. J Magn Reson Imaging 2012; 36: 881–889

[8] Jeong HT, Kim MJ, Chung YE et al. Gadoxetate disodium-enhanced MRI of mass-forming intrahepatic cholangiocarcinomas: imaging-histologic correlation. AJR Am J Roentgenol 2013; 201: 603–611

[9] Kang Y, Lee JM, Kim SH et al. Intrahepatic mass-forming cholangiocarcinoma: enhancement patterns on gadoxetic acid-enhanced MR images. Radiology 2012; 264: 751–760

[10] Khan SA, Thomas HC, Davidson BR et al. Cholangiocarcinoma. Lancet 2005; 366: 1303–1314

[11] Kim SJ, Lee JM, Han JK et al. Peripheral mass-forming cholangiocarcinoma in cirrhotic liver. AJR Am J Roentgenol 2007; 189: 1428–1434

[12] Kurogi M, Nakashima O, Miyaaki H et al. Clinicopathological study of scirrhous hepatocellular carcinoma. J Gastroenterol Hepatol 2006; 21: 1470–1477

[13] Lazaridis KN, Gores GJ. Cholangiocarcinoma. Gastroenterology 2005; 128: 1655–1667

[14] Lee WJ, Lim HK, Jang KM et al. Radiologic spectrum of cholangiocarcinoma: emphasis on unusual manifestations and differential diagnoses. Radiographics 2001; 21: 97–116

[15] Lim JH, Yoon KH, Kim SH et al. Intraductal papillary mucinous tumor of the bile ducts. Radiographics 2004; 24: 53–66

[16] Lim JH. Cholangiocarcinoma: morphologic classification according to growth pattern and imaging findings. AJR Am J Roentgenol 2003; 181: 819–827

[17] Lutz HH, Tischendorf JJ. Management of primary sclerosing cholangitis. World J Hepatol 2011; 3: 137–141

[18] Manfredi R, Barbaro B, Masselli G et al. Magnetic resonance imaging of cholangiocarcinoma. Semin Liver Dis 2004; 24: 155–164

[19] Masselli G, Gualdi G. Hilar cholangiocarcinoma: MRI/MRCP in staging and treatment planning. Abdom Imaging 2008; 33: 444–451

[20] Nathan H, Aloia TA, Vauthey JN et al. A proposed staging system for intrahepatic cholangiocarcinoma. Ann Surg Oncol 2009; 16: 14–22

[21] Park HJ, Kim YK, Park MJ et al. Small intrahepatic mass-forming cholangiocarcinoma: target sign on diffusion-weighted imaging for differentiation from hepatocellular carcinoma. Abdom Imaging 2013; 38: 793–801

[22] Park MJ, Kim YK, Lim S et al. Hilar cholangiocarcinoma: value of adding DW imaging to gadoxetic acid-enhanced MR imaging with MR cholangiopancreatography for preoperative evaluation. Radiology 2014; 270: 768–776

[23] Park MJ, Kim YK, Park HJ et al. Scirrhous hepatocellular carcinoma on gadoxetic acid-enhanced magnetic resonance imaging and diffusion-weighted imaging: emphasis on the differentiation of intrahepatic cholangiocarcinoma. J Comput Assist Tomogr 2013; 37: 872–881

[24] Péporté AR, Sommer WH, Nikolaou K et al. Imaging features of intrahepatic cholangiocarcinoma in Gd-EOB-DTPA-enhanced MRI. Eur J Radiol 2013; 82: 101–116

[25] Sempoux C, Jibara G, Ward SC et al. Intrahepatic cholangiocarcinoma: new insights in pathology. Semin Liver Dis 2011; 31: 49–60

[26] Yoon HJ, Kim YK, Jang KT et al. Intraductal papillary neoplasm of the bile ducts: description of MRI and added value of diffusion-weighted MRI. Abdom Imaging 2013; 38: 1082–1090

Kapitel 10

Hepatische Metastasen

10

10 Hepatische Metastasen

10.1 Epidemiologie

Metastasen sind die häufigsten Raumforderungen in der Leber. So betrug laut einer Studie des Kölner Krebsregisters im Jahr 2005 der Anteil an Metastasen, bezogen auf alle hepatischen Neoplasien, 45 % [10]. Bei einem Großteil der Patienten werden Lebermetastasen im Rahmen des primären Stagings nach Erstdiagnose des Primärtumors nachgewiesen. Andererseits können Lebermetastasen auch als Zufallsbefund bei bisher unbekanntem Primarius (CUP) auftreten. Metastasen von Adenokarzinomen sind die häufigsten sekundären hepatischen Neoplasien (66 %), gefolgt von Metastasten neuroendokriner Tumoren (NET) (16 %) [10]. Die Wahrscheinlichkeit der Lebermetastasierung im Laufe der Erkrankung beträgt beim kolorektalen Karzinom (CRC) und beim Pankreaskarzinom 50–80 %, gefolgt von Ösophagus- (52 %), Magen- (39 %) und Mammakarzinom (30 %) sowie malignen Neoplasien der Lunge und des Ovars (13 %) [8]. Aufgrund der Häufigkeit des Primarius sind somit fast 50 % der Lebermetastasen kolorektalen Ursprungs [10].

10.2 Ätiologie und Aufbau

▸ **Pathophysiologie.** Die mechanische oder hämodynamische Hypothese erklärt die Häufigkeit von Lebermetastasen gastrointestinaler Neoplasien mit dem direkten venösen Zustrom in die Leberzirkulation über das portalvenöse System [8]. Nach heutigem Verständnis ist die Organotropie bestimmter Tumorzellen bei der Fernmetastasierung allerdings nicht mehr durch hämodynamische Faktoren allein erklärbar. Die Seed-and-Soil-Hypothese basiert auf der Annahme einer Kompatibilität zwischen der Saat (Tumorzelle) und dem Nährboden (Zielorgan). So muss die Tumorzelle der immunologischen Abwehr entgehen und in der neuen Umgebung proliferieren, ebenso muss eine tumorinduzierte Neovaskularisation die weitere Versorgung der wachsenden Metastase gewährleisten [8] [18]. Aufgrund der ungünstigeren Bedingungen siedeln sich Metastasen seltener in der Leberzirrhose ab. Die Inzidenz beträgt hier noch 18 % [10] [14].

▸ **Wachstumsmuster.** Lebermetastasen können bei Erstdiagnose unifokal oder bereits multifokal vorliegen. Da es sich um eine heterogene Gruppe von Primärtumoren handelt, ist ihre MR-tomografische Darstellung äußerst variabel. Zusätzlich führt eine bereits eingeleitete systemische Therapie zu weiteren morphologischen Veränderungen.

Die meisten Metastasen manifestieren sich als umschriebene Raumforderung und können bei einer subkapsulären Lage die Leberkapsel vorwölben. Eine diffuse intrasinusoidale Ausbreitung ist seltener und MR-tomografisch in der Regel okkult [10].

▸ **Gefäßversorgung.** Grundsätzlich werden Metastasen anhand ihrer Gefäßversorgung in hyper-, hypo- oder avaskuläre Läsionen unterteilt. Der unterschiedliche Zeitpunkt und die variable Ausprägung der Kontrastmittelanreicherung spiegeln dabei die Anzahl und Permeabilität der Gefäße sowie die Größe des Extrazellulärraumes wider. Im Allgemeinen geht man davon aus, dass eine Metastase ein vergleichbares Anreicherungsmuster wie der Primarius aufweist. Komplexe Interaktionen zwischen einer Neoplasie und der Umgebung können jedoch den Grad der Vaskularisierung entscheidend beeinflussen, d. h. das Anreicherungsmuster von Primarius und Lebermetastase kann sich in seltenen Fällen unterscheiden [3]. Dabei ist eine starke Vaskularisierung einer Metastase häufig mit einem aggressiveren Tumorverhalten und einer schlechteren Prognose assoziiert [3].

▸ **Zysten und Verkalkungen.** Die meisten Lebermetastasen sind solide, können aber auch partiell oder komplett zystisch erscheinen. Zystische Metastasen treten vor allem beim Ovarial-, Kolon- und Bronchialkarzinom, Sarkom, Zystadenokarzinomen sowie neuroendokrinen Tumoren auf [17]. Auch ein Ansprechen auf eine systemische Chemotherapie kann zu einer zystischen Transformation von vormals soliden Lebermetastasen führen [20]. Dies gilt insbesondere für die mit Imatinib (Gleevec) behandelten GIST [9]. Verkalkungen sind selten, können jedoch insbesondere beim Kolon-, Magen- und Mammakarzinom, NET, Leiomyosarkom und malignem Melanom sowie nach Therapie vorliegen [22].

▸ **Nekrosen.** Bei einem schnellen Größenwachstum steigt aufgrund der insuffizienten Sauerstoffversorgung das Risiko für degenerative Veränderungen und Nekrosen im Metastasenzentrum. In der Regel liegen die zellreichen, vitalen Tumoranteile in der Peripherie und zentral findet sich ein Nebeneinander von desmoplastischer (fibröser) Reaktion und koagulativer Nekrose [9].

10.3 T1-gewichtete Bildgebung

10.3.1 Native Bildgebung

▸ **Hypointens.** Die meisten Lebermetastasen demarkieren sich in der T1-Wichtung hypointens. Bei kleinen Metastasen (< 1,5 cm) ist die Signalintensität eher homogen, bei größeren Läsionen – durch die einsetzende zentrale Nekrose – oft heterogen [11] (▸ Abb. 10.1a).

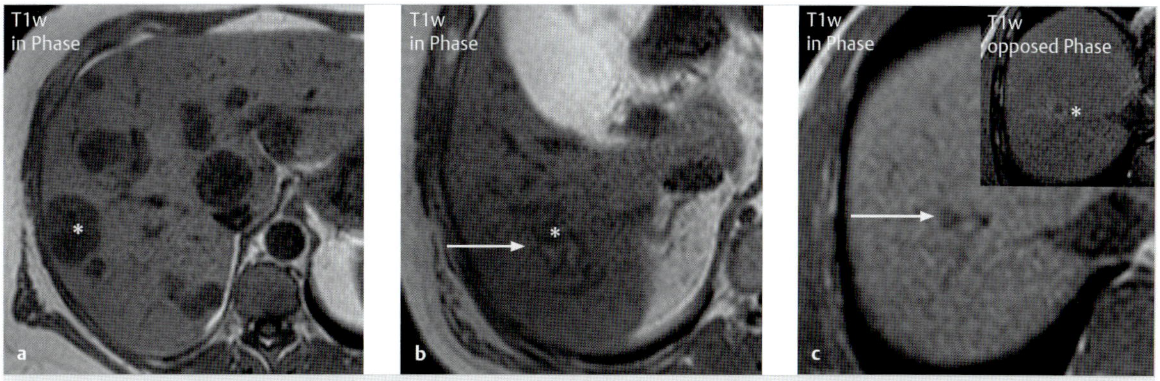

Abb. 10.1 T1w native Bilder von Metastasen.
a Hypointens zum umgebenden Leberparenchym, zentral stark hypointense Areale (*) i. S. einer Tumornekrose.
b Inhomogen schwach hypointens (Pfeil), hyperintense Anteile (*) aufgrund einer Einblutung.
c Hypointens zur Umgebung (Pfeil), in der opposed Phase Signalabfall des Leberparenchyms bei diffuser Steatose, schwach hyperintenser Randsaum periläsional (*) infolge einer perifokalen Minderverfettung.

Cave

In bis zu 10 % sind Metastasen in der T1-Wichtung isointens zum umgebenden Gewebe und können somit in dieser Wichtung dem Nachweis entgehen [4].

► **Hyperintens.** Vereinzelt demarkieren sich Metastasen in der nativen T1-Wichtung hyperintens. Klassisch ist das hyperintense Signal für Absiedlungen des malignen melaninproduzierenden Melanoms (s. ► Abb. 10.15). Aber auch intratumorale Einblutungen und koagulative Nekrosen führen zu einem Signalanstieg (► Abb. 10.1b). Infolge einer aktiven Proteinsynthese imponieren bei einem multiplen Myelom oder bei Karzinoidmetastasen die zystischen Komponenten ebenfalls hyperintens [9] [11].

Eine Verfettung als Ursache der Hyperintensität kann durch einen Signalabfall in der opposed Phase nachgewiesen werden. In der Regel spricht eine Verfettung jedoch gegen das Vorliegen einer Metastase (Ausnahmen bilden Liposarkome und eine stattgehabte Chemotherapie). Im Falle einer diffusen Steatose der Leber kann sich peritumoral eine nicht verfettete Zone mit 2–20 mm abgrenzen [2] (► Abb. 10.1c). Die Ursache dieser fokalen Minderverfettung bleibt letztlich unklar. Das Phänomen erlaubt es jedoch, eine Metastase von anderen Raumforderungen abzugrenzen.

10.3.2 Kontrastmitteldynamik

Grundsätzlich werden Metastasen mittels KM-Dynamik in hyper- (ca. 40 %) und hypoperfundierte Läsionen unterteilt (ca. 60 %) [4].

Hyperperfundierte Metastasen

Zu den malignen Neoplasien mit hyperperfundierten Metastasen zählen das Schilddrüsenkarzinom, Karzinoide, neuroendokrine Tumoren, das Nierenzellkarzinom, das maligne Melanom, Sarkome und das Mammakarzinom (62 %) [7].

► **Arterielle Phase.** Das Hauptmerkmal dieses Metastasentyps ist die KM-Anreicherung in der arteriellen Phase (► Abb. 10.2). Das Ausmaß der Anreicherung ist vergleichbar mit der Signalintensität des Nierenkortex oder des Pankreasparenchyms. Die Anreicherung bei kleinen Metastasen (< 1,5 cm) imponiert dabei eher homogen, bei größeren eher heterogen und/oder randständig [4]. Die arterielle Perfusion ist Ausdruck einer höheren vaskulären Dichte, größerer Gefäßvolumina und einer höheren Gefäßwandpermeabilität. Aber auch eine desmoplastische Reaktion, inflammatorische Zellinfiltrate und eine verstärkte Freisetzung von Wachstum-stimulierenden Faktoren (VEGF) verursachen eine verstärkte arterielle Kontrastmittelanreicherung [1].

► **Venöse Phasen.** In den venösen Phasen kann – insbesondere bei großen Metastasen – ein peripheres Washout auftreten, während das Signal zentral verzögert zunimmt (► Abb. 10.3). Ursächlich ist die gute Durchblutung peripher mit stetiger Abnahme der versorgenden Gefäße nach zentral. Parallel entsteht während der venösen Phasen eine langsam progrediente Kontrastmitteldiffusion in das zentral vorliegende Fibroseareal mit seinem vergrößerten interstitiellen Raum [3] [16]. Im Gegensatz dazu ist der Übertritt von Kontrastmittel in nekrotische Tumoranteile minimal und erfolgt sehr spät. Deshalb steigt das Signal der nekrotischen Areale in den dynamischen Phasen nicht an.

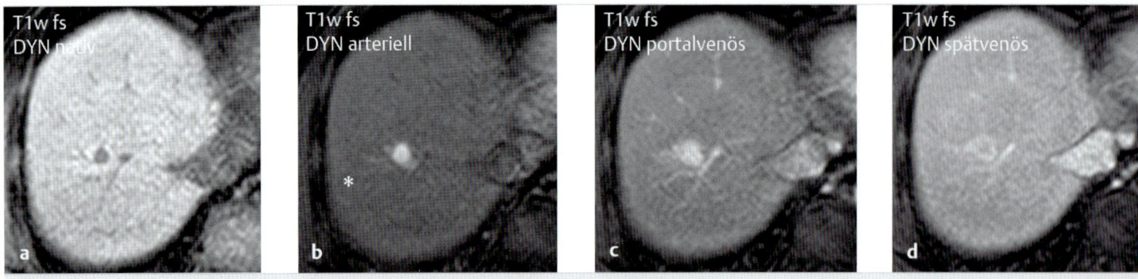

Abb. 10.2 T1w dynamische Bilder von Metastasen. Hyperperfundierte Metastase.
a Nativ: hypointens zur Umgebung.
b Arteriell: hyperintens mit deutlicher KM-Anreicherung.
c Portalvenös: weiterhin hyperintens.
d Spätvenös: Wash-out.

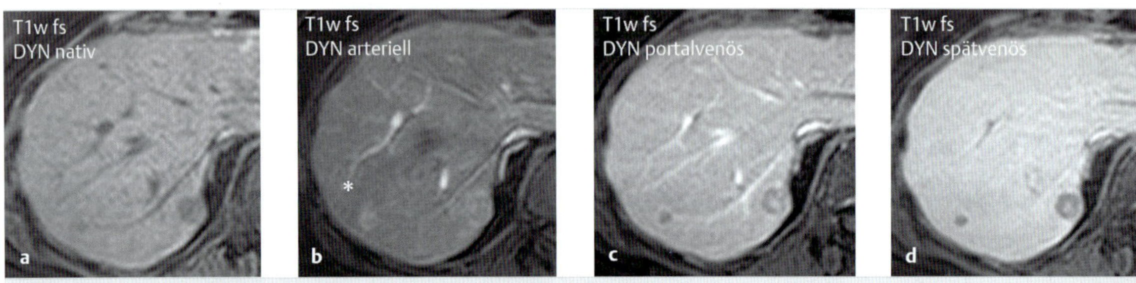

Abb. 10.3 T1w dynamische Bilder von Metastasen. Hyperperfundierte Metastasen.
a Nativ: schwach hypointens.
b Arteriell: schwach randständige KM-Anreicherung.
c Portalvenös: peripheres Wash-out und zunehmende Hyperintensität zentral.
d Spätvenös: peripheres Wash-out und Hyperintensität zentral.

Hypoperfundierte Metastasen

Zu den klassischen Vertretern der malignen Neoplasien mit hypoperfundierten Metastasen zählen das Kolonkarzinom (> 90 %), das Adenokarzinom des Pankreas (62 %), Harnblasen- und Prostatakarzinome sowie das Bronchialkarzinom [3] [4].

▸ **Arterielle Phase.** Hypoperfundierte Metastasen zeigen in der arteriellen Phase keine wesentliche Anreicherung. Eine periphere arterielle Ringanreicherung wird durch eine peritumorale Mitreaktion (eine Mischung aus desmoplastischer und inflammatorischer Reaktion und vaskulärer Proliferation) verursacht. Aktive Tumorzellen sind in der Regel in dieser Zone nicht nachzuweisen. Die periläsionale arterielle Anreicherung wird in der Literatur in bis zu 50 % der Metastasen – unabhängig von ihrer Größe – beschrieben [21]. Besonders häufig tritt dieses Phänomen bei Adenokarzinommetastasen des Pankreas und Kolons auf [4].

Cave

Die Kenntnis des Phänomens der periläsionalen arteriellen Anreicherung ist von Bedeutung, da dieses nicht nur zur Überschätzung der Tumorgröße, sondern auch zu falsch negativen Biopsieergebnissen führen kann. Im Falle einer Biopsie ist somit immer zu fordern, sowohl aus dem Randbereich wie auch aus dem Metastasenzentrum Gewebe zu entnehmen.

▸ **Venöse Phasen.** Da Metastasen primär aus Ästen der A. hepatica versorgt werden – die portalvenöse Versorgung ist anders als beim gesunden Leberparenchym zu vernachlässigen – lassen sich hypoperfundierte Metastasen am besten in der portal- und spätvenösen Phase als hypointense Läsionen abgrenzen (▸ Abb. 10.4).

Praxistipp

Eine Faustregel besagt, dass ein peripheres Wash-out bei benignen hepatischen Raumforderungen nicht auftritt, da benigne Läsionen keine regionalen Unterschiede in der Vaskularität aufweisen [13]. Somit gilt ein peripheres Wash-out als spezifisches Zeichen maligner Raumforderungen bzw. von Metastasen.

10.3.3 Spätphase

Da Metastasen keine funktionsfähigen Hepatozyten enthalten, nehmen sie kein hepatozytenspezifisches Kontrastmittel auf und sind hypointens zum umgebenden Leberparenchym (▸ Abb. 10.5). Das Resultat ist ein exzellenter Kontrast zwischen Metastase und funktionsfähigem Leberparenchym. Infolgedessen steigt die Detektionsrate gerade bei kleinen Metastasen (< 1 cm) an [12] [24].

Durch eine frühzeitige korrekte TNM-Klassifizierung gelingt es bei diesen Patienten, das therapeutische Prozedere zu optimieren. So können nicht nur unnötige Operationen vermieden werden (z. B. inoperables Pankreaskarzinom bei Vorliegen einer solitären Lebermetastase), sondern auch kurative Metastasenresektionen erfolgen (z. B. Kolonkarzinom mit operablen Lebermetastasen bei Erstdiagnose) [24].

▸ **Target Sign.** Es ist zu beachten, dass desmoplastische Reaktionen in den zentralen Tumoranteilen mit Ausbildung einer Fibrose und großen interstitiellen Räumen zu einer vermehrten Retention aller Kontrastmittel (also auch hepatozytenspezifischer KM) führen können. Dadurch kann im Metastasenzentrum die Signalintensität in der Spätphase moderat ansteigen. Diese Bildmorphologie erinnert – wie bereits beschrieben – an eine Zielscheibe (Target Sign) und tritt auch bei einem klassischen intrahepatisch-peripheren CCC auf [7] (▸ Abb. 10.5c).

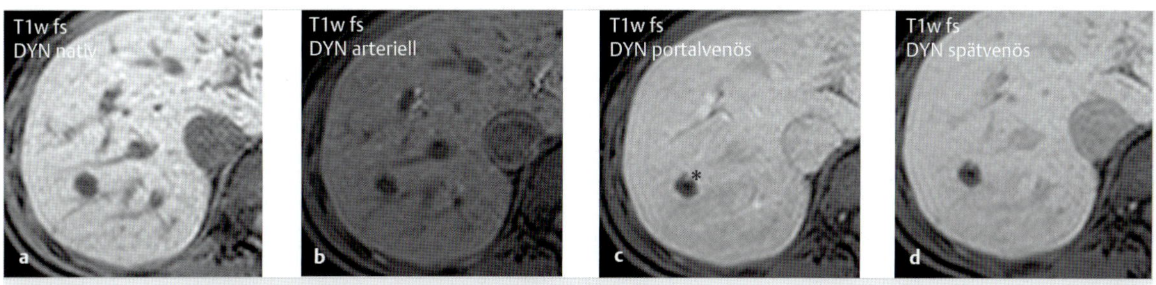

Abb. 10.4 T1w dynamische Bilder von Metastasen. Hypoperfundierte Metastase.
- **a** Nativ: hypointens zur Umgebung.
- **b** Arteriell: hypointens.
- **c** Portalvenös: hypointens, schwach punktuelle Signalsteigerung in der Peripherie (*).
- **d** Spätvenös: weiterhin hypointens.

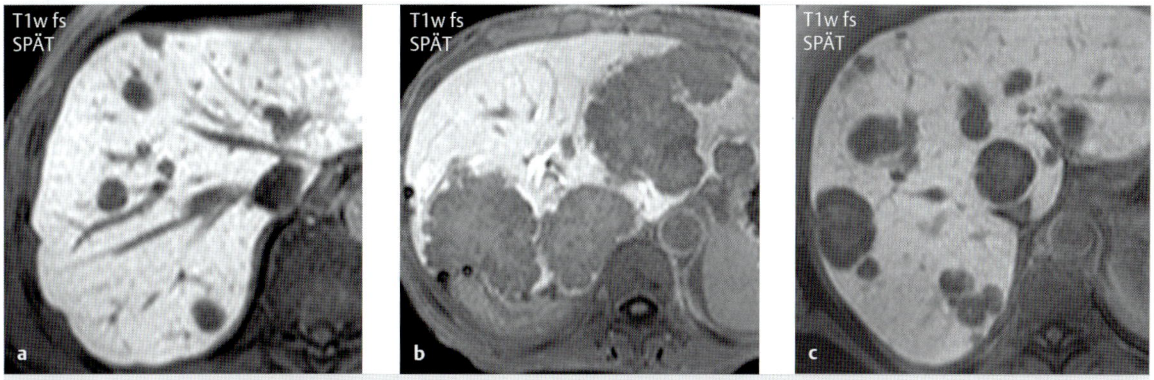

Abb. 10.5 T1w Spätphase der Metastase.
- **a** Homogen hypointens zum umgebenden Leberparenchym, glatte Kontur und definierte Ränder.
- **b** Inhomogen intermediär hypointens zur Umgebung, lobulierte Kontur.
- **c** Hypointens, zentral moderat gesteigerte Signalintensität durch KM-Retention innerhalb einer losen Fibrose oder Nekrose i. S. eines Target Signs.

10

10.4 T2-gewichtete Bildgebung

Wie in der T1w Bildgebung ist das Erscheinungsbild von Metastasen – abhängig vom Primärtumor und bereits durchgeführten Therapien – variabel. Die meisten Metastasen stellen sich jedoch aufgrund des relativen Anstiegs von Wasser im Extrazellulärraum der Tumormatrix leicht hyperintens dar [9]. Einblutungen, koagulative Nekrosen, ausgeprägte Fibrosen und ein hoher Anteil an Melanin verursachen eine Hypointensität der Metastase in der T2-Wichtung (▶ Abb. 10.6).

▶ **Zysten und Nekrosen.** Zystische oder nekrotische Anteile führen zu einem hyperintensen Signal. Nekrotische Metastasen sind MR-tomografisch inhomogen. Dabei ergibt sich die höchste Signalintensität zentral (= Nekrose), umgeben von einem Ring mit mäßiger Hyperintensität (= vitale Tumormatrix) und einem Außenbereich mit erneut hoher Signalintensität (= schmaler Wachstumsrand mit angrenzend ödematisiertem Lebergewebe und gestauten Sinusoiden). Alternativ kann der Außenbereich eine niedrige Signalintensität (= komprimiertes Lebergewebe und Fibrose) aufweisen. Das Erscheinungsbild erinnert auch hier an eine Zielscheibe [7] (▶ Abb. 10.6f).

10.5 Diffusionsbildgebung

Im Allgemeinen sind die ADC-Werte von Metastasen aufgrund der erhöhten Zellularität niedriger als die des Leberparenchyms (▶ Abb. 10.7a). Da grundsätzlich die zellreichen, vitalen Tumoranteile in der Peripherie liegen, während zentral nekrotische Komponenten dominieren, zeigt die ADC-Berechnung vor allem im Randbereich niedrige Werte. Dies führt wieder zu dem Erscheinungsbild der Zielscheibe und wird als Target Sign bezeichnet (▶ Abb. 10.7b).

Die Varianz der ADC-Werte von Metastasen ist sehr hoch (0,94–2,87) [9]. Damit sind Überschneidungen mit anderen Tumorentitäten und sogar blanden Zysten möglich. Diese Variabilität reflektiert die Präsenz unterschiedlichster Tumorkomponenten, wie z. B. Muzin, Nekrosen,

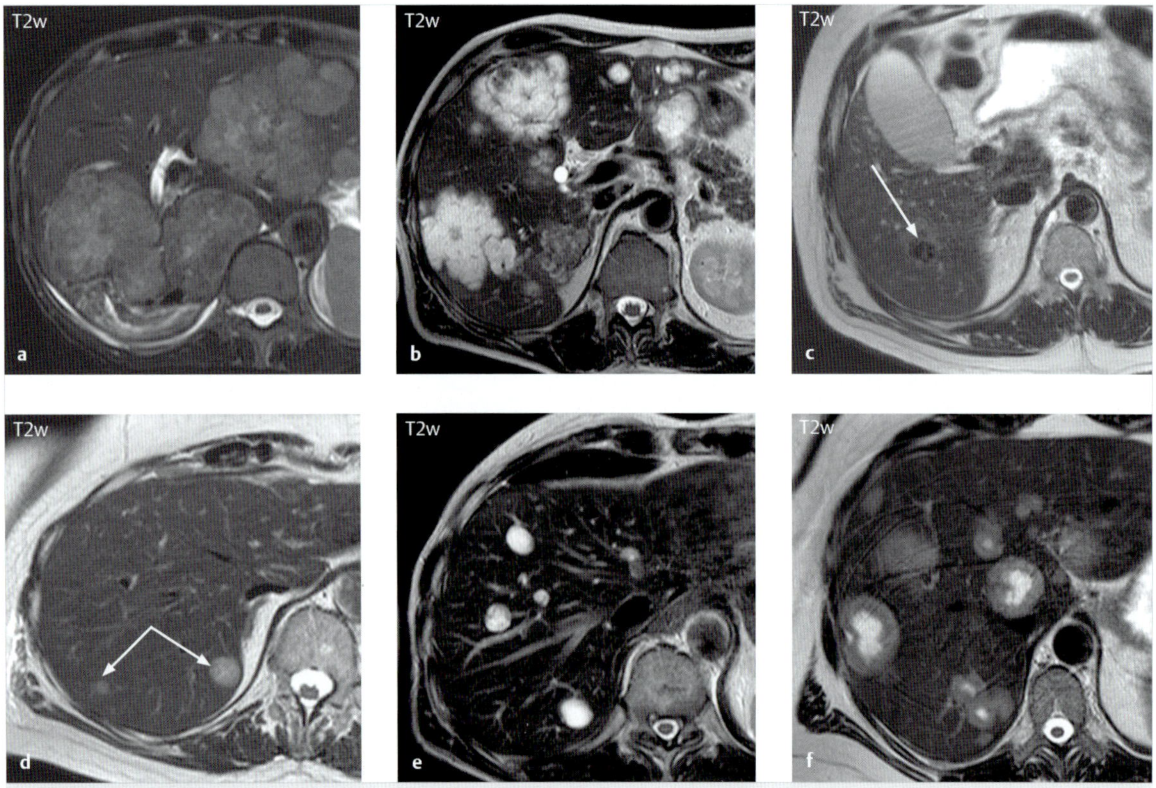

Abb. 10.6 T2w Bilder von Metastasen.
a Inhomogen: hypointens zum umgebenden Leberparenchym.
b Muzinös: stark hyperintens zur Umgebung, lobulierte Kontur.
c Hypointens zur Umgebung (Pfeil) i. S. einer Einblutung, Verkalkung, Melaninansammlung oder aufgrund einer koagulativen Nekrose.
d Hyperintens zur Umgebung (Pfeile), glatte Kontur und definierte Ränder.
e Zystisch: stark hyperintens zur Umgebung i. S. zystischer Tumoranteile.
f Zentral hyperintens i. S. einer zentralen Tumornekrose.

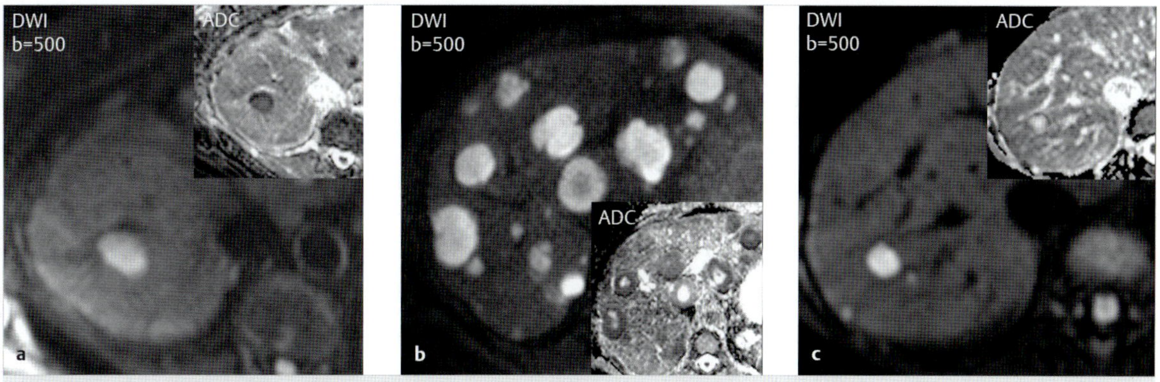

Abb. 10.7 Diffusionswichtung von Metastasen.
a Hyperintens zum umgebenden Leberparenchym, niedriger ADC i. S. zelldichten Gewebes.
b Hyperintens zur Umgebung, niedriger ADC in der Peripherie und zentral hohe Werte mit Ausbildung eines Target Signs i. S. zentraler Tumornekrosen.
c Hyperintens zur Umgebung, hoher ADC i. S. einer zystischen oder muzinösen Tumorkomponente.

glanduläre Formationen und fibrotische Veränderungen (▸ Abb. 10.7c). Eine sichere Unterscheidung einzelner Tumorentitäten ist somit anhand des ADC-Wertes nicht möglich [15].

Praxistipp

Der Einsatz der DWI verbessert den Nachweis von kleinen Metastasen, da sich Pathologien aufgrund der unterschiedlichen Gewebsarchitektur deutlicher von normalem Lebergewebe demarkieren [19]. Durch den kombinierten Einsatz von Diffusionsbildgebung und hepatozytenspezifischer Spätphase wird folglich die Sensitivität und Sicherheit der Diagnose mittels MRT der Leber entscheidend verbessert [5].

▸ **Therapiekontrolle.** Ein zusätzlicher Nutzen der DWI ist die Fähigkeit, quantitative Indizes zu liefern, um die Wirksamkeit neuer antiangiogenetischer Medikamente zu beurteilen. Die zelluläre Apoptose – als Marker der therapeutischen Wirksamkeit – kann mittels DWI detektiert werden und so ein früher Marker für ein Ansprechen auf die Therapie sein [23].

10.6 Differenzialdiagnosen

Das Auftreten von Lebermetastasen ist ein wichtiger prognostischer Faktor für den Krankheitsverlauf von Patienten mit einer malignen Grunderkrankung. Insbesondere beim Staging primärer gastrointestinaler Neoplasien ist neben dem histopathologischen Gradig des Tumors das Vorliegen synchroner Filiae der Leber entscheidend. Ein zuverlässiger Nachweis von Lebermetastasen ist somit wichtig. Gleichzeitig müssen aber häufig vorkommende benigne Leberläsionen sicher identifiziert und von Metastasen abgegrenzt werden.

▸ **Zysten.** Besonders häufig ist die Leberzyste, die auch bei langen Echozeiten kräftig hyperintens in der T2w Bildgebung zur Darstellung kommt und in der Dynamik in keiner Phase eine KM-Anreicherung aufweist (▸ Abb. 10.8a). Es ist jedoch zu beachten, dass Metastasen nach erfolgreicher Chemotherapie rein zystisch imponieren können. Deshalb ist grundsätzlich ein Vergleich mit den prätherapeutischen MRT-Aufnahmen zu fordern, und die Kenntnis der bereits erfolgten Therapieansätze ist obligat.

▸ **Hämangiome.** Das Hämangiom ist durch das typische Perfusionsverhalten und ein fehlendes peripheres Washout gekennzeichnet. Probleme bereiten atypische Hämangiome mit inhomogener oder fehlender Kontrastmittelaufnahme, da eine eindeutige Abgrenzung von Metastasen nicht möglich ist (▸ Abb. 10.8b). Im Falle einer malignen Grunderkrankung, welche potenziell zu hyperintensen Metastasen in der T2-Wichtung führen kann, erfolgt in der Regel eine Abklärung mittels Biopsie und Histologie.

▸ **CCC.** Da es sich bei den meisten hepatischen Metastasen, wie auch dem CCC, um Adenokarzinome handelt, gelingt eine Differenzierung mittels alleiniger MR-tomografischer Charakteristika nicht immer. Ist ein primäres extrahepatisches Adenokarzinom bekannt und liegen multifokale intrahepatische Raumforderungen vor, ist eine Absiedlung wahrscheinlicher. Das Auftreten einer solitären großen intrahepatischen Raumforderung (▸ Abb. 10.8c) mit kleinen perifokalen Satellitenherden und das Fehlen eines extrahepatischen Primarius weisen auf ein CCC hin. Die Bestimmung von Tumormarkern wie

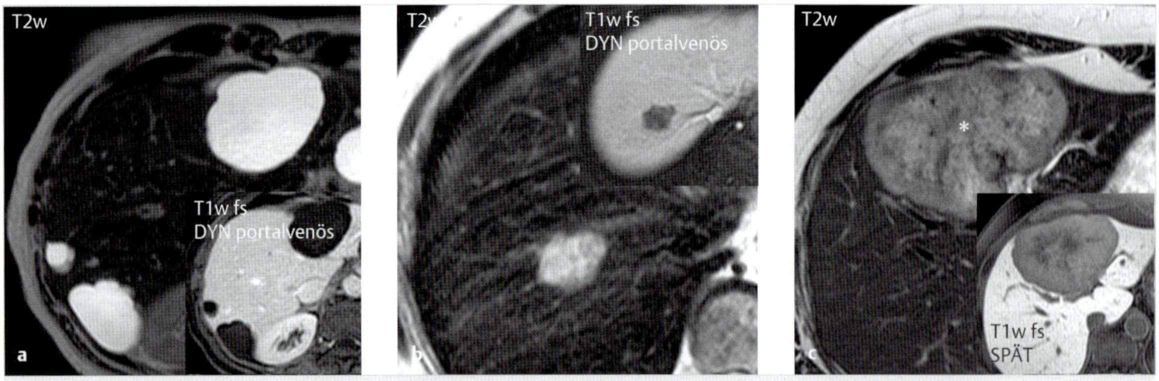

Abb. 10.8 Wichtige Differenzialdiagnosen von Lebermetastasen.
a Zysten: hyperintens mit glatten Rändern, keine KM-Aufnahme in den venösen Phasen.
b Atypisches Hämangiom: hyperintens mit lobulierten Rändern, keine wesentliche KM-Aufnahme in den venösen Phasen (s. ▶ Abb. 5.15).
c CCC: inhomogen hyperintens, vorwiegend zentral (*) fibrotische oder nekrotische Anteile (s. ▶ Abb. 9.11).

auch eine Biopsie und Histologie/Histochemie unterstützen die Diagnosefindung.

10.7 Staging, Prognose und aktuelle Therapieansätze

▶ **Therapieplanung.** Die Entscheidung zur Therapie wird heute in der Regel im interdisziplinären Konsens im Rahmen eines Tumorboards getroffen. Das präoperative Management erfordert die Detektion aller hepatischen Raumforderungen wie auch die korrekte Charakterisierung, da maligne und benigne Tumoren koexistieren können. Für die Therapieplanung sind weiterhin die Lokalisation, eine Infiltration der hepatischen Gefäße und Gallengänge sowie eine Mitbeteiligung extrahepatischer Strukturen relevant. Auch die Höhe der Tumormarker, das Primärtumorstadium und das krankheitsfreie Intervall zwischen dem Primärtumor und dem Auftreten von Metastasen gelten als prognostische Faktoren und beeinflussen die Therapieentscheidung.

10

▶ **Resektabilität.** Die Möglichkeit der operativen Resektion ist auch vom Allgemeinzustand des Patienten, den parallel vorliegenden Komorbiditäten und der Leberfunktion des verbleibenden funktionellen Lebergewebes abhängig. Das FLRV (Future remnant Liver Volume) sollte bei einer gesunden Leber nicht unter 25 %, nach Chemotherapie nicht unter 30 % und bei Zirrhose nicht unter 40 % liegen. Weitere Kriterien für die Resektabilität sind, dass zumindest eine Lebervene mit dem korrespondierenden Pfortaderast sowie eine Arterie und ein Gallengang kontinuierlich erhalten bleiben.

Eine Alternative zur Operation bieten minimalinvasive lokal ablative Verfahren mit der Möglichkeit einer parenchymsparenden Therapie und der potenziellen Wiederholbarkeit des Eingriffes.

▶ **Verlaufskontrolle unter CTX.** Das Ansprechen auf eine Chemotherapie (CTX) wird anhand der Größenänderung der Metastasen in der Schnittbilddiagnostik beurteilt. Dabei sind die Response Evaluation Criteria in Solid Tumors (RECIST) die gebräuchlichste Methode [6]. Der Durchmesser von bis zu 5 messbaren Zielläsionen (Mindestdurchmesser 1 cm) wird addiert. Bei einer kompletten Remission sind keine Metastasen mehr sichtbar. Bei der partiellen Remission nimmt der kumulative Durchmesser um 30 % ab. Das Auftreten neuer Metastasen oder eine Zunahme der Durchmesser um mehr als 20 % gilt per definitionem als Tumorprogression. Es ist jedoch zu beachten, dass der Einsatz neuer antiangiogenetisch wirksamer Substanzen vor allem zu morphologischen Veränderungen der Metastasen führt. Die Größenabnahme der Metastasen ist hier auch bei einem Therapieansprechen häufig nur gering ausgeprägt. Allerdings sind modifizierte Verfahren zur Beurteilung des Ansprechens (z. B. mRECIST-Kriterien) noch nicht etabliert und die Messungen morphologischer Veränderungen nicht standardisiert. Grundsätzlich besteht eine Korrelation zwischen der Hypervaskularität, d. h. der arteriellen Hyperperfusion der Metastasen, und der Progression der Erkrankung. Das Fehlen einer Kontrastmittelanreicherung nach einer antiangiogenetischen Therapie wird daher als Remission gewertet [1].

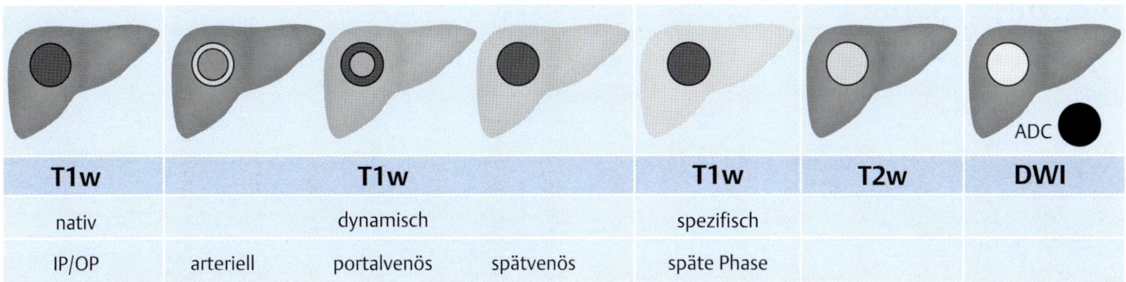

Abb. 10.9 Typische Signalmuster der Metastase.

Metastasen im Überblick

Die Metastase ist die häufigste maligne Raumforderung der Leber. Fast 50 % aller hepatischen Metastasen sind kolorektalen Ursprungs. Da es sich um eine heterogene Gruppe von Primärtumoren handelt, präsentieren sich Metastasen auch MR-tomografisch äußerst variabel. Zusätzlich kann eine bereits eingeleitete systemische Therapie zu einer Veränderung der Morphologie im Verlauf führen.

In der Regel stellen sich Metastasen in der T1-Wichtung hypointens und der T2-Wichtung diskret hyperintens dar (▶ Abb. 10.9). Ein zentrales Nekroseareal demarkiert sich hyperintens. In der Dynamik werden hypo- von hyperperfundierten Läsionen unterschieden. Ein typisches Kriterium für die Malignität ist das periphere Wash-out der hyperperfundierten Metastasen. Hypoperfundierte Metastasen lassen sich am besten in der portalvenösen Phase abgrenzen. Diffusionsgewichtete Aufnahmen und die Spätphase verbessern den Nachweis kleiner Läsionen und erlauben somit eine frühzeitige Optimierung der Therapieplanung.

Das therapeutische Prozedere wird von einer Vielzahl an Faktoren beeinflusst und wird heute in der Regel im interdisziplinären Konsens im Rahmen eines Tumorboards festgelegt.

10.8 Bildbeispiele

Die folgenden Bildbeispiele zeigen die Bildmuster hyper- (▶ Abb. 10.10) und hypoperfundierter Metastasen (▶ Abb. 10.11), nekrotischer (▶ Abb. 10.12), zystischer (▶ Abb. 10.13) und muzinöser Metastasen (▶ Abb. 10.14) sowie einer melaninhaltigen Metastase eines malignen Melanoms (▶ Abb. 10.15).

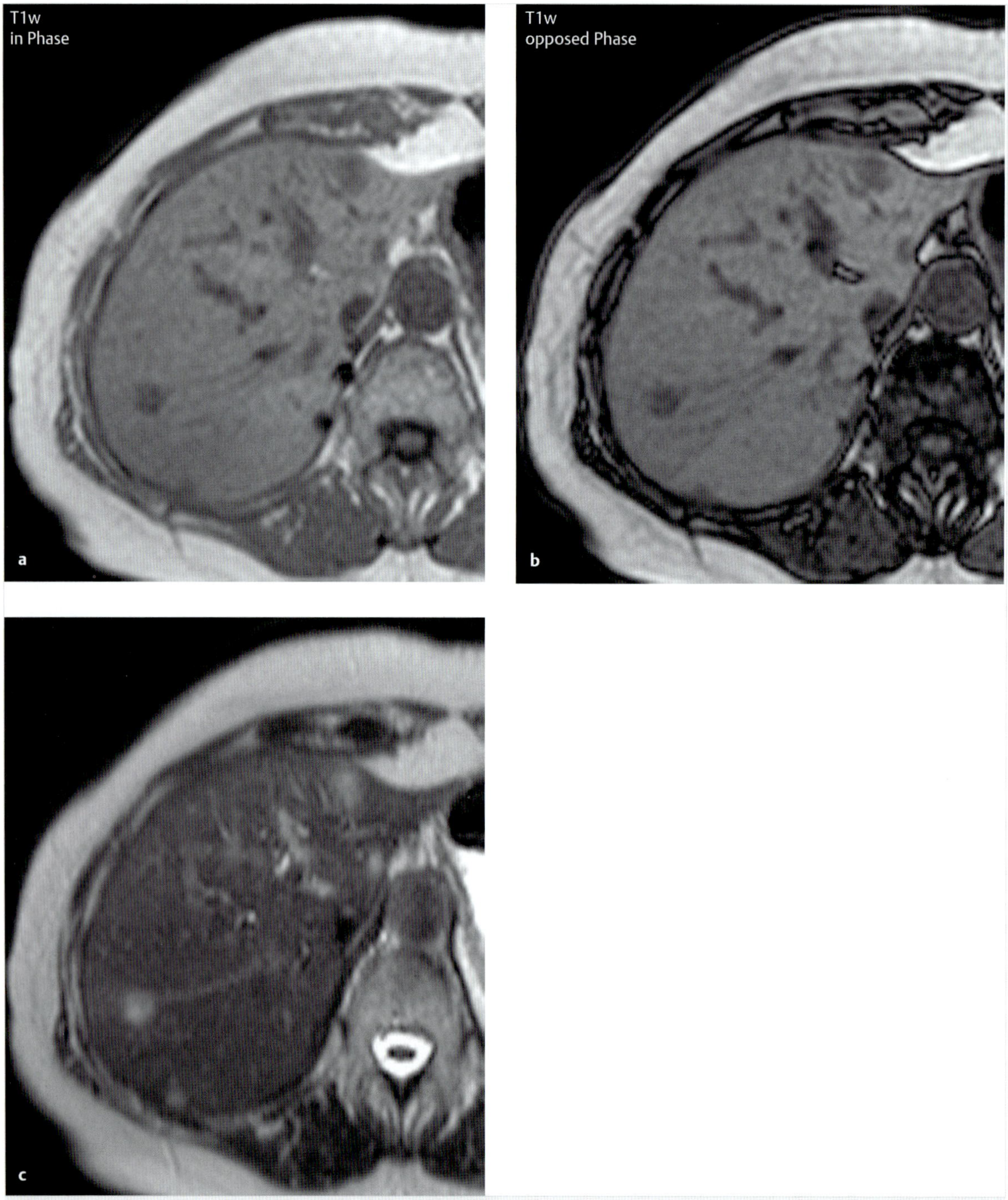

Abb. 10.10 Bildmuster hyperperfundierter Metastasen.
71-jährige Patientin mit Nierenzellkarzinom und hepatischen Metastasen im linken und rechten Leberlappen mit Durchmessern von 1–1,5 cm.
a T1w nativ IP: hypointens.
b T1w nativ OP: hypointens.
c T2w: hyperintens.

Fortsetzung ▶

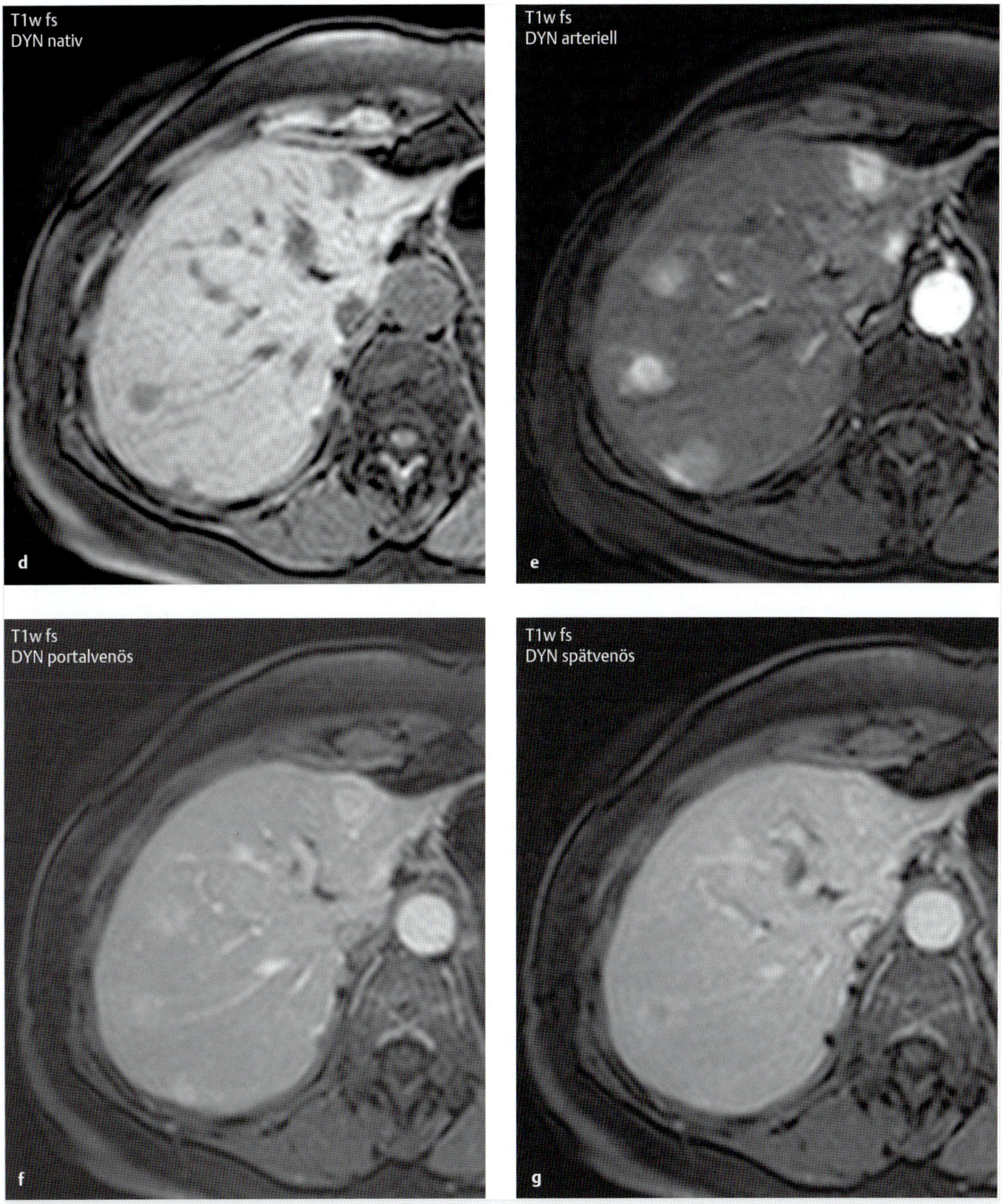

Abb. 10.10 Fortsetzung; Bildmuster hyperperfundierter Metastasen.

d T1w Dynamik nativ: hypointens.
e T1w Dynamik arteriell: KM-Anreicherung.
f T1w Dynamik portalvenös: leicht hyperintens.
g T1w Dynamik spätvenös: Wash-out.

Fortsetzung ►

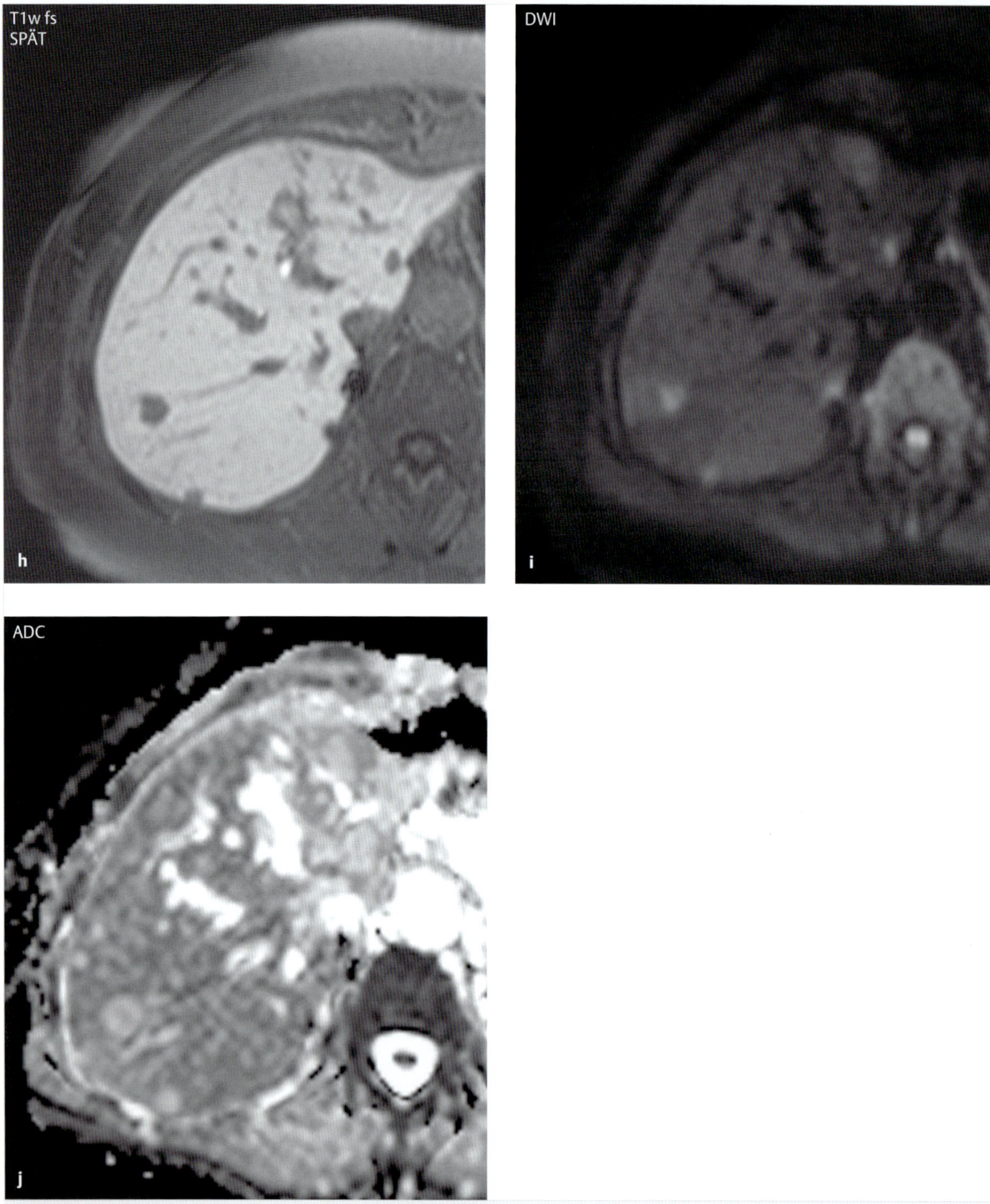

Abb. 10.10 Fortsetzung; Bildmuster hyperperfundierter Metastasen.
h T1w spät: homogen hypointens.
i DWI: schwach hyperintens.
j ADC: atypisch hoch ($1{,}9 \times 10^{-3}$ mm^2/s).

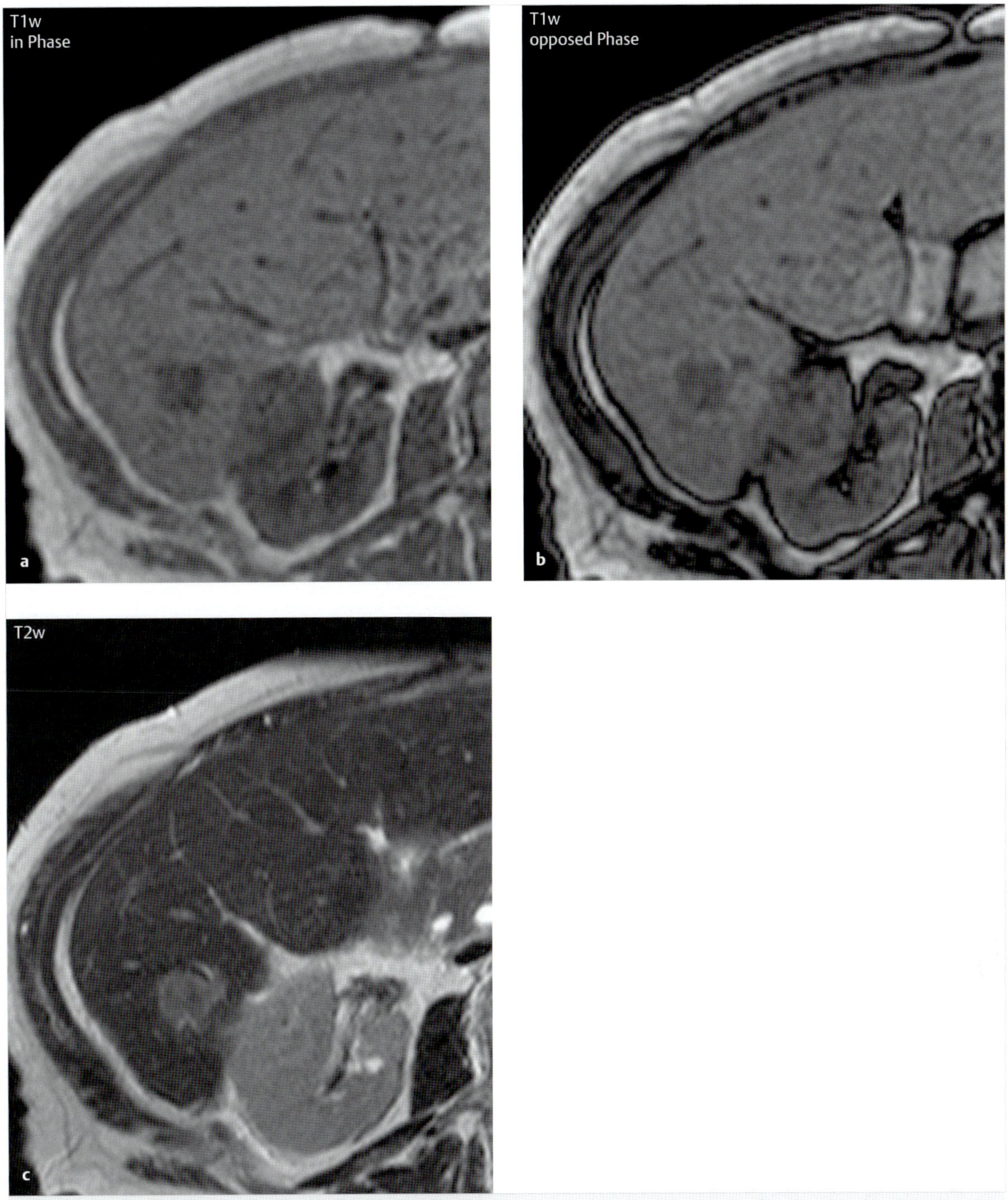

Abb. 10.11 Bildmuster einer hypoperfundierten Metastase.
71-jährige Patientin mit kolorektalem Karzinom und hepatischer Metastase im Segment 6 mit einem Durchmesser von 1,8 cm.
a T1w nativ IP: hypointens.
b T1w nativ OP: hypointens.
c T2w: heterogen hyperintens.

Fortsetzung ▸

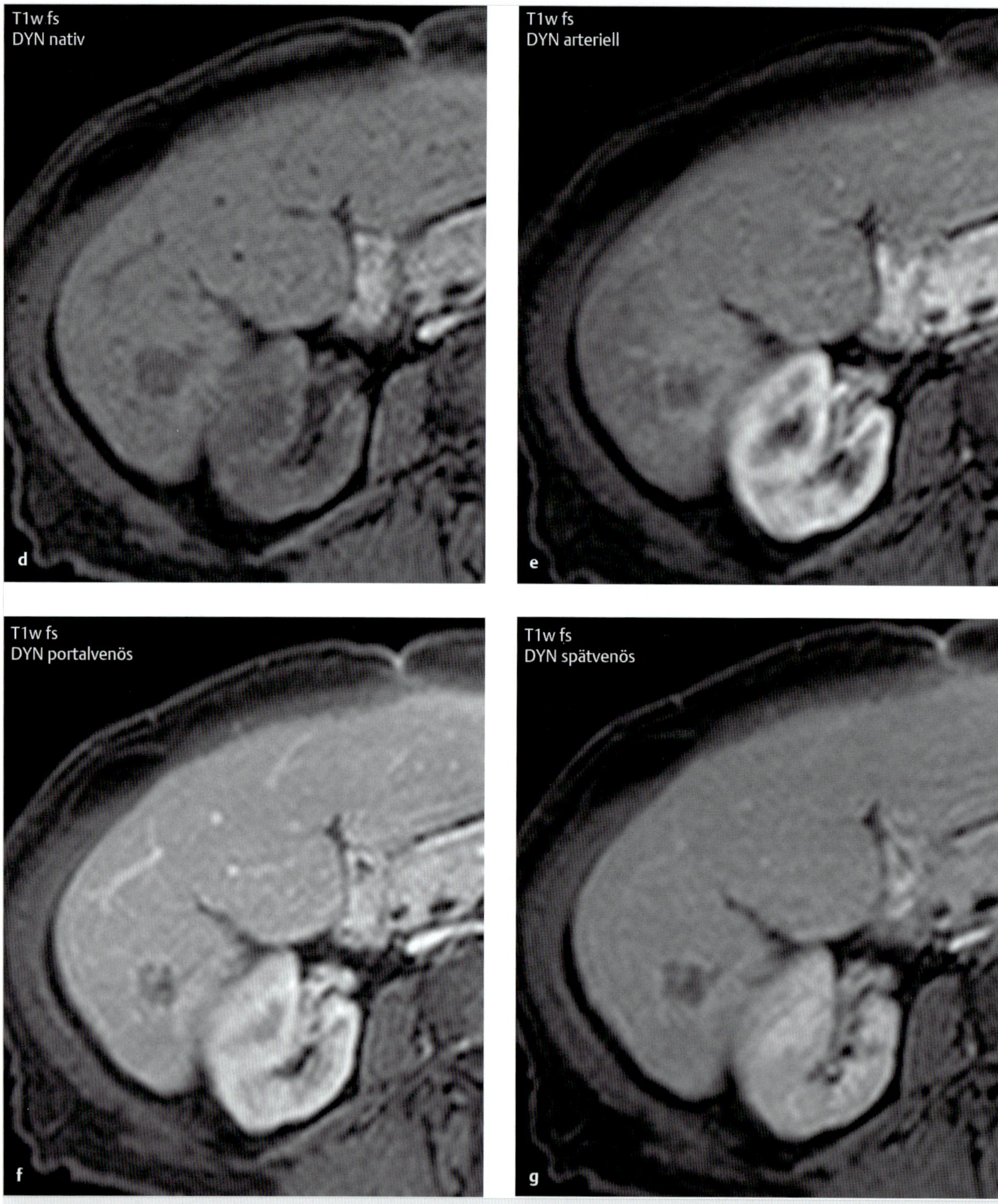

Abb. 10.11 Fortsetzung; Bildmuster einer hypoperfundierten Metastase.
d T1w Dynamik nativ: hypointens.
e T1w Dynamik arteriell: periläsional diskrete KM-Anreicherung.
f T1w Dynamik portalvenös: hyperintenser Randsaum i. S. einer desmoplastischen Reaktion, intraläsional heterogenes Muster.
g T1w Dynamik spätvenös: hyperintenser Randsaum i. S. einer desmoplastischen Reaktion, intraläsional heterogenes Muster.

Fortsetzung ►

10

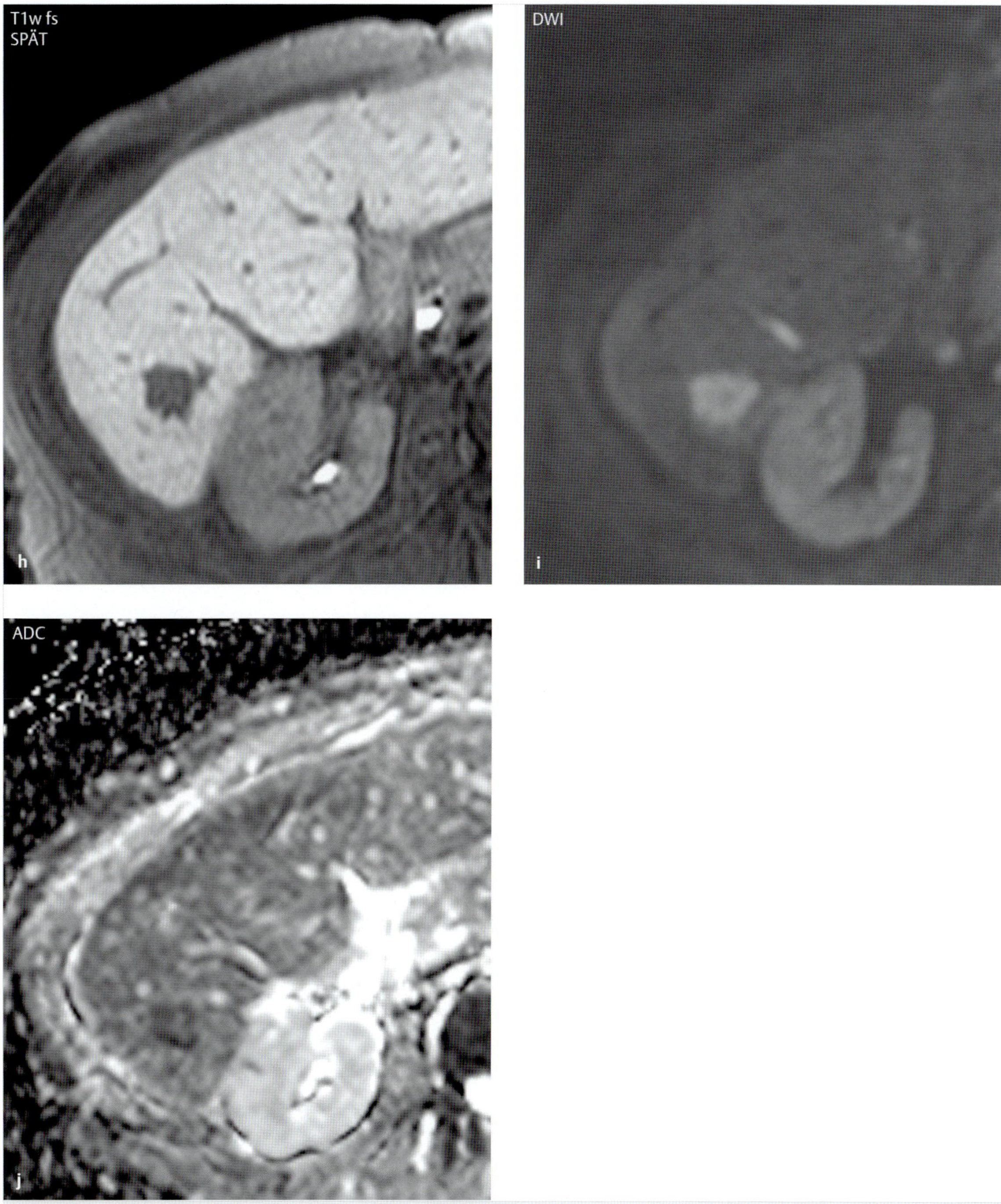

Abb. 10.11 Fortsetzung; Bildmuster einer hypoperfundierten Metastase.
h T1w spät: homogen hypointens.
i DWI: hyperintens.
j ADC: niedrig ($0{,}5 \times 10^{-3}$ mm^2/s).

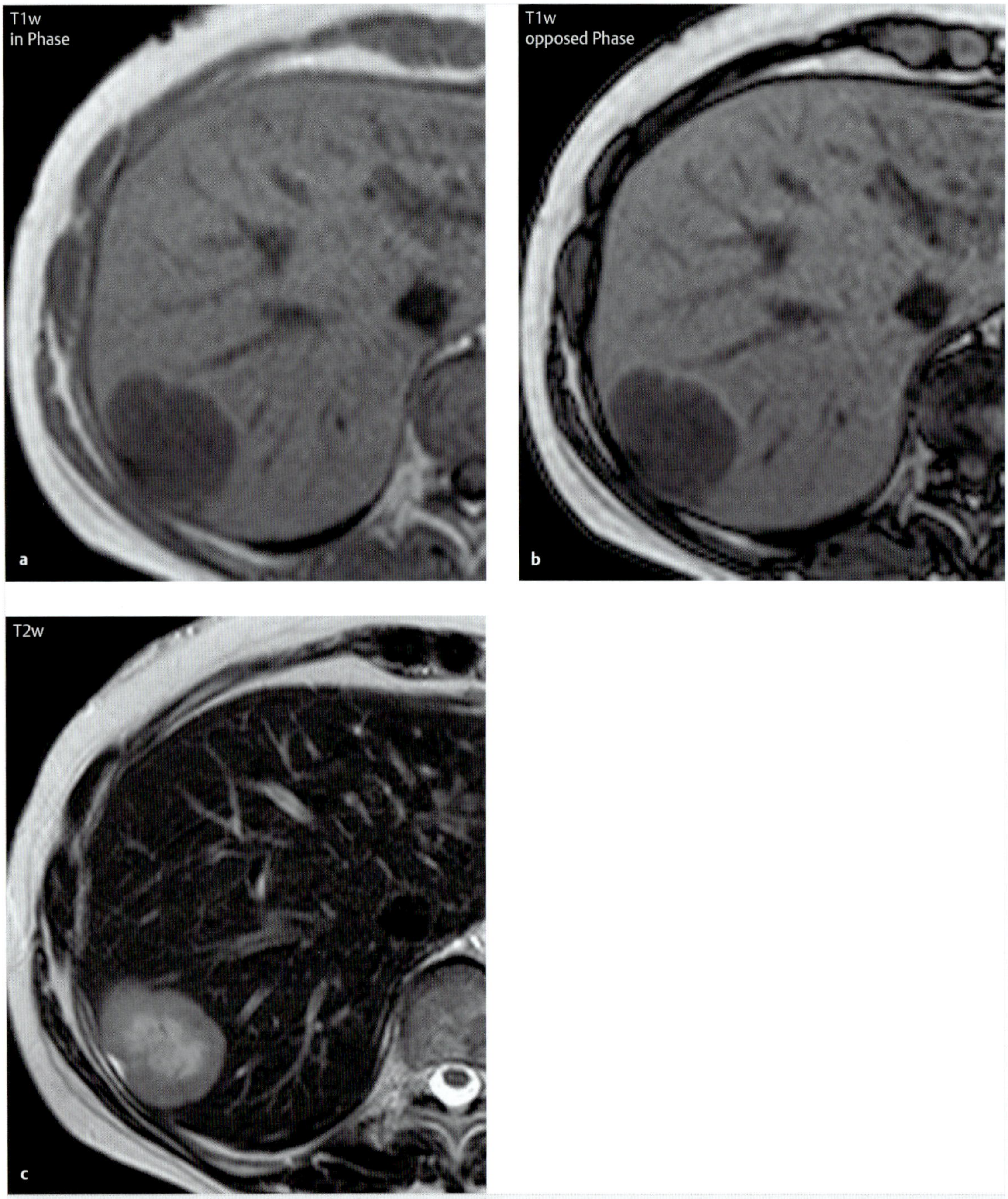

Abb. 10.12 Bildmuster einer nekrotischen Metastase.
50-jährige Patientin mit Mammakarzinom und hepatischer Metastase im Segment 7 mit einem Durchmesser von 4,4 cm.
a T1w nativ IP: hypointens.
b T1w nativ OP: hypointens.
c T2w: heterogen hyperintens mit signalstärkerem Zentrum i. S. der Nekrose.

Fortsetzung ▶

10

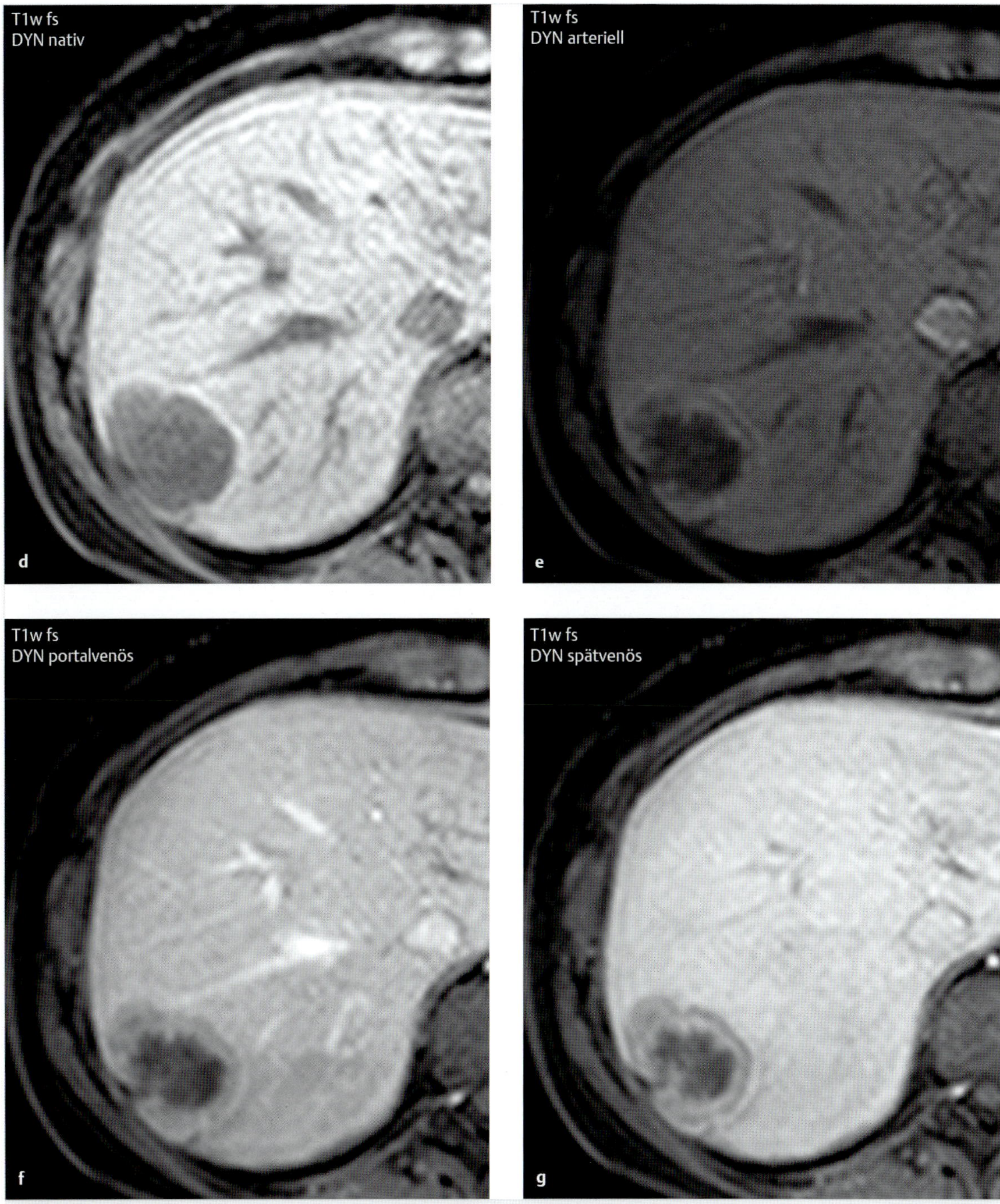

Abb. 10.12 Fortsetzung; Bildmuster einer nekrotischen Metastase.
d T1w Dynamik nativ: hypointens.
e T1w Dynamik arteriell: diskrete randständige KM-Anreicherung.
f T1w Dynamik portalvenös: hyperintenser breiter Randsaum und zentral hypointens i. S. einer Nekrose.
g T1w Dynamik spätvenös: Randsaum hypointens zum umgebenden Lebergewebe und hyperintens zur zentralen Nekrose.

Fortsetzung ►

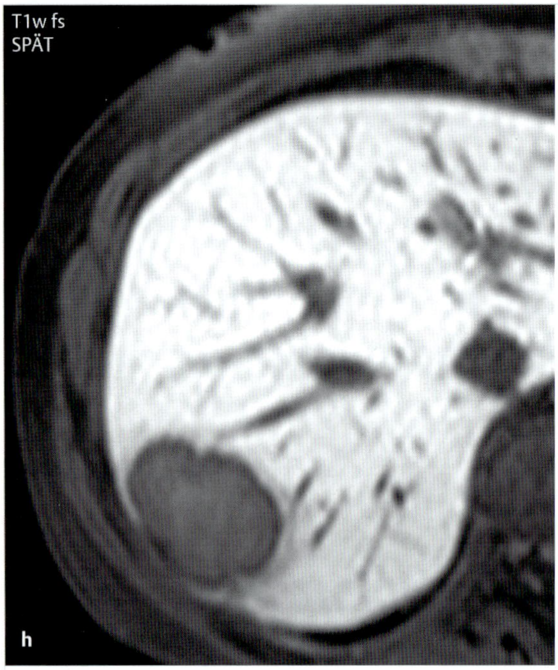

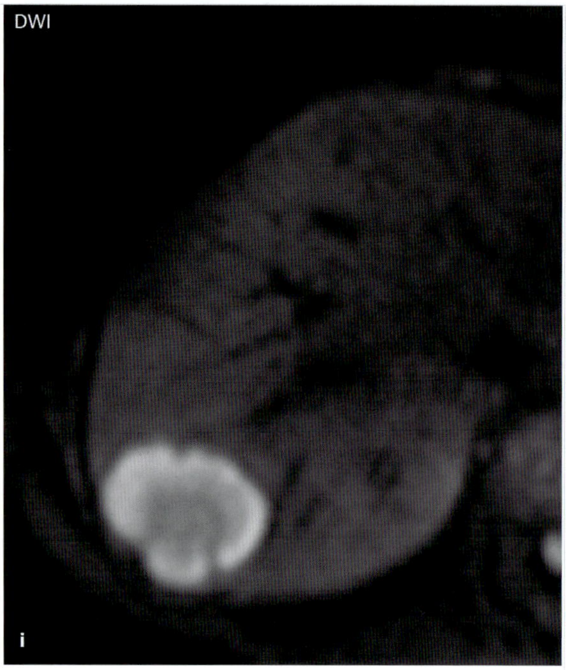

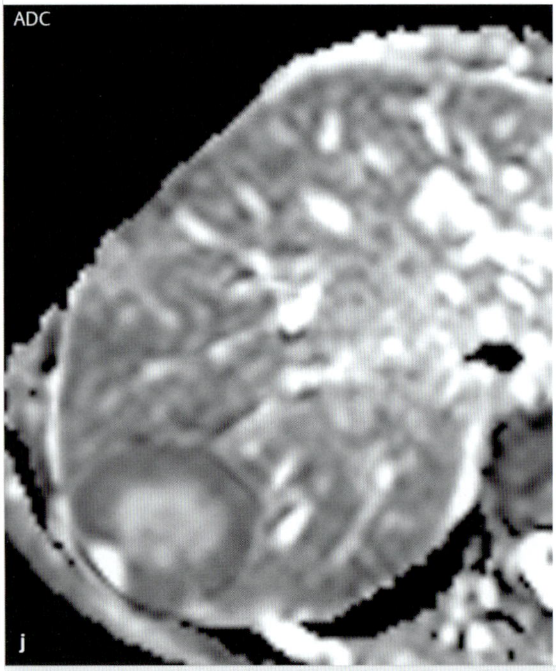

Abb. 10.12 Fortsetzung; Bildmuster einer nekrotischen Metastase.

h T1w spät: inhomogen hypointens.

i DWI: hyperintens.

j ADC: niedrig im peripheren Randsaum und hoch in den zentralen Anteilen i. S. des verflüssigten Gewebes der Nekrose mit Ausbildung einer Zielscheibe (Target Sign) (peripher $0{,}5 \times 10^{-3}$ mm²/s und zentral $2{,}3 \times 10^{-3}$ mm²/s).

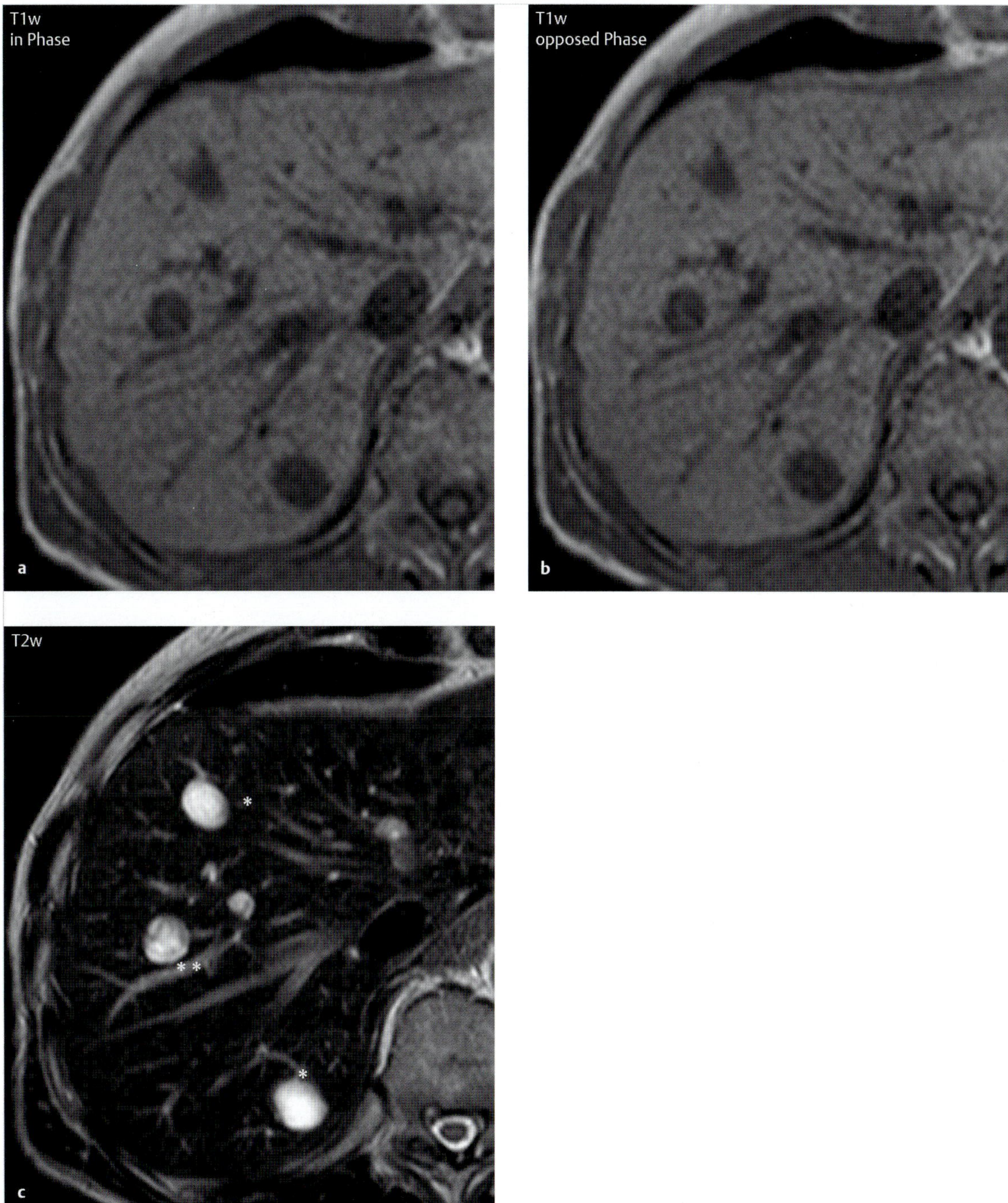

Abb. 10.13 Bildmuster zystischer Metastasen.
54-jähriger Patient mit gastrointestinalem Stromatumor (GIST) des Magens und hepatischen Metastasen im rechten Leberlappen mit einem Durchmesser von 1,5 cm.
a T1w nativ IP: hypointens.
b T1w nativ OP: hypointens.
c T2w: homogen (*) und heterogen (**) hyperintens.

Fortsetzung ►

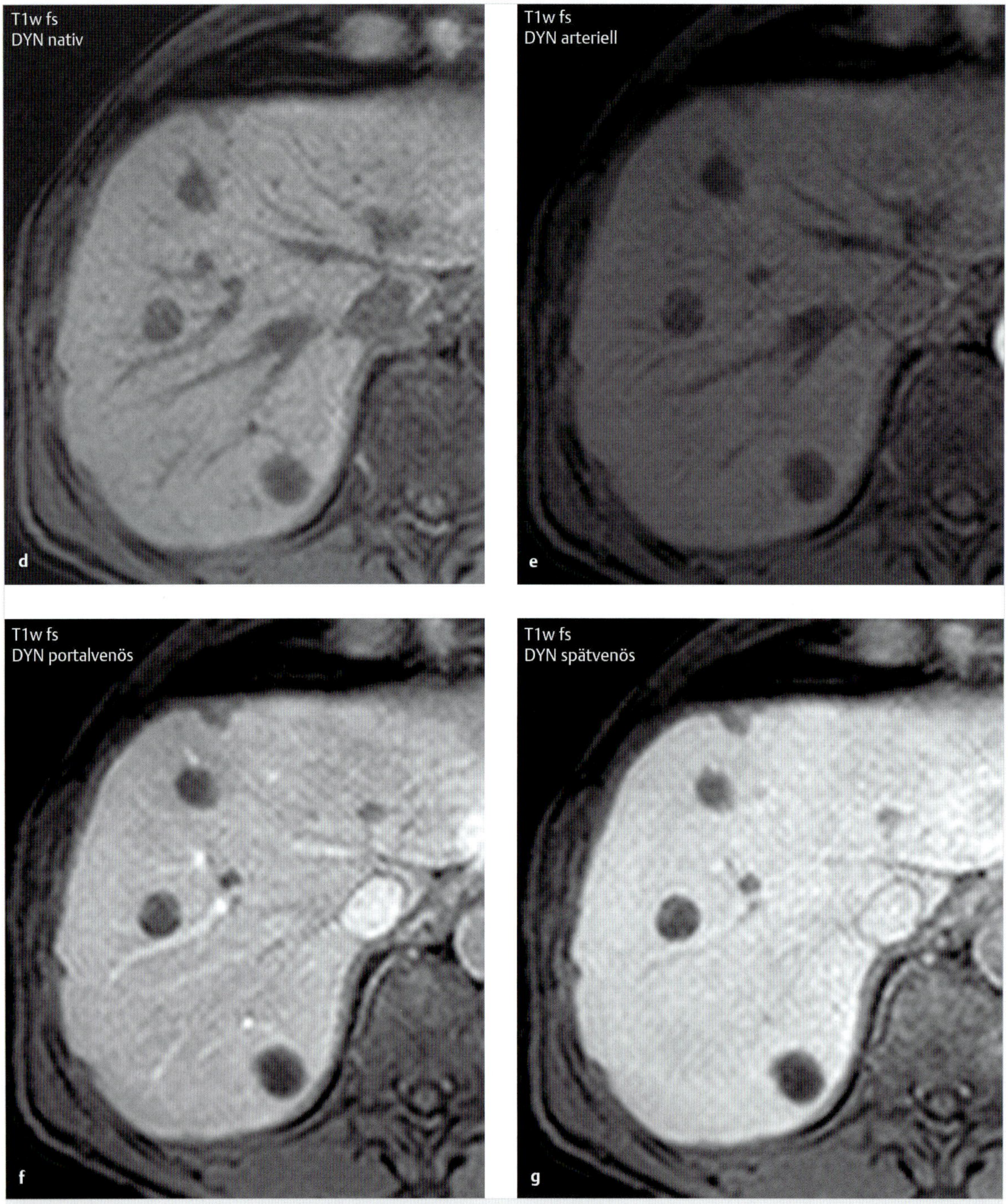

Abb. 10.13 Fortsetzung; Bildmuster zystischer Metastasen.
d T1w Dynamik nativ: hypointens.
e T1w Dynamik arteriell: keine KM-Anreicherung.
f T1w Dynamik portalvenös: inhomogen hypointens.
g T1w Dynamik spätvenös: inhomogen hypointens.

Fortsetzung ►

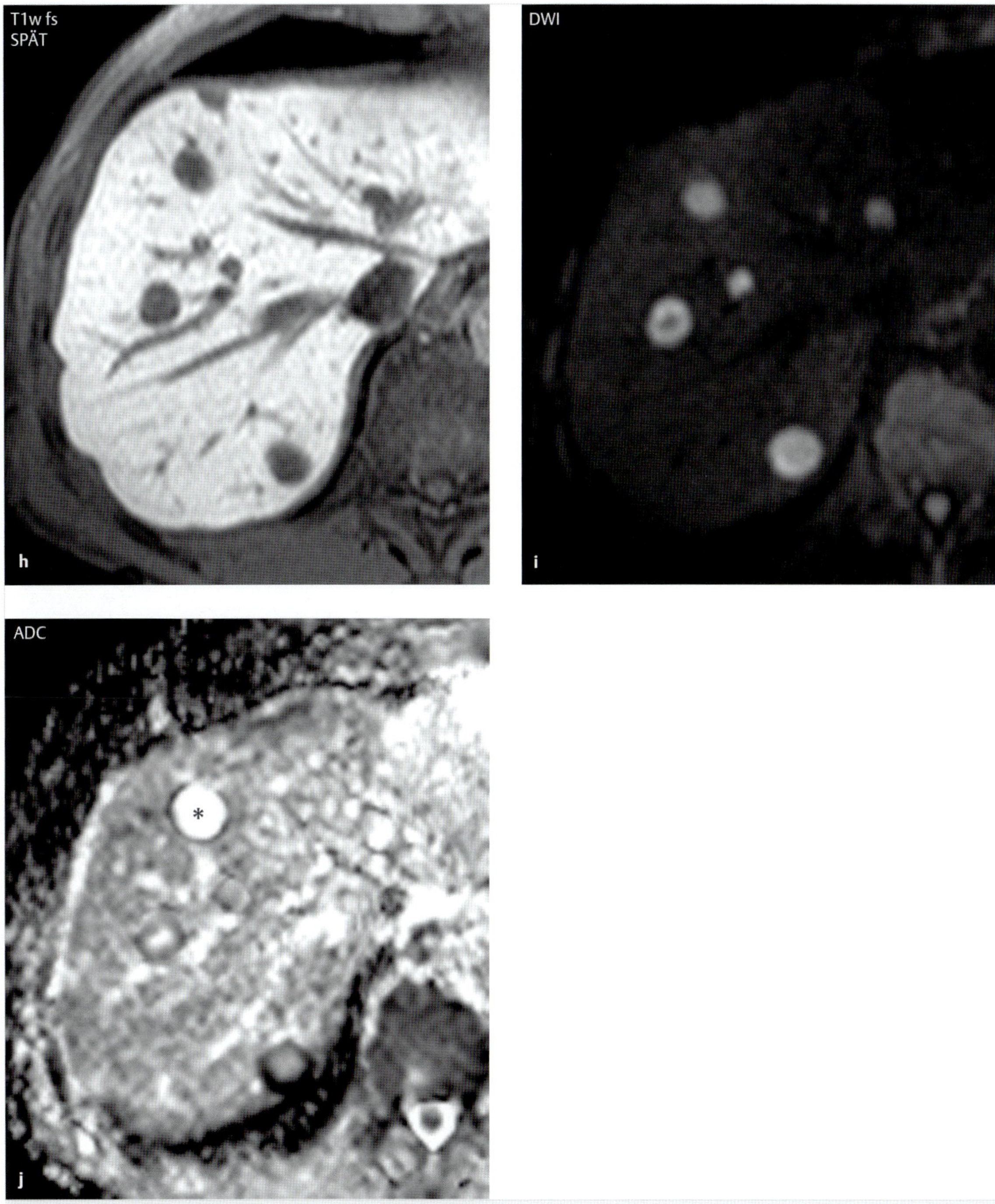

Abb. 10.13 Fortsetzung; Bildmuster zystischer Metastasen.

h T1w spät: hypointens.

i DWI: hyperintens.

j ADC: hoch (*) i. S. einer rein zystischen Metastase, zentral hoch und peripher niedrig (**) i. S. eines Target Signs durch vorwiegend peripher vital-solide Tumoranteile (solide $0{,}6 \times 10^{-3}$ mm²/s und zystisch $2{,}6 \times 10^{-3}$ mm²/s).

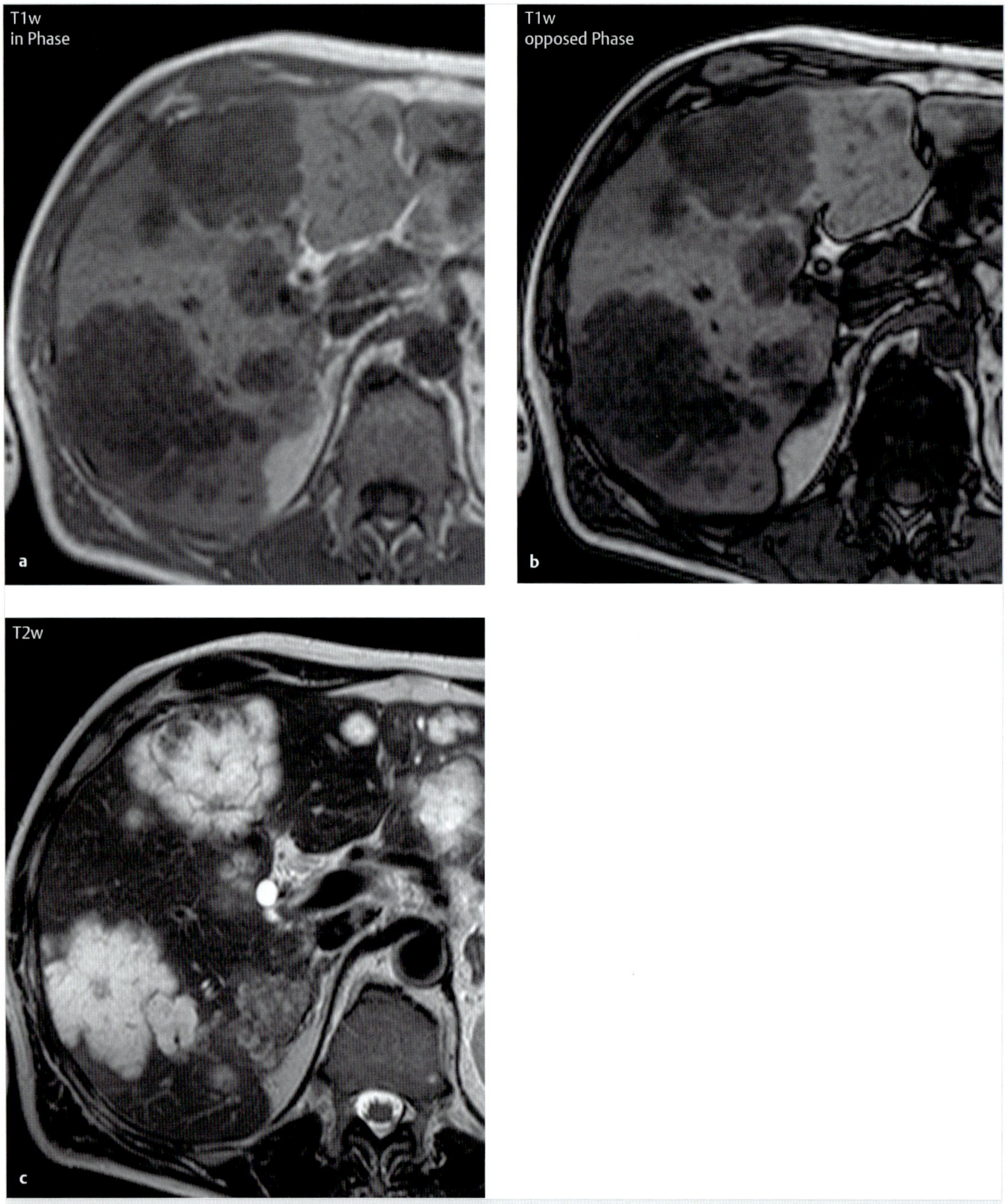

Abb. 10.14 Bildmuster muzinöser Metastasen.
57-jähriger Patient mit muzinösem Kolonkarzinom und hepatischen Metastasen im rechten und linken Leberlappen mit einem Durchmesser bis 6,5 cm.

a T1w nativ IP: hypointens.
b T1w nativ OP: hypointens.
c T2w: heterogen hyperintens.

Fortsetzung ▸

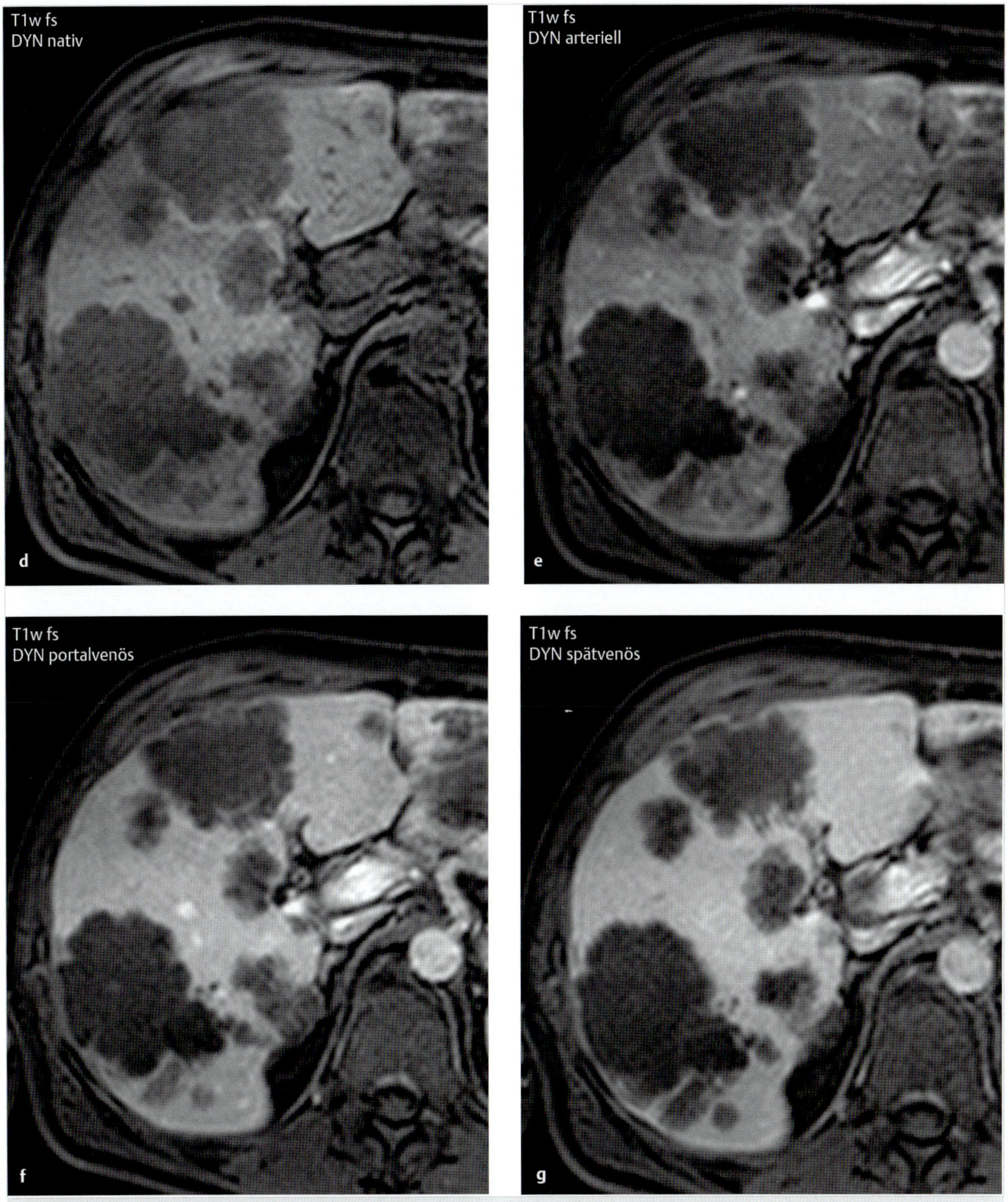

Abb. 10.14 Fortsetzung; Bildmuster muzinöser Metastasen.
d T1w Dynamik nativ: hypointens.
e T1w Dynamik arteriell: keine KM-Anreicherung.
f T1w Dynamik portalvenös: inhomogen hypointens.
g T1w Dynamik spätvenös: inhomogen hypointens.

Fortsetzung ►

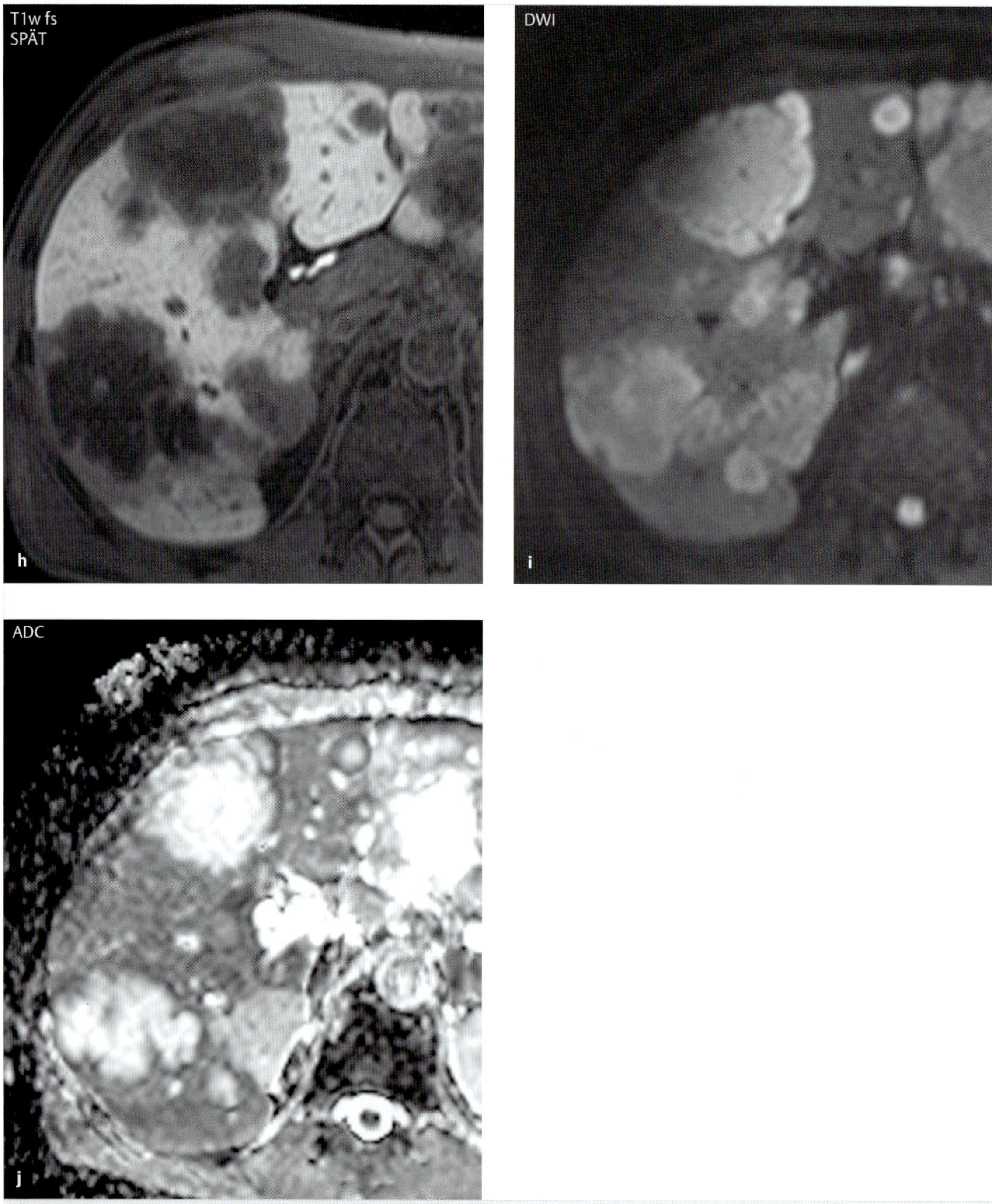

Abb. 10.14 Fortsetzung; Bildmuster muzinöser Metastasen.
h T1w spät: inhomogen hypointens.
i DWI: hyperintens.
j ADC: hoch i. S. der Muzinansammlung ($2{,}6 \times 10^{-3}$ mm²/s).

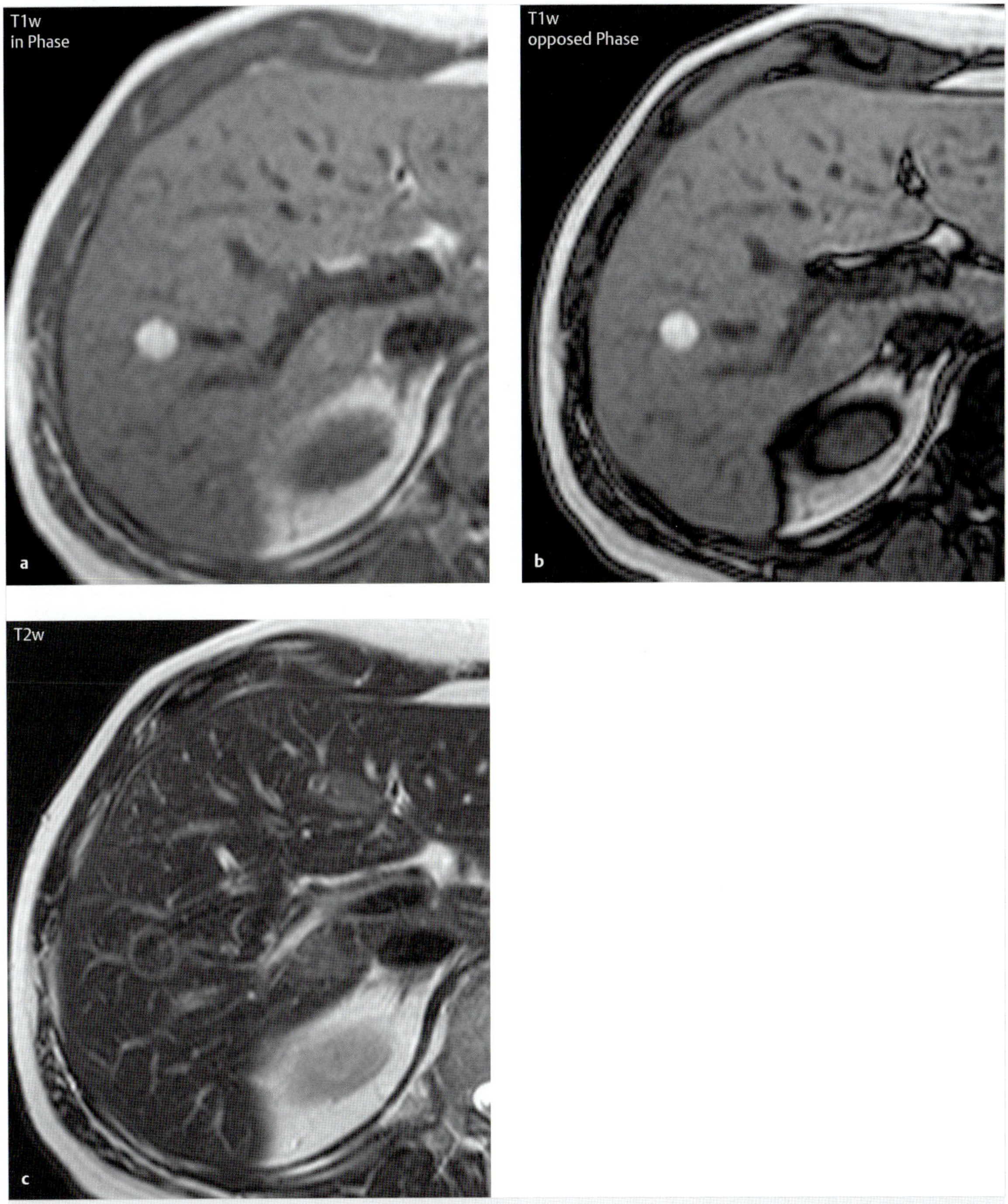

Abb. 10.15 Bildmuster einer melaninhaltigen Metastase.
50-jähriger Patient mit malignem Melanom und hepatischer Metastase zentral im rechten Leberlappen mit einem Durchmesser von 1,4 cm.

a T1w nativ IP: hyperintens i. S. der Melaninakkumulation.
b T1w nativ OP: hyperintens i. S. der Melaninakkumulation.
c T2w: isointens mit hyperintensem Randsaum i. S. einer desmoplastischen Reaktion.

Fortsetzung ▸

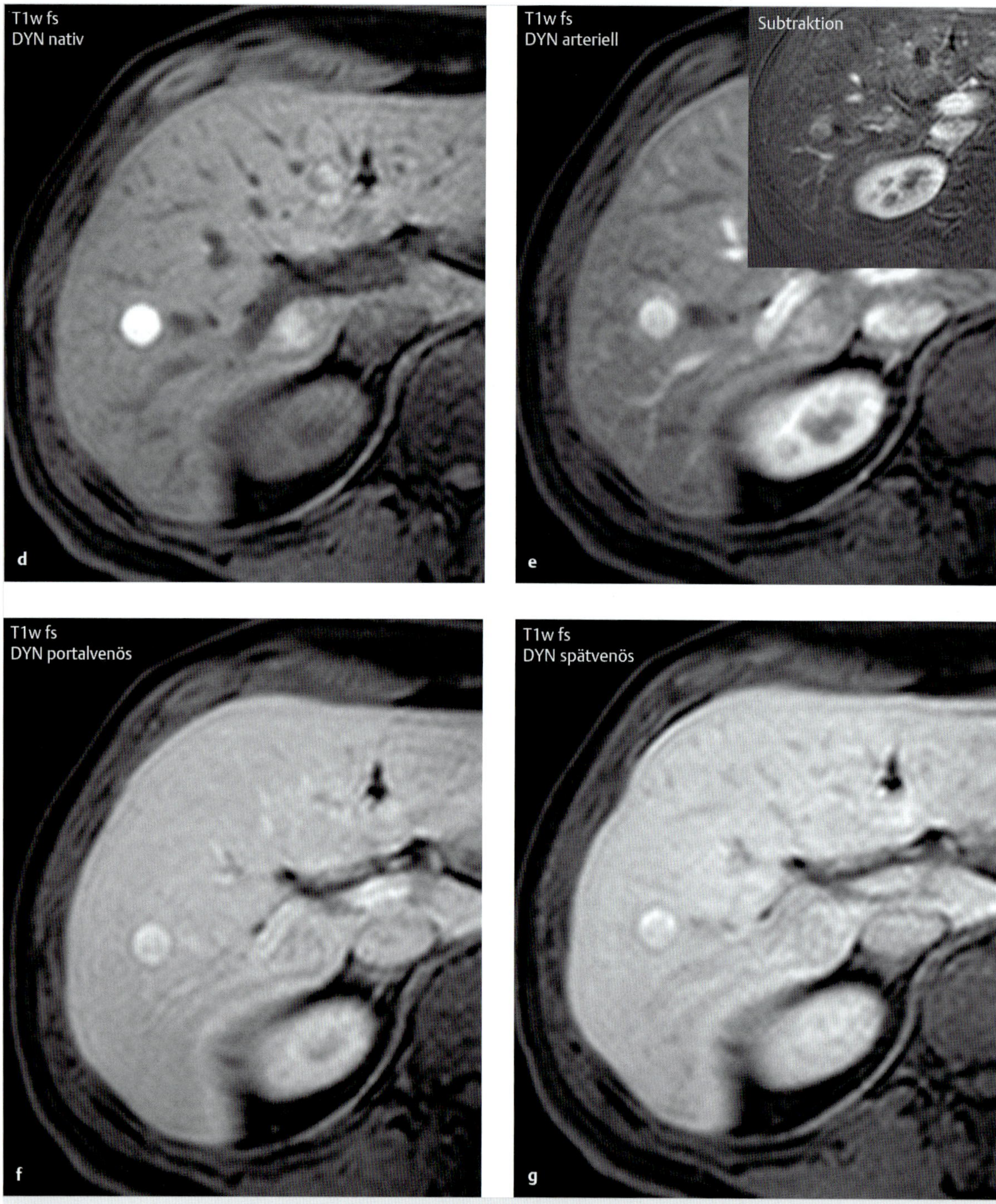

Abb. 10.15 Fortsetzung; Bildmuster einer melaninhaltigen Metastase.
d T1w Dynamik nativ: kräftig hyperintens.
e T1w Dynamik arteriell: randständige KM-Anreicherung.
f T1w Dynamik portalvenös: verbleibend hyperintens.
g T1w Dynamik spätvenös: verbleibend hyperintens.

Fortsetzung ▸

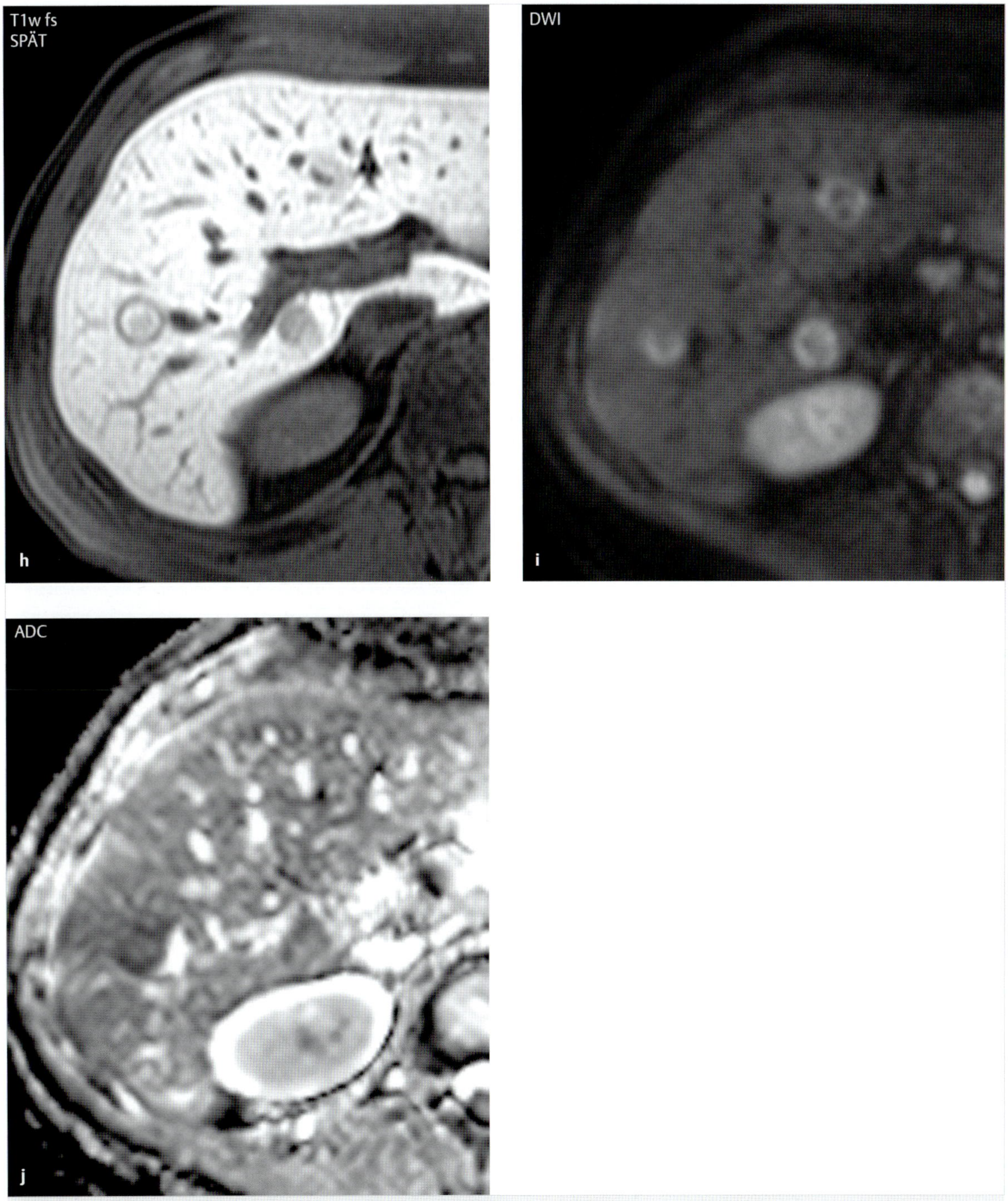

Abb. 10.15 Fortsetzung; Bildmuster einer melaninhaltigen Metastase.
h T1w spät: hyperintens mit hypointensem Randsaum.
i DWI: schwach hyperintens.
j ADC: niedrig ($0,9 \times 10^{-3}$ mm²/s).

10.9 Literatur

[1] Braga L, Semelka RC, Pietrobon R et al. Does hypervascularity of liver metastases as detected on MRI predict disease progression in breast cancer patients? AJR Am J Roentgenol 2004; 182: 1207–1213

[2] Chung JJ, Kim MJ, Kim JH et al. Fat sparing of surrounding liver from metastasis in patients with fatty liver: MR imaging with histopathologic correlation. AJR Am J Roentgenol 2003; 180: 1347–1350

[3] Danet IM, Semelka RC, Leonardou P et al. Spectrum of MRI appearances of untreated metastases of the liver. AJR Am J Roentgenol 2003; 181: 809–817

[4] Danet IM, Semelka RC, Nagase LL et al. Liver metastases from pancreatic adenocarcinoma: MR imaging characteristics. J Magn Reson Imaging 2003; 18: 181–188

[5] Donati OF, Fischer MA, Chuck N et al. Accuracy and confidence of Gd-EOB-DTPA enhanced MRI and diffusion-weighted imaging alone and in combination for the diagnosis of liver metastases. Eur J Radiol 2013; 82: 822–828

[6] Eisenhauer EA, Therasse P, Bogaerts J et al. New response evaluation criteria in solid tumours: revised RECIST guideline (version 1.1). Eur J Cancer 2009; 45: 228–247

[7] Ha S, Lee CH, Kim BH et al. Paradoxical uptake of Gd-EOB-DTPA on the hepatobiliary phase in the evaluation of hepatic metastasis from breast cancer: is the "target sign" a common finding? Magn Reson Imaging 2012; 30: 1083–1090

[8] Hess KR, Varadhachary GR, Taylor SH et al. Metastatic patterns in adenocarcinoma. Cancer 2006; 106: 1624–1633

[9] Kanematsu M, Kondo H, Goshima S et al. Imaging liver metastases: review and update. Eur J Radiol 2006; 58: 217–228

[10] Kasper HU, Drebber U, Dries V et al. Liver metastases: incidence and histogenesis. Z Gastroenterol 2005; 43: 1149–1157

[11] Kelekis NL, Semelka RC, Woosley JT. Malignant lesions of the liver with high signal intensity on T1-weighted MR images. J Magn Reson Imaging 1996; 6: 291–294

[12] Lee KH, Lee JM, Park JH et al. MR imaging in patients with suspected liver metastases: value of liver-specific contrast agent gadoxetic acid. Korean J Radiol 2013; 14: 894–904

[13] Mahfouz AE, Hamm B, Wolf KJ. Peripheral washout: a sign of malignancy on dynamic gadolinium-enhanced MR images of focal liver lesions. Radiology 1994; 190: 49–52

[14] Melato M, Laurino L, Mucli E et al. Relationship between cirrhosis, liver cancer, and hepatic metastases. An autopsy study. Cancer 1989; 64: 455–459

[15] Miller FH, Hammond N, Siddiqi AJ et al. Utility of diffusion-weighted MRI in distinguishing benign and malignant hepatic lesions. J Magn Reson Imaging 2010; 32: 138–147

[16] Mitchell DG. Liver I: Currently available gadolinium chelates. Magn Reson Imaging Clin N Am 1996; 4: 37–51

[17] Mortelé KJ, Ros PR. Cystic focal liver lesions in the adult: differential CT and MR imaging features. Radiographics 2001; 21: 895–910

[18] Paget S. The distribution of secondary growths in cancer of the breast. Cancer Metastasis Rev 1989; 8: 98–101

[19] Parikh T, Drew SJ, Lee VS et al. Focal liver lesion detection and characterization with diffusion-weighted MR imaging: comparison with standard breath-hold T2-weighted imaging. Radiology 2008; 246: 812–822

[20] Robinson PJ. The effects of cancer chemotherapy on liver imaging. Eur Radiol 2009; 19: 1752–1762

[21] Semelka RC, Hussain SM, Marcos HB et al. Perilesional enhancement of hepatic metastases: correlation between MR imaging and histopathologic findings-initial observations. Radiology 2000; 215: 89–94

[22] Stoupis C, Taylor HM, Paley MR et al. The Rocky liver: radiologic-pathologic correlation of calcified hepatic masses. Radiographics 1998; 18: 675–685

[23] Taouli B, Koh DM. Diffusion-weighted MR imaging of the liver. Radiology 2010; 254: 47–66

[24] Zech CJ, Herrmann KA, Reiser MF et al. MR imaging in patients with suspected liver metastases: value of liver-specific contrast agent Gd-EOB-DTPA. Magn Reson Med Sci 2007; 6: 43–52

Sachverzeichnis

A

B

C

D

E

F

G

H

I

K

L

M

N

O

P